Non-Neoplastic Pathology of the Gastrointestinal Tract
A Practical Guide to Biopsy Diagnosis

消化道非肿瘤病理学
活检诊断实用指南

原著　[英] Roger M. Feakins　　　　主译　李增山

中国科学技术出版社
·北　京·

图书在版编目（CIP）数据

消化道非肿瘤病理学：活检诊断实用指南 /（英）罗杰·M. 费金斯 (Roger M. Feakins) 原著；
李增山主译 . — 北京：中国科学技术出版社，2023.3

书名原文：Non-Neoplastic Pathology of the Gastrointestinal Tract: A Practical Guide to Biopsy Diagnosis

ISBN 978–7–5046–9685–4

Ⅰ . ①消… Ⅱ . ①罗… ②李… Ⅲ . ①消化系统疾病—病理学 Ⅳ . ① R570.2

中国版本图书馆 CIP 数据核字 (2022) 第 123047 号

著作权合同登记号：01–2022–3665

策划编辑	丁亚红　焦健姿
责任编辑	丁亚红
文字编辑	弥子雯　郭仕薪
装帧设计	佳木水轩
责任印制	徐　飞

出　　版	中国科学技术出版社
发　　行	中国科学技术出版社有限公司发行部
地　　址	北京市海淀区中关村南大街 16 号
邮　　编	100081
发行电话	010–62173865
传　　真	010–62179148
网　　址	http://www.cspbooks.com.cn

开　　本	889mm×1194mm　1/16
字　　数	699 千字
印　　张	30
版　　次	2023 年 3 月第 1 版
印　　次	2023 年 3 月第 1 次印刷
印　　刷	北京盛通印刷股份有限公司
书　　号	ISBN 978–7–5046–9685–4/R·2956
定　　价	298.00 元

版权声明

译者名单

主　译　李增山

副主译　游　燕　袁　菲　张丽英

译校者　（以姓氏笔画为序）

马世荣　空军军医大学第一附属医院（西京医院）

王　璐　空军军医大学第一附属医院（西京医院）

邓仕杰　上海交通大学医学院附属瑞金医院

刘坦坦　空军军医大学第一附属医院（西京医院）

刘蘅安　上海交通大学医学院附属瑞金医院

许秀丽　空军军医大学第一附属医院（西京医院）

李　侠　空军军医大学第一附属医院（西京医院）

李擒龙　空军军医大学第一附属医院（西京医院）

李增山　空军军医大学第一附属医院（西京医院）

杨　丽　空军军医大学第一附属医院（西京医院）

张丽英　空军军医大学第一附属医院（西京医院）

陈　玲　空军军医大学第一附属医院（西京医院）

周炜洵　中国医学科学院北京协和医院

袁　菲　上海交通大学医学院附属瑞金医院

贾旭春　空军军医大学第一附属医院（西京医院）

韩　铭　空军军医大学第一附属医院（西京医院）

游　燕　中国医学科学院北京协和医院

颜临丽　空军军医大学第一附属医院（西京医院）

补充说明

　　书中参考文献条目众多，为方便读者查阅，已将本书参考文献更新至网络；读者可通过扫码关注出版社"焦点医学"官方微信，后台回复"9787504696854"，即可获取参考文献下载链接。

主译简介

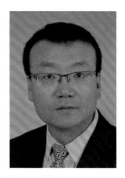

李增山

医学博士，空军军医大学基础医学院病理学教研室暨第一附属医院（西京医院）病理科教授/主任医师，中华医学会病理学分会消化病理学组副组长，中华医学会消化病学分会消化病理学组副组长，吴阶平医学基金会中国炎症性肠病联盟病理学专业委员会副主任委员，中国合格评定国家认可委员会（CNAS）ISO15189 医学实验室主任评审员及医学专业委员会委员。

长期从事临床病理诊断和研究工作，专长消化系统疾病，曾在美国哈佛大学医学院、日本国立癌症中心做访问教授。先后承担国家"863"课题、国家重大新药创制课题、科技部留学人员择优资助项目、国家自然科学基金面上项目等科研项目的研究工作，获军队院校育才奖银奖、陕西青年科技奖等荣誉，于 SCI 期刊发表研究论文 30 余篇，主编专著和临床规范 3 部，参编、参译著作 18 部。

内容提要

本书引进自剑桥大学出版社，是一部系统介绍消化道非肿瘤病理学的实用著作。全书共 27 章，先从整体的角度描述了消化道活检的作用、系统性疾病在消化道的表现、放射相关损害、药物相关损害、缺血和血管性疾病、儿童常见消化道疾病及癌前病变，然后系统描述了不同的消化道部位，即从正常结构到不同类型非肿瘤性疾病或相关病变的变异。全书按照日常诊断的思路进行整体编排，在关注诊断特征的同时，也强调临床病理联系、诊断中的陷阱和鉴别诊断问题，不仅根据疾病类型进行了纵向分类，还结合诊断和鉴别诊断的情况进行了横向的比较分析，这一特点在炎症性肠病的诊断和鉴别诊断中尤为突出。此外，本书还就目前存在争议的专业术语和诊断标准进行了详尽的解释和说明，对病理报告的内容和格式也给出了相应的指导建议，并将关键和重要的内容归纳总结成要点形式列出，便于读者加深记忆和理解。全书内容翔实，图文并茂，注重系统性与实用性，对消化道相关病理学诊断策略及相关研究有很强的指导作用，可作为病理科、消化科及其他相关专业人员案头必备的工具书。

译者前言

　　无论对临床医生还是病理医生，消化道非肿瘤性疾病或病变都是备受关注的话题。相较于肿瘤性病变，非肿瘤性疾病或病变的形态学改变的特异性相对较差，同一类型的病变可存在多种多样的形态学表现，不同类型的病变也可表现出类似特点，诊断能依赖的辅助手段（如免疫组化、分子检测等）较为有限，同时需要密切的临床病理联系，诊断的难度不言而喻。既往在很多情况下，非肿瘤性疾病或病变都被简单地诊断为"慢性炎症"，或仅仅提供描述性诊断，难以达到指导临床诊治的作用。当然，不可否认的是，相当一部分临床医生对这一部分疾病或病变的认识程度也较为欠缺，以至于很多疾病没有得到适当或正确的处置。事实上，看似简单的"炎症"却代表着不同类型的疾病或病变，其临床治疗策略不尽相同，有时甚至是背道而驰。与此同时，消化道的很多非肿瘤性疾病或病变并非是单纯的消化道问题，还可能累及其他器官和系统，也可能是系统性疾病在消化道的表现。所以，这就要求病理医生必须熟悉消化道非肿瘤病理的特点，同时与临床医生进行密切地联系与合作，只有这样才能整体提高消化道非肿瘤性疾病或病变的诊治水平，进而造福患者。这也是笔者在长期临床实践和翻译本书过程中的切身感受。

　　近年来，笔者参加了各种国内外学术交流活动，深切感知我国对消化道非肿瘤性疾病或病变的认识比既往已有了非常大的进步。在一些大的医疗中心，多学科团队诊疗模式已经相当成熟，但在其他一些医院或基层医疗机构尚存在一定差距，希望通过本书，为专注于消化道非肿瘤病理学的医生提供一个更好的学习途径，从而全面提升我国消化道非肿瘤性疾病或病变的诊治水平。

　　由于国情和临床诊治环境的差异，本书所述的个别内容与国内现实的医疗状况并不完全相符，如书中述及的消化道黏膜异型增生在我国被认为属于肿瘤性病变。在本书翻译过程中，译者团队尽可能坚持"意译"原则，将相关名词及内容翻译成更符合国内实际情况和中文阅读习惯的形式。在此过程中，我们也发现了原书稿中存在的个别不当表述和内容，译者根据国内的实际情况和自身工作经验，经查阅原始参考文献考证后，以"译者注"的形式标注于正文。尽管如此，中文版仍可能存在疏漏和欠妥之处，敬请广大读者给予指正。

空军军医大学第一附属医院（西京医院）

原书前言

消化道黏膜活检在日常工作中十分常见，随着人口平均年龄的增长、消化道疾病发生日趋频繁、药物种类越来越多，以及不断涌现的新临床病理类型，使消化道活检的比例还会持续增加。例如，巴雷特食管和炎症性肠病在人群中越来越常见，对于嗜酸性粒细胞性食管炎，尽管认识的时间相对较短，但现在俨然已成为临床常规考虑的疾病类型。

卫生健康系统和行政部门通常会强调恶性肿瘤预防和诊断的重要性，殊不知，消化道非肿瘤性疾病在所有人群中几乎是难以避免且广泛存在的。

消化道非肿瘤性疾病的评估具有一定的挑战性，临床与病理相联系对出具一份有意义的病理报告是必备的条件。此外，镜下表现的恰当解释对患者临床处置的选择至关重要。黏膜炎症这种简单的描述严格意义上来讲并不算错，但对临床并没有实际价值，如果报告中能体现翔实的信息和不同鉴别诊断的提示，则会大大增加病理报告的含金量。

目前已有很多涉及消化道非肿瘤病理的专著，那么本书又意欲如何？我们的目的就是专门针对消化道非肿瘤活检提供一个内容简明、引经据典，并能体现前沿的消化道非肿瘤病理信息的汇总。

本书以消化道疾病专家如何看待消化道活检的作用为开篇，然后依次讨论了可累及消化道不同部位的疾病，包括放射性损伤、药物性损伤、系统性疾病、免疫抑制、血管疾病和异型增生等内容。最后则分别论述了上消化道和下消化道黏膜活检的特征，包括正常表现、感染、巴雷特食管、胃炎、乳糜泻、炎症性肠病、显微镜下结肠炎、憩室病，以及其他罕见和新近出现的疾病种类。

本书主要关注的内容是活检的病理诊断，但为了信息的完整性，也会涉及相关的术后病理、临床特征及其他脏器病理改变的内容。本书由来自欧美国家经验丰富的病理和消化道疾病专家共同编著而成，书中行文简洁，并辅以表单、要点、表格和图示等内容，使读者可以快速获取并了解相关知识。

著者希望读者可以从本书中获益，也希望本书的内容能对读者的日常学习和临床实践发挥积极的作用。如有任何意见或建议，欢迎读者反馈。

致　谢

感谢本书诸位参编者在各自负责章节的编写和其他相关工作中的优秀表现、艰辛劳动、巨大付出，以及在编写及审阅过程中给予的耐心和宽容。

感谢出版商在联络、鼓励和耐心包容等方面所作的努力，使得各位编者在整个任务过程中无须承担不必要的压力。

在过去几十年中，世界各地的专家和机构对组织病理诊断的高水平发展作出了巨大贡献，特别是衍生出消化病理这一极具特色的亚专科病理方向。感谢所有曾经给予帮助和支持的人，也期待他们在未来继续鼓励。感谢 Neil Shepherd 对本书高标准出版予以的坚定不移的态度。感谢英国其他的资深消化病理学专家对本书的积极贡献和无私建议，包括已退休的 Geraint Williams 和真正无可替代的 Bryan Warren（已故）。

感谢 Laura Lamps 慷慨地提供了高质量的图片，为相应章节增添色彩。感谢美国、英国及欧洲其他国家诸多消化病理学专家在此过程中提供的无私帮助和建议。

献　词

谨以本书献给所有为更美好、更人性、更健康的世界而努力的人，这一切无关他们的背景或信仰。毋庸置疑，Kay、David 和 Shaun 在他们所及范围内作出了巨大贡献，而且对事业有着无比忠实的宝贵态度。也将本书献给已故的 John Donoghue，他善良仁慈、心胸开阔且始终如一，这些在他离开多年后依旧激励着吾辈。

目 录

第1章 消化道活检的作用
The Value of Gastrointestinal Biopsy

Constantinos Parisinos　Vinay Sehgal　Gareth Parkes　著

李增山　译校

一、概述

在 20 世纪 60 年代光纤内镜技术发展和应用之前，消化病学与其他传统医学专科一样，主要依赖于生化检测和放射影像学检查对消化道疾病进行探索研究。如果想要通过组织学检查确认疾病性质，就只能依赖于创伤大且风险高的外科手术方式。随着技术的飞速进展，现在可以经口或经肛门达到空回肠交界部位，并可以钳到消化道任何部位的组织。此外，由于超声内镜技术的进展，通过内镜还可以得到黏膜下甚至消化道壁外的组织。因此，消化病学的发展在诸多方面都与消化内镜的发展是同步的。20 世纪 70 年代早期，内镜技术的应用开始迅猛发展，对消化道病理生理学和免疫学不断深入的了解，正是通过内镜活检获取的 1～2mm 的黏膜组织，经福尔马林固定石蜡包埋后所获得，而病理医生尝试回答内镜医生提出的问题，则是这一探索过程中的重中之重，其中不乏有效的沟通、精细的标本标记、充分的临床信息记录、临床的反馈，以及源自多学科团队诊疗模式、科学研究甚至是茶歇时的讨论，而这些最后都表现为一份源自临床的组织病理学报告。

本章拟讨论组织病理学对于消化内科或消化外科医生的意义，特别是良性病变，同时阐述消化道不同部位的最新内镜活检指南。最后，阐述内镜医生在操作过程中为达到组织病理学检查的要求而必须遵循的原则，以及内镜医生需要从病理医生处获得哪些有用信息。

二、消化道良性病变组织学诊断的临床相关性

内镜医生会由于各种原因而对患者取活检，而哪些情况需要取活检或多或少取决于内镜医生的临床经验，但基本上可归为以下三种情况。

1. 大体病变

经验丰富的内镜医生之所以决定取活检，通常是因为对病理有一个合理的认知。在取活检之前，内镜医生要悉知患者的临床病史、临床检查，以及可能的生化和放射影像检查结果。在炎症性肠病（inflammatory bowel disease，IBD）中，大体表现往往有明显的特征，如结合病史和生化检查，通常可以明确诊断。但临床也经常存在鉴别诊断的问题，在这种情况下，组织学的确认就显得十分关键。值得注意的是，炎症性肠病往往是终身疾病，且在确诊后的数年内要面临免疫调节剂、生物制剂和手术等治疗手段，并有可能对患者的心理产生深远的影

响。此外，还有一些疾病内镜医生可通过大体改变明确诊断，如消化性溃疡、结肠息肉和消化道癌。

2. 镜下病变

对于某些病变，内镜下表现完全正常或仅有轻微表现，但临床病史和辅助检查却高度提示异常。例如，在轻度的乳糜泻时，内镜医生很难识别出十二指肠降部黏膜典型的扇贝样外观，尽管在进食小麦制品后所致的腹胀、腹部不适、腹泻等一系列临床表现，以及血清学指标异常已高度提示该病的诊断，但其诊断金标准仍然是组织学检查。此外，嗜酸性粒细胞性食管炎或胶原性结肠炎可能并无提示性的血清学指标和放射影像改变，其诊断完全依赖于病理医生的判断。因此在上述情况中，活检的作用远远大于那些在大体上有显著改变的疾病，组织学评估可用于诊断或病情监测，反复的活检已成为患者长期临床管理过程中的一个重要组成部分。

3. 临床确认

虽然消化道疾病的种类繁多，但最常见的组织病理学结果可能表明显微镜表现在正常范围。内镜检查属于侵入式操作，患者会有不适的感觉，而且需要支付一定的费用，甚至对患者有一定的风险。部分患者之所以行内镜检查可能是因为症状已持续了数年，因此在内镜检查时临床医生和患者都希望确认消化道黏膜在大体和镜下都是正常的。在某些情况下，镜下确认黏膜正常是很有意义的。例如，通过十二指肠活检排除导致缺铁性贫血的乳糜泻；通过左半和右半结肠活检排除导致慢性腹泻的显微镜下结肠炎。尽管上述情况的检出率很低，但医生和患者都希望通过组织学进行确认。因此，哪怕有一丝可疑，临床医生都会送检。

消化道不同部位活检的时机和位置，将在后文中进一步讨论（要点 1-1）。

要点 1-1　消化道黏膜活检的适应证

大体可见病变

- 炎症性肠病
- 原因不明的溃疡
- 息肉
- 恶性肿瘤

镜下可疑病变

- 嗜酸性粒细胞性胃肠炎
- 乳糜泻
- 显微镜下结肠炎

临床疾病的确认

- 缺铁性贫血
- 慢性腹泻

三、消化科医生期望从病理医生那里获得什么

消化科医生的期望值取决于病理送检的情况，充分的临床信息可以让病理医生在一定的临床背景中评估组织学改变。在理想状况下，病理送检单应包含消化科医生给病理医生提出的问题，而非"乳糜泻(？)"，甚至更糟糕的"性质待病理"，消化科医生应该写明"TTG升高，铁和叶酸缺乏，十二指肠大体形态正常，患者是否有乳糜泻证据？"，而病理医生可以肯定或否定消化科医生的假设，而非仅仅是列出一长串可能出现上皮内淋巴细胞增多的鉴别诊断名称，消化科医生从病理医生处得到的回复就是镜下改变的描述及相应的鉴别诊断，甚至包括最有可能的诊断。有时做到这一点可能并不容易，但是要尽可能地使病理报告包含病理医生在结合临床信息的基础上所提供的关于诊断的思路，如果可能，还应结合既往的病理检查结果再考虑当下的诊断。例如，一个具有局部慢

性肠炎特征的活检可能提示克罗恩病，但是如果之前的 10 次活检都提示为溃疡性结肠炎，则此活检就可能只是治疗后的溃疡性结肠炎，其通常为节段性或斑片状的分布特征。临床与病理之间的沟通在报告签发后还应持续存在，多学科团队（multidisciplinary team，MDT）诊疗虽然对于消化道恶性肿瘤而言是常规的活动，但对于炎症性肠病之类的非肿瘤性疾病同样具有十分重要的作用，而病理医生的参与势必会提升讨论的效果（要点 1-2）。

要点 1-2　消化科医生期望病理医生做什么事情

- 描述镜下特征
- 提供疾病的鉴别诊断
- 提示最有可能的诊断
- 整合内镜报告和（或）送检单中信息
- 考虑既往活检结果和临床信息
- 支持非肿瘤性疾病的 MDT 诊疗模式

四、内镜黏膜活检中常见的疾病

（一）食管

内镜在绝大多数情况下很容易到达食管，但也由于其容易迅速通过而进入胃内，导致对食管病变的忽略，进而发生漏诊[1]。常规活检并非是临床必要的检查，除非患者有吞咽困难的病史。由于食管内相对狭窄的空间、食管蠕动，以及被覆鳞状上皮的质地等因素，进行定位活检会比较困难。为协助病理医生的诊断，所有活检标本均应清晰地标识取材部位，常以镜身最前端距门齿的距离（cm）表示，可通过镜身上相应的刻度进行判读。必要时还需包括病变部位等信息，如位于前壁、后壁、左侧还是右侧等，前提是镜身在正中的位置（表单 1-1 和表单 1-2）。

表单 1-1　食管活检：概要

食管定位活检相对困难

- 操作空间狭小
- 食管蠕动
- 鳞状上皮质地

常规活检

- 判断是否有异型增生
- 其他情况相对少见

标记

- 活检部位距离门齿的距离（cm）

表单 1-2　食管活检的部分指征

巴雷特食管

- 窄带图像显示病变范围（Prague 分型）
- 可存在异型增生（巴黎分型）
- 如果没有可疑病变，从胃黏膜皱襞上方 1cm 取材，之后每隔 2cm 取材
- 如果既往诊断为异型增生，则间隔 1cm 取材

疑似嗜酸性粒细胞性食管炎

- 大体改变：环状食管（又称为气管样改变）、线状型沟样结构、白色斑块
- 镜下改变：至少从两个部位取 6 块活检（食管上段、中段、下段）

胃食管反流病

- 内镜检查的常见原因，主要目的是排除巴雷特食管和异型增生
- 单纯的胃食管反流病和轻度食管炎无须活检
- D 级食管炎需通过活检排除异型增生
- 胃食管反流病治疗后 6～8 周应再次行内镜检查以排除巴雷特食管和肿瘤性病变

（续表）

表单 1-2　食管活检的部分指征

食管溃疡

- 所有溃疡性病变均应取活检以排除异型增生或恶性病变
- 高剂量质子泵抑制剂治疗 6 周后应行内镜随访

狭窄

- 原因：胃食管反流病、缺铁性贫血、嗜酸性粒细胞性食管炎、肿瘤、术后并发症
- 可疑肿瘤性病变时应行活检

其他

- 以下情况需要行活检协助诊断：克罗恩病、结核、HPV 感染、念珠菌病、结缔组织病、结节病、卡波西肉瘤等

---

1. 巴雷特食管

巴雷特食管（Barrett esophagus，BE）的概念是食管远端任何部位被覆的鳞状上皮被化生的柱状上皮取代，胃食管交界处之上的病变（≥1cm）在内镜下清晰可见，并经过活检后组织学的确认[2]（图 1-1）。对于病理医生而言，诊断是简单直接的，但对于一个经验不足的内镜医生而言，因为要考虑是否存在食管裂孔疝、反流性食管炎，以及难以判定胃黏膜皱襞顶端的位置，在内镜下诊断巴雷特食管并分型会变得比较困难。当下的操作规范鼓励内镜医生花费足够多的时间去评估黏膜、仔细冲洗、利用窄带成像（narrow band imaging，NBI）协助判断和记录病变的 Prague 分型，并寻找是否有异型增生的征象[3]。应根据巴黎分型描述提示异型增生的可疑区域，并单独取材，清晰标记取材部位以便后续复查时取材。准确的记录可指导随后的内镜下黏膜切除（endoscopic mucosal

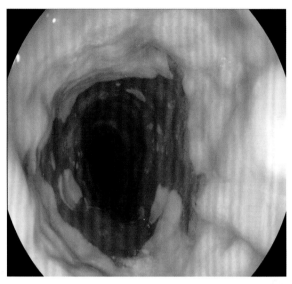

▲ 图 1-1　巴雷特食管的内镜表现

鳞状上皮部分被向近端延伸的柱状上皮替代，内镜下清晰可见

resection，EMR）和射频消融（通常称之为 HALO®）等内镜下治疗手段[3]。如果没有可疑病变，则根据西雅图规则（Seattle protocol）[4]从胃黏膜皱襞顶端 1cm 之上开始，且每间隔 2cm 分别在食管壁的四个象限取材。若患者既往确诊为高级别或低级别异型增生，则宜每间隔 1cm 进行取材。

2. 嗜酸性粒细胞性食管炎

嗜酸性粒细胞性食管炎（eosinophilic esophagitis，EE）是一种经组织学确认每高倍视野嗜酸性粒细胞数量 $> 15 \times 10^9$/L，且有其他特征性的镜下表现，并有相应临床背景的疾病（见第 11 章）。同时，可出现吞咽疼痛、吞咽困难等特征性的临床症状，病变严重者可出现食物阻滞[5]。该病发病率升高与人们对其认识的提高和筛查普及有关，并可能并和与之相关的其他部位的发病率升高是对应的，内镜下的特征性表现为环状食管（又称气管样改变）、线状犁沟样结构和提示免疫细胞聚集的白色斑块，但也有近 15% 的患者内镜下无异常表现（图 1-2）。利用 1 块活检组织检出嗜酸性粒细胞性食管炎

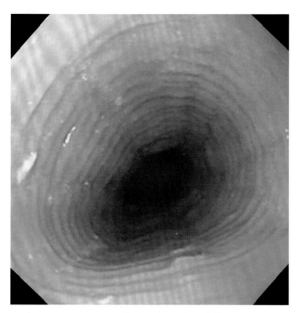

▲ 图 1-2 嗜酸性粒细胞性食管炎

可见气管样改变，同时可见纵行线状犁沟样和白斑结构

的敏感性为 55%，而 6 块组织的检出敏感性则可以提升至 100%。因此，英国胃肠病学会（British Society of Gastroenterology，BSG）新的指南建议如需排除嗜酸性粒细胞性食管炎，则至少需要在两个不同的部位（上段、中段或下段）取 6 块活检[3]。

3. 胃食管反流病

胃食管反流病（gastro-oesophageal reflux disease，GORD）属于内镜检查开单常见的情形，通常是为了排除巴雷特食管或肿瘤性病变。GORD 的发病率在不同的国家和地区有所不同，可能反映了饮食习惯、肥胖人群占比、饮酒程度和吸烟率的不同，对于北美地区和欧洲国家，发病率分别为 18%～27% 和 8%～25%[6]，常规活检在一般的 GORD 或轻度表现的洛杉矶分级 A～C 级食管炎中并非必需。而洛杉矶分级为 D 级的食管炎需要取活检以明确是否有异型增生，且这部分患者需要在 6～8 周高剂量质子泵抑制剂（proton pump inhibitor，PPI）治疗后再次活检以排除巴雷特食管，同时监测是否有异

型增生[7]（图 1-3）。

4. 食管溃疡

食管溃疡定义为黏膜缺损 > 5mm，所有的食管溃疡都需要进行活检，以排除异型增生或恶性病变，并在高剂量 PPI 治疗后 6 个月行内镜随访[8]。

5. 良性狭窄

食管狭窄的发现总是提示有恶性病变的可能性，如果有可疑肿瘤性病变，通常需要活检。其他导致食管狭窄的原因有 GORD、缺铁性贫血（iron deficiency anaemia，IDA）和嗜酸性粒细胞性食管炎等。此外，食管狭窄尚可发生于食管手术、射频消融、放疗或内镜黏膜切除术后。目前并无充分的证据提示首次发现的食管狭窄需要取活检（图 1-4），同时，在如食管扩张等治疗手段之前不宜活检，以防止穿孔[3]。

6. 其他

许多系统性或消化道疾病，如克罗恩病、结核、HPV 感染、念珠菌感染、结缔组织病、结节病、卡波西肉瘤等，均可累及食管，因此

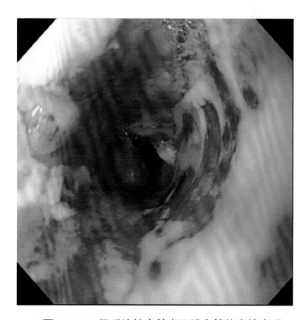

▲ 图 1-3 D 级反流性食管炎远端食管的内镜表现

环周 75% 的区域可见黏膜发红改变，黏膜质脆，同时伴有浅表溃疡

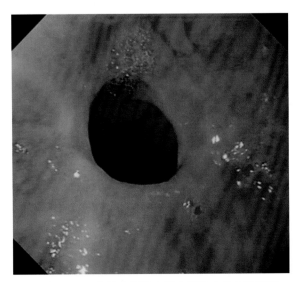

▲ 图 1-4　胃食管交界处良性食管狭窄的内镜表现

狭窄处光滑、形状规则、无凹陷，这些特征提示为良性病变

需进行活检。

（二）胃

胃作为一个内镜容易抵及的大器官，活检标本准确的标记有助于病理医生评估并指导随后的活检操作。胃分为贲门、胃底、胃体、胃角、胃窦和幽门几个部分，可进一步标记前壁或后壁及大弯或小弯侧（表单 1-3）。

1. 幽门螺杆菌

幽门螺杆菌（Helicobacter pylori，H. pylori）感染的初次确诊往往依赖于尿素酶试验，为避免假阴性结果，检查前两周应停用 PPI[3]，如果疑似幽门螺杆菌感染的患者在检查时正在服用 PPI，则应取活检以确认是否存在细菌成分。尿素酶试验（译者注：包括尿素酶试纸和呼气试验）具有快捷、廉价、敏感和特异的特点，应尽可能在临床实践中应用[2]。采用尿素酶试纸测试时，应在幽门近端 5cm 处、小弯近胃角处或胃角对侧大弯处取 1～2 块活检，若患者正在服用 PPI、铋剂或抗生素，尿素酶试验的敏感性会显著下降[9]，在这种情况下，宜采用 OLGA 评估系统中的 3 块活检原则或胃炎悉尼

标准中的 5 块活检原则进行取材，前者是从胃体大弯侧、胃窦大弯侧和胃角各取 1 块组织，后者是胃窦大小弯（距离幽门 2～3cm）、胃体大小弯（距离贲门 8cm）和胃角 5 个部位取材，两种方式对于幽门螺杆菌的检出率是相同的（在一项回顾性研究中显示，两种取材方式的幽门螺杆菌检出率均为 100%）[10]，故内镜医生更喜欢 3 块活检方式。提示幽门螺杆菌感染的内镜表现包括胃炎、十二指肠炎，以及胃和十二指肠溃疡（图 1-5）。英国胃肠病学会（British Society of Gastroenterology，BSG）最新的推荐中建议缺铁性贫血患者应进行幽门螺杆菌的检测[3]。

2. 胃溃疡

消化性溃疡可表现为餐后加剧的中上腹痛，有时可见贫血和消化道出血（呕血或黑粪）。应

表单 1-3　胃活检的指征

幽门螺杆菌感染

- 提示幽门螺杆菌感染可能性的特征包括胃炎、十二指肠炎和十二指肠溃疡
- 初诊需要行基于尿素酶试验的检测
- 服用 PPI 的患者如果可疑幽门螺杆菌感染，应在胃窦和胃角切迹之上取活检

胃溃疡

- 溃疡边缘取材，以排除异型增生

胃息肉

- 明确息肉性质，排除恶性病变，无须常规随访

萎缩性胃炎

- 对可疑病变区域定向活检，以及胃窦、胃体和胃角的 2 块非定向活检（悉尼标准）

缺铁性贫血

- 内镜检查的常见原因
- 胃窦和胃体活检以排除萎缩性胃炎

仔细观察并记录溃疡的特征，包括部位、大小、外观，以及有无可疑恶性病变（图1-6）。需从溃疡边缘取材以排除异型增生，同时应行幽门螺杆菌检测[11]。

3. 胃息肉

胃息肉十分常见，尤其是胃底腺息肉，这

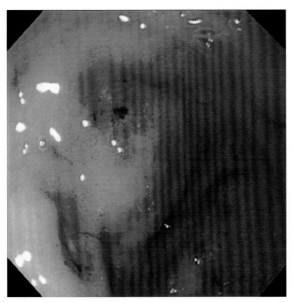

▲ 图1-5 胃炎的内镜表现

可见多处浅表糜烂，幽门前区皱襞相对肥大

种息肉之所以多见在某种程度上是因为PPI的使用率逐渐攀升。目前推荐在首次发现息肉后需要明确息肉的性质并排除恶性病变，必要时建议针对性地取活检[12]，进一步的常规随访观察是非必需的。

4. 萎缩性胃炎

萎缩性胃炎和肠上皮化生可通过炎症 – 化生 – 异型增生的途径增加癌变的风险（图1-7），其病变本身可能并不容易被识别，推荐使用白光内镜和色素内镜相结合的方式（图1-8）。悉尼标准[13]建议对可疑病变行定向活检，并且对胃窦、胃体和胃角的2块组织行随机活检。

5. 缺铁性贫血

缺铁性贫血（iron deficiency anaemia，IDA）是内镜检查的常见原因，建议分别在胃窦和胃体部取材以排除萎缩性胃炎[3]。

6. 其他

很多情况可导致胃的弥漫性炎症改变，较常见的原因是幽门螺杆菌感染、非甾体抗炎药和酒精过量摄入。表1-1列举了其他少见的原因。

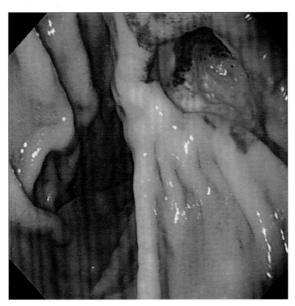

▲ 图1-6 胃角切迹处弹坑样溃疡的内镜表现

溃疡基底部血凝块提示近期出血

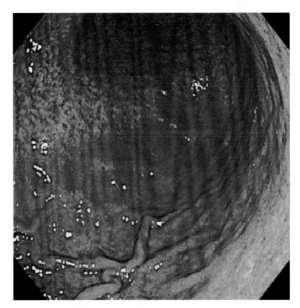

▲ 图1-7 胃体萎缩性胃炎的内镜表现

胃皱襞数量减少，黏膜色泽苍白，黏膜下血管可见

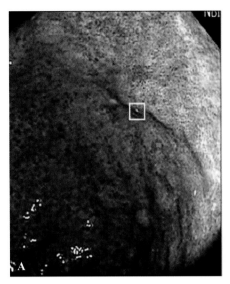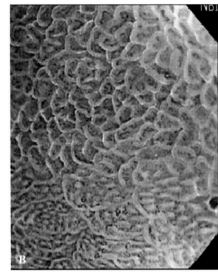

◀ 图 1-8　窄带图像和局部放大的伴有肠上皮化生的萎缩性胃炎

A. 窄带成像下的"亮蓝嵴"；B. 放大后显示肠上皮化生特征性的管状绒毛状小凹

表 1-1　胃炎的病因

感染	幽门螺杆菌，放线菌，分枝杆菌，巨细胞病毒，梅毒
免疫相关性疾病	克罗恩病，嗜酸性粒细胞性胃炎，结节病，胶原性胃炎，移植物抗宿主病
药物 / 毒物	非甾体抗炎药，酒精，可卡因
其他	门静脉高压性胃病，放射线，胆汁反流，缺血

改编自 Sleisenger 等[14]

（三）十二指肠和近端小肠

大多数近端小肠的标本来自胃镜检查，其中多数患者可在胃镜下到达十二指肠球部和降部，技术好的内镜医生可探及十二指肠水平部和升部。如需获取十二指肠远端的标本，则需要利用小肠镜。小肠镜有几种不同的类型，包括推进式小肠镜、单气囊或双气囊小肠镜，后者可到达空肠远端，甚至有可能探及回肠近端。在小肠镜检查之前通常需要行放射影像学或胶囊内镜检查（表单 1-4）。

1. 十二指肠溃疡

十二指肠溃疡通常情况下（约 70%）与幽门螺杆菌感染相关，其他致病因素包括非甾体抗炎药物和酒精过量摄入（图 1-9），十二指肠溃疡在服用 PPI 和根除幽门螺杆菌（如果是确认的感染）后可愈合[15]。单纯性的十二指肠溃疡如果没有恶性指征，通常并不需要通过内镜

> **表单 1-4　十二指肠和近端小肠活检：概要**
>
> **胃镜**
> - 大部分活检来自胃镜检查
> - 胃镜很容易探及十二指肠球部和降部
> - 有时可达水平部和升部
>
> **小肠镜**
> - 用于十二指肠远端小肠的检查
> - 传统的推进式小肠镜和单气囊、双气囊小肠镜，后两者可到达空肠，并有可能探及近端回肠

随访来确认是否愈合。这一点与胃溃疡的处理原则有很大的不同，胃溃疡需要在 6 周后行内镜随访以确认愈合情况。

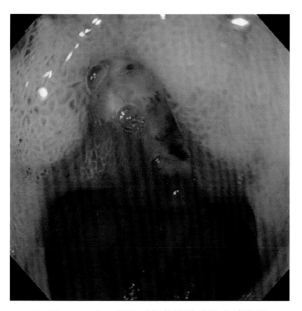

▲ 图 1-9 十二指肠球部前壁溃疡的内镜表现

溃疡基底部的凝血成分提示近期的出血

2. 乳糜泻

乳糜泻可呈现不同的临床症状，包括乏力、体重下降、腹胀和腹泻等。生化指标异常包括贫血和微量元素缺乏，其诊断依赖于血清学指标和小肠活检相结合。患者在食用含有麸质的饮食期间，活检是诊断所必需的。血清学检查并不能代替活检的作用。

绒毛萎缩是确诊所必需的要素，但是程度稍轻的损害（如上皮内淋巴细胞 > 25/100 肠上皮细胞，但没有绒毛萎缩），在结合阳性血清学指标（如组织型谷氨酰胺转移酶水平升高）的基础上也可提示乳糜泻的诊断(可能为乳糜泻)，在这种情况下，无麸质饮食可协助诊断。HLA 位点分析亦有助于诊断（是排除乳糜泻的有力工具，但并非明确诊断)[16]。

多个部位的多个活检可避免因病变局限所致的取材不充分[17-19]。可疑乳糜泻的患者应在十二指肠球部（病变有可能就局限于此）和远端取 4~6 块活检[20-22]。与更少的活检数量相比，4 块活检可将确诊率增加 1 倍[23]。应优先在异常黏膜处取活检，但大体形态正常的黏膜

在镜下也可出现异常表现。最近的研究显示上皮内淋巴细胞数量增多是乳糜泻最有用的组织学发现，而评估这一组织学表现则依赖于良好的标本定位[24]。

鲜有证据显示典型病例的再次活检与临床结局变化之间的关系，一项研究（7648 名患者）并未证实随访 > 11 年的乳糜泻患者，通过活检证实依旧存在的绒毛萎缩与整体死亡率升高之间有关[25]。如果乳糜泻患者在无麸质饮食后无症状出现，可以考虑行内镜活检，但内镜活检并非是必需的。然而，在那些对无麸质饮食没有反应的乳糜泻患者中，宜行随访并活检确认是否还存在其他诊断的可能（表单 1-5)[17]。

表单 1-5　乳糜泻

- 确诊需要结合血清学检查结果和十二指肠活检（含麸质饮食期间）
- 十二指肠球部和球部以远部位 4~6 块活检
- 异常黏膜的定向活检
- 无麸质饮食后无效或效果差的病例需要通过活检寻找其他诊断的可能性

---

3. 其他

尚有部分组织形态学与乳糜泻相似的血清学阴性患者，这些情形下就需要结合相应的临床背景行进一步的评估（表 1-2）。对于与其他疾病并发的乳糜泻，尤其是自身免疫性疾病，则需要进一步行血清学和 HLA 分型检测。

4. 小肠可疑恶性或狭窄性病变

十二指肠的溃疡若怀疑是恶性病变，或者表现为狭窄，至少需要在病变周边取 6~8 块活检。造成狭窄的疾病有很多，包括乳糜泻、炎症性肠病、结核、淋巴造血系统肿瘤，以及原发恶性肿瘤（腺癌、神经内分泌肿瘤

表 1-2　组织学形态类似乳糜泻的情况

免疫性疾病	普通变异型免疫缺陷综合征，肾小球肾炎，低丙种球蛋白血症，IgA 缺陷
自身免疫性疾病	自身免疫性肠病，Grave 病，溶血性贫血，桥本甲状腺炎，多发性硬化，银屑病，非乳糜泻性麸质敏感，蛋白质不耐受（牛奶、大豆、鸡蛋、花生、谷类），类风湿关节炎，干燥综合征，系统性红斑狼疮，胸腺瘤相关的自身免疫性肠病，1 型糖尿病
感染性疾病	艾滋病，隐孢子虫病，蓝氏贾第鞭毛虫病，幽门螺杆菌胃炎，感染后腹泻，小肠细菌过度增殖，热带腹泻，结核，病毒感染，Whipple 病
药物	化疗药，非甾体抗炎药，奥美沙坦，吗替麦考酚酯
肿瘤	肠病相关 T 细胞淋巴瘤，免疫增殖性小肠疾病，2 型难治性乳糜泻，CD4$^+$ T 细胞增殖
其他	无 β 脂蛋白血症，胶原性结肠炎，嗜酸性胃肠炎，糖原贮积症，胶原性十二指肠炎，放射性肠炎，克罗恩病，小肠缺血

改编自 Goddard 等[12]

等）。如果难以明确诊断，且病变位于十二指肠以远的部位，则需要利用单气囊或双气囊小肠镜进行活检，而这些病变早先只能利用横断面成像（axial imaging）或胶囊内镜进行观察（表单 1-6 和表单 1-7）。

表单 1-6　十二指肠溃疡和狭窄

- 大部分十二指肠溃疡（70%）与幽门螺杆菌感染相关
- 基于尿素酶试验的检测
- 如果服用 PPI，需行活检明确有无幽门螺杆菌，并依据悉尼标准中的 3 点取材原则
- 3 点取材原则
  - 胃体大弯 1 处活检
  - 胃窦大弯 1 处活检
  - 胃角切迹 1 处活检
- 悉尼标准
  - 胃窦大小弯侧（距离幽门 2～3cm）、胃体大小弯侧（距离贲门 8cm）和胃角共 5 块活检
- 如果没有恶性指征，无须长期胃镜随访

表单 1-7　可疑恶性的十二指肠溃疡或狭窄性病变

- 溃疡边缘 6～8 块甚至更多活检
- 可致狭窄的原因包括乳糜泻、炎症性肠病、结核、淋巴造血系统肿瘤、腺癌和神经内分泌肿瘤

（四）末端回肠

大体表现正常的末端回肠的活检很少能够提供有临床意义的信息，因此，在常规肠镜检查中并不推荐（图 1-10）[26]。但欧洲当下的指南依旧推荐在可疑炎症性肠病患者的末端回肠取至少 2 块活检[27]。末端回肠的炎症通常与克罗恩病相关，但其他一些疾病亦可导致末端回肠炎症（表 1-3），因此正确的诊断对于最佳治疗方案的选择至关重要，同样，末端回肠至少 2 块活检可协助明确诊断（表单 1-8）。

（五）结肠

1. 显微镜下结肠炎

结肠的显微镜下结肠炎主要包括两种类型，即胶原性结肠炎（collagenous colitis, CC）和淋巴细胞性肠炎（lymphocytic colitis, LC），可导

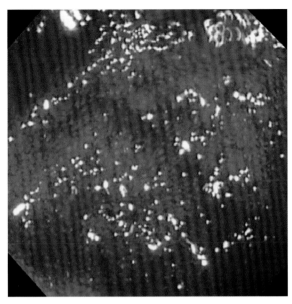

▲ 图 1-10 结肠镜检查时正常回肠末端的肠镜所见

表 1-3 克罗恩病中末端回肠炎的鉴别诊断

倒灌性肠炎	溃疡性结肠炎
感染性疾病	以色列放线菌、单一异尖线虫、新生隐球菌，巨细胞病毒，荚膜组织胞浆菌，鸟型分枝杆菌复合体，结核分枝杆菌，沙门菌属，小肠结肠炎耶尔森菌，假结核耶尔森菌，中性粒细胞减少性小肠结肠炎
淋巴组织结节样增生	
医源性疾病	非甾体抗炎药相关的肠病
恶性病变	淋巴瘤，神经内分泌肿瘤，腺癌，平滑肌肉瘤
其他情况	血管炎，过敏性紫癜，淀粉样变性，嗜酸性粒细胞性肠炎，系统性肥大细胞增生症，子宫内膜异位

改编自 Bojic 和 Markovic[28]

致顽固性的腹泻，尤其常见于年长者。

显微镜下结肠炎有可能并非连续分布，除了降结肠，在升结肠和横结肠也需要多点活检（每个部位至少 2 块）[29-31]。基于上述情况，疑似显微镜下结肠炎的患者应首选结肠镜而非乙状结肠镜进行检查（见第 20 章）。

回肠末端

- 如果大体表现正常，活检通常无提示性信息
- 炎症性肠病或可疑炎症性肠病需要活检

显微镜下结肠炎

- 升结肠、横结肠和降结肠每个部位至少 2 块活检

炎症性肠病：初诊

- 回肠、升结肠、横结肠、降结肠、乙状结肠和直肠 6 个部位每个部位至少 2 块活检
- 溃疡和口疮样糜烂周边肉芽肿检出率更高

急性重型肠炎

- 至少在 1 个部位取材，目的是协助诊断和排除炎症性肠病之外的原因

可疑储袋炎

- 储袋上部、储袋下部和直肠鞘分别活检以明确病变性质和炎症分级
- 在邻近储袋的小肠活检以排除克罗恩病

消化道急性移植物抗宿主病

- 直肠或远端结肠活检敏感性最好（直肠/乙状结肠至少 4 块活检，左半结肠至少 4 块活检）
- 之后宜行胃镜检查（至少 4 块活检并取自胃体、胃窦和十二指肠）和全结肠镜检查（至少 4 块活检并取自回肠末端、升横降结肠和乙状结肠/直肠）

2. 炎症性肠病：初诊病例

因可疑炎症性肠病而行结肠镜检查的患者，需在 6 个部位（末端回肠、升结肠、横结肠、降结肠、乙状结肠和直肠）行多点活检（每个部位至少 2 块活检）[27]。不同部位的

标本应分别标记送检，以保障正确的评估疾病的范围和不同部位的病变程度[32]。溃疡边缘和口疮样溃疡部位活检有助于提高肉芽肿的检出率[33]。

对于严重的急性肠炎，内镜评估并至少在1个部位活检是必需的，目的是明确诊断或排除其他可致急性肠炎的病因学因素（如巨细胞病毒性肠炎）[19]。结直肠急性和慢性炎症的鉴别诊断数不胜数，包括感染、缺血、血管炎、淀粉样变性、药物反应、系统性疾病累及，以及其他诸多情形。内镜医生应提供充分的内镜相关信息和材料，包括内镜照片、文字描述和组织样本（见第21章）。

3. 炎症性肠病的结直肠癌筛查

研究显示大部分的异型增生均可在内镜下被检出[34, 35]，所有可见到的异常表现均需进行活检，为提高病变的检出率，推荐在亚甲蓝和靛胭脂等色素在内镜下进行活检[36]。如果不具备使用色素内镜的条件（如病变广泛、多发假息肉、肠道准备不佳等），另外一种选择是从盲肠到直肠每隔10cm分别从肠壁的四个象限行随机黏膜活检，活检总数不少于33块[19]，而对于可疑病变尚需额外的活检，但这种做法对于肿瘤性病变的检出显然不如色素内镜[18]。所有在内镜下可切除的病变可能的话必须完整的切除，切除部位周边的正常黏膜也需要活检，以确保病变的切缘没有异型增生的成分[37]。

4. 储袋炎

次全结肠切除及回肠储袋肛管吻合术后的患者如出现符合储袋炎的症状，需行内镜检查并取活检以明确诊断[38]。储袋上端、下端、直肠鞘（rectal cuff）和近端小肠均应检查（见第25章）。临近储袋的小肠如有异常表现也应行活检取材，以确保没有克罗恩病的证据。

5. 结直肠息肉和结直肠癌

病变如果有可能适合在内镜下切除，则应对取活检保持谨慎的态度，因为活检可导致黏膜下因瘢痕形成而粘连，进而导致病变难以或无法被切除。因可疑结直肠癌而需要多点活检（至少6~8块活检）时，应在内镜下具有肿瘤特征的部位进行针对性活检。应避免在扁平的部位和病变周围进行活检取材。

一般来说，息肉和局限于黏膜的恶性病变不应取活检，而是应由有经验的内镜医生在内镜下完整切除（图1-11）。切缘距离病变的距离应＞1mm，也有一些学者认为理想的切缘距离应该≥2mm[39]。病变最大径＜20mm的病变应尽可能完整切除，以便病理医生进行精准的组织学评估。如怀疑恶性病变，应避免分块切除（表单1-9）[40]。

6. 其他

消化道急性移植物抗宿主病

两个小规模的前瞻性研究明确了直肠和远端结肠活检（至少在直肠乙状结肠和降结肠各

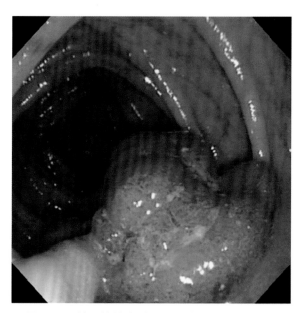

▲ 图1-11 结肠镜检查时可见横结肠带蒂息肉，有经验的内镜医生可将这种息肉在内镜下切除

取 4 块活检）对于消化道急性移植物抗宿主病的确诊有着最好的敏感性，即使患者是以上消化道症状为主要表现时也是如此 [41, 42]。如果不能确诊，则需要考虑进一步行胃镜检查，并分别在胃体、胃窦和十二指肠至少取 4 块活检。另外一个选择是在末端回肠、升横降结肠和直肠 / 乙状结肠至少取 4 块活检。

表单 1-9　结直肠肿瘤性病变

结直肠息肉和癌

- 肿瘤部位至少 6～8 块定向活检
- 避免在周围的扁平区域或病变处取材
- 活检可致黏膜下粘连并影响后续的切除
- 局限于黏膜层的息肉或可能的癌切除时至少保持 1mm 切缘

炎症性肠病中结直肠癌的筛查

- 大部分异型增生在内镜下可识别
- 肉眼可见异常之处均应行定向活检
- 如果没有色素内镜，则随机活检（盲肠至肛门每隔 10cm 四象限活检，至少 33 个活检）加可疑病变处定向活检
- 内镜下可切除病变需完整切除，同时行切除部位周围非病变黏膜的活检，确保边缘无异型增生

第2章 系统性疾病累及消化道 *
Gastrointestinal Involvement by Systemic Disease

Adrian C. Bateman　著

李增山　译校

一、概述

许多系统性疾病均有可能累及消化道和肝脏。此外，通常只累及一个消化道外器官或系统的疾病也可直接或因治疗的原因间接影响到消化道。本章首先重点介绍五种可能具有消化道表现的系统性疾病，包括结节病、淀粉样变性、肥大细胞疾病、免疫球蛋白4（IgG4）相关疾病和Behcet综合征（又称白塞病），其次关注具有皮肤表现的疾病及其对消化道的影响。部分系统性疾病会明确表现于消化道，这种情况下消化道疾病的病因就显而易见。或者，消化道可能只是系统性疾病的首发部位，而其他部位的病变尚处于亚临床阶段。某些系统性疾病累及消化道后相关组织病理学表现的鉴别诊断考虑可有很多，如肉芽肿。因此，密切的临床病理联系十分重要。最后，某些消化道外疾病的治疗可在消化道表现出其不良反应，如治疗银屑病所用的药物甲氨蝶呤。因为本章是关于系统性疾病的内容，所以除消化道外，还会提及肝脏和胰腺。

二、结节病

（一）概述

结节病是一种慢性多系统疾病，其特征是受累组织和器官可见大量肉芽肿，临床表现多样，从无症状到危及生命的严重临床表现均可见。

（二）流行病学

结节病的发病率因无症状者常见而很难明确，尸检和胸片检查等其他手段所获得的患病率可相差十倍之多[1]。该病的患病率和发病率依不同国家而不同，如日本的患病率约为3.7/100 000，而芬兰约为28.2/100 000，两个国家相应的年发病率则分别约为1.0/100 000和11.4/100 000[2]。一些研究表明，该病的死亡率正逐步增加[3]。

（三）临床特征，包括受累系统

结节病以年轻患者居多，且女性多于男性，非洲裔美国人多于白种人[4]。典型的发病部位为肺和肺门淋巴结，超过90%的患者表现为肺部受累[5]。但该病可累犯任何部位，其中皮肤、眼、肝脏和外周淋巴结是常见的受累部位，消

---

*.译者注：本章部分层级原著疑有误，已修改

化道受累则相对少见。该病可无症状表现，亦可因受累部位的不同而出现不同的症状。器官或组织可弥漫或局部受累，后者在临床特征上易被误认为肿瘤[6]，而多灶性结节病在影像学上可被当作播散性的恶性肿瘤[7]。心脏和神经系统受累可致猝死。

（四）消化道和肝脏受累

多达 70% 的患者可累及肝脏[8]。其通常表现为无症状，少数患者表现为肝大。门管区和肝实质内伴有纤维瘢痕形成的肉芽肿偶尔可导致肝硬化，原因包括直接损害所致的肝硬化或继发性胆汁性肝硬化。肉芽肿或纤维化所致的肝窦阻塞、门静脉血栓形成或肝静脉血栓形成（布 – 加综合征）等因素均可导致门静脉高压，而肿大的脾脏内亦可见到肉芽肿。黄疸的原因包括肝纤维化 / 肝硬化、胆道损害（如胆道狭窄）或肿大淋巴结所致的外压性胆道梗阻。腹水的原因则包括门静脉高压（漏出液）或腹膜肉芽肿结节（渗出液）[8, 9]。胰腺局部受累时可表现为类似肿瘤的包块，亦可呈弥漫性改变。

消化道中胃虽然是最常见的受累部位，但是肉芽肿性胃炎中仅有少数病例是结节病，其他胃活检中出现肉芽肿可能的原因包括克罗恩病、幽门螺杆菌感染和其他少见的感染。肉芽肿甚至可出现在没有消化道症状的结节病患者的胃活检中[10]，但实际上黏膜受累通常没有症状。坏死性结节病可表现为食管炎伴肺部受累[11]。结直肠受累少见，且通常无症状[12]。事实上，结直肠肉芽肿更多见于克罗恩病、结核或憩室病。肠道外部压迫则可以提示因结节病所致的淋巴结肿大[9]。

（五）诊断，包括组织病理学的作用

结节病的诊断取决于对临床背景的了解，并需要特征性的组织学表现支持。前者因解剖部位不同而异，但因为肺和肺门淋巴结几乎总是受累，所以胸部放射影像检查可提供有利的支持性证据。结节病患者血清中血管紧张素转换酶（angiotensin converting enzyme，ACE）水平可升高，尤其是胸外疾病患者[13]。近年出现的血清学指标有可溶性白细胞介素 –2 受体和新蝶呤[14]。然而，如氟脱氧葡萄糖（18F–FDG）正电子发射计算机断层显像（positron emission tomography，PET）和计算机断层扫描（CT）等现代影像技术对于活动性病变的检出比血清学方法更为敏感[14]。在已过时的 Kveim-Siltzbach 试验中，结节病患者脾组织提取物注射到疑似患者的皮肤中后，阳性结果为 4～6 周后注射区域活检组织中检出肉芽肿[15]。

结节病的标志性组织学特征是大量含有巨细胞的肉芽肿（表单 2–1 和图 2–1）。肉芽肿可见于临床明确受累的部位，亦可为偶然发现。病变界限清晰，可伴有淋巴细胞浸润，但数量不多。巨细胞内可见包涵体，包括 Schaumann 小体（钙盐和蛋白质包涵体）和星状小体（可能是脂质包涵体）。中央坏死较罕见，在特定临床背景下，坏死更提示感染性疾病，如分枝杆菌感染。但也有文献报道一种以坏死性肉芽肿为特征的特殊结节病亚型[11, 16]。有经验的病理医生在细针穿刺细胞学标本（如 EBUS-TBNA）中就可以提示结节病的诊断[17]。

如果已有一个或多个部位诊断明确，则其他特定部位出现病变后的诊断提示性大大提高。另外，肝脏、胰腺或消化道活检中出现肉芽肿，即便只是偶然发现，也可以是结节病的首发表现，在这种情况下，需要进一步明确其他部位是否存在无症状病变。

结节病累及肝脏后可表现为影像学提示占位、肝功能受损、门静脉高压，以及罕见的胆汁淤积，进而通过肝脏穿刺活检发现病变。

（六）鉴别诊断

结节病的鉴别诊断包括以肉芽肿为特征的其他疾病（表2-1），这其中一部分也是多系统疾病。肝脏内出现肉芽肿的原因有很多，表2-1仅包括常见的一些类型。关注临床背景对于明确或排除某些鉴别诊断很有帮助。例如，

表单2-1 结节病

- 结节病是一种多系统性疾病，可累及消化道和肝脏
- 消化道结节病可表现为黏膜受累，且通常为偶然发现
- 邻近部位受累淋巴结可导致消化道外压性表现
- 结节病标志性的组织学特征是显著的非干酪样坏死性肉芽肿，通常缺乏明显的淋巴细胞浸润
- 鉴别诊断包括其他可出现肉芽肿的情况，病原体相关的特殊染色（如 Ziehl-Neelsen 和 PAS）和密切的临床病理联系有助于鉴别诊断
- 肝组织内门管区和肝实质受累可导致淤胆和门静脉高压
- 肝组织内的肉芽肿通常与显著的纤维化相关，尤其是长期慢性病例
- 腹膜的弥漫受累可导致腹水

表 2-1 消化道和肝脏结节病的主要鉴别诊断

感染	• 结核 • 耶尔森菌 • 真菌 • 寄生虫，如血吸虫
炎症性肠病	• 克罗恩病 • 溃疡性结肠炎及其他可致隐窝破坏性肉芽肿的炎症
其他炎症	• 憩室病 • 旷置性肠炎
肝脏肉芽肿性疾病	• 原发性胆汁性胆管炎 • 原发性硬化性胆管炎 • 自身免疫性肝炎 • 病毒性肝炎
血管炎	• Wegener 肉芽肿
免疫缺陷	• 慢性肉芽肿病 • 低丙种球蛋白血症
肿瘤相关的肉芽肿	• 霍奇金淋巴瘤 • 非霍奇金淋巴瘤 • 癌
异物肉芽肿反应	• 缝线 • 治疗用栓塞材料 • 肠内容物

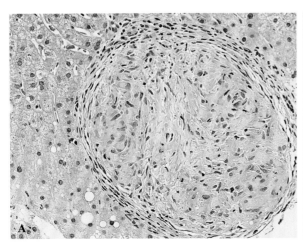 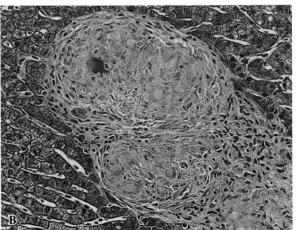

▲ 图 2-1 **A.** 结节病的肝脏活检显示非干酪样坏死性肉芽肿，周围没有慢性炎症围绕。**B. Masson** 三色染色显示肉芽肿中的纤维化

患者既往确诊过结节病或其他可出现肉芽肿的疾病，如克罗恩病等。肝脏结节病亦可导致胆道损害，因此与原发性胆汁性胆管炎的鉴别比较困难。利用齐 - 内染色（ZN）和过碘酸 - 希夫（PAS）等特殊染色可协助排除感染性病原体，特别是之前未确诊过结节病或其他具有肉芽肿结构的非感染性疾病的情况下。即便是没有感染性病原体的证据，如 ZN 染色阴性，也不能完全排除感染性疾病。这种情况下，密切结合临床并充分利用辅助检查（如血清学检查和基于 PCR 技术的分子检测）可协助排除感染性疾病。

（七）临床经过和治疗

本病的结局在很大程度上取决于疾病的分布和损害方式，有时消化系统受累可决定该病的临床经过，如存在广泛的肝脏累及。然而，消化道的受累，特别是无临床症状时，则不太可能成为决定结果的主要因素。结节病中的炎症性表现通常对免疫抑制治疗敏感，类固醇激素是主要的治疗选择，在重症或难治性病例中则可能需要利用其他免疫抑制剂（如氨甲蝶呤和硫唑嘌呤）。肝脏受累后如有淤胆性改变，熊去氧胆酸可用于缓解临床症状。肝脏结节病表现轻微时可能并不需要特殊治疗，而在慢性病病例中，病变所致的纤维化会导致门静脉高压，而病变严重者则需要行肝移植。消化道受累者如有肠道梗阻或出血等表现，有时需要外科手术干预。

三、淀粉样变性

（一）概述

淀粉样物质为一类具有 β 片层结构的不同类型亚单位构成的蛋白质，其前体蛋白属于一种被称之为 P 组分（P-component）的糖蛋白。淀粉样变性的特征性改变为上述淀粉样物质在组织中局部或弥漫性沉积，沉积的部位位于细胞外间质，病变显著者可使组织呈蜡质外观。随着病变进展，可呈现不同的临床病理特征。

（二）流行病学

淀粉样变性相关的情形变化多端，因此其发病率和其他流行病学因素依患者的因素而不同，罕见的遗传性淀粉样变性可与地域相关，如家族性地中海热通常（但并非绝对）发生于地中海地区。

（三）临床特征，包括受累系统

淀粉样变性的临床特征变化多端，取决于淀粉样物质沉积的部位和程度，理论上任何组织器官均可受累，通常位于血管壁，但也常见于间质。一般而言，淀粉样变性为弥漫性改变，进而导致受累器官功能障碍，如心衰或肾病综合征等。有时其可形成类似肿瘤性病变的包块。临床表现可与导致淀粉样变性的原发疾病相叠加，如 B 细胞淋巴瘤或结缔组织疾病（表 2-2）。另外，淀粉样变性也可没有或鲜有症状，甚至是在相对广泛沉积的情况下也有可能如此，因此有可能为偶然发现。消化道淀粉样变性的症状多样，包括腹泻、脂肪泻、便血、体重下降、恶心呕吐和动力障碍 / 假性肠梗阻[18, 19]。

（四）消化道和肝脏受累

肝脏和消化道的淀粉样变性可见程度不等的受累。肝脏的淀粉样变性主要位于肝窦，进展期病变的范围十分广泛，而在肝功能指标表现异常之前淀粉样变性的程度就可以较为显著。

消化道的淀粉样变性始于血管壁，随着病变进展而波及范围逐渐扩大，如累及固有层间质。上皮下淀粉样变性需要通过特殊染色与胶

表 2-2　淀粉样变性的主要蛋白成分和相关疾病

	淀粉样蛋白亚单位	病因和（或）临床联系
系统性	血清淀粉样蛋白 A[a]	慢性炎症，如结缔组织病、迁延不愈的结核、支气管扩张症、家族性地中海热
	免疫球蛋白轻链	浆细胞分化疾病，如骨髓瘤、具有浆细胞分化特征的低级别 B 细胞淋巴瘤、意义不明的单克隆γ球蛋白病（monoclonal gammopathy of uncertain significance, MGUS）
	β_2 微球蛋白	透析相关的淀粉样变性
	TTR	家族性淀粉样多发性神经病
局限性	TTR	老年性心脏淀粉样变性
	β 淀粉样物质	阿尔茨海默病
	激素，如降钙素	内分泌肿瘤，如甲状腺髓样癌

TTR. 转甲状腺素蛋白
a. 血清淀粉样蛋白 A 是 AA 淀粉样亚单位的血清前体蛋白

原性结肠炎进行鉴别。

（五）诊断，包括组织病理学的作用

淀粉样变性的诊断依赖于临床判断和镜下证实淀粉样物质沉积，因此组织病理学在淀粉样变性的诊断中至关重要（表单 2-2）。临床实践中往往有几种不同的情况，其一是临床怀疑淀粉样变性时，可以通过消化道活检获取系统性淀粉样变性的证据，尽管胃活检被证实具有更好的检出率，但在临床实践中还是以直肠活检最为常见[19]。此外，消化道淀粉样变性相关的临床症状往往没有特异性（如前述），但却可以提示进行包括内镜黏膜活检在内的相关消化道检查。因此，病理医生有可能是在临床完全没有疑诊的情况下，在显微镜下明确肝脏或消化道淀粉样变性的诊断。

淀粉样变性在 HE 染色中表现为毛玻璃样的均质红染形态（图 2-2 和图 2-3，图 20-15），应在血管壁（如肝脏活检中的门管区）和消化道活检标本中的黏膜下位置寻找早期淀粉样变

性的证据。淀粉样变性有时易与其他细胞外沉积的物质相混淆，如难治性腹泻和胶原性结肠炎的上皮下增厚的胶原带。特殊染色和免疫组化对确定诊断至关重要，刚果红染色可以很好地突出淀粉样物质，在光镜下显示为砖红色或在偏光显微镜下显示为"苹果绿"（图 2-2C）。P 组分的免疫组化染色亦可证实淀粉样物质沉积，而淀粉样物质 A 和免疫球蛋白轻链的免疫组化染色可协助判断不同的蛋白类型，但轻链的免疫组化染色很难判读，因此需要密切结合临床。例如，在单克隆免疫球蛋白病（monoclonal gammopathy）的诊断中，即使轻链的免疫组化染色并不确定，也可利用相关的临床检查协助确诊。消化道中 AL 淀粉样物质沉积（特别是 AL λ）是最常见的类型，其次为 AA 和 TTR 相关的淀粉样物质沉积[20, 21]。福尔马林固定石蜡包埋组织中提取的 DNA 可用于 TTR 基因型的评估[21]。

表单 2-2　消化道淀粉样变性

- 消化道或肝脏的淀粉样变性可因非特异症状而进行相关检查时偶然发现
- 临床疑诊时可通过消化道活检（多为直肠，尽管胃活检有更好的检出率）寻找淀粉样变性的证据
- 消化道活检中淀粉样变性多位于上皮下（需与胶原性结肠炎进行鉴别）和血管壁内
- 肝脏组织中门管区通常会受累，亦可出现广泛的肝窦沉积
- 刚果红特殊染色在偏光显微镜下呈现为典型的"苹果绿"，免疫组化染色可用于淀粉样物质的识别和分型

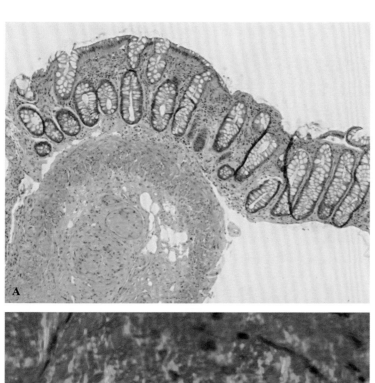

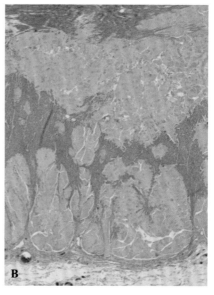

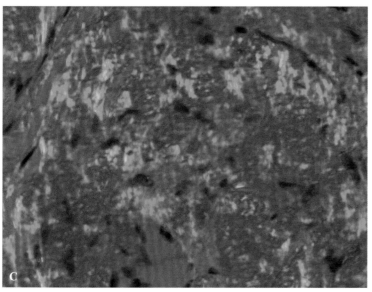

▲ 图 2-2 **A.** 直肠黏膜和黏膜下淀粉样变性,黏膜下血管壁最为明显。**B.** 结肠固有肌层广泛致密的淀粉样变性。**C.** 刚果红染色显示直肠黏膜肌层淀粉样变性,在偏光镜下显示为苹果绿折光改变

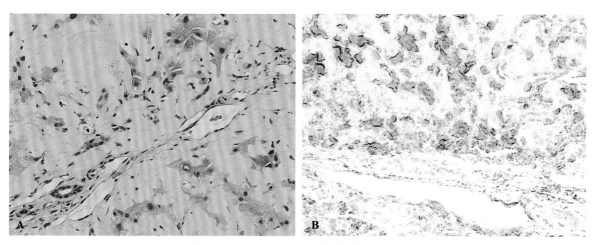

▲ 图 2-3 **A.** 肝脏活检显示广泛的淀粉样物质沉积于肝窦和门管区,可见肝板受压扭曲现象。**B.** 淀粉样 P 组分免疫组化染色证实为淀粉样变性

（六）鉴别诊断

尽管淀粉样变性的组织学表现极具特征性，但在确诊之前，临床往往要进行大量的鉴别诊断，这种现象在某种程度上是由于淀粉样变性的临床表现十分多样。例如，在伴有吸收不良和外周神经病变的患者中，淀粉样变性可以是诸多临床的鉴别诊断考虑之一。

然而组织学的表现却十分有特点，重要的是要识别出灶性或少量的沉积，进而利用刚果红染色或免疫组化协助确认。轻链病是以免疫球蛋白轻链沉积于肾脏为特征，有时也可以在肾外部位，且多与骨髓瘤相关，表现与淀粉样变性很相似，但病变主要局限于肾脏，结节硬化性肾小球病是其主要特征[22]。沉积的轻链可利用 κ 或 λ 免疫组化染色协助识别，但刚果红染色为阴性。

（七）临床经过和治疗

淀粉样变性识别后主要的任务就是明确可以导致这种改变的疾病，组织病理学可以在可能的情况下协助淀粉样物质的分型，而临床经过则取决于其诊治经过，确诊可先于组织中淀粉样变性的发现。淀粉样物质的 β 片层结构可导致蛋白不可溶，因此，绝大多数类型的淀粉样变性不可逆转，尤其是存在大量沉积时更是如此，而因此所致的器官功能衰竭即使在其原发疾病可治疗的情况下亦不可能显著恢复。

四、肥大细胞疾病

（一）概述

肥大细胞增生症是以受累组织中克隆性肥大细胞浸润为特征的一类肿瘤性病变[23]。在色素性荨麻疹（urticaria pigmentosa，UP）中，浸润的肥大细胞主要集中在皮肤，而系统性的肥大细胞增生症可以表现为惰性或侵袭性，并与一部分白血病的发生相关（表 2-3）。

（二）流行病学

肥大细胞增生症的患病率因疾病谱系中不同情况的性质而很难明确。尽管该疾病较少见，但诊断技术的提高使得人们对肥大细胞增生和相关情况的认识有了更大的提升。欧洲患病率为 0.5/ 万～1/ 万，以儿童患病最为常见，并以皮肤病变为特点。家族性肥大细胞增生症则十分少见。

（三）临床特征，包括受累系统

肥大细胞增生症是由诸多情况构成的广泛谱系[23]，临床特征取决于肥大细胞本身或其释放的介质成分，如组胺和肝素。色素性荨麻疹最常见于儿童，以红色斑疹、丘疹和结节为特征表现，并常出现皮肤划痕症。系统性肥大细胞增生症可以呈惰性或静息状态，亦可呈侵袭性进程，并与一部分白血病相关。惰性病变临床隐匿，而侵袭性病变的常见症状包括皮肤瘙痒、面色潮红、心动过速、哮喘、头痛和体重减轻。50%～80% 的系统性肥大细胞增生症患者可出现消化道相关的症状，包括恶心、呕吐、腹痛、腹泻和脂肪泻[24]。肥大细胞瘤可表现为皮肤或深部的包块，且常与系统性肥大细胞增生症相关。

表 2-3　肥大细胞疾病的分类

- 皮肤肥大细胞增生症
- 惰性系统性肥大细胞增生症
- 系统性肥大细胞增生症伴有相关的非肥大细胞性血液系统克隆性疾病
- 侵袭性系统性肥大细胞增生
- 肥大细胞白血病
- 肥大细胞肉瘤
- 皮肤外肥大细胞瘤
- 骨髓性肥大细胞白血病
- 肥大细胞活化综合征
- 肥大细胞增生

注：上述部分肥大细胞疾病可有不同的亚型，改编自 Valent[23]

（四）消化道和肝脏受累

消化道表现（表单 2-3）为消化性溃疡，其与之前所述的临床特征均与高胃酸分泌和肥大细胞释放组胺和前列腺素相关。组织学改变包括小肠黏膜绒毛萎缩、黏膜下水肿，以及显著的黏膜固有层和黏膜下肥大细胞浸润，肥大细胞亦可位于腺腔内，并常见脱颗粒现象。炎症背景中亦可见到显著的嗜酸性粒细胞浸润现象。

肝脏受累在系统性肥大细胞增生症中也十分常见，并导致肝大。组织学特征为门管区和肝窦内肥大细胞浸润（图 2-4），另外可见纤维化，但很少出现肝硬化[25]。其他可见到的表现包括非肝硬化性门静脉高压、淤胆和腹水。

表单 2-3　肥大细胞增生症及消化道表现

- 肥大细胞增生症是以组织和器官中显著的肥大细胞克隆性或肿瘤性增生为特征的病变谱系
- 皮肤肥大细胞增生包括色素性荨麻疹，而系统肥大细胞增生症可表现为惰性或侵袭性，并与一些白血病相关
- 肥大细胞瘤为肿瘤性肥大细胞形成的肿物，多与系统性疾病相关
- 肥大细胞属于消化道活检中固有层内正常存在的细胞成分，因此诊断系统性肥大细胞增生症必须观察到显著的黏膜肥大细胞浸润，同时有相应的临床背景
- 淋巴细胞浸润伴嗜酸性粒细胞及支持性的临床背景可高度提示肥大细胞疾病
- 肥大细胞在常规 HE 染色切片中很难识别，因此相关的特殊染色是十分必要的

（五）诊断，包括组织病理学的作用

诊断往往具有挑战性，特别是症状轻微或非特异性时。许多患者具有特征性的皮肤病变，从而提醒临床医生考虑肥大细胞疾病的可能性。血液计数异常，如外周血嗜酸性粒细胞计数增多，可能会发生，尤其是较严重的病变。血清类胰蛋白酶浓度亦可升高。肝脏病变可导致肝功能指标异常和腹水。骨髓受累可导致全血细胞减少和（或）白血病，如肥大细胞白血病和髓肥大细胞白血病（图 2-5）。骨髓涂片可提示显著的肥大细胞浸润，而在骨髓环钻活检中骨髓纤维化则十分明显（表 2-4）。

表 2-4　系统性肥大细胞增生症的诊断标准 [23]

主要标准 [a]	骨髓或其他皮肤外器官中多灶、致密的肥大细胞浸润（> 15 个肥大细胞聚集）
次要标准 [a]	骨髓或其他皮肤外器官异常形态（梭形）的肥大细胞（> 25%） 非皮肤病变 *KIT* 基因第 816 号外显子突变 骨髓中肥大细胞表达 CD2 和（或）CD25 血清总类胰蛋白酶 > 20ng/ml [b]

a. 系统性肥大细胞增生症的确诊需要 1 个主要标准和 1 个次要标准，或 3 个次要标准
b. 该标准不适用于系统性肥大细胞增生症伴有相关的非肥大细胞性血液系统克隆性疾病

肥大细胞增生症可导致富于嗜酸性粒细胞的淋巴细胞浸润（表单 2-4），在系统性肥大细胞增生中，肿瘤性肥大细胞常常为梭形，从而导致诊断混乱。

肥大细胞在常规 HE 染色切片中较难识别，可利用甲苯胺蓝等特殊染色协助判断，但通常都需要通过免疫组化染色（如肥大细胞类胰蛋白酶和 CD117）明确。鉴别反应性和肿瘤性肥大细胞往往也需要通过免疫组化染色（如 CD25，该分子只在肿瘤性肥大细胞表达）[23]。检测血清类胰蛋白酶浓度和特征性的 *KIT* 基因第 816 号突变在疾病的确诊和病情监测中十分有用[26, 27]。

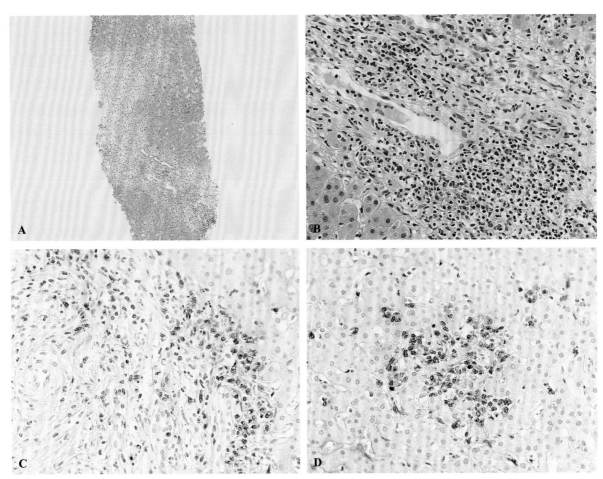

▲ 图 2-4　**A** 和 **B.** 肥大细胞增生症的肝脏活检显示门管区扩大，可见包括单核细胞和嗜酸性粒细胞在内的混合性炎细胞浸润。肥大细胞特异性类胰蛋白酶免疫组化染色显示门管区（**C**）和肝实质内（**D**）的肥大细胞

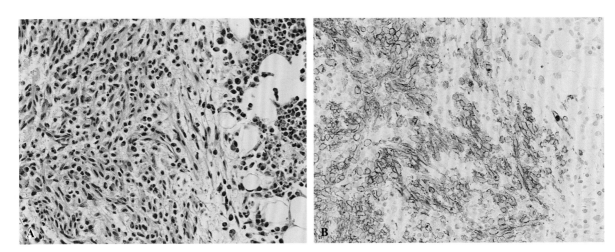

▲ 图 2-5　**A.** 肥大细胞增生症的骨髓活检显示簇状梭形细胞（中央和左侧）及较多嗜酸性粒细胞浸润。**B. CD117** 免疫组化染色显示浸润的肥大细胞

表单 2-4　富于嗜酸性粒细胞浸润的情况

- 色素性荨麻疹
- 系统性肥大细胞增多症
- 嗜酸性粒细胞增多相关的综合征，如 Churg-Strauss 综合征、Loeffler 综合征
- 过敏性疾病，如哮喘
- 嗜酸性粒细胞性胃肠炎
- 寄生虫感染
- 霍奇金与 T 细胞淋巴瘤
- 朗格汉斯细胞组织细胞增生症
- 炎症性肠病

（六）临床经过和治疗

由于肥大细胞疾病是一个较广泛的病变谱系，临床经过的变化多端也就不足为怪了。惰性病变（如惰性系统性肥大细胞增生症）的治疗主要是着眼于控制炎症介质的释放及其效应。针对 *KIT* 基因突变的靶向治疗适用于更严重的系统性肥大细胞增生症，而大多数侵袭性肥大细胞疾病（如肥大细胞白血病）则需要化疗和造血干细胞移植[23]。

五、IgG4 相关疾病

（一）概述

IgG4 相关疾病是一种逐渐被人们认识到的以显著 IgG4 阳性浆细胞浸润和纤维化为特征的慢性炎性疾病，通常为多系统累及，但也可以局限于某个器官或组织。组织中病变累及范围可局灶亦可弥漫，影像学表现可类似恶性肿瘤。

（二）流行病学

IgG4 相关疾病可见于世界各地，但在远东地区更为多见。患病率约为 0.8/100 000，发病率为每年（0.28～1.08）/100 000（2002，日本），美国的研究发现，因良性病变而行胰腺切除术的病例中 11% 为自身免疫性胰腺炎[28-30]。50—60 岁的中年多见，男性多于女性。

（三）临床特征，包括受累系统

IgG4 相关疾病可累及身体任何部位，最初发现于胰腺，即 I 型自身免疫性胰腺炎。肝胆累及也十分常见（见下文）。其他常见的部位包括眼眶、唾液腺和肾脏（表 2-5），许多早先被认为并不相干的疾病现在都归入 IgG4 相关疾病的谱系[31]。临床特征取决于疾病累犯的程度，器官或组织的弥漫累犯可导致相应的功能受损

表 2-5　IgG4 相关疾病可累及的部位

疾病名称	部　位
自身免疫性胰腺炎	胰腺
硬化性胆管炎（非原发性硬化性胆管炎）	胆道
Mikulicz 综合征	唾液腺和泪腺
Kuttner 瘤	颌下腺
Riedel 甲状腺炎	甲状腺
腹膜后纤维化	后腹膜
纵隔纤维化	纵隔
慢性硬化性动脉炎	主动脉
炎性腹主动脉炎	腹主动脉
眼眶炎性假瘤	眼球附属器
嗜酸性粒细胞性血管中心性纤维化	眼眶、鼻窦、鼻腔
多灶性纤维硬化	多个部位
特发性低补体性肾小管间质性肾炎伴广泛肾小管间质沉积	肾脏

改编自 Culver 和 Bateman[30]

或障碍，而局部病变或因弥漫性病变所致的器官体积增大可在临床或影像上与肿瘤表现类似。大约 30% 与 IgG4 相关疾病的患者有过敏的病史 [32]。

（四）消化道、胰腺和肝脏受累

胰腺累及十分常见，即 I 型自身免疫性胰腺炎（表单 2-5），胰腺弥漫性病变可导致胰腺肿胀，而局部病变可形成包块，并可能被误诊为胰腺癌。肝胆累及后所致的胆道狭窄可类似于原发性硬化性胆管炎，又称 IgG4 相关的胆管炎，门管区炎性纤维组织结节和外周多见的包块性病变可类似肝内原发或转移性肿瘤，以界板性肝炎和肝实质损害为特征的肝炎可类似自身免疫性肝炎表现。

消化道 IgG4 相关疾病相对少见（表单 2-5），可表现为包块而类似恶性肿瘤或消化道腔内息肉 [33, 34]，通常不会出现黏膜内弥漫的 IgG4 阳性浆细胞增多 [35]，但有文献报道 I 型自身免疫性胰腺炎患者的十二指肠黏膜可出现大量的 IgG4 阳性浆细胞，尤其是在十二指肠乳头部位，尽管这并非一个被普遍接受的观点 [36]。消化系统 IgG4 相关疾病与 II 型自身免疫性胰腺炎和炎症性肠病并不相关 [37]，前者并非 IgG4 相关的疾病，让情况变复杂的是后者在活动性炎症时肠黏膜可以见到显著的 IgG4 阳性浆细胞浸润，特别是溃疡性结肠炎（见第 22 章）[38]。

在胰腺等特定的解剖部位同时存在肿瘤和 IgG4 相关疾病，这种现象可提示 IgG4 相关疾病可能与恶性肿瘤发生风险增高有一定关联，但其中的确切联系尚未得到证实。也有证据表明非霍奇金淋巴瘤，如边缘区黏膜相关淋巴组织淋巴瘤，可在 IgG4 相关疾病的基础上发生 [39]。

表单 2-5　IgG4 相关疾病及其与消化道的联系

- IgG4 相关疾病是新近被认识的特征性疾病，可累及一个或多个部位和脏器
- 根据一系列不同的诊断标准，准确的诊断需要综合临床、影像学和组织病理学的表现（如 2007 年 Mayo HISORt 标准、2011 年日本综合诊断标准）
- 组织病理学需识别出三个关键的形态学标准之一或更多，显著的 IgG4 阳性浆细胞和 IgG4 阳性/IgG 阳性 > 40% 可进一步支持诊断成立（2012 波士顿标准）
- 取材的异质性及活检或手术前免疫抑制治疗可使组织学特征发生改变
- 显著的 IgG4 阳性浆细胞亦可见于其他非 IgG4 相关疾病，如口腔慢性炎症、类风湿关节炎，以及口腔和肝胆恶性肿瘤的间质成分

（五）诊断，包括组织病理学的作用

IgG4 相关疾病的精准诊断依赖于临床、影像和组织学特征的密切结合，目前存在不同的诊断标准，其中第一个是来自 Mayo Clinic 的 HISORt（histology, imaging, serology, other organ involvement and response to therapy）标准，用于诊断自身免疫性胰腺炎（表 2-6）[40]。其次是一些新近的更适用于不同部位病变评估的系统，如日本综合诊断标准（Japanese Comprehensive Diagnostic Criteria）（表 2-7）[41]。这些标准的重要之处在于都强调必须全面整体的评估患者，并利用不同的检查手段获取确诊所需的证据。

80% 的 IgG4 相关疾病患者可出现血清

表 2-6　IgG4 相关疾病的 HISORt 诊断标准（尤其针对自身免疫性胰腺炎和 IgG4 相关的胆管炎）

组织病理学：需 1 或 2 个标准 [a]
- 活检或手术切除标本中可见特征性的组织学表现 [b]
- 淋巴细胞浆细胞浸润的区域至少 10 个 IgG4 阳性浆细胞 /HPF

影像学和血清学：需所有 3 个标准 [a]
- 胰腺弥漫增大伴有延迟的边缘增强
- 胰腺导管形态不规则
- 血清 IgG4 水平升高

对类固醇激素治疗的反应：需所有的 3 个标准 [a]
- 经广泛的临床排查后无法明确的胰腺疾病，包括肿瘤性病变的排除
- 血清 IgG4 水平升高和（或）胰腺外受累且伴有组织内 IgG4 阳性浆细胞数量增多
- 类固醇激素治疗后病变消失或显著改善

a. 自身免疫性胰腺炎的诊断需要符合至少一个组别中的标准
b. 包括淋巴细胞浆细胞浸润、车辐状纤维化和（或）闭塞性静脉炎，如仅有炎细胞浸润则不足以符合本标准

表 2-7　IgG4 相关疾病的日本综合诊断标准 [41]

	具体表现
特征	(1) 临床检查提示单个或多个器官特征性的弥漫或局限性肿大或包块 (2) 血清学检测提示血清 IgG4 水平升高（> 135mg/dl） (3) 组织病理学检查提示 　① 显著的淋巴细胞浆细胞浸润和纤维化 　② IgG4 阳性浆细胞浸润：IgG4 阳性 /IgG 阳性 > 40% 且 > 10 个 IgG4 阳性浆细胞 /HPF

明确的诊断：(1)+(2)+(3)；很可能：(1)+(3)；可能：(1)+(2)
在每个脏器均需通过组织病理检查鉴别 IgG4 相关疾病和恶性肿瘤及其他类似的疾病（如干燥综合征、原发性硬化性胆管炎、Castleman 病、继发性腹膜后纤维化、Wegener 肉芽肿、结节病和 Churg-Strauss 综合征等），即使在利用通用标准无法确诊时，亦有可能利用针对某个器官的特定标准明确诊断

IgG4 水平升高，病变若局限于单一部位，则血清 IgG4 水平可能不会出现升高的表现。然而会有 5% 的"健康"个体尽管没有 IgG4 相关疾病的证据，也会出现血清 IgG4 水平高于正常上限（大多数实验室设定为 1.4g/L）。因此，以正常上限的 2 倍作为界值可提高检测的特异性 [42]。血清 IgG4 水平尚可用于监测 IgG4 相关疾病患者的病情变化，但外周血浆母细胞计数对于疾病活动性的判断可能更加敏感 [43]。

组织病理学对于 IgG4 相关疾病的诊断至关重要，特征性的慢性炎症和纤维化等组织学表现非常容易识别，波士顿的 IgG4 相关疾病研讨会后成文了详尽的诊断标准 [44]，强调了形态学评估的重要性，并提出了 3 个重要的形态学特点，即淋巴细胞浆细胞浸润为主的炎症、车辐状纤维化和闭塞性静脉炎（图 2-6）。

当存在上述一个或多个组织学特征时，进一步确诊就需要利用免疫组化明确显著的 IgG4 阳性浆细胞浸润，以及 IgG4 阳性浆细胞数量超过 IgG 阳性浆细胞的 40%。波士顿标准明确了用于支持 IgG4 相关疾病形态学诊断的每高倍视野最低 IgG4 阳性浆细胞数量，需计数 3 个阳性细胞数最多的高倍视野，并取平均值。IgG4 阳性浆细胞的界值在不同解剖部位并不相同，在活检标本和手术切除标本中也不相同。一般而言，大部分部位手术标本的低限为 30～50 个 /HPF，而活检标本则为 10～20 个 /HPF。泪腺和唾液腺的病变中 IgG4 阳性浆细胞通常 > 100 个 /HPF。此外，波士顿标准中其他许多推荐的低限来源于单个或小样本研究。因此，即便是 IgG4 阳性细胞计数低于推荐的低限，也不能完全排除 IgG4 相关疾病的诊断。

根据基本形态学特征的多少和 IgG4 阳性浆细胞数量，可将组织学改变分为"高度提示""可能提示"和"不足以提示"IgG4 相关疾病三种情况。除了基本的形态学改变外，亦可见到数量不等的嗜酸性粒细胞浸润。闭塞性静脉炎在泪腺和淋巴结的 IgG4 相关疾病中并不常见，而肺脏病变中可见到闭塞性动脉炎。组织学改变有时分布不均，而长期病变的炎症表现减弱，而纤维化的改变更为突出。因此，相比切除标本而言，活检标本中特征性的组织学表现可能并不是十分显著。

在其他一些疾病中可出现类似 IgG4 相关疾病的改变，因此在评价组织学表现的同时，

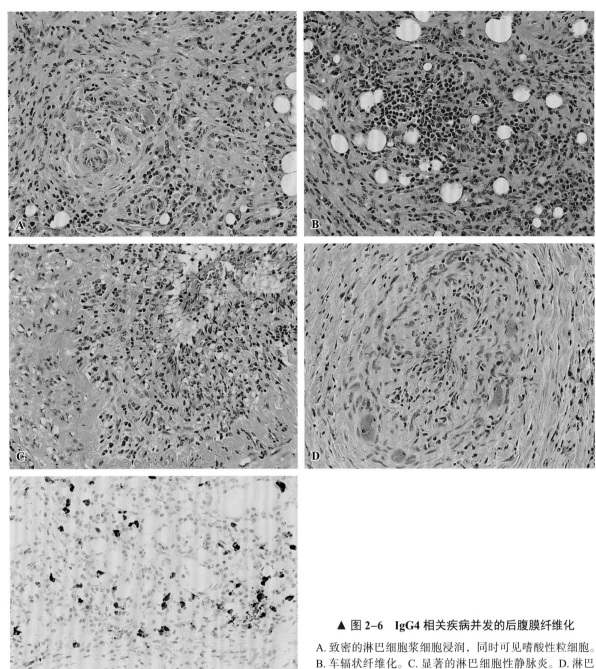

▲ 图 2-6　IgG4 相关疾病并发的后腹膜纤维化

A. 致密的淋巴细胞浆细胞浸润，同时可见嗜酸性粒细胞。B. 车辐状纤维化。C. 显著的淋巴细胞性静脉炎。D. 淋巴细胞性静脉炎伴管腔闭塞。E. IgG4 免疫组化染色显示炎症背景中较多 IgG4 阳性浆细胞浸润

需要密切结合临床。在一些肿瘤的间质中亦可见到与 IgG4 相关疾病十分类似的表现，如口腔鳞状细胞癌和胰腺腺癌，而丰富的 IgG4 阳性细胞浸润亦可见于口腔慢性炎症、炎症性肠病（特别是溃疡性结肠炎）、类风湿病时受累的滑膜，以及部分肿瘤的间质（如胰腺导管内乳头状黏液性肿瘤、胰腺腺癌和口腔鳞状细胞癌等）[45-48]。上述情形也提示 IgG4 相关疾病可能与恶性肿瘤的发生风险增高有关（见上文）。

（六）鉴别诊断

类似 IgG4 相关疾病的组织学表现可见于多种情形（表单 2-6），因此组织学改变的评

价必须与相应的临床特征相结合。包括临床医生、放射科医生和病理医生在内的多学科团队（MDT）诊疗对于可疑病变是理想的选择。

表单 2-6　与 IgG4 相关疾病易混淆的情况[45-48]

- 一些肿瘤的间质成分，如胰腺癌、胰腺导管内乳头状黏液性肿瘤、口腔鳞状细胞癌、部分软组织肿瘤
- 口腔黏膜慢性炎症，如浆细胞性口腔黏膜炎 [a]
- 慢性食管溃疡（著者未发表的病例）
- 慢性胃溃疡
- 类风湿关节炎的滑膜组织
- 慢性感染性主动脉炎
- 炎症性肠病的肠黏膜 [a]

---

a. 口腔慢性炎症和炎症性肠病的黏膜组织中可出现显著的 IgG4 阳性浆细胞浸润，但没有 IgG4 相关疾病的其他形态学特征（如车辐状纤维化和闭塞性静脉炎）

（七）临床经过和治疗

IgG4 相关疾病通常在 2～4 周内对免疫抑制治疗有反应，类固醇激素目前是治疗的主要选择。当然，IgG4 相关疾病并非只能选择类固醇激素，其他免疫抑制剂同样有效，如硫唑嘌呤、吗替麦考酚酯和甲氨蝶呤。像 CD20 单抗利妥昔之类的新的抗炎制剂也可十分有效，如在类固醇激素抵抗的患者中[49]。尽管初始反应率好，但复发也相对常见（3 年复发率高达 92%[50]），因此需要临床密切随访。另一方面，疾病在未治疗的情况下自发消退也并非少见。有时需要外科手术切除，如解决对治疗无反应的梗阻性病变，或术前未确诊 IgG4 相关疾病且高度可疑肿瘤性病变，如腹膜后进展期病变等以广泛纤维化为特征的病变可能对药物治疗反应不佳。

六、消化系统疾病相关的皮肤表现

（一）乳糜泻和疱疹样皮炎

疱疹样皮炎属于一种大疱性皮肤病，其特征是在头皮、肩部、臀部和四肢伸侧皮肤出现严重瘙痒的丘疹和水疱。男女比例为 2 : 1，皮肤活检可见表皮下微脓肿形成，而免疫荧光染色可显示真皮乳头内颗粒状 IgA 沉积。

欧洲人口中乳糜泻的血清学指标检测阳性率为 1%，如组织型谷氨酰胺转氨酶（tissue transglutaminase，TTG）和抗肌内膜抗体，但具有明确临床症状的患者并没有这么多。大部分伴有疱疹样皮炎的患者血清 TTG 滴度和抗肌内膜 IgA 水平增高。3/4 具有皮肤病变的患者在十二指肠活检中可见到绒毛变钝，而几乎所有具有皮肤病变的患者十二指肠黏膜活检可见上皮内淋巴细胞增多[51]。与乳糜泻患者相似，在无麸质饮食后组织学表现可改善。尽管组织学和血清学的改变与乳糜泻类似，但大多数疱疹样皮炎并无消化道症状。

（二）炎症性肠病和皮肤表现

炎症性肠病（inflammatory bowel disease，IBD）患者可出现各种各样的皮肤表现。众所周知，克罗恩病时经常在肛周和腹部手术后的腹壁出现皮肤瘘管，经常会通过肛周瘘管活检协助诊断克罗恩病，镜下检出肉芽肿可支持临床克罗恩病的诊断。但缺乏肉芽肿并不能排除克罗恩病的诊断。此外，患者局部使用膏剂亦可导致肉芽肿形成，但其属于异物肉芽肿反应的范畴。因此，在评估瘘管组织中的肉芽肿时需密切结合临床。

结节性红斑和坏疽性脓皮病也是与炎症性肠病相关的皮肤表现。结节性红斑属于一种脂膜炎，与溃疡性结肠炎、白塞病、结节病，以及链球菌和耶尔森菌感染相关，主要见于年轻

患者，且以女性居多（男女比例为1∶9），大体表现为面部、上肢、躯干和小腿的质软红色结节，同时可并发程度不等的全身不适。皮肤活检可显示急性和慢性脂膜炎混合存在，并沿脂肪间隔扩展，有时可见静脉炎改变。坏疽性脓皮病是以皮肤巨大溃疡为特征，特别是腿部，而其他部位可表现为结节性红斑。上述情况除了可见于溃疡性结肠炎和克罗恩病外，尚与白塞病、类风湿关节炎、白血病、骨髓瘤，以及其他恶性肿瘤有关，皮肤活检通常无特异性改变。

（三）食管和不同的皮肤表现

部分皮肤的病变会累及食管，包括天疱疮与大疱性表皮松解症在内的大疱性疾病，以及扁平苔藓、毛囊角化病和Stevens-Johnson综合征。

天疱疮可能与口腔病变的发生有一定的关系，但食管受累罕见。食管受累可无症状，也可表现为吞咽困难和吞咽疼痛，食管黏膜在内镜观察时貌似正常，随后在退镜时可出现黏膜脱落。组织学表现为基底层之上出现裂隙和鳞状上皮棘层松解[52]。

大疱性表皮松解症可与食管狭窄相关，并导致吞咽困难，亦可出现胃食管反流[53]。扁平苔藓通常累犯口腔，因此食管受累可能被低估。吞咽困难和吞咽疼痛也是常见的症状。组织学表现为食管鳞状上皮典型的扁平苔藓特征，有时可出现上皮剥脱[54]。

毛囊角化病在内镜下表现为食管黏膜白斑，可发生癌变，但可能并非由毛囊角化病直接导致[55]。

Stevens-Johnson综合征亦可累及食管，内镜显示黏膜红斑和白斑，组织学表现从基底层细胞水肿、上皮下小疱到广泛的黏膜坏死/溃疡不等[56]。表单2-7列举了可累及消化道的皮肤疾病。

肤疾病。

<table>
<tr><td>表单2-7　皮肤疾病与消化道</td></tr>
<tr><td>可累及皮肤和消化道的疾病
• 疱疹样皮炎与乳糜泻
• 炎症性肠病
• 大疱性皮肤病
• 白塞病</td></tr>
</table>

（四）肝脏和皮肤病治疗

表现各异的药物性肝损伤已被人们所熟知，而一些常用于皮肤病治疗的药物就可导致肝脏的不良反应。例如，用于治疗重症银屑病十分有效的药物甲氨蝶呤，可导致严重的肝脏脂肪变性及纤维化，甚至发展为肝硬化。长期使用该药物治疗的患者应定期行肝脏检查，其中肝脏活检特别适用于肝脏纤维化的评估。事实上常规肝脏活检的需求正在下降，因为当下肝脏纤维化的血清学指标和基于瞬时弹性成像（类似超声）技术的肝脏结构评估（如Fibroscan®）等手段已常规用于病情的监测[57, 58]。银屑病与非酒精性脂肪性肝病（non-alcoholic fatty liver disease，NAFLD）之间尚有一定关联[59]。同时患有银屑病和NAFLD的患者发展为肝纤维化的风险高于单纯的NAFLD患者，这也是在银屑病治疗策略选择时需要考虑的一个重要因素。最后，银屑病（或其他适用的疾病）的抗TNF-α治疗也可出现药物诱导的肝炎[60]。

用于治疗严重痤疮的药物异维A酸亦可导致肝脏的不良反应，临床上常表现为血清转氨酶水平升高，但维生素衍生物对肝脏的影响轻重不等，也有报道显示可导致肝硬化[61]。

七、Behcet 综合征

（一）概述

Behcet 综合征（又称白塞病）为一种病因不明的系统性炎症，最初被称为口腔溃疡、生殖器溃疡和葡萄膜炎三联征[62]。此外，血管、关节、消化道、神经系统、呼吸系统和心脏均可受累。

（二）流行病学

白塞病在地中海区域十分常见，尤其是在土耳其。在荷兰白种人和土耳其人中的发病率分别约为 1/100 000 和 71/100 000[63]，年轻人多见，且男性远多于女性。

（三）临床特征，包括受累系统

临床表现取决于病变累及的方式[64]，口腔溃疡通常持久且反复发作，生殖器溃疡可发生于不同的位置，但阴囊和大阴唇常见。可出现不同的皮肤病变，如类似结节性红斑的结节、毛囊炎样病变和表浅血栓性静脉炎。血管受累后可导致动脉血栓和动脉瘤形成。神经系统的表现包括局灶性病变所致的急性神经损伤、硬膜窦血栓形成所致的颅内压增高[65]和慢性痴呆综合征。关节受累可导致关节炎改变。

（四）消化道受累

消化道受累不常见，常表现为小肠溃疡，多累及回肠末端（表单 2-8）。可发生肠穿孔和严重的出血，可形成炎性包块并导致肠梗阻。据显示白塞病的回盲部表现在日本更为常见[64]，肝脏极少受累。

（五）诊断，包括组织病理学的作用

白塞病的诊断主要依赖于临床特征的识别，并排除其他可出现类似表现的疾病。一系列的诊断标准可协助对该疾病的判定，如白塞病国际研究小组（International Study Group for

---

表单 2-8　消化道白塞病

- 白塞病少见
- 以黏膜溃疡和如关节炎等其他表现为特征
- 消化道黏膜活检的组织学表现通常没有特异性
- 特征性的表现为累及黏膜下血管的淋巴细胞性血管炎
- 诊断需要结合相应的临床特征，消化道黏膜活检可能并没有特征性的血管炎改变，因此组织学表现仅为一定程度上的支持性证据

Behçet's Disease，ISG）标准、白塞病国际标准（International Criteria for Behçet's Disease，ICBD）和日本诊断标准（表 2-8）[66-68]。消化道受累后，肠道溃疡的组织学表现通常为非特异性改变，而邻近黏膜表现正常。其特征性的组织学改变为淋巴细胞性血管炎，多累及静脉（图 2-7），亦可见到显著的白细胞碎裂性血管炎[64]。组织学改变有时与克罗恩病很难区别，但白塞病通常没有肉芽肿结构（见第 22 章），而没有肉芽肿并不能排除克罗恩病，因为仅有 30%～50% 的克罗恩病活检中可出现肉芽肿。黏膜结构异常的表现有时与炎症性肠病类似（图 22-9，见第 22 章）。组织学的鉴别诊断尚包括其他以血管炎为特征的疾病，特别是白细胞碎裂性血管炎存在时，这些疾病包括结节性多动脉炎和 Wegener 肉芽肿，因此需要密切的临床病理联系，包括疾病分布特征的评估和有无活动性血管炎的血清学标志（如抗中性粒细胞胞质抗体滴度）。

（六）鉴别诊断

如前所述，白塞病的组织学改变通常为非

表 2-8 白塞病的诊断标准 [68]

症状 / 体征	分值[a]
眼部病变	2
生殖器溃疡	2
口腔溃疡	2
皮肤病变	1
神经系统表现	1
血管表现	1
针刺试验阳性	1[b]

a. ≥ 4 分提示白塞病
b. 针刺试验（无菌针头刺入皮肤后 1~2 天后检查是否存在局限于针刺部位的炎症反应）并非必须，但若为阳性结果则可加 1 分

特异性，因此准确的诊断依赖于密切的临床病理联系。鉴别诊断包括炎症性肠病（特别是克罗恩病）及其他存在血管炎的疾病，如结节性多动脉炎和 Wegener 肉芽肿。

（七）临床经过和治疗

白塞病为反复发作和缓解的慢性疾病，且病情变化难以预测。疾病致死的情况也可发生，如肺部大血管和神经系统受累或肠道穿孔。治疗取决于病变累及的程度，多种多样的局部治疗手段可用于口腔溃疡的治疗，而包括秋水仙碱、类固醇及抗 TNF-α 等新型生物制剂（如英夫利昔单抗）在内的药物，则用于系统性抗感染治疗。有时需要外科手术干预，如发生肠道穿孔后。

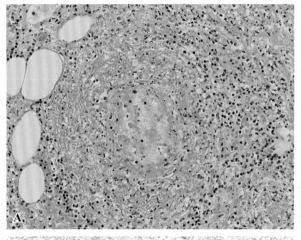

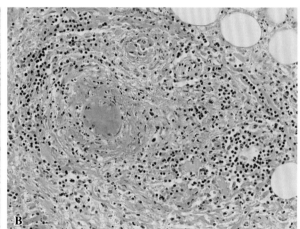

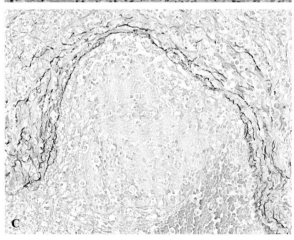

▲ 图 2-7　A 和 B. 白塞病中显著的混合性炎细胞浸润，淋巴细胞围绕于血管壁周围并浸润于血管壁内。本例管壁内可见核碎屑，但没有明显的纤维素样坏死。C. 弹力纤维染色显示炎症背景中的血管壁

第 3 章 消化道放射性损伤
Radiation and the Gastrointestinal Tract

Roger M. Feakins 著

王 璐 译　李增山 校

一、概述

治疗性电离辐射始于 1895 年，最初用于治疗各种良性和恶性病变，后来则主要用于恶性肿瘤治疗[1]。约 50% 的恶性肿瘤患者在病程中接受过放射治疗，而某些类型的肿瘤患者则高达 70%[2-4]。放射治疗有以下几种形式，即外放射治疗（机器将射线对准肿瘤），放射治疗植入物（近距离放射治疗），放射性同位素注射、胶囊或饮料（放射性同位素疗法）。

放疗的倡导者强调其成本效益，即放疗的费用约占恶性肿瘤治疗总费用的 5%[5]。遗憾的是，其不良反应很常见，并累及许多器官。可导致组织损伤的过量放射线暴露的其他原因还包括核弹、核事故和影像诊断。消化道特别是肠道，由于其解剖位置和上皮细胞更新相对频繁，比较容易受到放射性损伤。意外过量辐射之后，继发恶性肿瘤的风险会增加，在放疗之后也是如此[6]。人们已经做出相当大的努力来降低放疗的并发症风险，但其使用和剂量选择的主要限制仍然是不良反应[1]。放射损伤通常被分为急性（＜ 6 个月）和慢性（从 6 个月到几十年），但两者的划分纯属人为认定且表现相互重叠。随着恶性肿瘤存活率的提高，持续数十年的慢性放射损伤在人群中变得越来越普遍。

放疗可以在恶性肿瘤手术前（新辅助放疗）或之后（辅助放疗）进行，目的分别是减少肿瘤体积和去除残余肿瘤。放疗可以与化疗或免疫疗法联合，尤其是在术前[5]。有些无法通过手术治疗的肿瘤只能接受放疗或放化疗联合治疗，放疗也可以在姑息治疗中缓解症状。

放射剂量的单位包括拉德（rad）和戈瑞（Gy），100rad 相当于 1Gy。放疗有很多不同的方案，剂量和持续时间因肿瘤类型、部位、组织学、患者因素和局部方案而异[1]。例如，结直肠癌的术前盆腔放射治疗可以包括短程放疗或长程放化疗，短程放疗方案可以是 25Gy（5 天内 5 次 5Gy），1 周后手术；长程放化疗方案可为 50.4Gy（5 周内 28 次 1.8Gy），联合化疗，4～8 周后手术[7, 8]。

一般来说，剂量越大、疗程越长，不良反应越大，当然也有个体差异。不良反应和并发症发生率高的危险因素包括腹部手术史（特别是发生粘连者）、容易发生血管损害的疾病（如糖尿病、血管疾病和硬皮病）、低体重指数（body mass index，BMI）、炎症性肠病，以及吸烟（表单 3–1）[2, 9]。

表单 3-1　放射性损伤的危险因素

增加风险的患者特征

- 血管疾病
  - 糖尿病
  - 系统性高血压
  - 血管炎
  - 硬皮病
- 既往手术史
- 腹膜粘连
- 低体重指数
- 吸烟

影响风险的消化道器官特征

- 解剖部位
- 器官的活动性
- 被覆上皮类型

放射治疗的特征

- 剂量
- 持续时间
- 治疗方案
- 是否联合化疗

表单 3-2　放射治疗后发生细胞死亡的类型

- 有丝分裂细胞死亡（大多数实体肿瘤细胞的死亡过程）
  - 染色体分离的异常有丝分裂
  - 具有不典型核或多核的巨细胞
  - 微核
- 凋亡
  - 细胞程序性死亡，细胞皱缩和凋亡小体形成
- 坏死
  - 细胞肿胀，细胞膜破裂
  - 非典型核
- 衰老
  - 永久丧失增殖能力
  - 分裂停止
- 自噬
  - 程序性细胞死亡的一种调控形式
  - 细胞自体消化

二、消化道放射损伤的发病机制

放射线可直接或间接损伤细胞 DNA[5, 6, 9]，会导致细胞分裂减少或死亡。细胞死亡的形式包括凋亡、有丝分裂细胞死亡 / 有丝分裂聚变（最常见的两种形式）及坏死、衰老和自噬（表单 3-2）。直接损伤包括单链和双链 DNA 断裂，间接损伤在一定程度上是毒性自由基产生后所致的结果，这些自由基会导致氧化损伤，成簇的 DNA 损伤是其特征。

损伤不会立即发生，它可能发生在几个小时、几天或几周之后，然后细胞的死亡持续数周或数月[5]。在细胞凋亡或其他形式的细胞死亡之后，会出现炎症、溃疡、纤维化和异常血管形成[10]。

目前损伤的本质尚不明确。白细胞介素、转化生长因子和肿瘤坏死因子 α 的水平在辐射后升高，并可能与放射剂量和放射损伤评分相关[11]。炎症性肠病和放射性结直肠炎在组织学和临床表现上有一些相似之处，其黏膜内损伤发生发展中发挥作用的细胞因子（如白细胞介素 2、白细胞介素 6 和白细胞介素 8）也有一定的相似性[12]。肠道菌群也可能发挥着重要作用[10]，放射线可改变肠道菌群，导致局部菌群失调。放射线诱导的菌群改变增加了组织对炎症和放射性损伤的敏感性，并可能有利于白细胞介素 1β 等因子的分泌[10]。

一些类型的肿瘤对放疗特别敏感，甚至仅用放疗就能治愈，这其中包括皮肤癌、淋巴瘤、头颈部癌、前列腺癌和宫颈癌[5]。

在放射损伤的急性期，放射线对快速分裂的细胞、祖细胞和干细胞的毒性尤其大[6, 9]。不同专家对慢性损伤的原因及某些情况下的后续进展意见不同，可能的促发因素包括持续的上皮损伤和溃疡，同时伴有上皮再生，抑或是血管变化和（或）纤维化持续进展，导致组织灌注量的逐渐减少和自身稳态的破坏[4, 13]。对结肠切除标本的研究表明微血管容积显著减少，为血管损伤的重要作用提供了证据[14]。

三、消化道放射损伤的一般特征

消化道全段都容易受到放射的损害，不同解剖部位的损伤效应具有相似性（表单 3-3）。损伤的变化取决于患者的特征、接受治疗后的时间、放射剂量、治疗类型、治疗持续时间，以及方案中是否包括化疗。

消化道主要被覆细胞再生能力很强的柱状上皮黏膜，因此消化道的被覆上皮比身体其他部位更容易受到急性放射损伤[9, 13]。消化道易受损的另一个原因在于其位于腹部和骨盆内，靠近可能接受放射治疗的各种肿瘤部位。此外，部分消化道器官位置相对固定也是消化道受损的影响因素，其中直肠的位置最为危险，因为它既靠近常见恶性肿瘤分布的下腹部和骨盆，同时位置也相对固定。

分级系统可有助于评估消化道急性或慢性放射性损伤的严重程度。一般来说，无须考虑组织学改变[1]。

化疗也会导致黏膜发生各种大体和组织学改变。通常很难区分化疗和放疗对黏膜的不同损伤效应；然而，放疗和化疗的联合使用往往会造成更严重的黏膜损伤。例如，在一篇文献中显

表单 3-3　消化道放射性损伤的一般特征

炎症和反应性改变

- 溃疡
- 中性粒细胞
- 嗜酸性粒细胞浸润
- 黏膜结构改变
- 纤维化

血管改变

- 扩张
- 内膜增厚及泡沫细胞聚集
- 闭塞
- 血栓形成
- 纤维素样变性和坏死
- 硬化

非典型性

- 上皮非典型性
- 纤维母细胞 / 间质细胞非典型性
- 内皮细胞非典型性和肥大

示，在对食管病变进行放疗的同时使用化疗会将放射性损伤的风险增加 12 倍[15]。"放射记忆反应"即化疗后在既往接受过放射的区域出现看似为后期化疗所致的急性炎症反应，最常见累及皮肤，而这一现象的原因尚不明确[16]。另一项研究结果显示"放射记忆反应"胃炎也可能会发生，其主要特征是溃疡形成[17]。

对于患恶性肿瘤的患者而言，消化道慢性放射性损伤的患病率和对公共健康的影响可能被低估，原因包括患者不愿寻求医疗帮助、失访、中断随访，以及可能包括卫生保健系统对放射相关疾病的认识和重视程度不够[2, 9]。然而，随着恶性肿瘤存活患者的数量和随访次数增加，消化道和其他器官放射性损伤的发病率逐渐受到更多的关注[2, 18]。幸运的是，目前治

疗方案更加精确，并发症的发生率正逐渐降低[2]。

本章中将重点关注黏膜的变化，然而，放射性损伤会涉及受损肠道的所有层次，且特征性改变通常在黏膜下层和更深层较为明显，尤其是在慢性期。此外，更深层次的受累也会导致消化道壁慢性损害的持续存在和逐渐进展。

放射性损伤可分为急性损伤和慢性损伤，通常分别定义为停止治疗后6个月以内和6个月以上。有些分期方案以3个月为界，也有些分期方案采用早期损伤、晚期损伤，而不是急性损伤和慢性损伤[2, 4]，还有方案则分为急性期损伤（6个月以下）、亚急性期损伤（6个月至2年）、慢性期损伤（2～5年）和晚期损伤（5年以上）。急性损伤通常发生在治疗期间和停止治疗后的4～8周，常为亚临床、自限性，慢性损伤仅见于少数患者，表现为持续数年或数十年缓慢进展的疾病[13]。

常见的急性黏膜改变包括溃疡和中性粒细胞浸润。从大体和组织学上看，放射性损伤的溃疡与许多其他类型的溃疡并无区别（图3-1）。黏膜结构可发生改变，尤其是在结直肠（图3-2）。

嗜酸性粒细胞浸润是放射性损伤的一个特征，一些专家认为这是一个非常有用的诊断指标（图3-3）。直到最近，关于正常消化道黏膜中嗜酸性粒细胞数量的文献还很少[19, 20]，因此嗜酸性粒细胞增多的界值仍然很难确定。但如果出现上皮中显著的嗜酸性细胞浸润、嗜酸性粒细胞聚集、嗜酸性粒细胞性隐窝脓肿和广泛的嗜酸性粒细胞脱颗粒等现象，则提示为异常表现[21]。黏膜内显著的嗜酸性粒细胞增多可发生于各种过敏状态，如嗜酸性粒细胞性食管炎、嗜酸性粒细胞性胃肠炎、各种感染（尤其是寄生虫和真菌感染）、炎性纤维样息肉、胃食管反流病、自身免疫性胃炎、药物诱导的胃肠炎、炎症性肠病，以及许多其他情况[21]。因此，嗜酸性粒细胞的存在可提示多种疾病的可能性，在解释嗜酸性粒细胞浸润的意义之前，需要考虑其他组织学特征和临床背景[21]。

纤维化常见于放射性损伤后并提示慢性改变（图3-4），但许多类型的黏膜损伤均可以导致纤维化。例如，结直肠黏膜纤维化可能是由缺血和黏膜脱垂引起，少数情况下也可由憩室病和长期的炎症性肠病引起。对于消化道而言，导致纤维化的其他原因包括移植物抗宿主病、药物损伤（特别是非甾体抗炎药引起的消化道黏膜损伤）和化学性损伤（包括酒精所致的胃黏膜损伤）。溃烂的息肉、肿瘤，以及任何可能导致糜烂、溃疡、重度炎症和（或）缺血的病变

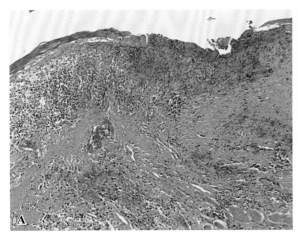
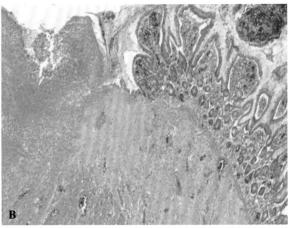

▲ 图3-1　A. 放疗后数周食管黏膜溃疡。没有特异性表现。B. 放疗后数年回肠黏膜溃疡和黏膜下炎症

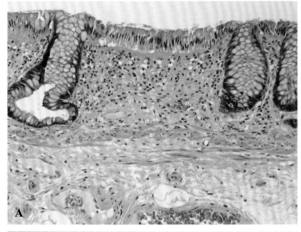

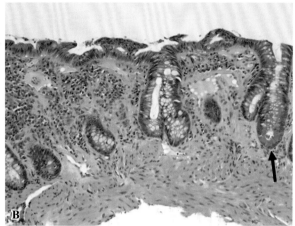

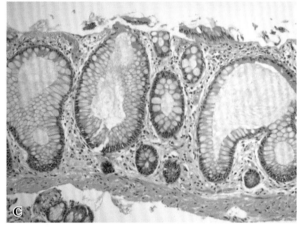

▲ 图 3-2 结直肠黏膜慢性放射性损伤病例

A.轻度隐窝扭曲、隐窝萎缩、隐窝间距变大。B.隐窝分支、隐窝萎缩、血管扩张、轻度黏膜纤维化和 Paneth 细胞化生（箭）。如图所示，血管扩张是放射性损伤的特征，但不特异。隐窝改变和 Paneth 细胞化生可类似炎症性肠病。C.隐窝扩张和轻度隐窝扭曲

血管改变包括小血管显著增多和扩张、内膜增厚、内膜泡沫细胞浸润、血管壁纤维素样坏死、血管壁透明变性、管腔狭窄、血栓形成、闭塞、增生、血管炎、动脉炎和硬化（图 3-5）[22, 23]。血管异常可发生在病变消化道的任何一层，黏膜下层通常最明显。

慢性放射性损伤也会出现溃疡，可能是由于血管功能不全所致（图 3-1B）。然而不论溃疡的原因是什么，溃疡下的血管都可以表现出各种各样的组织学改变。因此，解释溃疡下的血管变化及其与放射性损伤的关系应谨慎[24]。

在消化道的不同部位，术前放疗或化疗后黏膜内分泌细胞的数量可以增加，呈散在、簇状或巢团状分布。有报道称这种现象可发生于食管腺癌放疗后的非肿瘤性黏膜[25]和放化疗后直肠癌患者的肿瘤内[26]。

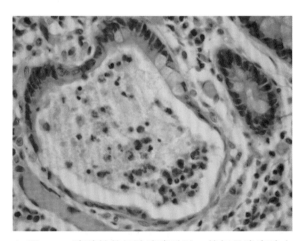

▲ 图 3-3 嗜酸性粒细胞隐窝脓肿，特征是隐窝腔内有富含嗜酸性粒细胞的炎性细胞。部分作者认为嗜酸性粒细胞隐窝脓肿和嗜酸性粒细胞隐窝炎是胃肠道黏膜损伤的高度特征。然而，两者都有许多其他原因

均可导致纤维化的出现。因此，纤维化是慢性放射性损伤的特征，在结合其他典型特征的情况下可提升诊断的准确性，但其不具有特异性。

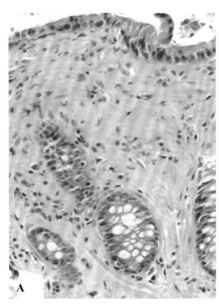 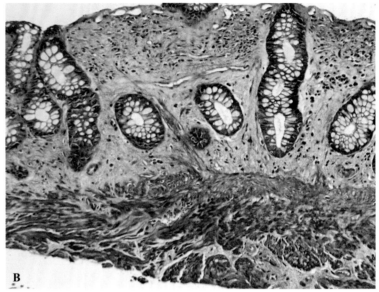

▲ 图 3-4　继发于慢性放射性损伤的结肠固有层纤维化

纤维化，特别是更深层的纤维化，是放射性损伤的特征，但不特异。A. HE 染色。B. Masson 三色染色突出显示胶原沉积 / 纤维化（蓝色）

四、非典型性

放射性损伤可以出现上皮细胞非典型性改变，而且可能较为严重，尤其是在发生急性炎症或溃疡时（图 3-6 和表 3-1）。当病理医生不了解患者的放疗病史时，可能会与肿瘤性异型增生相混淆。两种类型的非典型性都可表现出核和细胞的多形性，但放射诱导的上皮非典型性（与其他形式的再生性非典型性相同）通常表现为表面上皮细胞成熟现象，即非典型性改变随着靠近管腔表面而变得不那么严重，而异型增生则很少表现出这一特征。此外，异型增生细胞往往具有更高的核质比，以及更显著的细胞核深染，并可能表现为大小更一致的外观。

纤维母细胞、其他间质细胞和内皮细胞的非典型性是消化道放射性损伤的特征（表 3-1）。纤维母细胞体积可能比平时大，可呈星芒状，胞质突出的长度和宽度不等，并可显示核深染和核增大（图 3-7）。有时会使用术语"放射性纤维母细胞"，但这类细胞是否为真正的纤维母

细胞值得商榷，因此"纤维母细胞样细胞"一词可能更可取。事实上，在放射性损伤的背景下，通过组织学区分非典型纤维母细胞、非典型内皮细胞（图 3-8A 和 B）和其他非典型间质细胞并非易事（图 3-8C）。非典型纤维母细胞可能数量很多，可类似癌或间叶肿瘤（图 3-9）。

放射性损伤引起的内皮细胞、间质细胞或上皮细胞的非典型性、核增大和细胞体积增大也可以与巨细胞病毒（cytomegalovirus，CMV）感染后的改变相似（图 3-10）。偶尔可见被空晕围绕的经典"猫头鹰眼"样包涵体[13]，而真正可见到的 CMV 包涵体常常缺乏典型特征，因此病理医生在评估是否有 CMV 感染时需要考虑到一些患者可能有导致免疫抑制的潜在疾病而适当放宽组织学判定尺度，而免疫组化染色是确诊或排除 CMV 的可靠方法。

多核的食管鳞状上皮细胞或其他类型细胞可导致与单纯疱疹病毒（herpes simplex virus，HSV）感染的混淆（图 3-11）。HSV 感染的细胞通常有毛玻璃样核和 Cowdry A 型包涵体。核免疫组化染色阳性有助于 HSV 的确诊。

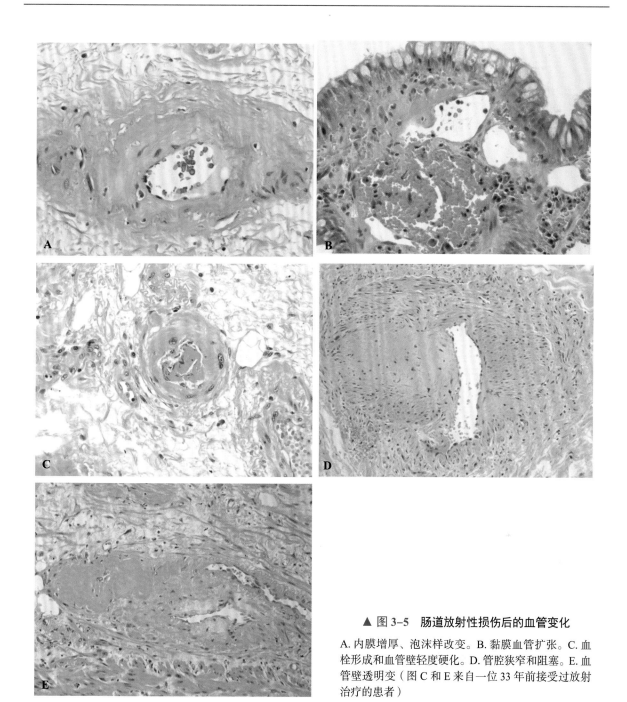

▲ 图 3-5 肠道放射性损伤后的血管变化

A. 内膜增厚、泡沫样改变。B. 黏膜血管扩张。C. 血栓形成和血管壁轻度硬化。D. 管腔狭窄和阻塞。E. 血管壁透明变（图 C 和 E 来自一位 33 年前接受过放射治疗的患者）

五、放射性损伤的诊断

遗憾的是，没有一个组织学改变对放射性损伤的诊断是特异的，放射性纤维母细胞、嗜酸性粒细胞、血管异常和纤维化等异常特征的组合可以增加诊断放射性损伤的可能性，但如果没有临床病史，则无法作出可信的组织学诊断。即使有临床病史，作出确信的诊断通常也是困难的，因为还有许多其他临床和组织学上类似的情况。事实上，既往被确诊恶性肿瘤的患者往往具有其他消化道黏膜损伤的风险，并可能发生其他类型的消化道疾病，包括反流性食管炎、幽门螺杆菌相关性胃炎、化学性 / 反应性胃病 / 胃炎和炎症性肠病，所有这些都有可能在组织学上与放射性损伤重叠。

残留、复发或新发恶性肿瘤也是重要的临

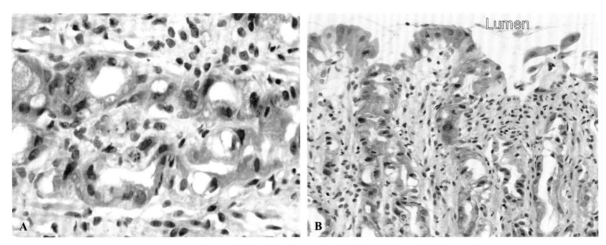

▲ 图 3-6 胃小凹上皮的非典型性反映了放射性损伤后的变性和再生

A. 核不规则性、多形和深染。B.非典型性的程度到黏膜表面逐渐减轻，核质比相对较低，这些特征有助于区分放射诱导的上皮非典型性改变和异型增生，异型增生通常不会表现出到表面逐渐成熟的现象，临床病史对于准确的判断是必不可少的

表 3-1　放射性损伤中的非典型细胞

细胞类型	相似情况	解　释
非典型上皮细胞	异型增生或癌	非异型增生时到表面逐渐成熟 核质比低于异型增生或癌
非典型纤维母细胞	间叶性肿瘤或癌	免疫组化有助于鉴别
多核细胞	单纯疱疹病毒（HSV）	免疫组化有助于鉴别
非典型内皮细胞、纤维母细胞或上皮细胞	可与 CMV 相似	很少有典型的"猫头鹰眼"外观 免疫组化有助于鉴别

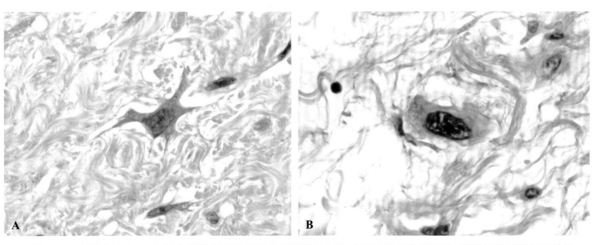

▲ 图 3-7　宫颈癌放疗 33 年后小肠黏膜下层的不典型纤维母细胞或纤维母细胞样细胞（"放射性纤维母细胞"）

A.体积增大的星芒状纤维母细胞样细胞伴有胞质突起。B.核大深染

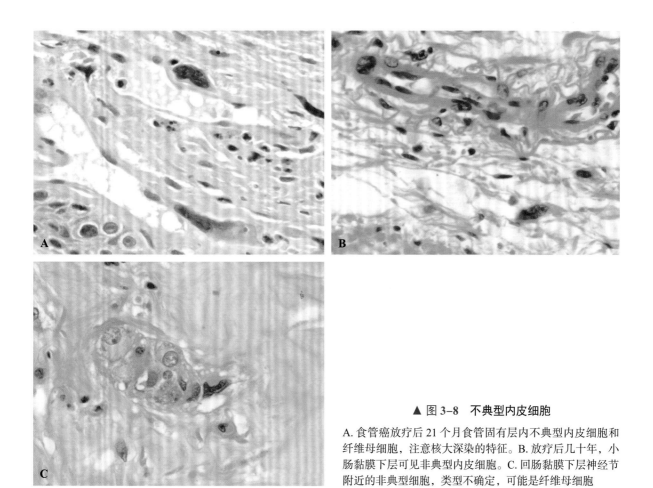

▲ 图 3-8 不典型内皮细胞

A. 食管癌放疗后 21 个月食管固有层内不典型内皮细胞和纤维母细胞，注意核大深染的特征。B. 放疗后几十年，小肠黏膜下层可见非典型内皮细胞。C. 回肠黏膜下层神经节附近的非典型细胞，类型不确定，可能是纤维母细胞

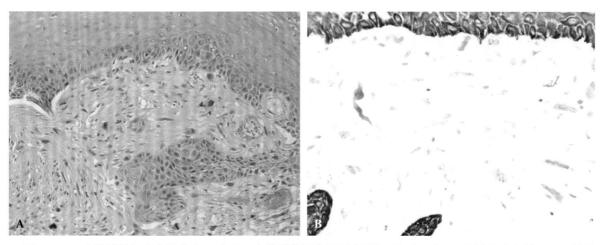

▲ 图 3-9　A. 食管鳞状细胞癌放疗后 21 个月，食管黏膜固有层不典型间质细胞。尚可见固有层有纤维化和血管扩张。区分放射诱导的不典型间质细胞和恶性肿瘤复发是很困难的。B. 免疫组化上皮标志物为阴性，提示为放射诱导的不典型间质细胞，而不是癌。患者在活检后 5 年仍存活，伴有持续存在的食管溃疡

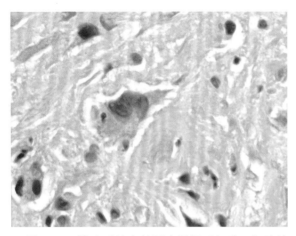

▲ 图 3-10　放疗后的食管固有层间质细胞，细胞核增大，有非典型性改变。这些特征类似于巨细胞病毒（CMV）包涵体。免疫组化检测巨细胞病毒是一种可靠和特异的方法，有助于区分巨细胞病毒和放射效应

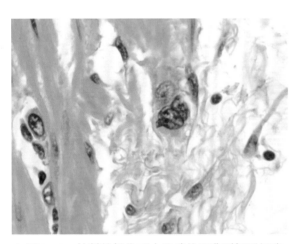

▲ 图 3-11　放射性损伤后小肠壁的不典型间质细胞，多核使人联想到单纯疱疹病毒（HSV）感染。免疫组化可帮助确认或排除单纯疱疹病毒的可能性

床鉴别诊断标志。如果出现类似恶性肿瘤的表现，即使确定是由放射性损伤所致，其依然是内镜检查的适应证。如果内镜检查发现明显的病变，特别是病变可能是肿瘤时，内镜医生将行活检取材[7]。这种情况下，溃疡尤其提示肿瘤的可能性，并需要活检[4]。

临床上，要确定症状、体征与放疗效应相关是困难的。如果在放射区域有已知或可能的残留癌灶，放射就不一定是罪魁祸首。此外，放射效应的内镜特征和肿瘤也有相当多的重叠。

例如，这两种疾病都会发生黏膜溃疡。同样，病理医生应该意识到，放射性损伤的组织学特征并不总是很容易与恶性肿瘤的组织学特征区分开，反之，也不应该让临床印象过度影响病理医生的评估，进而导致对恶性肿瘤的过度诊断或诊断不足（要点 3-1）。

要点 3-1　放射性损伤的诊断

有肿瘤放疗史

- 寻找支持放射性损伤临床诊断的组织学特征
- 考虑引起症状的其他非肿瘤原因
  - 感染
  - 药物所致损伤
- 排除恶性肿瘤

无放疗史

- 如果出现具有提示性的组织学特征组合，要考虑放射性损伤的可能性

六、食管

躯干上部的恶性肿瘤接受放射治疗后食管有受损的风险，如肺癌、食管癌和乳腺癌。遗传因素与病变发生的风险相关[22]，而化疗也可进一步增加放射性损伤的可能性。总体而言，食管放射性损伤的组织学和内镜表现的特异性往往比消化道其他部位（如直肠）更差[22]。

（一）食管的急性放射性损伤

急性放射性食管炎的症状很罕见，只有约 1% 的患者会出现，而且没有特异性[22]。症状包括吞咽困难、烧灼感和其他食管炎的表现[4]。有症状的患者可没有内镜下异常，而且组织学异常也可与内镜改变不符[22, 27]。相比于其他部位的恶性肿瘤而言，在食管癌患者中明确放射

性食管炎的诊断较为困难，因为临床医生会将相关症状归因于已经存在的食管癌。从大体上看，急性放射性损伤的变化包括溃疡、穿孔和瘘管形成[22]。

组织学上，早期急性改变包括上皮细胞(特别是基底细胞)的凋亡、上皮细胞坏死、上皮空泡化、核分裂减少，以及黏膜下层黏液腺缺失。在损伤至少 1 周后，上皮开始恢复，表现为基底细胞增生和增厚（图 3-12）。在小鼠实验中发现，损伤后第 3 天出现上皮细胞空泡化和基底层细胞核分裂象消失，上皮变薄；损伤后第 7～14 天，有证据显示上皮再生和灶性上皮脱落；损伤后第 21 天，出现基底细胞和上层细胞增生的恢复性表现[23]。令人困惑的是，这些变化可与持续的黏膜损害平行发生[23]。人类的急性放射性损害病理特征可与之类似[23, 27]，在放疗后最初几周（通常 2 周以上），可能出现溃疡和糜烂（图 3-1A）。

（二）食管的慢性放射性损伤

食管的慢性放射性损伤在固有肌层和黏膜下层的表现比黏膜层更为明显（表单 3-4）[23]。管壁深层的血管改变包括闭塞性血管炎、动脉炎、硬化、纤维素样坏死和内膜泡沫细胞聚集[22]，也可见血管扩张、增生和管腔狭窄[23]。

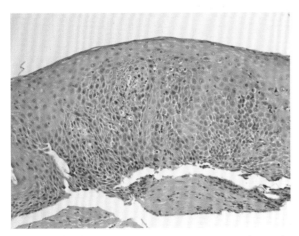

▲ 图 3-12 放射性损伤后食管黏膜再生性改变化，包括上皮增生和充血，但这种改变无特异性

一般说来，血管的变化没有肠道那么严重。慢性改变还包括黏膜下层、固有肌层和外膜的纤维化，可出现形同狭窄的症状[22]和真正的管腔狭窄。黏膜活检中纤维化通常不明显[4]，但上皮下固有层可见明显的胶原化改变，并可见非典型纤维母细胞和小血管扩张（图 3-9）[23]。黏膜下腺可消失。

慢性期黏膜可发生萎缩，但更常见的情况

表单 3-4　食管的慢性放射性损伤

黏膜改变

- 萎缩、正常或增生性上皮
- 黏膜可排列成多褶皱样
- 可发生角化不全、角化过度及上皮空泡化
- 偶见黏膜桥
- 溃疡，尤其是在高剂量放射后
- 非典型纤维母细胞和非典型上皮细胞
  - 可能在活检组织学和细胞学上类似恶性肿瘤
- 退行性细胞学改变
- 多核细胞
- 固有层胶原化
- 小血管扩张

深层改变（活检中不常见）

- 黏膜下腺缺失
- 血管改变
  - 闭塞性脉管炎
  - 动脉炎
  - 硬化
  - 纤维素样坏死
  - 内膜泡沫细胞聚集
  - 扩张
  - 增生
- 纤维化

是再生，使得黏膜形态正常或增厚，可以表现为皱褶样外观，也可以表现为角化不全、角化过度和（或）空泡化（图 3-13）[4]。另外，固有层慢性炎症表面覆盖黏膜桥的现象也有报道[28]。慢性期可以发生溃疡（图 3-1A）[4]，尤其是高剂量放射线可导致迁延不愈的溃疡。

（三）食管放射性损伤中的非典型性改变

食管放射性损伤中上皮细胞可以出现非典型性改变，特别是炎症程度严重时，可表现为细胞和核的多形性、核轮廓不规则及核仁突出。其他特征包括退行性细胞学改变和多核细胞，与异型增生相比，核深染程度较轻，核质比不高，表面黏膜"成熟"。

在急性期和慢性期，特征性的非典型纤维母细胞和间质细胞可出现在固有层和黏膜下层，这些细胞的轮廓不规则或呈星芒状，细胞核增大、深染，类似肿瘤性间质细胞、癌或病毒包涵体（图 3-9 至图 3-11）。内皮细胞也可表现为体积增大和非典型性改变（图 3-8A）[4]。

（四）食管放射性损伤的其他情况

放射损伤的上皮在食管刷检细胞学检查中一般没有特殊表现，可以出现细胞和细胞核增大及其他可类似肿瘤的非典型改变。一般说来，

核质比维持不变，细胞质可出现空泡化。

放射性损伤后可发生白色念珠菌感染，增加这种并发症风险的因素是多方面的，包括放射直接引起的黏膜损伤和化疗、放疗、肿瘤本身或其他原因所致的免疫抑制[22]，如食管癌胸部放疗后可以发生坏死性念珠菌性食管炎[29]。

急性放射性损伤主要表现为放射对上皮细胞的直接损伤，尤其是上皮基底层细胞。食管上皮对放射具有中等敏感性，但通常可迅速再生[4]。相反，晚期和慢性病变可能是肌层细胞受损的结果，伴有纤维母细胞和炎细胞浸润肌层。血管变化，如狭窄、内膜增厚、血管炎和增生，在任何阶段都可导致黏膜和其下方的管壁缺血，并可发展为纤维化和食管狭窄[23]。

放射性食管炎的组织学改变对诊断无特异性，如果没有临床病史，出现上皮损伤、固有层不典型纤维母细胞和血管异常的组合性改变，会进一步提示放射性损伤的可能性。在实际工作中，病理医生需要排除感染和肿瘤等其他情况，并寻找放射性食管炎的组织学证据（要点 3-2）。

要点 3-2　放射性食管炎的诊断

- 询问是否有放射暴露的临床病史
- 寻找放射性食管炎的组织学证据
- 排除感染，如念珠菌
- 排除肿瘤

七、胃

（一）胃放射性损伤：绪论

胃炎在人群中很常见，因此即使已知放射病史，诊断放射性损伤也需要排除其他原因。胃的解剖位置和蠕动性使它比其他消化道器官更不容易受到意外的放射影响[23]。虽然胃放射

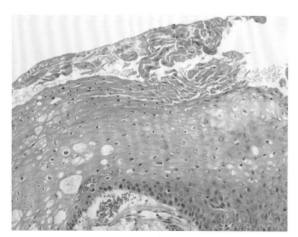

▲ 图 3-13　放疗后食管黏膜的慢性损伤改变，包括上皮增生、上皮空泡化、角化不全和角化

性损伤的总体发病率在下降，但继发于放疗、联合放化疗的胃炎并不少见[30]。此外，胰腺癌的放疗正变得越来越普遍，因此也会危及胃和小肠。在一份研究报道中显示，接受立体定向放疗的局部晚期胰腺癌患者中有 2% 出现胃急性损伤改变，11% 出现胃慢性损伤改变[31, 32]。胃的慢性放射性损伤也可发生于霍奇金淋巴瘤、主动脉旁淋巴结转移癌、其他腹腔内肿瘤和胃肿瘤放疗后[31]。对这一部位进行放射性损伤的研究通常会将胃和小肠结合起来进行评估[31]。

胃黏膜具有表层增殖速度快和深层增殖慢的特点，胃体和胃底黏膜深层包含壁细胞和主细胞，胃窦部含有分泌胃蛋白酶原的细胞，总体而言表层对放射更敏感[4]。

（二）胃的急性放射性损伤

急性放射性胃炎（表单 3-5）可出现黏膜急性炎症、糜烂、溃疡、毛细血管扩张和出血（见第 5 章）[4, 24]。发生在胃窦部的放射性溃疡比胃体部更常见，直径通常＜ 20mm[4, 24]，临床对其组织学特征的研究并不多，一项研究对消化性溃疡经放射治疗后进行了一系列活检[33]，结果显示最早出现的是主细胞和壁细胞的凝固性坏死，然后是小凹上皮脱落和慢性炎症，更严重的还会出现腺体萎缩和水肿。上皮细胞和间质细胞可出现退行性改变，表现为胞质嗜酸性变和核固缩（图 3-6），还可以出现充血、水肿和出血。1～2 个月后可导致溃疡形成。急性期可出现血管改变，上皮细胞、内皮细胞和纤维母细胞也可以出现非典型性改变。

一些报道认为主细胞最容易受到放射性损伤，但是，就功能性而言，分泌胃酸的壁细胞受到的损伤更大，伴随而来的是胃酸水平降低，此为既往使用低剂量放射治疗消化性溃疡的基本原理。

表单 3-5　胃放射性损伤的一些特征

急性

- 溃疡（胃窦部＞胃体部）
- 主细胞和壁细胞坏死
- 严重时腺体萎缩
- 小凹上皮脱落
- 慢性炎症
- 水肿、充血、出血、纤维蛋白渗出
- 血管扩张和血管狭窄
- 上皮和间质细胞退行性变
- 上皮细胞和内皮细胞 / 间质细胞 / 纤维母细胞非典型性改变

慢性

- 黏膜萎缩可持续
- 可发生溃疡
- 纤维化，尤其是深层纤维化
- 血管变化
  - 扩张和增生
  - 小动脉硬化
  - 内膜增厚
- 内皮细胞和间质细胞 / 纤维母细胞非典型性改变

（三）胃的慢性放射性损伤

少数胃急性放射性损伤患者（5%～7%）会发生慢性放射性损伤（表单 3-5）。大体可见溃疡、胃炎、出血、梗阻和穿孔等。在组织学上，黏膜萎缩可持续存在，可因壁细胞缺失或功能障碍而出现慢性胃酸减少。黏膜下改变包括纤维化、血管扩张、小动脉硬化、血管增生、血管内膜增厚、非典型内皮细胞和非典型纤维母细胞[4]，损伤严重时可发生溃疡和出血。总之，组织学特征不具有特异性。血管改变和非典型纤维母细胞可能是诊断的线索，但两者在黏膜下层比黏膜层更多见。血管的异常改变可发生在任何类型的溃疡之下，远离溃疡区域的血管异常更提示为放射所致。

（四）胃放射性损伤的发病机制

急性改变更多为直接损害而非血管病变所致[23, 33]，如果损害持续存在，则会逐渐出现血管扩张、增生、内膜增厚和管腔狭窄等血管病变，并可导致黏膜缺血性改变，溃疡迁延不愈，甚至变得更深[24, 34]。病变通常是多种因素作用的结果，如既往疾病、放射损伤、血管异常，以及其他致病因素（如幽门螺杆菌感染）[24]。

（五）选择性介入放射治疗

选择性介入放射治疗（selective interventional radiation therapy，SIRT）（见第 5 章和第 6 章）是一种相对较新的治疗方法，是将标记有 ^{90}Y 的微球注入肝动脉，用于治疗无法切除的结直肠癌肝转移或肝内胆管癌。血管和组织中沉积的放射性微球可导致不同脏器的继发性损伤，特别是胆囊、胃和十二指肠。组织损伤程度与放射效应和（或）缺血一致。大体上常见胃窦、幽门或邻近的十二指肠溃疡[35]。

钇微球在组织学上可以观察到[36, 37]，为黑色圆形小球结构，有时可见多核巨细胞反应[37]，可位于固有层和血管中（图 3-14 和图 6-1B）[37]。组织中的微球并非层状结构，这一点不同于砂粒体。其他黏膜组织学的异常表现包括溃疡、炎性纤维蛋白性渗出、肉芽组织和反应性间质细胞。上皮变化包括细胞凋亡、黏液缺失、腺体扩张和小凹上皮增生，亦可见毛细血管扩张和内皮细胞肿胀[38]。一些病例中可见明显的非典型性改变，包括核的多形性、核深染和明显核仁，纤维化也可出现。非典型性改变和纤维化同时存在可形似腺癌，但与异型增生和癌不同的是，非典型细胞的核质比不高[37]。

八、肠道

肠放射性损伤：绪论

文献中有时将小肠和结直肠共同来描述放射所致的效应[13]。"肠炎"一词既可以指小肠和结直肠的组合，也可以单独指小肠，因此，"小肠结肠炎"可能是描述两者更准确的术语。文献报道放射性小肠结肠炎的发病率各不相同，在一项综述中发病率约为 5%～15%，其中

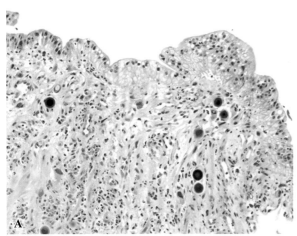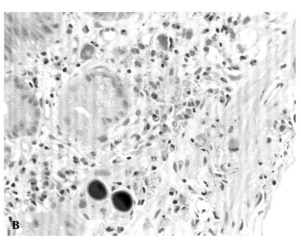

▲ 图 3-14 选择性介入放射治疗后胃黏膜中沉积的钇微球

胃黏膜的低倍和高倍视野，固有层和血管内有数个小的黑色圆形微球。炎症较轻，有少量不典型间质细胞和固有层纤维和平滑肌反应性改变（图片由 Dr K. Batts, Minneapolis, MN, USA 提供）

1%～2% 为严重损伤[13]。然而，发病的风险取决于多种变量，包括放射部位、放射剂量、放射持续时间，以及可能导致血管损伤的患者方面的因素，如糖尿病、高血压和血管炎[13]。既往腹部手术可显著增加患病风险[13]，宫颈癌放疗后肠道发生放射性损伤的风险也特别高[13]。

慢性放射性小肠结肠炎通常是进行性的[13]，慢性损伤通常开始于治疗后 6～24 个月，但症状可以在治疗后持续 10 年以上，甚至数十年。如果治疗后间隔的时间很长，可能很难评估和诊断新出现的慢性放射性损伤[13]。总之，急性期病变的严重程度和（或）是否存在症状与之后发生并发症之间的相关性较差[13]。

在一项研究报道中，慢性放射性肠炎的切除标本呈现以下特征[13]。

- 中度 / 重度黏膜下水肿，86%
- 黏膜或黏膜下层非典型纤维母细胞，81%
- 非典型上皮，33%
- 上皮下胶原，10%
- 黏膜下血管扩张，38%
- 血管变性，57%
- 深在性囊性肠炎，38%
- 深在性囊性肠炎表面的息肉样肉芽组织结节
- 固有肌层变性（弥漫或"中等程度"分布），81%
- 肠壁内或浆膜下纤维化，76%

对于出现"猫头鹰眼"样非典型纤维母细胞，需要用免疫组化排除巨细胞病毒感染[13]。

九、小肠

（一）小肠放射性损伤：绪论

与其他部位相同，小肠受损的风险也取决于剂量、持续时间、类型和患者等多种因素。由于回肠末端的位置相对固定，因此比小肠的其他部分更加容易受到损害，十二指肠不似回肠更易出现在照射野内。重症急性放射性肠炎的风险与暴露的剂量和容积有关，目前已有反映受累肠道剂量和容积的预测模型[4]。如果同时给予化疗，则急性损伤的风险更高[4, 31]。如果有腹部手术史，则更有可能发生晚期损伤改变[31]，而术后粘连导致的肠道活动度下降则会使晚期损伤发生的概率更高[4]。

小肠黏膜上皮具有较高的增殖速度和更新率，大部分细胞在 3～6 天会完全更新[4]，因此其对放射非常敏感，隐窝周围纤维母细胞也同样敏感[4]。

（二）小肠的急性放射性损伤

急性放射性损伤在治疗过程中很常见，发生率为 20%～70%[4]。临床特征包括腹胀、腹泻、梗阻、狭窄、溃疡、瘘管和穿孔[31]，一般停止治疗后很快恢复。

重要的组织学改变包括绒毛萎缩和隐窝萎缩（表单 3-6）。早期阶段（12 小时内），隐窝上皮细胞核分裂象减少[3, 4, 39]；损伤后第 3 天，绒毛和隐窝上皮细胞数量减少，上皮细胞空泡化、核不规则；损伤后第 6～7 天，绒毛进一步缩短并不规则，持续的绒毛短缩最终可能导致严重的黏膜结构改变和黏膜变薄。此外还有隐窝结构紊乱，底部囊性扩张。固有层大量浆细胞和中性粒细胞浸润，并伴有少量隐窝脓肿。溃疡并不常见，但可发生糜烂[4]。

绒毛吸收细胞变短变宽，平铺于黏膜表面以维持吸收功能[4]。隐窝上皮细胞变短变宽，呈立方状或鳞状上皮细胞样，核大深染，胞质内散在小的球形包涵体。杯状细胞变短、变宽或肿胀，Paneth 细胞数量减少。

黏膜在停止治疗后迅速再生，2～3 周后可恢复正常[4]，但如果放射剂量大或存在粘连，绒毛萎缩或隐窝异常会持续存在[4]。隐窝变化各异，部分发生增生伴核分裂增多，部分则没有恢复迹象，亦可见聚集的残存隐窝上皮细胞。绒毛通常在损伤后第 2 周和第 3 周恢复，隐窝上皮细胞数量恢复正常，绒毛甚至可能变得比正常更长。重度损伤后，隐窝的不规则和分枝等结构异常可持续存在长达 6 个月[3, 39]。

这些变化的机制是受损的上皮细胞丢失伴随隐窝上皮细胞增殖降低，减少程度超过细胞更新能力，从而导致绒毛短缩。

表单 3-6　小肠的急性放射性损伤

- 萎缩
  - 绒毛萎缩
  - 隐窝萎缩
  - 隐窝上皮核分裂象减少
  - 整体黏膜变薄（与乳糜泻不同）
- 上皮细胞
  - 绒毛和隐窝上皮细胞数量减少
  - 隐窝上皮细胞变短变宽
  - 隐窝上皮细胞质中散在、小的球形包涵体
  - 上皮细胞核不规则、增大和深染
  - 上皮细胞空泡化
  - 杯状细胞肿胀或变短变宽
  - Paneth 细胞数量减少
- 结构改变
  - 隐窝结构紊乱
  - 隐窝囊性扩张
- 炎症
  - 固有层浆细胞浸润
  - 固有层中性粒细胞浸润
  - 隐窝脓肿
  - 糜烂
  - 溃疡不常见

（三）小肠慢性放射性损伤

晚期的变化包括梗阻（如果存在术后粘连则更有可能发生梗阻）、溃疡、瘘管和蠕动障碍[31]。症状包括腹泻、恶心、呕吐和腹痛，还可发生吸收不良。

慢性放射性肠炎对黏膜下层的影响比其他部位更大（表单 3-7）。组织学可见绒毛萎缩、固有层纤维化、杯状细胞数量减少、黏液细胞扁平，以及或深或浅的溃疡（图 3-1B 和图 3-15），炎症反应通常相对较轻[4]，黏膜可有轻微的血管改变。放射线暴露导致的绒毛萎缩与乳糜泻的绒毛萎缩是不同的（图 3-15），乳糜泻中由于隐窝加深和增生，补偿了绒毛高度的损失，黏膜厚度可以是正常的，而放射性肠炎的黏膜厚度则因绒毛和隐窝的萎缩而薄于正常黏膜。

黏膜下层经常出现胶原化[23]，黏膜下层的血管改变包括小动脉壁硬化、动脉和其他血管的内膜增厚和泡沫细胞浸润、血栓（可发生机化和再通）、小血管扩张，以及内皮细胞肥大和深染（图 3-5）。纤维化和血管改变也可发生在肠壁深层，进行性血管硬化和纤维化并不少见[40]。非典型纤维母细胞如果可见的话最常出现在黏膜下层，形态与其他部位一样，表现为细胞体积增大、多个胞质突起、核大深染且常为多形性（图 3-7 至图 3-11）。

一项针对慢性放射性肠炎的研究归纳了小肠损伤的三种大体模式，即浆膜粘连型、溃疡性缩窄型和肠壁硬化型。如果治疗后间隔 < 2 年（早期组），浆膜粘连型是唯一的模式，但如果间隔 > 8 年（晚期组），溃疡性狭窄型最常见，而且血管壁退行性改变、上皮非典型性改变、瘘管和深在性囊性肠炎的发生率更高[13]。

表单 3-7　小肠的慢性放射性损伤

黏膜

- 可正常
- 萎缩
  - 绒毛萎缩
  - 隐窝萎缩
  - 黏膜层变薄（与乳糜泻不同）
- 固有层
  - 水肿
  - 纤维化 / 透明样变
- 杯状细胞稀疏或缺失
- 炎症
  - 局部溃疡
  - 浅表或深溃疡
  - 固有层急性炎症
- 血管变化
  - 黏膜和黏膜下层血管扩张
  - 肥大深染的内皮细胞

黏膜下层和更深层

- 黏膜下层通常比其他层损伤更严重
- 胶原化和纤维化
- 血管变化
  - 血管壁透明样变
  - 内膜增厚和泡沫细胞聚集
  - 血栓（新鲜或陈旧）
  - 小血管扩张
- 非典型内皮细胞
- 非典型纤维母细胞

十、阑尾

关于放射治疗对阑尾的影响资料很少。病变包括固有层、黏膜下和浆膜下层纤维化伴管腔闭塞，很难与对照组阑尾切除术中常见的阑尾纤维化鉴别[4]。其他异常包括非典型纤维母

细胞、黏膜下小动脉硬化、静脉内膜纤维化，以及伴或不伴泡沫细胞浸润的阑尾系膜血管内膜斑块形成。

十一、结肠和直肠

（一）结直肠放射性损伤的背景

术语"放射性结肠炎"（radiation colitis）可包括或不包括直肠，而"放射性直肠炎"（radiation proctiti）单指直肠。本文将结肠和直肠视为一个整体（即大肠或结直肠）。

结直肠比小肠更容易受到放射性损伤，这在一定程度上是因为结直肠的位置比较固定。此外，结直肠通常都会在几种常见盆腹腔恶性肿瘤（如肠癌、膀胱癌、前列腺癌和妇科癌症）的放疗照射范围内[7]。由于类似的原因，直肠又是大肠中最容易损伤的部位。此外，结直肠黏膜上皮细胞完全更新需要 4~8 天[4]，所以该部位的上皮对放射相对敏感。

损伤风险与放疗类型或剂量大致相关，经超过 600rad（译者注：原著疑有误，已修改）或 6Gy 的剂量照射后，重度损伤就很常见。急性放射性结肠炎和严重的黏膜病变在短程放疗后比在长程放化疗后更常见[41, 42]，而腹部手术后的并发症则在长程放疗后更常见[41]。

（二）结直肠急性放射性损伤

临床上，急性放射性结肠炎可导致腹泻、出血、腹痛、里急后重和大便失禁，但也会很快消除。如果有出血，就有必要行内镜检查以排除恶性肿瘤[7]。

组织学上可出现黏膜炎症，通常表现轻微，偶见严重者，伴有固有层细胞成分增多、上皮损伤和隐窝结构异常（表单 3-8）。在低倍镜下，隐窝上皮被覆细胞萎缩变薄，使隐窝呈现狭窄、纤细的外观（图 3-16）。可以出现糜烂，但严

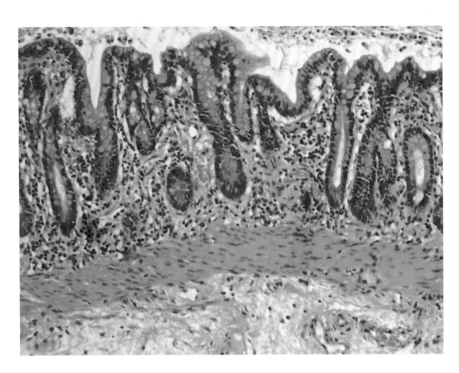

◀ 图 3-15　继发于慢性放射性损伤的小肠黏膜异常

包括绒毛萎缩、轻度固有层纤维化、杯状细胞黏液减少，乳糜泻中出现的隐窝增生并非本病变的特征，黏膜整体厚度往往比正常薄

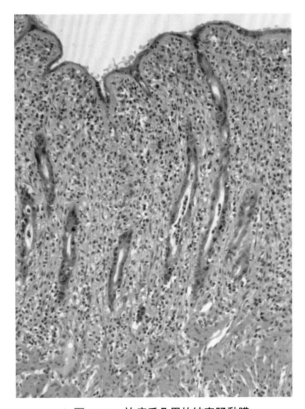

▲ 图 3-16　放疗后几周的结直肠黏膜

可见特征性的"纤细"隐窝，伴有上皮退行性改变和少量嗜酸性粒细胞隐窝脓肿

重的溃疡并不常见。其他急性改变包括隐窝上皮细胞核增大、极向紊乱、固有层纤维母细胞增殖、杯状细胞黏液减少、杯状细胞肿胀和凋亡。在一项研究中显示，急性放射性结肠炎是唯一可以在凋亡细胞数量增多程度上出现与药物诱导结肠炎类似的情况[43]。核分裂活性可降低或消失[4, 44]。可见嗜酸性粒细胞性隐窝炎、嗜酸性粒细胞性隐窝脓肿和固有层嗜酸性粒细胞增多，一些研究者甚至认为是特征性的改变（图 3-3）[4, 45]。黏膜层及黏膜下层可见水肿和纤维蛋白样物质，伴有充血和局灶性出血。上皮细胞的非典型性可类似于异型增生，但是和其他形式的再生性非典型性改变一样，核质比通常是正常的，并且可见表面成熟现象。

（三）结直肠急性放射性损伤的鉴别诊断

结直肠急性放射性损伤的组织学鉴别诊断包括感染性结肠炎和缺血性结肠炎。在组织学上，感染性结肠炎通常可见更广泛的固有层和上皮内中性粒细胞浸润。急性缺血与放射性损伤有很多共同的特征，仅靠黏膜活检可能无法鉴别。

表单 3-8　结直肠的急性放射性损伤

上皮细胞

- 上皮细胞有丝分裂活性降低
- 上皮细胞凋亡
- 杯状细胞黏液减少
- 杯状细胞肿胀
- 退行性改变

非典型性

- 隐窝上皮细胞核增大和极向紊乱
- 上皮细胞非典型性改变

炎症

- 嗜酸性粒细胞浸润（特征性）
  - 嗜酸性粒细胞隐窝炎
  - 嗜酸性粒细胞隐窝脓肿
  - 固有层嗜酸性粒细胞增多
- 其他类型的黏膜炎症
- 糜烂

隐窝

- 隐窝上皮层萎缩变薄，外观狭窄而纤细
- 结构异常

其他改变

- 固有层纤维母细胞增生
- 黏膜层和黏膜下层水肿
- 黏膜层和黏膜下层纤维素样物质、充血和出血

从解剖学上讲，缺血主要累及结肠脾曲，但也可发生在结直肠的其他任何部位，有时会仅累及直肠。急性放射性结肠炎的其他鉴别诊断包括胶原性结肠炎、药物性结肠炎（尤其是非甾体抗炎药）和炎症性肠病[42]。与炎症性肠病相比，急性放射性结肠炎的特征包括表面隐窝枯萎，在一些病例中存在大量嗜酸性粒细胞浸润，没有明显的隐窝扭曲或黏膜基底部浆细胞增多（图 3-16）[46]。

急性期组织学改变相对严重，但可能并不会随之产生并发症，甚至无显著的临床表现，

导致在随后不发生并发症或临床无症状，这也支持急性改变通常能够得到缓解的印象[42]。

（四）结直肠慢性放射性损伤

根据定义，结直肠慢性放射性损伤在放射治疗 6 个月后发生，发病前可能有一段无症状的间隔期，间隔期通常超过 1 年，但也可能是 30 年或更长[1]。接受盆腔放疗后仅有 2%～5% 的患者会出现结直肠慢性放射性损伤，但原因不明[47]。结直肠慢性放射性损伤的临床症状包括腹泻、出血、吸收不良、呕吐、腹胀、腹痛和梗阻。大体可见纤维化、狭窄、粘连、溃疡、肠管缩短，偶尔还会出现穿孔和瘘管。疾病可能进展，并需要手术治疗。

组织学上，固有层纤维化很常见，但程度不等（图 3-4 和图 3-17A，表单 3-9）。隐窝结构改变和隐窝萎缩［隐窝变短和（或）间距变宽］常见但通常表现轻微（图 3-2，图 3-17A 和 B）。黏膜的炎症通常比急性期轻微，有轻度的炎细胞（包括浆细胞）浸润。黏膜上半部分浆细胞密度较高，并保持正常的浆细胞梯度，但偶尔出现黏膜基底部浆细胞聚集，使得局部浆细胞梯度消失（图 3-17C）（见第 22 章）。杯状细胞黏液缺失和表面上皮扁平现象不像急性期那样明显，亦可以出现溃疡。同时可见 Paneth 细胞化生，并且提示慢性改变（图 3-2B，图 3-17A 和 B），固有层细小薄壁血管扩张是典型的表现（图 3-2B，图 3-5B，图 3-17B 和 C），可以作为诊断的线索。此外，还可能出现多发性炎性息肉[4, 13]。

与其他部位相同，细胞非典型性改变较为普遍，可见于轻度上皮非典型性[4, 41]，也可见血管内皮细胞非典型性改变[4]。慢性损伤时固有层中的不典型间质细胞（很可能是纤维母细胞）是诊断的线索（图 3-17A），但相比更深层而言，这种细胞在黏膜层较少见。深在性囊性结肠炎并不常见，但如果存在便有可能是广泛

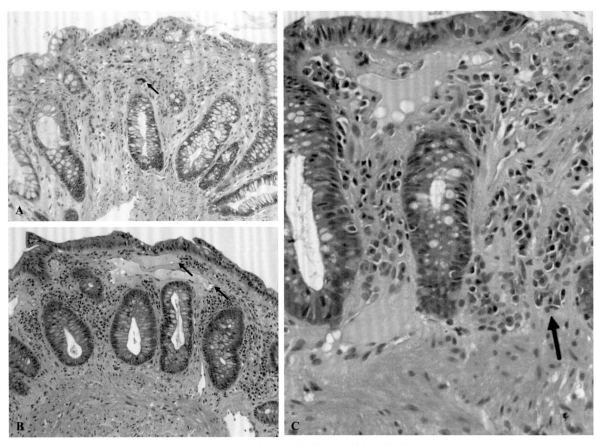

▲ 图 3-17 结直肠黏膜的慢性放射性损伤

A. 纤维化，少数核深染的不典型间质细胞（箭），轻度隐窝结构扭曲，Paneth 细胞化生。B. 轻度纤维化和明显的血管扩张（箭）。C. 偶有慢性炎症，基底部浆细胞增多（箭），类似炎症性肠病

性的，表现为黏膜下层缺失和固有肌层"假浸润"，形态与癌类似（图 3-18）[4, 13]。

与其他部位相同，黏膜下层和更深层可见多种血管改变，包括血管壁透明变和纤维化、内膜增厚、内膜纤维化、扩张、狭窄、血栓形成，以及内皮细胞退行性变和肥大（图 3-5）[44]。

以上这些改变都不是特异性的，但如果活检显示有轻度隐窝扭曲、轻度隐窝萎缩、纤维化、明显的血管扩张和非典型间质细胞等特征，并且在结合临床病史的前提下很难用其他情况解释，则要考虑放射性损伤的可能性。

1. 结直肠慢性放射性损伤的鉴别诊断

慢性放射性损伤时出现隐窝结构改变、黏膜基底部浆细胞浸润和黏膜纤维化等改变，可导致其容易与炎症性肠病混淆，尤其是在两者

并存，以及没有相应的临床资料时更是如此（表 3-2，图 3-2，图 3-4，图 3-17）（见第 22 章）。尤其是孤立的直肠放射性损伤可能在临床、内镜和（或）病理上易误诊为溃疡性结肠炎。但炎症性肠病的内镜表现往往与放射性损伤不同，典型的未经治疗的炎症性肠病可见黏膜基底部浆细胞增多，而且至少在溃疡性结肠炎中表现为广泛而明显的结构改变，而放射性结肠炎很少见到显著的黏膜基底部浆细胞增多或严重的隐窝改变。区分治疗后 / 长期炎症性肠病，尤其是静止期的炎症性肠病与慢性放射性损伤可能更加困难，因为慢性炎症和隐窝改变可能会减轻，也可能会有黏膜纤维化。毛细血管扩张在常规实践中可能是诊断放射性损伤的有用线索[48]，但这一现象有时也可发现于炎

黏膜血管

- 固有层小的薄壁血管扩张
- 内皮细胞变性、肥大、非典型性改变

隐窝

- 隐窝结构异常
- 隐窝萎缩

固有层

- 纤维化常见
- 轻度慢性炎症
- 偶见黏膜基底部浆细胞增多
- 非典型纤维母细胞 / 间质细胞，细胞核增大、深染，可见多核

上皮细胞

- Paneth 细胞化生
- 溃疡
- 轻度上皮非典型性改变

黏膜下层和更深层

- 血管变化
  - 血管壁透明样变和纤维化
  - 内膜增厚和纤维化
  - 血管扩张
  - 血管狭窄
  - 血栓形成
- 纤维化
- 深在性囊性结肠炎伴或不伴黏膜下层和固有肌层"假浸润"

症性肠病（图 3-19A）。Paneth 细胞化生在两种情况下均可发生，也可发生在其他情况 [49]。如果嗜酸性粒细胞数量增多，则更倾向于放射性损伤，且急性损害时嗜酸性粒细胞数量比慢性损害更多；肉芽肿不是放射性损伤的特征。如果慢性放射性结肠炎的活检标本可见黏膜下层，并可见到提示放射性损伤的纤维化和血管改变

（包括内膜增厚），但这些特征如果表现轻微，有时也可见于炎症性肠病（图 3-19B）[46]。在一项正式的盲法组织学研究中，将放射性结肠炎误诊为炎症性肠病的主要原因就是隐窝结构的改变 [48]。总体而言，在缺乏临床病史时，谨慎总是合适的。

如果出现血管壁纤维素样变性、嗜酸性变或透明变，需要与淀粉样变性进行鉴别。有时，放射性损伤时血管的改变与淀粉样变性十分相像（图 3-20A 和 B）。刚果红染色通常可以确认或排除淀粉样变性，免疫组化也有助于确定淀粉样蛋白的类型。

胶原性结肠炎具有典型的临床表现和诊断性的组织学特征，包括独特的上皮下胶原带、上皮退行性改变和固有层浆细胞增多。放射性肠炎偶尔会出现上皮下胶原带（图 3-21），参考其他特征，特别是放疗史，应该有助于鉴别。

无论是急性缺血还是慢性缺血，通常会导致溃疡，并可出现间质细胞非典型性改变，因此可能与放射性损伤类似（图 3-22）。黏膜脱垂与慢性放射性结肠炎均可见到固有层纤维化、轻度隐窝扭曲、血管扩张和表面糜烂等表现（图 3-23），但往往也有其他不同，如前者固有层中垂直于黏膜肌层的平滑肌束和成角或菱形的隐窝。因此需要一再的强调，临床资料非常重要。

2. 结直肠慢性放射性损伤的机制

在早期阶段，细胞有丝分裂活性的丧失伴随着细胞持续迁移，导致黏膜表面的剥落。黏膜保护屏障的功能紊乱使细菌和其他抗原更具侵犯性，从而进一步加剧炎症反应 [1]。

炎症性肠病和放射性直肠结肠炎在组织学和临床上有相似之处，它们在黏膜内炎症相关的细胞因子改变上也可能类似，这些改变可在炎症的发生和发展中发挥作用。例如，在两种情况下，相同的白细胞介素（IL-2、IL-6 和

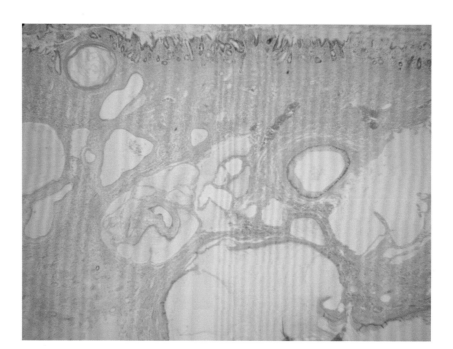

▲ 图 3-18　深在性囊性结肠炎

结直肠型腺体深入到肠壁内，类似腺癌

表 3-2　结直肠慢性放射性损伤的一些鉴别诊断

	共同特征	不支持放射性损害的证据 [a]
炎症性肠病	• 黏膜基底部浆细胞（尽管在放射性结肠炎中很少见） • 黏膜结构变化 • 纤维化 • 血管扩张	• 炎症性肠病中可见明显的黏膜基底部浆细胞增多 / 明显或广泛的隐窝改变 / 肉芽肿等
慢性缺血	• 纤维化	• 出血 / 累及肠系膜上、下动脉供血区域的交界处（见第 6 章）
胶原性结肠炎	• 纤维化	• 纤维化的部位 • 胶原性结肠炎的一组改变，即上皮下胶原带、固有层浆细胞增多、表面上皮退行性变、黏膜结构正常
黏膜脱垂	• 纤维化 • 血管扩张	• 垂直的平滑肌束 • 菱形隐窝
淀粉样变性	• 血管透明样变	• 刚果红阳性
嗜酸性粒细胞增多性疾病	• 黏膜嗜酸性粒细胞浸润	• 过敏、胃食管反流病、嗜酸性粒细胞性食管炎 / 胃肠炎、感染、药物等
伴有纤维化和（或）血管扩张的疾病	• 纤维化 / 血管扩张	• 可见反应性胃炎、憩室病、炎症性肠病、缺血，移植物抗宿主病等的其他特征

a. 所有病例的临床病史对于正确诊断都是必要的

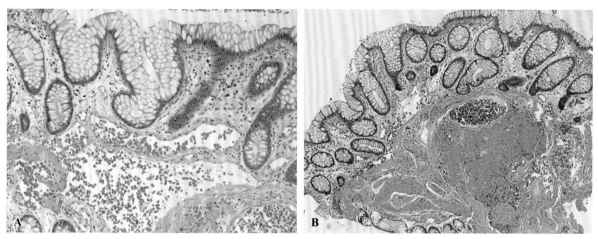

▲ 图 3-19　炎症性肠病的血管异常可类似于放射诱导的改变

A. 黏膜血管扩张。B. 黏膜下血管增生、管壁增厚

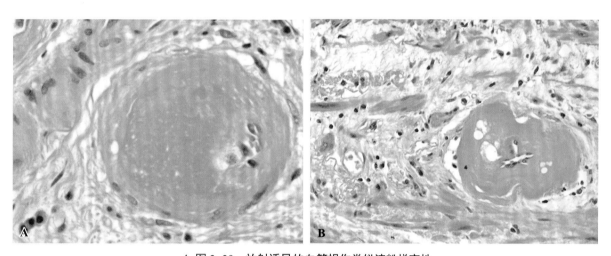

▲ 图 3-20　放射诱导的血管损伤类似淀粉样变性

血管壁有明显的透明变性和嗜酸性改变。刚果红染色阴性

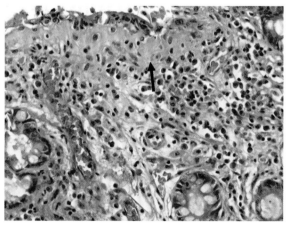

▲ 图 3-21　放射介导的黏膜损伤类似胶原性结肠炎上皮下胶原带（箭）

临床和内镜检查结果及其他组织学特征有助于区分

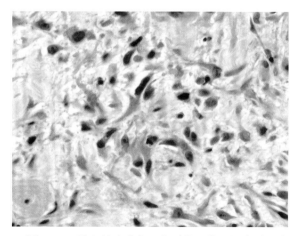

▲ 图 3-22　缺血性溃疡有不典型的纤维母细胞样细胞和嗜酸性粒细胞，提醒这些表现虽然是放射性损伤的特征，但不具有特异性或诊断性

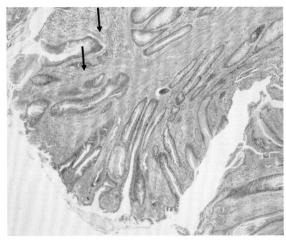

▲ 图 3-23　黏膜脱垂显示纤维化、轻度隐窝扭曲和血管扩张，可类似于放射性损伤

固有层中的垂直平滑肌束（箭）和菱形隐窝是黏膜脱垂的特征，但在活检中并非总能见到

IL-8）都会升高[12]。另一篇报道显示在放射后 2~6 周的小鼠模型中，白细胞介素、转化生长因子和肿瘤坏死因子 α 的 mRNA 水平显著升高，且与放射剂量和放射性损伤评分相关，甚至有可能成为放射性直肠炎的标志[11]。

在一项研究中，在肠道慢性放射性损伤的背景下，固有层神经纤维、神经节细胞和神经内分泌细胞数量增加，作者提出在某种程度上临床症状可能与这些改变相关[50]。

局部进展期消化道肿瘤新辅助治疗的目的是在术前缩小肿瘤和降低分期，进而提高术后存活率[41]。除了对非肿瘤性消化道组织的损伤外，肿瘤本身也可发生显著变化，包括完全消退、纤维化、黏液变和其他不同程度的肿瘤内和瘤周组织学改变。目前已有的标准化方案可根据治疗后的组织学特征对肿瘤的消退程度进行分级[51]。

十二、肛门

放疗会损伤肛门黏膜和肛壁（见第 27 章）。

十三、放疗后继发恶性肿瘤的风险

放射暴露后患恶性肿瘤的风险更高，放疗导致 DNA 片段中的集簇性损伤是迈向恶性的第一步，双链断裂有助于恶性转化，而正常的 DNA 损伤修复机制可能失效。放射相关的恶性肿瘤的基因组是复杂的，其中的改变包括碱基替换、拷贝数变化和结构变异[6]。

1945 年日本核弹爆炸的幸存者中患白血病的风险大大增加，1986 年切尔诺贝利核电站事故导致甲状腺癌的发病率大幅上升。同样，治疗性放射增加了不同解剖部位的恶性肿瘤发生风险，包括软组织、骨、消化道、膀胱、女性生殖系统、甲状腺和脑（如脑膜瘤和胶质瘤），而甲状腺和脑肿瘤尤其多见于儿童[6]。

腹部/盆腔放疗后，患结直肠癌的风险是普通人群的 4.5~25 倍，肿瘤通常发生在放射暴露后 10 年以上。在接受放疗的年轻恶性肿瘤患者（年龄为 35—49 岁）中，结直肠腺瘤的患病率出现了显著增加，然而，在这一人群中筛查结直肠癌及其前体病变似乎并没有收效[18]。胃原发淋巴瘤和其他肿瘤的放疗可增加患胃腺癌的风险，但化疗和幽门螺杆菌感染等致癌因素也有一定作用[52]。事实上，吸烟等其他已知因素作用的不确定性也一直阻碍着对放射暴露后的恶性肿瘤风险的评估。

第4章　移植、免疫缺陷和免疫抑制

Transplantation, Immunodeficiency, and Immunosuppression

Newton Wong　著

贾旭春　译　　李增山　校

一、概述

评估免疫抑制患者的消化道标本可能具有一定的挑战性，主要原因是其可伴随多种疾病的可能性。另外，这些标本可能包含罕见的疾病和（或）常见疾病的少见变异类型。本章的目的是介绍免疫抑制患者消化道可能出现的各种病理改变，这其中更多集中在那些有可能通过组织病理学诊断的疾病。

本章内容主要涉及三类最常见的免疫抑制患者，即 HIV/AIDS 患者、原发性免疫缺陷患者和医源性免疫抑制的患者（表单 4-1），后者包括因炎症或肿瘤而接受免疫抑制剂治疗的患者，特别是移植患者。器官移植患者通常被分为实体器官移植受体和骨髓移植受体。本章不讨论小肠移植的活检诊断，因为这类标本十分少见，可表现出多重的器官移植排异特征，而且（在英国）这样的活检标本主要集中由移植中心发报告。

本章将集中展示上述患者的消化道病理改变，并更多聚焦于相关疾病的病理特征，而不是一般的流行病学和临床管理方面的内容。具体内容将主要集中在组织学改变的细节，尤其是新近出现或正在被人们认识的且具有诊断难度的疾病分类。首先，将概述前面提到的三类免疫抑制患者中共有的病变，其次，将集中论述局限于某种特定免疫抑制患者的消化道病变。

表单 4-1　本章所涉及的免疫抑制的类别

- 艾滋病病毒 / 艾滋病患者
- 原发性免疫缺陷
- 医源性免疫抑制
  - 因炎症或肿瘤行免疫抑制剂治疗
  - 包括实体器官移植受体和骨髓移植受体在内的器官移植患者

二、感染

（一）细菌

所有免疫抑制的患者都是感染性肠炎常见致病菌的易感者，如沙门菌、大肠杆菌和弯曲杆菌等[1-3]。笔者没有发现任何明确的证据表明细菌性结肠炎的组织学表现在免疫抑制患者与免疫正常个体之间有所不同。值得注意的是，某些伴随异常抗体产生的原发性免疫缺陷（如 X - 连锁丙种球蛋白缺乏症）更容易发生细菌过度增殖[4]，尽管这种过度增殖并没有明确的特异性组织学特征。

免疫抑制患者需要考虑的特殊消化道细菌感染有难辨梭状芽孢杆菌（图 18-11 和图 23-8）、螺旋体病（图 18-15）、衣原体和分枝杆菌。难辨梭状芽孢杆菌感染及其所致的伪膜性结肠炎在免疫抑制患者中可能更多见，因为这类患者普遍使用抗生素。螺旋体病和 HIV 感染之间的关系已得到公认，衣原体感染可导致直肠炎（图 22-3），尤其易见于艾滋病患者（见第 18 章和第 22 章），这种直肠炎在镜下可见显著的淋巴组织聚集 / 淋巴滤泡形成，但肉芽肿并不常见，笔者亦曾通过福尔马林固定的石蜡组织经 PCR 分析，证实了一些"滤泡性直肠炎"为衣原体感染。

免疫抑制患者同时存在消化道结核分枝杆菌和非结核分枝杆菌感染的风险。随着 HIV/AIDS 患者免疫功能降低，结核感染在组织学上可表现为结构不典型的肉芽肿，但却可以含有大量的抗酸杆菌。HIV/AIDS 患者非结核性或非典型分枝杆菌感染后典型的消化道组织学表现为富含病原体的泡沫状巨噬细胞充满固有层（图 18-13）。肠道的非结核分枝杆菌感染也可发生在移植患者中，但在移植患者中这种感染的组织学特征研究较少，同时现有研究资料显示骨髓移植患者中的非结核分枝杆菌感染 [5, 6] 与发生在 HIV/AIDS 患者中的相似。相比之下，有限的资料提示实体器官移植患者的非结核分枝杆菌感染更多表现为肉芽肿形成 [7, 8]。

（二）病毒

1. 巨细胞病毒

一些作者认为，巨细胞病毒（cytomegalovirus，CMV）感染在缺乏其他并发因素的情况下可导致消化道上皮细胞凋亡。然而，一个重要的实际问题是，如果仅显示腺上皮凋亡但没有可识别的病毒核包涵体，在内镜活检标本中是否需要检测 CMV。曾有一篇高引用的研究报道了

6 名巨细胞病毒感染患者（1 名艾滋病患者和 5 名肾移植患者）的活检标本均可见隐窝细胞凋亡及可识别的核内病毒包涵体（图 18-1，图 23-1 至图 23-6）[9]。然而，之后有研究显示在没有病毒包涵体抑或没有 CMV 免疫组化阳性染色的消化道活检标本中通过 PCR 可证实存在 CMV 感染 [10]。此外，一项关于移植物抗宿主病诊断一致性的研究显示在两名患有巨细胞病毒胃炎的 HIV 患者中，因病理医生不了解临床背景，仅仅依靠腺上皮细胞凋亡就将胃黏膜活检误诊为移植物抗宿主病（GvHD）[11]。因此，无论患者的 CMV 血拷贝数是多少或有无病毒包涵体，作者的常规做法是在任何移植患者的内镜活检标本中如果出现腺上皮细胞凋亡，首先考虑行 CMV 免疫组化检测。另外，巨细胞病毒感染很少表现为局部病变，如息肉 [12]。最后，吗替麦考酚酯治疗可能与消化道巨细胞病毒感染有关 [13, 14]，但也有观点认为这只是一种不确定的数据偏移，因为吗替麦考酚酯治疗后容易出现药物毒性反应，进而更容易行内镜检查并取活检 [15]。

2. 腺病毒

只有少数文献报道移植患者消化道腺病毒感染的组织学特征，所有这些报道都包括小肠移植受者，而且腺病毒感染的组织学改变仅见于小肠移植的标本中 [16-19]，恒定的组织学表现就是隐窝上皮细胞凋亡 [16-19]，一些研究提示存在固有层中淋巴细胞浆细胞增多的现象 [16-18]，还有一些研究提示存在急性炎症，其中一项研究将急性活动性炎症定义为固有层和隐窝中的中性粒细胞浸润 [17]。另一项研究描述了再生的表面上皮细胞出现细胞核的非典型性改变 [18]，这些上皮的改变与另一项有关 HIV 患者消化道腺病毒感染的报道一致，镜下表现为表面上皮细胞核排列紊乱、极向消失，杯状细胞倒置，以及大量细胞变性和细胞碎片 [20]。此外，该研

究作者还提出，如果出现上皮细胞改变，并伴有中性粒细胞和嗜酸性粒细胞浸润和核包涵体，则为腺病毒感染的特征性表现，这一结论来自两名发生腹泻的骨髓移植受体（但没有 GvHD 的其他临床特征），在患者的粪便和（或）外周血中可检测到腺病毒，其结肠活检均显示隐窝上皮细胞凋亡、急性炎症，以及散在腺病毒免疫组化阳性细胞（图 4-1），病毒包涵体如果存在的话，通常位于表面上皮内或上皮下方，有时可脱落入肠腔（图 4-1）。

3. 其他病毒

单纯疱疹病毒感染（图 18-3）是一个公认的食管炎的原因，特别好发于 HIV/AIDS 患者和医源性免疫抑制患者，该病毒还可导致肛门溃疡形成。

某些病毒在肿瘤发病机制中的作用尚需进一步研究，特别是在免疫抑制患者中更是如此（见下文），如人类乳头状瘤病毒（HPV）和鳞状上皮细胞肿瘤，人类疱疹病毒 8 型（HHV-8）感染与卡波西肉瘤，EB 病毒（Epstein-Barr virus，EBV）与移植后淋巴增生性疾病（post-transplant lymphoproliferative disorder，PTLD）和平滑肌肿瘤等。

（三）真菌和寄生虫

食管念珠菌病常常并发于 HIV 感染，以及包括重症联合免疫缺陷在内的原发性免疫缺陷。新型隐球菌（图 4-2）和耶氏肺孢子虫（既往称为卡氏肺孢子虫）（图 4-3）也可累及免疫抑制患者的消化道，特别是 HIV/AIDS 患者。免疫抑制患者不明原因的结节状或溃疡性病变可能提示真菌感染，因此，对此类活检的评估应常规进行真菌染色。

可发生在 HIV/AIDS 患者、原发性免疫缺陷[包括普通变异型免疫缺陷（CVID）和 X - 连锁高 IgM 综合征]患者中的寄生虫感染包括隐孢子虫和溶组织阿米巴。隐孢子虫感染的特征性组织学表现为孢子紧贴在表面或隐窝上皮表面（图 4-4），另外一个表现就是隐窝上皮细胞凋亡增加[21, 22]。结直肠内阿米巴感染（又称阿米巴结肠炎或阿米巴病）的组织学特征是 PAS 阳性的组织细胞样病原体，常常可见吞噬红细胞现象，并位于烧瓶状溃疡表面

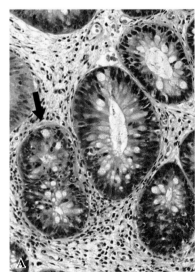
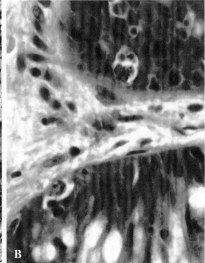
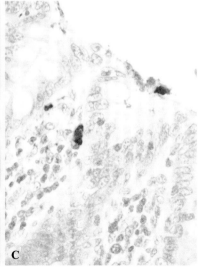

▲ 图 4-1　骨髓移植患者结肠腺病毒感染的黏膜活检

A. 局灶性急性炎症，表现为中性粒细胞性隐窝炎（箭）。B. 隐窝基底部细胞凋亡。C. 免疫组化染色显示病毒感染的细胞核位于表面上皮下方或悬浮于上皮表面

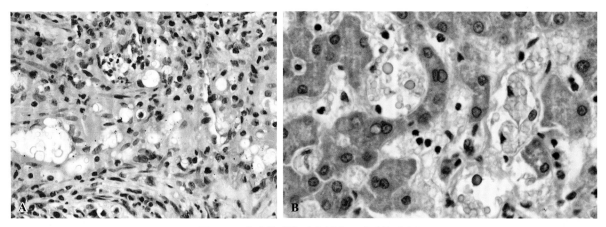

▲ 图 4-2　隐球菌感染（本例为肝脏感染病例）

A. HE 染色显示菌体出芽的底部稍窄，形似肥皂泡。B. 包膜部分缺失，黏液卡红染色呈紫红色（图片由 Dr Laura Lamps，University of Michigan, USA 提供）

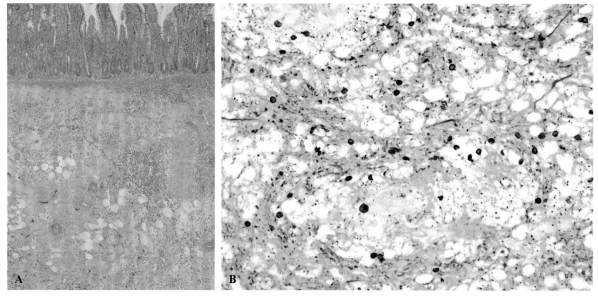

▲ 图 4-3　累及回肠的耶氏肺孢子虫感染

A. HE 染色显示黏膜下无定形物质和空泡状结构，其中可见细胞碎屑和真菌成分。B. GMS 染色显示无包膜的菌体结构，外观为杯形、船形或类似压扁的乒乓球（图片由 Dr Laura Lamps，University of Michigan, USA 提供）

（图 18-20 和图 23-7）。其他可发生的寄生虫感染还有微孢子虫（图 14-4）和贝氏等孢子球虫（图 18-23），尤其多见于 HIV/AIDS 患者中。蓝氏贾第鞭毛虫感染，特别是发生于小肠的感染，可见于 HIV/AIDS 患者和原发性免疫缺陷患者，后者包括 X- 连锁高 IgM 综合征、X- 连锁丙种球蛋白缺乏症和 CVID[23]。

三、肿瘤

（一）淋巴细胞增殖性病变

1. 结节状淋巴样增生

结节状淋巴样增生（nodular lymphoid hyperplasia，NLH）特别好发于各种原发性免疫缺陷的患者，包括 IgA 缺乏、X- 连锁高 IgM 综合征和 CVID[23]。常见的组织学表现为固有层和（或）黏膜下浅层的多个淋巴细胞聚集 / 淋巴滤

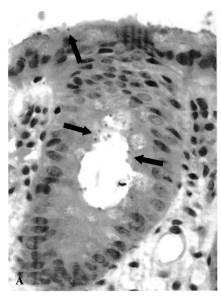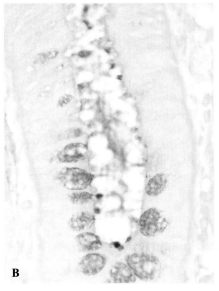

◀ 图 4-4　骨髓移植患者的隐孢子虫病

A. 隐窝和上皮表面覆以隐孢子虫的孢子（箭）。B. Grocott 染色可凸显这些孢子成分

泡，这种病变最容易累犯小肠，但也可见于胃和结直肠。如果病变显著，NLH 可导致肠梗阻。目前普遍认为 NLH 和蓝氏贾第鞭毛虫感染之间存在关联。

2. 移植后淋巴增殖性疾病

移植后多淋巴增生性疾病（post-transplant lymphoproliferative disorder，PTLD）特别好发于医源性免疫抑制的患者。众所周知，在移植患者中，PTLD 在实体器官移植受者中比骨髓移植受者中更常见[24]。因此，可以见到很多关于实体器官移植受者消化道 PTLD 的研究报道。[25, 26] 然而，也有少数关于骨髓移植患者发生消化道 PTLD 的病例报道。有 3 个研究报道了形态单一的淋巴细胞增生，形态符合单形性 PTLD[24, 27, 28]，还有两个研究报道描述了多形性 PTLD（胃 1 例，小肠 1 例）[29]。其中小肠病例表现为黏膜糜烂、腺体破坏和残余腺体内凋亡[29]。该作者曾观察到 3 例成人骨髓移植受者出现腹泻，结直肠活检所显示的形态学表现最初被判定为克罗恩病样炎症（图 4-5）伴肉芽肿形成，但进一步的检测显示肉芽肿内存在较多的 EBER 阳性的 B 淋巴母细胞（图 4-5），而这 3 名患者在内镜活检前或活检后均存在 EBV

拷贝数增多的现象，在进行针对 PTLD 的靶向治疗后消化道症状得以缓解。

3. 淋巴瘤

一些淋巴瘤与 HIV 感染有关，HIV/AIDS 患者的消化道可发生霍奇金淋巴瘤和非霍奇金淋巴瘤，后者包括伯基特淋巴瘤和弥漫大 B 细胞淋巴瘤。原发性渗出性淋巴瘤本身不会发生于消化道，但值得指出的是，这种淋巴瘤更容易并发于 HIV 感染，并可累及腹膜和消化道浆膜。

（二）上皮性肿瘤

肛门异型增生和鳞状细胞癌发病率的增加是移植患者和艾滋病患者的明确特征，而 HPV 感染则是最常见的驱动因素。在 X - 连锁丙种球蛋白缺乏症患者中胃腺癌和结直肠腺癌的病例均有报道[30, 31]，而 CVID 患者发生胃腺癌的风险也有所增高[23]。

（三）间叶肿瘤

HIV 患者发生卡波西肉瘤的概率增加，并可累及消化道。消化道卡波西肉瘤也可发生在实体器官移植患者中，而在骨髓移植患者中则较为少见[32, 33]。

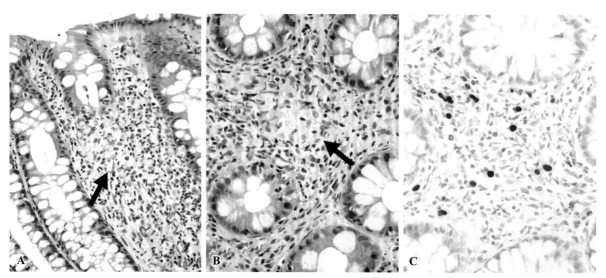

▲ 图 4-5　A 和 B. 两名不同的移植患者发生了累及结直肠的多形性移植后淋巴增生性疾病。两例的黏膜活检中可见肉芽肿样的淡染细胞簇（箭）破坏或取代腺体隐窝。C. EBER 原位杂交结果显示散在 B 免疫母细胞阳性

HIV/AIDS 患者和移植患者都容易发生 EBV 驱动的平滑肌肿瘤，这些肿瘤可发生在消化道的不同部位、腹腔软组织和实体脏器（如肝脏）[34]。EBV 驱动的平滑肌肿瘤其典型的组织学表现包括轻度的核非典型性和低核分裂活性，但可见原始的圆形细胞灶和显著的 T 细胞浸润[34]。表 4-1 归纳了免疫抑制背景下的增生性病变。

四、药物

（一）吗替麦考酚酯

目前普遍认为吗替麦考酚酯可导致消化道损伤，既往关于吗替麦考酚酯相关消化道损伤的组织病理学特征的研究大多基于实体器官移植患者[35-39]，可能是为了避免与 GvHD 混淆。然而，最近有一项研究对一组骨髓移植患者进行了比较，以确定肠道 GvHD 和吗替麦考酚酯相关性肠炎之间是否存在区别（见下文）[40]。

关于吗替麦考酚酯损伤食管黏膜的组织学变化资料有限，至少目前认为属于非特异性改变[36]。至于胃黏膜，一项研究提示存在反应性胃病样变化[37]，两项研究显示存在腺体受损扩

张，并可见凋亡碎片[39, 41]，另一项研究则显示壁细胞气球样变性和上皮细胞凋亡，但对于这些变化是否为吗替麦考酚酯所致的特异性损伤仍存在疑问[36]。吗替麦考酚酯对小肠的损伤可表现为急性炎症、隐窝受损扩张、绒毛萎缩、细胞凋亡增加、幽门腺化生、肉芽肿和上皮内淋巴细胞增多[36, 37, 39]。吗替麦考酚酯所致的结肠炎形态类似 GvHD（特别是凋亡增加这一表现）和（或）炎症性肠病（图 4-6），而类似感染性结肠炎或缺血的报道较少[35, 37, 38]。最近一份研究报道显示吗替麦考酚酯相关结肠炎其组织学改变在结肠近端表现的更严重[41]。Star 及其同事的一项研究结果对于区分 GvHD 和吗替麦考酚酯相关结肠炎的组织学改变特别有帮助，简而言之，缺乏簇状的凋亡细胞、缺乏神经内分泌细胞簇、嗜酸性粒细胞计数＞15 个 /10HPF 等特征更倾向为吗替麦考酚酯相关性结肠炎而非 GvHD[40]，该研究还提示"高度嗜酸性隐窝"（其定义为"内衬萎缩、变薄或嗜酸性上皮的小隐窝"）在 GvHD 中比在吗替麦考酚酯相关性结肠炎中更常见[40]，但这些嗜酸性隐窝与吗替麦考酚酯相关性肠炎中特征性的受损扩张的隐窝（图 4-6）是否相同还需进一步

表 4-1　免疫抑制背景下的增生性病变

病　变	典型背景	典型部位	导致肿瘤易感的感染性因素
NLH	原发性免疫缺陷	小肠	蓝氏贾第鞭毛虫
PTLD	移植	任意	EBV
淋巴瘤	HIV/AIDS	任意	EBV，HHV-8
鳞状上皮异型增生和癌	HIV/AIDS，移植	肛门	人类乳头状瘤病毒
腺癌	原发性免疫缺陷	胃及结直肠	未报道
卡波西肉瘤	HIV/AIDS，移植	任意	HHV-8
平滑肌肿瘤	HIV/AIDS，移植	任意	EBV

EBV. Epstein-Barr 病毒；NLH. 结节状淋巴样增生；PTLD. 移植后淋巴增殖性疾病

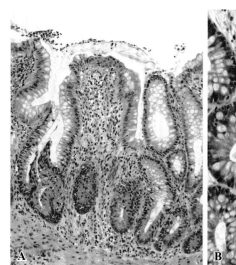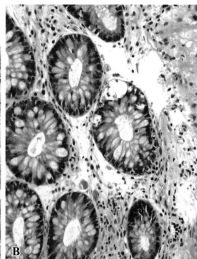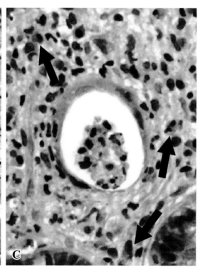

▲ 图 4-6　吗替麦考酚酯相关性结肠炎患者的结肠黏膜活检

A. 慢性活动性结肠炎伴隐窝扭曲，形似溃疡性结肠炎。吗替麦考酚酯相关性结肠炎的其他特征则不太像溃疡性结肠炎，包括（B）显著的隐窝上皮细胞凋亡和（C）散在扩张受损的隐窝，周围散在嗜酸性粒细胞（箭）

明确[37]。

（二）其他药物

另外两种免疫抑制剂，即他克莫司和环孢霉素，也可引起腹泻，但导致这种不良反应的机制还存在一定争议[1]。

腹泻也是几种高活性抗反转录病毒药物的潜在不良反应，如蛋白酶抑制剂，但在肠道黏膜中尚未明确任何特异性的组织学改变。

五、特定免疫抑制人群中的病变

（一）移植患者

1. 急性移植物抗宿主病

GvHD 一般分为急性期和慢性期[43, 44]，下文也依旧采用这种分类，但实际上消化道急性和慢性移植物抗宿主病的临床和病理区别有时并不清晰（见下文）。

消化道急性移植物抗宿主病的标志性改变就是上皮细胞凋亡（表单 4-2）[43, 44]，凋亡小体首先在病变上皮的增殖区形成，所以在食管鳞

表单 4-2　急性移植物抗宿主病中可出现的组织学特征

- 上皮细胞凋亡（特别是在干细胞所在区域）
- 腺体萎缩或缺失
- 急性和（或）慢性炎症
- 隐窝破裂性肉芽肿
- 孤立的神经内分泌细胞簇
- 固有层出血（由内皮细胞损伤所致）

状上皮位于基底层或基底层之上，在胃黏膜中位于颈黏液细胞区，在肠道位于隐窝的基底部（图 4-7）。肠道中这些凋亡小体又被称为是"爆炸的隐窝细胞"[43, 45]。"凋亡微脓肿"（定义为由 5 个或更多凋亡小体成簇分布）可有助于将 GvHD 与其他具有类似组织学改变的病变区分开来（见下文）[40]。有关消化道移植物抗宿主病的组织学研究报道几乎不会提及相关的急性或慢性炎症，但这一情况最近也有所改变[46, 47]。移植物抗宿主病中肠道黏膜的慢性炎症通常发生在隐窝周围，可见淋巴细胞、浆细胞和嗜酸性粒细胞浸润[43]，但诊断消化道移植物抗宿主病所需的慢性炎症的量尚存在争议[47]。少量嗜酸性粒细胞浸润对于肠道移植物抗宿主病而言是可接受的[43, 46]，但如果数量较多则更提示吗替麦考酚酯相关性结肠炎的诊断（见上文）[40]。另有一项研究[47]显示移植物抗宿主病时肠黏膜固有层淋巴细胞数量随着移植后时间的延长而增加，在类固醇治疗后数量则减少。此外，对于消化道移植物抗宿主病中可接受的急性炎症程度也存在争议。Shidham 及其同事对伴有腹泻且经皮肤活检证实 GvHD 的骨髓移植患者的结肠活检进行了分析，发现约有 1/3 的病例可见固有层轻度的中性粒细胞浸润现象[48]，而早

先也曾有报道显示胃的 GvHD 中约有 40% 的病例可出现急性炎症[11]，Shimoji 及其同事的研究显示在 1/3 的肠道 GvHD 病例中可见"慢性活动性结肠炎"[49]。所有这些证据都提示急性炎症的出现并不能排除移植物抗宿主病[47]。

骨髓移植患者消化道发生 GvHD 时，在上消化道和（或）下消化道活检中可见隐窝破裂性肉芽肿，肉芽肿多位于有显著凋亡的腺体周围，但是目前对于肉芽肿的发生率和形态特征了解得有限。尽管如此，上述表现对于消化道 GvHD 的评估十分有用，特别是对于脐带结肠炎综合征（脐带血干细胞移植后所发生的相当于移植排斥反应的结肠炎）的评估更是如此（见下文）[50]。最近还有一项研究显示，在 61% 的消化道 GvHD 活检中可见"中性粒细胞性肉芽肿"（所有患者都接受了同种异体骨髓移植）[49]，但作者并没有明确定义"中性粒细胞性肉芽肿"这一术语，所发表的"中性粒细胞性肉芽肿"图片因为放大倍数不够而无法清晰地显示细胞成分[49]。

肠道 GvHD 的其他典型特征尚包括内皮细胞损伤和"孤立"的神经内分泌细胞簇（图 4-7）[43]。根据既往研究人们认识到肠道神经内分泌细胞对 GvHD 介导的损伤有抵抗性，因此 GvHD 加重并导致隐窝上皮破坏后仅有神经内分泌细胞留存[35, 40]。内皮细胞损伤可以是消化道外 GvHD 和 GvHD 动物模型中的一个特征表现[51, 52]，在消化道 GvHD 中，这种损伤通常表现为固有层的毛细血管周围出血（图 4-7）[53]，但是笔者认为病理医生并没有在日常工作中将内皮细胞损伤视为 GvHD 的诊断特征，活检标本中对于内皮细胞损伤评估的重复性亦有待提升[43]，同时也要认识到类似的组织学表现也可见于吗替麦考酚酯相关性肠炎等类似 GvHD 的疾病[35]。

到目前为止，免疫组化标志物尚未普遍应

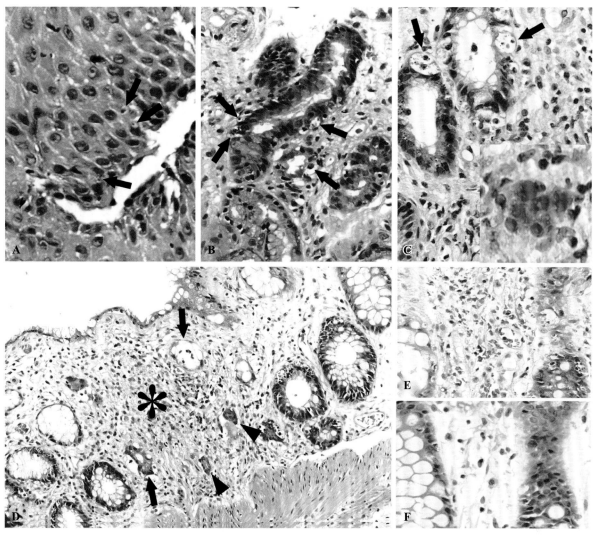

▲ 图 4-7　移植物抗宿主病

A. 食管鳞状上皮。B. 胃窦黏膜。C 至 E. 直肠黏膜。所有图片均来自同一名造血干细胞移植的患儿

A 至 C. 箭所示为凋亡小体，其中直肠黏膜活检中可见"孤立"的神经内分泌细胞簇，分别为 C 中的插图和 D 中的箭头所示。D. 直肠活检的切片显示一个"缺失"的隐窝，其位置如星号所示。两侧的隐窝（箭）明显萎缩，但仍可识别。三角形所示为散在分布的"孤立"的神经内分泌细胞簇。E 和 F. 直肠活检（E）显示毛细血管周围出血伴红细胞外溢到固有层，与 F 中所示对比明显。F. 邻近黏膜上皮无损伤，仅有固有层水肿

用于消化道 GvHD 的常规组织学评估中。有研究显示 GvHD 患者内镜活检中 caspase-3 免疫组化阳性可与凋亡活性相关[54]。CD123 免疫组化也十分有用，65.8% 的结直肠 GvHD 活检标本为阳性，而 CMV 感染性结肠炎的阳性率仅为 14.3%，而在服用吗替麦考酚酯的患者，以及未发生 GvHD 的骨髓移植患者中，其结肠活检标本的染色均为阴性[55]。这些发现尚需其他研究和其他病例对照组的进一步验证，如观察

在骨髓移植患者的消化道腺病毒感染标本中染色情况。

最为广泛使用的消化道 GvHD 分级系统自首次提出到现在并无大的变化，表 4-2 概述了该方案。GvHD 的组织学分级并非总是与疾病的临床严重程度相关[43]，但有一项研究表明，隐窝萎缩这一特征不仅可以预测临床表现的严重程度（通过大便的排出量评估），还可以预测类固醇激素治疗后是否会出现抵抗[56]。

表 4-2　消化道移植物抗宿主病的组织学分级系统

级　别	组织学特点
1	隐窝上皮细胞凋亡而无隐窝丢失
2	隐窝上皮细胞凋亡伴个别隐窝丢失
3	隐窝上皮细胞凋亡，两个或多个连续的隐窝丢失
4	黏膜上皮剥脱 / 溃疡

改编自 Sale 等的文献[45]

在评估移植患者的内镜活检时，一个特别的诊断挑战就是如果只有隐窝上皮细胞凋亡时，是否可提示 GvHD 1 级，事实上需要结合临床背景，排除其他可以导致上皮细胞凋亡的病因学因素。首先，在干细胞移植后 3 周内，消化道隐窝上皮细胞的凋亡可能是由于移植前的预处理所致[57]。值得注意的是，急性 GvHD 通常发生在干细胞造血重建的过程中或之后，而这种重建通常发生在移植第 2～3 周后[44]。其次，肠道准备和如质子泵抑制剂、吗替麦考酚酯（见上文）等药物可以引起隐窝上皮细胞凋亡[43, 58, 59]。最后，特定的感染（特别是巨细胞病毒和腺病毒）（见上文）也可引起隐窝上皮细胞凋亡[9, 17]。

当上述相关的鉴别诊断问题都被排除后，下一个问题是如何评估凋亡的范围，以及多少数量的凋亡细胞才足以诊断消化道的 GvHD。关于在内镜活检中评估 GvHD 时需要多少张切片尚存争议，最近美国 NIH 的指南建议至少为 8 张，并推荐 16～20 个切面[46]，该指南也认同消化道 GvHD 中凋亡的数量差异很大[46]。既往的研究曾证实在不同的对照人群中均可见到肠隐窝上皮细胞凋亡，如非移植患者和没有 GvHD 的实体器官移植患者[48, 60]。然而，至少有两项研究表明，如果存在其他器官系统并发的 GvHD，可在很大程度上增加单个隐窝上皮细胞凋亡对消化道 GvHD 的诊断特异性。

Nguyen 及其同事也发现单个的细胞凋亡（定义为 1 张切片的 1 个隐窝中有 1 个凋亡小体）即可提示 GvHD 具有类固醇激素应答，尤其是当患者同时有皮肤 GvHD 时更是如此[61]。Lin 及其同事随后进行的研究表明，每 10 个相邻隐窝中存在 6 个或更少的凋亡小体并不能很明确的提示消化道 GvHD，因为正常对照组中有 1/5 的个体亦可见到个别凋亡细胞[60]，因此上述情况应该属于"不确定的 GvHD"，但也强调在伴有皮肤和（或）肝脏的 GvHD 患者中出现这种情况时应高度怀疑为消化道 GvHD[60]。

大多数关于急性消化道 GvHD 的研究集中在胃和肠道，而食管在某种程度上被忽略，因为不同类型的炎症均可导致食管鳞状上皮细胞凋亡（图 4-7），但如果出现苔藓样炎症，则可以增加诊断 GvHD 的可能性[46]。

2. 慢性移植物抗宿主病

慢性 GvHD 的传统定义为移植后超过 100 天发生的排斥反应[43, 44, 46]，在临床实践中，急性和慢性消化道 GvHD 的临床和组织学区别往往并不清晰。因此，许多学者认同急性消化道 GvHD 可在移植后晚期出现，并可能在很长一段时间后复发[43, 46]。

慢性 GvHD 时消化道可出现一系列特征性的改变，包括上段食管蹼和肠黏膜下层和（或）更深层的纤维化[43, 46, 62]，但这些肠道的改变均为尸检的研究结果[62]，而在临床实践中，只能通过内镜黏膜活检来评估慢性消化道的 GvHD。一项 17 例慢性消化道 GvHD 患儿的内镜活检研究发现只有 1 例可见固有层纤维化，除此之外，组织学表现则类似于其他疾病的形态学特征，如急性 GvHD（隐窝萎缩和凋亡）或乳糜泻（上皮内淋巴细胞增多和绒毛萎缩）[22]。也有学者发现慢性 GvHD 时结直肠黏膜的改变与炎症性肠病有类似之处，如隐窝脱失（drop out）和 Paneth 细胞化生[43, 46]。基于以上情况，

NIH 指南也强调慢性消化道 GvHD 并没有特异性的组织学改变[46]。

3. 脐带结肠炎综合征

2011 年，Herrera 及其同事描述了 11 例伴有下消化道症状的脐带血移植受者其结直肠活检标本中易见肉芽肿[50]，一些胃或十二指肠活检中也可见肉芽肿，从紧密排列的上皮样肉芽肿到隐窝破裂性肉芽肿，以及界限不清的淋巴细胞组织细胞聚集等不同形态均可出现。在活检组织中，还经常可见表面上皮损害和少量隐窝细胞凋亡，也有一些可能不会在病理报告中描述的组织学特征，如黏膜基底部浆细胞增多症、Paneth 细胞化生、隐窝结构扭曲和肉芽肿等慢性炎症特征，都笼统的报告为"慢性活动性结肠炎"。上述 11 例中，只有 1 例出现黏膜基底部浆细胞增多，也只有 1 例出现显著地隐窝结构扭曲改变，有 8 例在左半结肠可见 Paneth 细胞化生，大多数病例可见肉芽肿。这一结果表明本研究中主要以肉芽肿和（或）Paneth 细胞化生作为确定慢性活动性结肠炎的组织学特征，而活动性结肠炎的程度（通常指急性炎症）并不明确。

上述研究脐带结肠炎综合征的同一研究小组最近的报道显示，脐带结肠炎综合征患者的活检中（主要是结直肠，也有十二指肠或胃活检）存在一种细菌（命名为肠慢生根瘤菌 / Bradyrhizobium enterica），在对照病例中并无相应的发现[63]，所用的对照病例包括肠道筛查者的正常结直肠活检，以及 3 名仅有 GvHD 证据的脐带血移植受者的结直肠活检。现在已经有了一种针对这种细菌的特异性荧光原位杂交（fluorescence in situ hybridisation，FISH）探针[63]，但如果想应用于脐带结肠炎综合征的诊断，还需要经过其他单位的进一步验证。脐带结肠炎综合征与 GvHD 的区别具有重要的临床意义，因为两者的治疗方法不同，如脐带结肠

炎综合征可对抗生素治疗有反应[50]。但也有其他研究小组质疑脐带结肠炎综合征是否是一个真正的疾病类型。日本一项关于干细胞移植受体的研究显示 Paneth 细胞化生、"慢性活动性结肠炎"和中性粒细胞肉芽肿均为 GvHD 结直肠活检中常见的特征，因此，该研究认为最初在脐带结肠炎综合征中所见到的这些组织学表现并不是特异的[49]。最近，Milano 及其同事通过研究 45 例脐带血移植受体和对照的 45 例同种异体移植受体的结肠活检，但并未明确哪种组织学特征可特异性的用于脐带结肠炎综合征的诊断[64]，这种脐带血移植后所出现的并发症是否是一个真正的疾病类型还需进一步研究。

（二）移植患者的基础疾病

1. 骨髓移植患者

在经骨髓移植治疗淋巴造血系统肿瘤的患者中，一个需要重点考虑的问题就是肿瘤再发于消化道，这一点在白血病和淋巴瘤中尤其重要，因为如果不仔细地观察，固有层炎症背景中的少量肿瘤细胞很容易被忽略掉。

2. 肝移植患者

肝脏移植患者很容易出现两种与移植相关的病变。第一，如果肝脏移植后发生门静脉高压（如静脉流出吻合口狭窄、静脉血栓形成，或疾病复发所致的肝硬化等），在黏膜活检中可以看到门脉性胃病和肠病的血管改变。第二，可以发生炎症性肠病，特别是在具有移植适应证的原发性硬化性胆管炎患者。至于肝移植本身是否会导致炎症性肠病恶化或改善仍有争议[1]。在一组研究中，大部分确诊的溃疡性结肠炎患者在肝移植后病情加重，部分患者甚至需要行结肠切除术[65]。这一发现归因于移植后肝功能恢复，进而提高了患者的免疫反应，使其容易诱导溃疡性结肠炎的炎症损伤[66]。这一观点得到了原发性硬化性胆管炎患者肝移植后

出现首发溃疡性结肠炎的报道的支持[66]。但也有资料表明肝移植对已有炎症性肠病的炎症改善是有益的或无影响的[67-69]。

（三）其他与移植有关的消化道疾病

既往的报道表明，实体器官移植受体发生上消化道（主要是胃或十二指肠，但也有食管）溃疡的概率增加[2, 15]。可以解释这一现象的因素包括接受移植时经历的一般应激反应、与移植相关的药物治疗（如类固醇激素），以及包括幽门螺杆菌在内的感染风险的增加[2, 15]。有报道显示在肺移植受体中可出现大的胃溃疡[70]，但目前还不确定是一种真正的关联还是其他原因所致。其他相关联但机制不明的情况还包括肾移植受者容易发生憩室炎[15]，以及儿童肝移植患者容易发生肠穿孔[71, 72]。

六、其他疾病

（一）HIV/AIDS

CD4 细胞计数减少的 AIDS 患者可发生特发性食管溃疡[73]，但是在诊断慢性 HIV 相关性食管溃疡之前，需要排除其他可导致食管溃疡的特异性致病因素（图 4-8）。HIV/AIDS 患者也可发生特发性肛门溃疡，在应用特发性这个限定词之前同样需要排除能导致肛门溃疡的其他原因。

HIV 相关性肠病中最常见的组织学表现就是隐窝上皮细胞凋亡增加，在小肠尚可出现伴或不伴隐窝增生的绒毛萎缩（程度不如乳糜泻典型）[74]。

（二）白血病

白血病患者因化疗而出现中性粒细胞减少后容易发生中性粒细胞减少性小肠结肠炎（又称盲肠炎），回肠末端、盲肠和升结肠是最常见的受累部位。肠黏膜典型的表现为出血和坏死，但炎症反应很轻，尤其是可以见到中性粒细胞缺乏的现象。此外，也可出现黏膜下层和更深层的坏死、水肿和（或）出血，并可见到显著的肠积气症表现。

◀ 图 4-8 HIV 感染患者的食管溃疡

在排除其他可导致食管溃疡的原因时，可以诊断为"慢性 HIV 相关食管溃疡"（图片由 Dr Laura Lamps, University of Michigan, USA 提供）

（三）普通变异型免疫缺陷

普通变异型免疫缺陷的患者极易出现各种消化道病变，包括萎缩性胃炎和自身免疫性肠炎，前者形态类似自身免疫性胃炎，临床上可发展为恶性贫血，后者可表现为不同的模式，包括慢性活动性十二指肠炎（显著的浆细胞浸润）、乳糜泻样改变、GvHD 样改变（炎症轻微、隐窝细胞凋亡、伴或不伴隐窝脱失），或上述模式的混合[75]。CVID 患者亦可发生炎症性肠病样病变（类似溃疡性结肠炎或克罗恩病）（图 22-16）（见第 22 章）。这类患者易患腺癌的情况已在之前讨论过。

（四）慢性肉芽肿性疾病

大约 50% 的慢性肉芽肿性疾病可出现不同类型的消化道疾病，由于本病的特点是吞噬细胞无法产生足够的活性氧代谢物以杀死吞入微生物，所以可出现非干酪样坏死性肉芽肿性结肠炎。此外，也可以见到特发于本病患者的蛋白丢失性肠病和类似克罗恩病的炎症性肠病样病变（见第 22 章）[23]。

（五）Wiskott-Aldrich 综合征

Wiskott-Aldrich 综合征的患者可发生类似溃疡性结肠炎的炎症性肠病样病变[23]。

（六）免疫失调 - 多内分泌腺病 - 肠病 -X- 连锁综合征

本病的消化道表现为伴有发吸收不良的肠病，这可能是一种自身免疫性肠病，可表现为几种不同的组织学亚型，包括 GvHD 样、乳糜泻样和抗杯状细胞抗体相关的特异型肠病，后者肠黏膜活检中可见固有层淋巴细胞浆细胞增多，同时伴有显著的杯状细胞缺乏现象[76]。

七、结论

本章阐述了免疫抑制患者中可能发生于消化道的不同类型疾病，这些不同类型疾病的诊断和鉴别诊断具有十分重要的临床意义，一些疾病的鉴别（如病毒感染和 GvHD）意味着如何选择特定甚至是相互对立的治疗手段。对于这部分疾病患者的消化道活检评估（特别是那些非肿瘤性病变）在很大程度上依赖于充分的临床背景资料。要点 4-1 列出了著者认为对移植受体消化道内镜活检组织学评估至关重要的临床资料，这些资料对于避免误判和误诊是十分必要的。

要点 4-1 对移植受体消化道活检进行适宜评估所需的临床资料

- 移植的类型
- 移植后的时间
- 需要移植的基础疾病
- 其他器官系统有无移植物抗宿主病
- 是否行吗替麦考酚酯治疗
- 是否有巨细胞病毒、腺病毒和（或）EBV 感染的证据

八、致谢

本章中图 4-1、图 4-5 至图 4-7，以及表 4-1 和表 4-2 的使用已得到 John Wiley & Sons Ltd 的许可（许可编号：3972401251670）。

第 5 章　药物所致的消化道疾病
Drug-Induced Gastrointestinal Disease

Aoife McCarthy　Kieran Sheahan　著

贾旭春　译　　李增山　校

一、概述

可导致消化道损伤的药物一直在持续不断的增加，药物成分、剂量、治疗时间、已有的疾病、宿主固有的敏感性，以及与其他药物的相互作用等因素都可以影响到损伤的程度[1]。由于消化道损伤后形态学改变的类型有限，因此一些药物所诱导的损伤模式和其他疾病的组织学改变之间存在显著的重叠就不足为奇了。同样，单一的药物往往可导致多种损伤模式。因此，临床医生和病理医生之间的密切合作对于药物性损伤的诊断是必不可少的。

二、上消化道

上消化道（食管、胃和部分小肠）在食物消化和营养吸收中起着至关重要的作用，因此也容易发生药物所致的损伤[2]。尽管可导致上消化道损伤的药物种类繁多，但这些药物所致的损伤模式种类有限（表 5-1）。其中一些模式是非特异性的，可代表不同的诊断，往往需要通过临床病史进行鉴别[3]。有时可根据活检中的一些表现疑诊某种特定的药物性损伤[3]。

三、食管

（一）损伤模式

1. "药丸性食管炎"

"药丸性食管炎"在食管的发生率仅次于腐蚀性损伤，由药物滞留在食管内所致，常见于睡前以仰卧位服用片剂或胶囊时未饮用足量液体的情形[3]，老年和女性患者最为常见[4]。

大多数患者表现为吞咽痛、胸骨后疼痛和吞咽困难。最常受累的部位是食管中段主动脉弓水平（22～24cm）位置和左心房增大患者的食管远端（30～35cm）[3]。内镜下可见红斑、黏膜剥蚀、散在溃疡或糜烂，以及狭窄[3]。镜下通常表现为食管炎的一般特征，如急性炎症、溃疡或糜烂和肉芽组织。偏振光下可见的晶体物质是"药丸性食管炎"的重要诊断线索，但并非在所有的病例中都存在[3]。

最常见的引起"药丸性食管炎"的药物包括非甾体抗炎药（目前所知道的最常见的致病药物）[4]、抗生素（特别是克林霉素、多西环素和四环素）、氯化钾、铁剂、抗坏血酸和阿仑膦酸钠（一种双膦酸盐）[5]。

2. 剥脱性食管炎

剥脱性食管炎（见第 11 章）属于食管的腐蚀性损伤，可因摄入化学物质所致，如碱液

（又称氢氧化钠或烧碱）[6]。这种类型的损伤在儿童中多见，因其常发生腐蚀性物质的意外摄入[7, 8]，还有一部分是因为自杀而摄入腐蚀性物质，所有这些患者具有终身发生食管鳞状细胞癌的风险[9]。腐蚀性损伤的特征是浅表黏膜坏死，内镜下表现为白色斑块或膜样物质（"食管浅表干痂炎"），这种类型的损伤对食管中远端影响最为严重[10]。

在镜下，浅表上皮呈现凝固性坏死，并可见浅表上皮与基底层分离（图 11-7），上皮内相应的炎细胞浸润现象也十分常见[10]。

表 5-1 汇总了药物所致的食管病变模式。

表 5-1 药物所致的食管损伤

损伤的组织学模式	药 物
"药丸性食管炎"	• 抗生素（如四环素、多西环素、克林霉素） • 非甾体抗炎药 • 氯化钾 • 铁剂 • 抗坏血酸（维生素 C） • 双膦酸盐（如阿仑膦酸钠）
剥脱性食管炎	• 腐蚀性化学物质
有丝分裂阻滞	• 紫杉醇 • 秋水仙碱

（二）易导致食管损伤的药物

1. 铁剂

补铁的口服制剂多为硫酸亚铁片，用于治疗缺铁性贫血，但也可导致上消化道的腐蚀性损伤[10]，许多口服铁剂的患者可出现消化不良和恶心等上消化道症状[11]，病变在内镜下的表现从浅表糜烂到明显的溃疡[11]。

铁剂相关上消化道病变已逐渐被病理医生所认识（表单 5-1，见第 13 章）[11]。食管和（或）胃可发生黏膜糜烂或溃疡，活检标本往往会显示铁质沉积，表现为黏膜腔面邻近表面上皮或与炎性纤维素性渗出混杂的结晶铁沉积（常规

HE 染色可见）（图 13-18）[11]。固有层的结晶铁沉积也可以很明显，表面可为完整的上皮，也可以是糜烂，有时会与肉芽组织混杂在一起。铁质亦可沉积于固有层组织细胞中，但很少出现在上皮细胞中。细胞内铁质沉积（特别是深部腺体的上皮细胞）时如果没有显著的炎症成分，则更倾向于含铁血黄素沉着或血色素沉着症，而非铁剂相关的黏膜损伤[12]。

表单 5-1 铁剂相关黏膜损伤的组织学特征

- 黏膜糜烂和（或）溃疡
- 腔面结晶铁（HE 染色可见）
- 固有层的结晶铁
- 诊断陷阱（易被误诊为恶性肿瘤的形态学表现）
  - 上皮再生性改变
  - 假上皮瘤样增生
  - 反应性纤维母细胞大量增殖

有时可在含有结晶铁的食管溃疡附近出现非常活跃的反应性纤维母细胞增生和上皮细胞再生改变，以致于有可能被误认为是恶性肿瘤[10]。修复性的食管黏膜鳞状上皮亦可见假上皮瘤样增生（"假癌性增生"），甚至容易与肿瘤性病变混淆[10]。

2. 双膦酸盐

双膦酸盐（如阿仑膦酸钠）能有效治疗骨质疏松症、Paget 病和恶性肿瘤所致的高钙血症，以防止破骨巨细胞介导的骨再吸收[13]。阿仑膦酸钠（福善美）和相关药物的摄入与食管炎和食管溃疡相关[14, 15]，患者在服用阿仑膦酸治疗期间可出现糜烂性 / 溃疡性食管炎[5]。

食管溃疡部位的活检可出现特征性的肉芽组织及炎性渗出，同时可见有折光的结晶样异

物（淡黄色结晶），其周围的炎性渗出物中可见多核巨细胞[1]。邻近的鳞状上皮可出现活动性炎及上皮反应性／再生性改变，特征为细胞体积增大、细胞核深染。

四、胃

（一）损伤模式

1. 反应性／化学性胃病

反应性或化学性胃病／胃炎是胃黏膜活检中第二常见的诊断，仅次于幽门螺杆菌相关性胃炎[16]，是胃黏膜对不同类型刺激性物质的非特异性反应[17]，其中最常见的致病因素是非甾体抗炎药、胆汁反流和酒精。

反应性／化学性胃病的组织学特征（表单5-2）包括增生的小凹上皮细胞呈螺旋状外观（胃小凹扭曲）、表面上皮变性伴小凹上皮细胞呈立方状改变（核增大和深染）、固有层水肿、毛细血管扩张、固有层血管充血、缺乏炎细胞浸润，以及黏膜肌层的平滑肌束垂直向上伸入固有层（见第13章）[18]，经常可见局灶性假幽门腺化生或肠上皮化生，提示溃疡修复性改变[18]。

表单5-2　化学性／反应性胃病的组织学特征

- 小凹上皮增生
- 胃小凹弯曲，呈螺旋状外观
- 小凹上皮细胞呈立方状，核大、深染
- 黏膜浅层水肿
- 固有层毛细血管扩张
- 黏膜肌层平滑肌束垂直向上伸入固有层

---

2. 溃疡或穿孔

许多药物可导致胃黏膜糜烂或溃疡，其中最常见的就是非甾体抗炎药[19]。其他与消化道

溃疡相关的药物包括类固醇激素、阿仑膦酸钠、多西环素、秋水仙碱、化疗药、铁剂和聚磺苯乙烯钠。

3. 黏膜异常物质沉积

OsmoPrep 是一种用于肠道准备的制剂[20]，其活性成分是磷酸钠，具有渗透性导泻的功能，目前并非常规用于肠道准备，主要是由于该药与急性磷酸盐肾病的患病风险增高相关[20]。如果患者不能忍受更常用的液体磷酸钠制剂在使用时需摄入大量液体，则可以考虑使用这种药物[20]。

OsmoPrep 相关性胃炎的特征是出现显著的反应性上皮改变，在胃窦的活检标本中可见黏膜固有层浅层无机物沉积，色泽从紫色到黑色[20]，表面的胃黏膜可出现明显的黏液缺失和核深染的表现，没有显著的炎症反应，形态与反应性胃病相似。沉积的物质形态不规则，大小不一（通常 < 100μm），即破碎的药物成分。特殊染色显示 Perls 铁染色阴性和 von Kossa 染色阳性，组织学鉴别诊断包括黏膜钙盐沉着和铁剂相关的胃炎[20]。

表5-2 归纳了可由药物治疗而导致的胃病变模式。

（二）胃部多见的药物性损伤

1. 秋水仙碱

当这种生物碱达到中毒的水平时，才会出现黏膜的改变（多见于肾功能衰竭或肝功能衰竭的患者）[21]。组织学改变在一定程度上反映了微管蛋白聚合受到抑制[17]。胃黏膜上皮常出现核的假复层排列和极性消失[21]，可以看到大量阻滞于分裂中期的核分裂象，染色体通常排列为"环形"[21]。凋亡现象也很明显，凋亡小体通常位于胃小凹颈部的增殖区域[17]。

2. 含铝的抗酸剂或硫酸铝

胃黏膜钙质沉着最常见于曾使用含铝抗酸

表 5-2　药物诱导的胃损伤

损伤的组织学模式	药　物
反应性或化学性胃病 / 胃炎	• 非甾体抗炎药 • 酒精
溃疡	• 非甾体抗炎药 • 皮质类固醇 • 阿仑膦酸钠（双膦酸盐） • 多西环素 • 秋水仙碱 • 化疗药（氟尿苷、丝裂霉素 C、紫杉醇） • 铁剂 • 聚磺苯乙烯钠
异型增生样的非典型性改变	• 化疗（氟尿苷、丝裂霉素 C、紫杉醇） • 放疗
有丝分裂阻滞	• 紫杉醇（紫杉醇注射液）毒性 • 秋水仙碱
晶体结构	• 胃黏膜钙盐沉着
黏膜异常物质沉积	• 肠道清洁剂（用于肠道准备）

注：另见表 12-6

剂或硫糖铝的器官原位移植患者和慢性肾功能衰竭患者[17]，表现为小的、深蓝紫色、部分钙化的折光性晶体，特征性地位于胃窦表面上皮之下[17]，也常常能看到一定程度的小凹上皮增生和黏膜水肿[22]。

3. 辐射

上腹部肿瘤或骨髓移植受者放射治疗后可出现胃黏膜损伤[17]，但放射性胃炎出现的概率要比放射性肠炎少（见第 3 章）。

早期改变（照射后 8~10 天）的组织学特征是核碎裂和胃小凹上皮胞质嗜酸性变（表单 5-3）。在随后的几天，逐渐出现黏膜水肿和充血，同时黏膜下可见胶原束肿胀、纤维蛋白沉积和毛细血管扩张，炎症表现通常并不明显，随之而来的就是辐射诱发的非典型性核改变。如果损害广泛，可发生溃疡和出血。晚期辐射所致的损伤可包括血管内皮细胞增生和血管壁纤维素样坏死。病变通常在辐射损伤后的第 3 周开始恢复，并在 2~3 个月完全恢复[17]。

表单 5-3　放射性胃炎的组织学特征

早期变化（辐射后 8~10 天）

• 核碎裂

• 胃小凹上皮胞质嗜酸性变

早期后改变

• 黏膜水肿和充血

• 毛细血管扩张

• 纤维蛋白沉积

• 黏膜下胶原束肿胀

• 上皮非典型性改变

晚期

• 内皮细胞增生

• 血管壁纤维素样坏死

如果损害范围广泛

• +/– 溃疡

• +/– 出血

4. ^{90}Y 微球选择性内放射

选择性内放射治疗（SIRT）（见第 3 章）是基于生物相容性树脂的 ^{90}Y 发射微球，通过肝动脉分支注入，属于一种选择性内放射治疗手段，用于无法手术 / 无法切除的肝脏原发性和继发性恶性肿瘤，后者中结直肠癌肝转移尤其多见[23, 24]。由于绝大多数肿瘤的血液供应来自肝动脉（而正常肝实质主要由门静脉供应），这种方法可以选择性地将有效剂量的辐射物质输送到肝病灶，而不会损害正常肝实质[25]，是一种局部放射治疗的形式。

选择性内放射治疗时由于放射微球可进入胃、十二指肠或其他器官的动脉而有可能导致肝外的不良反应[25]。文献报道这种治疗后消化道并发症的发生率为 3%~24%[26]。放射性溃疡是一种明确的并发症，主要发生在胃窦、幽门和十二指肠[23, 26]，病变部位可受到间接的放射性损伤或 ^{90}Y 微球沉积至病变部位所致的直接损伤[23]。

活检标本中如果出现具有诊断特征的深蓝色微球结构，则可以确诊为 ^{90}Y 微球沉积（图 3-14 和图 6-1B）[23, 27]。微球直径为 20～30μm，这个大小可以使其停留在肿瘤的微血管和消化道的微血管中，如果是后者则可以导致直接辐射毒性 [23, 26, 27]，即使仅有少量的微球进入胃和（或）十二指肠的毛细血管中，也有可能导致溃疡、出血和穿孔 [24]。其他可见的组织学改变包括凋亡、上皮扁平化、腺体囊性扩张、细胞核非典型性改变、毛细血管扩张和肥大的内皮细胞 [25]。微球与砂粒体的区分在于其缺乏层状结构 [23]。

（三）化疗药物

大多数关于化疗相关消化道损伤的报道中都提及了肝动脉灌注化疗治疗原发性或转移性肝癌之后出现的胃十二指肠炎症和溃疡 [28]，所用的化疗药物多为氟尿苷和丝裂霉素 C，在灌注化疗后，患者在内镜下可见糜烂和溃疡，通常位于胃窦幽门区域，少数情况下会位于十二指肠和食管 [29]。

镜下可见溃疡区域有明显的上皮非典型性改变，易误诊为异型增生或癌。以下几点特征有助于将这种反应性异型与癌进行区分（表单 5-4）[30]：①黏膜结构的保存；②奇特的异型性（超过肿瘤中常见异型程度）；③细胞学形态类似放射性损伤中所见；④维持低核质比；⑤明显的胞质嗜酸性变，常伴有胞质空泡化；⑥非典型性局限于小凹基底部或愈往底部愈显著；⑦没有或极少核分裂象；⑧邻近胃黏膜无肠上皮化生；⑨血管内皮细胞和纤维母细胞可有类似的非典型性改变。

亦有报道显示食管癌全身化疗后胃黏膜可出现类似异型增生的非典型性改变 [31]。紫杉醇毒性可表现为有丝分裂阻滞，类似秋水仙碱的作用，主要见于食管，但也可影响到胃或小

表单 5-4　肿瘤与化疗相关反应性异型性的组织学鉴别

- 黏膜结构保存
- 奇特的异型性（超过肿瘤中常见异型程度）
- 与放射性损伤的细胞学形态相似
- 低核质比
- 显著的胞质嗜酸性 +/- 空泡化
- 非典型性局限于小凹基底部
- 没有或极少核分裂
- 邻近的胃黏膜上皮无肠上皮化生
- 内皮细胞和纤维母细胞可有类似的细胞非典型性改变

肠 [32]。与之前所述的秋水仙碱类似，紫杉醇通过与微管结合并促进微管聚合和抑制解聚来诱导这种变化 [33]。电镜下可见微管聚合形成核心结构，其外周为离散的染色质，形成一个分裂中期典型的环状结构 [32]。

五、小肠

随着小肠镜技术的逐渐普及，药物导致的小肠损伤也更容易被发现（表 5-3）[34]。

（一）损伤模式

十二指肠绒毛萎缩

一些药物除了可导致显著的上皮内淋巴细胞增多，还可导致绒毛萎缩，亦可出现上皮损伤（表单 5-5）。

（二）十二指肠上皮内淋巴细胞增多

文献报道中十二指肠上皮内淋巴细胞数量的上限为（20～25）/100 个上皮细胞 [35]。隐窝上皮中上皮内淋巴细胞密度相对较高，正常情况下从绒毛基底部至绒毛顶端上皮内淋巴细胞

表单 5-5 导致小肠绒毛萎缩的药物

- 吗替麦考酚酯
- 奥美沙坦
- 伊匹单抗
- 硫唑嘌呤
- 秋水仙碱
- 非甾体抗炎药

数目逐渐减少[36]。因此，计数绒毛顶端的上皮内淋巴细胞和观察是否存在隐窝到绒毛顶端上皮内淋巴细胞数量逐渐减少的现象是确认十二指肠上皮内淋巴细胞增多的最有用的方法[36]。

在通过上消化道内镜检查行小肠活检的患者中，发现十二指肠上皮内淋巴细胞增多的比例高达 7%[37]。导致十二指肠上皮内淋巴细胞增多（绒毛结构正常）的原因包括麸质相关疾病、非麸质性食物过敏、感染、细菌过度增殖、免疫缺陷和失调、淋巴细胞性和胶原性结肠炎，以及药物[38]。在服用非甾体抗炎药[37, 39]和质子泵抑制剂（PPI）的患者中经常可见十二指肠上皮内淋巴细胞增多（表单 5-6）。奥美沙坦可导致显著的上皮内淋巴细胞增多，通常还伴有不同程度的绒毛变钝[40]。

表单 5-6 引起十二指肠淋巴细胞增多的药物（绒毛结构正常）

- 奥美沙坦
- 非甾体抗炎药
- 质子泵抑制剂

（三）凋亡性肠病

正常情况下凋亡细胞在肠黏膜上皮中很少出现，由于上皮细胞的更新，凋亡仅见于表面

上皮细胞，而隐窝深部出现凋亡则被认为是异常表现[41]。隐窝上皮凋亡增加时（定义不等，每块活检组织中有 1 个凋亡小体[42]或每 100 个隐窝有超过 5 个凋亡小体[43]）病理医生应寻找其他组织学变化（如急性或慢性炎症、黏液缺失、隐窝丢失、隐窝炎和 Paneth 细胞化生），此举有助于确定相应的病因学因素，临床病史对于确定肠黏膜上皮细胞凋亡增加的原因是十分必要的，特别是药物摄入史（表单 5-7）[44]。

表单 5-7 可致凋亡性肠病的药物

- 吗替麦考酚酯
- 伊匹单抗
- 抗代谢药物和 TNF-α 抑制药
- 非甾体抗炎药
- 含磷酸钠的肠道准备制剂

表 5-3 归纳了药物所致小肠病变的不同模式。

表 5-3 药物诱导的小肠损害

模 式	药 物
十二指肠绒毛萎缩	• 吗替麦考酚酯 • 奥美沙坦和其他血管紧张素受体拮抗药 • 伊匹单抗 • 硫唑嘌呤 • 秋水仙碱 • 非甾体抗炎药 • PD-1 / PD-L1 抑制药
十二指肠上皮内淋巴细胞增多	• 奥美沙坦和其他血管紧张素受体拮抗药 • 非甾体抗炎药 • 质子泵抑制剂
凋亡性肠病	• 吗替麦考酚酯 • 伊匹单抗 • 抗代谢药物和 TNF-α 抑制药 • 非甾体抗炎药 • 含磷酸钠的肠道准备制剂 • PD-1 / PD-L1 抑制药
晶体沉积	• 聚磺苯乙烯钠

PD-1. 程序性细胞死亡蛋白 1（PD-1）；PD-L1. 程序化死亡配体 1；TNF. 肿瘤坏死因子

（四）特定的药物

1. 麦考酚酯

麦考酚酯（mycophenolate，MPA）是一种免疫调节药，用于防止心脏、肾脏和肝脏等实体脏器移植后的排斥反应。目前有两种制剂，分别为吗替麦考酚酯（mycophenolate mofetil，MMF）和麦考酚酸钠（mycophenolate sodium，MPS）[45]，其商品名分别为骁悉（罗氏制药）和睦体康（诺华）。吗替麦考酚酯在胃部吸收，而麦考酚酸钠在小肠吸收[46]。麦考酚酯可抑制次黄嘌呤单核苷酸脱氢酶，阻断次黄嘌呤核苷酸转化为鸟苷酸，进而减少嘌呤合成和阻滞细胞周期。通过上述机制可使得 T 淋巴细胞和 B 淋巴细胞的产生减少，并导致免疫抑制[47, 48]。MPA 常见的消化道不良反应（高达 45% 的患者受累[49]）包括恶心、呕吐、腹泻和腹痛，轻者仅表现为间歇性恶心或腹泻，重者可出现坏死或穿孔等危及生命的并发症[50]。

MPA 所致的上消化道组织学异常表现主要为局部黏膜刺激，类似于非甾体抗炎药所致的改变[51]，这其中包括溃疡性食管炎、反应性胃病改变和十二指肠溃疡[44]。服用 MPA 的患者在十二指肠活检中亦可见到类似乳糜泻的改变，有关十二指肠 MPA 相关损伤的首例报告发表于 1998 年，该报告描述了 1 例肾移植患者接受吗替麦考酚酯治疗后出现绒毛变钝和隐窝增生[52]。

上皮细胞凋亡的增加是确诊 MPA 相关肠炎的一个特征性标志[53]，在接受 MPA 治疗患者的十二指肠和结肠活检中可见显著的凋亡现象[43, 44, 48, 53]。其他与 MMF 密切相关的形态学特征包括固有层嗜酸性粒细胞增多和内分泌细胞聚集、簇状凋亡细胞是否存在及其数量、隐窝上皮变性、上皮细胞胞质嗜酸性变和隐窝扭曲[53, 54]（图 5-1，表单 5-8）。

2. 奥美沙坦

奥美沙坦是几种用于高血压治疗的血管紧张素 II 受体拮抗药 / 阻滞剂（antagonist/blocker，ARB）之一。2012 年，Rubio-Tapia 及其同事发表了一个病例系列，提示奥美沙坦与严重的口炎性腹泻样肠病之间有关联[40]。在该病例系列报道中，3 年期间共有 22 例原因不明的口炎性腹泻样肠病患者在停用奥美沙坦后临床表现得到显著的改善，所有 22 名患者在服用

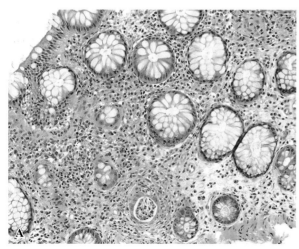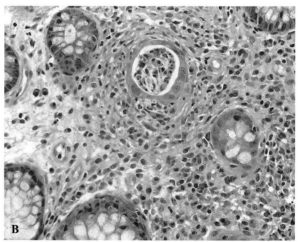

▲ 图 5-1　麦考酚酯相关的结肠炎

A. 结肠黏膜中倍镜观示固有层嗜酸性粒细胞数量显著增加和隐窝脓肿。B. 结肠黏膜高倍镜观示固有层嗜酸性粒细胞数量增多及隐窝炎伴成簇分布的凋亡细胞

表单 5-8　麦考酚酯相关的消化道病理学改变

胃肠道部位	镜下特征
食管	• 溃疡性食管炎
胃	• 反应性胃病改变
小肠和结直肠	• 十二指肠溃疡
	• 绒毛变钝（小肠）
	• 隐窝增生（小肠）
	• 显著的细胞凋亡
	• 固有层嗜酸性粒细胞浸润
	• 固有层内分泌细胞聚集
	• 簇状凋亡细胞
	• 隐窝上皮细胞胞质嗜酸性退变改变和隐窝扭曲

表单 5-9　奥美沙坦相关的消化道病理学改变

胃肠道部位	镜下特征
小肠	• 绒毛萎缩（全部或部分）
	• 上皮内淋巴细胞增多
	• 上皮下厚的胶原沉积带
	• 不同程度的黏膜炎症表现
胃	• 淋巴细胞性胃炎
	• 胶原性胃炎
	• 非特异性慢性胃炎
结直肠	• 显微镜下结肠炎（淋巴细胞性或胶原性结肠炎）

鉴别诊断时可通过阴性的血清学检查结果（缺乏组织转谷氨酰胺酶 IgA 抗体和肌内膜 IgA 抗体）和对无麸质饮食缺乏临床反应来排除乳糜泻[59]。

服用其他 ARB 的患者也可出现明显的口炎性腹泻样肠病[60]，包括厄贝沙坦[60, 61]、缬沙坦[62]、替米沙坦[61] 和依普罗沙坦[35]。

3. 伊匹单抗

伊匹单抗是一种针对细胞毒性 T 淋巴细胞抗原 -4 的全人源化单克隆抗体，已被证明在转移性恶性黑色素瘤和肾细胞癌患者中具有持久的客观治疗反应[63]。然而，该药也具有一系列免疫介导的毒性反应，包括小肠结肠炎、肝炎、肾炎、皮炎、垂体炎和葡萄膜炎[63-67]。主要的毒性反应似乎主要影响消化道，在接受伊匹单抗治疗的患者中发生率高达 20%[68]。据报道，发生伊匹单抗相关性结肠炎的患者死亡率为 5%，具有显著的结肠穿孔风险[64, 69]。严重的伊匹单抗相关消化道毒性损害其内镜表现轻重不等，黏膜可表现正常，亦可呈现弥漫红斑或溃疡形成[70]。

奥美沙坦（10～40mg / d）的同时，除了体重减轻外，还出现慢性腹泻（至少持续 4 周）。停止服用奥美沙坦后，所有患者均有显著改善，腹泻症状消失。此后，陆续有其他病例系列和个例报道提示奥美沙坦相关肠病[55-58]。

组织学上，奥美沙坦肠病患者的十二指肠活检可见绒毛萎缩（全部绒毛变钝或部分绒毛萎缩）（图 5-2），常常伴有上皮内淋巴细胞增多（表单 5-9）。固有层可见不同程度的急慢性炎症和嗜酸性粒细胞增多，亦可在上皮下形成厚的胶原沉积带。奥美沙坦相关肠病患者的胃活检可显示淋巴细胞性胃炎、胶原性胃炎或非特异性慢性胃炎。这些患者肠道的随机活检可显示显微镜下结肠炎（淋巴细胞性结肠炎或胶原性结肠炎）（表单 5-9）。

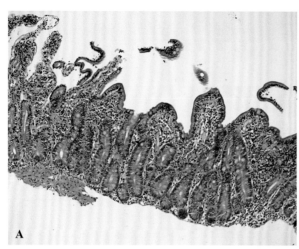 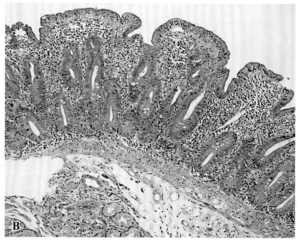

▲ 图 5-2　奥美沙坦所致的肠病

A. 十二指肠黏膜低倍镜观示绒毛变钝和固有层细胞成分增多。B. 十二指肠黏膜高倍镜观除了显示上皮内淋巴细胞数量增多外，还突出显示绒毛变钝和固有层细胞成分增多（图片由 Professor C E Connolly 提供，Galway, Ireland.）

组织学上，伊匹单抗相关性肠炎在回肠和十二指肠活检中表现出类似乳糜泻样或自身免疫性肠病的特征，即绒毛变钝、上皮内淋巴细胞增多、固有层显著的淋巴细胞浆细胞浸润（表单 5-10），而上皮细胞凋亡增加通常是一个显著的特征（图 5-3）。

伊匹单抗相关结肠炎的组织学表现有固有层包括中性粒细胞和浆细胞在内的炎细胞浸润和局灶性中性粒细胞和淋巴细胞性隐窝炎（表单 5-10）[66]。灶性隐窝脓肿、隐窝破坏和黏膜表面糜烂通常也很明显，偶有溃疡形成，这些炎症改变通常弥漫分布于全结肠。

伊匹单抗相关结肠炎的组织学特征与结直肠移植物抗宿主病（GvHD）和炎症性肠病有类似之处（见第 22 章，包括急性和慢性炎症改变和斑片状炎症区域 / 跳跃性病变）[66]。移植物抗宿主病在组织学上表现明显，其特征为显著的上皮细胞凋亡和隐窝破坏，而这些特征在伊匹单抗相关性结肠炎中不太明显。与克罗恩病或溃疡性结肠炎的不同之处在于伊匹单抗相关性结肠炎对降结肠的累及多于乙状结肠、升结肠或直肠[71]，而且通常不会出现慢性特征[66]。

表单 5-10　伊匹单抗相关的消化道病理学改变	
胃肠道部位	**镜下特征**
小肠	• 绒毛变钝 • 上皮内淋巴细胞增多 • 固有层内淋巴细胞浆细胞浸润 • 上皮细胞凋亡增加
结直肠	• 固有层中性粒细胞和浆细胞浸润 • 局灶性中性粒细胞性和淋巴细胞性隐窝炎 • 黏膜糜烂和（或）偶尔出现溃疡 • 隐窝脓肿 • 隐窝破坏

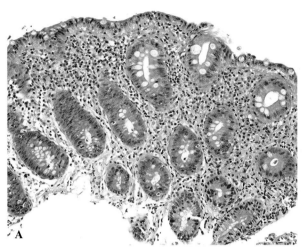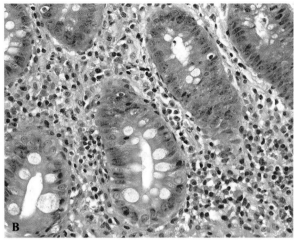

▲ 图 5-3　伊匹单抗相关的结肠炎

A. 结肠黏膜低倍镜观示固有层细胞成分增加和上皮细胞凋亡增多。B. 结肠黏膜高倍镜观示固有层浆细胞浸润和隐窝上皮内数个凋亡小体

（五）晶体沉积（不可吸收的药物）

各种不可吸收的药物可与很多小肠黏膜和肠壁的病变相关，这些药物的特点是在镜下呈现独特形状和颜色的晶体结构。

晶体沉积：聚磺苯乙烯钠

聚磺苯乙烯钠（降钾树脂；SPS）常规用于治疗高钾血症（通过在消化道结合并排除钾而发挥作用），主要用于终末期肾病患者，也可用于其他疾病所致的高钾血症[1]。SPS 可导致小肠和结肠任何部位的缺血性坏死病变，病变可在摄入后数小时内出现，也可在服用后 11 天才发生[72]。

这种阳离子交换树脂引起的损伤其组织学特征包括透壁坏死及溃疡，并可在肠腔表面或穿孔部位的浆膜面看到树脂晶体结构[72]。聚磺苯乙烯钠晶体呈鳞片状外观，在 HE 染色上呈紫色 / 蓝色，具有折光性，但在偏振光下不显示（图 5-4）[73]。这些晶在 PAS 和 Ziehl-Neelsen 染色切片中呈红色，在 PAS-D 染色切片中呈紫红色，并呈现出典型的晶格状形态（表 5-5）[74]。

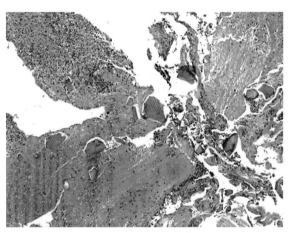

▲ 图 5-4　聚磺苯乙烯钠晶体为长方形的鳞片状，轻度嗜碱性，具有折光性，但在偏振光下不可见

图片由 Dr Laura Lamps，University of Michigan, USA 提供

六、结直肠

（一）损伤模式

1. 局灶活动性结肠炎

局灶活动性结肠炎（focal active colitis, FAC）用来描述没有任何其他显著的镜下异常改变的情况下，在结肠黏膜活检标本中孤立且伴有中性粒细胞浸润的隐窝损伤（局灶性隐窝上皮活动性炎症）（表单 5-11）[75, 76]。这一描述性名词包含了不同的组织学变化，即在不同

的活检中可见从单灶性隐窝炎或单个隐窝脓肿到多个散在分布的隐窝炎或隐窝脓肿不等的病变[75]。

表单 5-11 可致局灶活动性结肠炎的药物

- 非甾体抗炎药
- 类固醇
- 抗生素类
- 质子泵抑制剂
- 伊匹单抗
- 泻药
- 其他

对成年局灶活动性结肠炎患者的研究表明大多数病例是由于药物（特别是非甾体抗炎药）和自限性结肠炎或感染引起[75, 77, 78]，常见的药物包括抗生素、质子泵抑制剂、类固醇、非甾体抗炎药（甲芬那酸、双氯芬酸、萘普生）和免疫抑制药物[78, 79]。然而，也有报道提示尚有很多其他药物亦可导致局灶活动性结肠炎，包括伊匹单抗、比索洛尔、呋塞米、胺碘酮、甲状腺素、辛伐他汀、美沙拉嗪、氟西汀、苯噻啶、吡洛芬、卡马西平、口服避孕药、泻药(如双膦酸盐灌肠剂和比沙可啶）和口服肠道准备制剂[79]（见表 5-4）。

2. 缺血性结肠炎

超过 90% 的非医源性缺血性结肠炎患者年龄在 60 岁以上，少数情况下缺血性结肠炎可以发生在年轻的患者中，且多为其他疾病的合并症或药物所致的结果。缺血性结肠炎与违禁药物（如可卡因[80-82]）和一些处方药（如麦角胺[83]、雌激素[84-86]、孕激素[87]和聚磺苯乙烯钠）之间有明确的联系。精神类药物，特别是神经阻滞剂、金制剂和 β 受体拮抗药，是另外

表 5-4 药物所致的结直肠损伤

损伤模式	药 物
局灶活动性结肠炎	• 非甾体抗炎药 • 抗生素 • 质子泵抑制剂 • 类固醇 • 免疫抑制剂 • 其他 • PD-1 / PD-L1 抑制药
黏膜溃疡、糜烂及狭窄	• 非甾体抗炎药 • 甲氨蝶呤 • 不可吸收的药物，如考来维仑、考来替泊、考来烯胺、聚磺苯乙烯钠、司维拉姆
缺血性结肠炎	• 可卡因 • 麦角胺 • 雌激素 • 孕激素 • 聚磺苯乙烯钠 • 聚乙二醇化 α 干扰素 • 利巴韦林 • PD-1 / PD-L1 抑制药
嗜酸性粒细胞性结肠炎	• 非甾体抗炎药 • 氯氮平 • 卡马西平 • 利福平 • 他克莫司 • 金制剂
显微镜下结肠炎	• 非甾体抗炎药 • 质子泵抑制剂 • 选择性 5- 羟色胺再摄取抑制药 • 其他 • PD-1 / PD-L1 抑制药
类似异型增生	• 环孢素静脉注射 • 秋水仙碱 • 紫杉醇
伪膜性结肠炎	• 抗生素 • 质子泵抑制剂
肠积气症	• α- 葡萄糖苷酶 • EGFR-TKI • VEGF-TKI
晶体沉积	• 思维拉姆 • 考来烯胺
"似是而非" 的新发炎症性肠病	• 依那西普 • 英夫利昔单抗 • 阿达木单抗 • 利妥昔单抗

EGFR-TKI. 表皮生长因子受体 - 酪氨酸激酶抑制药；
VEGF-TKI. 血管内皮生长因子受体 - 酪氨酸激酶抑制药

一类可导致缺血性结肠炎的危险因素[88-90]，吩噻嗪、氯氮平和三环类抗抑郁药是报道最多的可导致缺血性结肠炎的精神类药物[91-94]。

有报道显示还有一大类药物（包括阿洛司琼、α干扰素、洋地黄素、多巴胺、肾上腺素或去甲肾上腺素、安非他明、甲基麦角胺、非甾体抗炎药、伪麻黄碱、血管加压素、巴比妥酸盐、环孢霉素、达那唑、利尿剂、氟他胺、甘油灌肠剂、磷酸钠盐溶液）与缺血性结肠炎之间可能存在一定的相关性[88]。此外，尚有个例报道提示缺血结肠炎可与 COX-2 抑制药、曲坦类药物、化疗药、替加色罗、克林沙星、苯丁胺、伏格列波糖、利巴韦林、长春瑞滨、聚乙二醇化干扰素和利巴韦林合用（见下文）、口服泻药和钡灌肠剂有关[88]。

3. 嗜酸性粒细胞性结肠炎

对于嗜酸性粒细胞性结肠炎而言，尽管许多病理医生将 20/HPF 作为诊断的界值，但实际上其诊断标准目前尚无共识[95]。在正常情况下，结肠不同部位的嗜酸性粒细胞数量差别很大，如直肠的嗜酸性粒细胞数量 < 10/HPF，而盲肠的嗜酸性粒细胞数量 > 30/HPF[96]。因此，活检的部位对于镜下改变的评估非常重要[97]。药物诱导的嗜酸性粒细胞性结肠炎可发生在一系列不同的药物，包括非甾体抗炎药[98]、氯氮平[99-101]、卡马西平[102]、利福平[103]、他克莫司[104]和金制剂[105]。

4. 显微镜下结肠炎

显微镜下结肠炎是慢性腹泻的常见原因，尤其在老年人中更是如此[106]。显微镜下结肠炎（淋巴细胞性或胶原性结肠炎）的诊断依据是慢性腹泻患者结肠黏膜出现组织学异常改变而大体上表现正常或接近正常（见第 20 章）[107]。虽然显微镜下结肠炎的病理生理学还不是很清楚，但它可能是多因素所造成的，并且与易感宿主对肠腔内抗原的异常免疫反应有关[108]。最近有研究显示药物具有诱导显微镜下结肠炎的潜在作用[107]，而且这种情况并不少见，所以确定哪些药物具有这种作用是一件十分重要的事情。

非甾体抗炎药（可与胶原性结肠炎或淋巴细胞性结肠炎有关）[109, 110]、质子泵抑制剂（如兰索拉唑，可导致淋巴细胞性肠炎或胶原性结肠炎，且与前者关系更为密切）[109, 111]和 5- 羟色胺再摄取抑制药（SSRI；如舍曲林，与淋巴细胞性结肠炎有关）均属于极有可能诱发显微镜下结肠炎的药物[112-115]。事实上与显微镜下结肠炎有关的药物越来越多，包括 3- 羟基 -3- 甲基戊二酰辅酶 A 还原酶抑制药（他汀类药物，如辛伐他汀）、噻氯匹定、雷尼替丁、氟他胺、阿卡波糖、卡马西平、青霉素和阿司匹林[111, 116-120]，因此加强对药物诱导的显微镜下结肠炎的认识十分重要，去除致病因素不仅可以缓解腹泻的症状，也可以避免不必要的医疗支出[114, 121]。

5. 类似异型增生

环孢素静脉注射用于治疗严重的溃疡性结肠炎，在一项关于溃疡性结肠炎结肠切除标本的研究中发现，在接受静脉注射环孢素和类固醇的患者中，出现类似异型增生的绒毛状结构和上皮再生性改变的概率和严重程度比单独接受静脉注射类固醇者更高[122]。提高对这种类似异型增生病变的认识对于患者的临床处置选择至关重要，而排除异常增生的一个有用线索就是从基底到表面细胞逐渐分化成熟，胞质越来越丰富[122, 123]。此外，真正发生于溃疡性结肠中的异型增生多为局灶性，而环孢素诱导的上皮非典型性改变则多为弥漫分布。

6. 伪膜性结肠炎

难辨梭状芽孢杆菌（Clostridioides difficile，C. difficile）感染是院内感染中较为常见的类型之一，尤其在老年人群中更是如此。抗生素（最常见的是青霉素、头孢菌素、克林霉素和甲

氧苄氨嘧啶 – 磺胺甲噁唑）可通过改变肠道菌群，使肠道容易被难辨梭状芽孢杆菌感染[124]。亦有明确的流行病学证据表明质子泵抑制剂的使用与社区获得性难辨梭状芽孢杆菌结肠炎相关[125]，因此，质子泵抑制剂可能也是诱发伪膜性结肠炎的重要因素。

难辨梭状芽孢杆菌毒素所致的病变无论在内镜下还是在显微镜下都具有特征性的表现[126]。在内镜下，结肠黏膜表面可见散在分布的黄色斑块，可作为伪膜性肠炎的诊断性特征，组织学上可见簇状的隐窝扩张，其表面为炎细胞和细胞碎屑构成的帽状结构。

7. 晶体沉积

各种不可吸收的药物均可导致结直肠黏膜和肠壁多种类型的病变，共同的特点就是在镜下可见独特形状和颜色的晶体结构。

晶体沉积：特殊药物

司维拉姆（盐酸司维拉姆，商品名为Renagel；碳酸司维拉姆，商品名为Renvela，属于降磷剂）是一种多胺凝胶，通过结合磷酸盐治疗透析患者的高磷血症。司维拉姆晶体大多见于结肠中，但也可在食管和小肠中检测到。镜下表现为宽、弯曲、形态不规则的鳞状结构，在HE染色切片中呈现红色或红褐色，具有折光性，但在偏振光下不可见（图5-5）[73]。晶体PAS和ZN染色呈红色，PAS-D染色呈紫色，并呈现特征性的晶格状结构（表5-5）。与司维拉姆结晶相关的黏膜异常表现包括广泛的溃疡、缺血和坏死[127]。

消胆胺（考来烯胺，商品名Cholybar）是另一种不可吸收的离子交换树脂，这种药物可结合带负电荷的阴离子，如胆汁酸，然后从粪便中排出，主要用于降低血清胆固醇水平，但也用于治疗胆道疾病患者的瘙痒或治疗胆汁酸吸收减少（如回肠切除术后）患者胆汁酸介导的腹泻。消胆胺晶体在HE染色切片中呈均匀

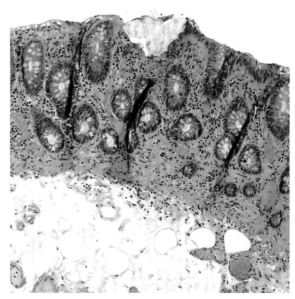

▲ 图5-5　具有宽、弯曲和不规则形态的鳞片状司维拉姆晶体在HE染色切片中呈现红色或棕红色，具有折光性，但在偏振光下不可见

图片由Dr Laura Lamps，University of Michigan, USA 提供

的亮橙色，在PAS-D染色中呈不同程度的灰色或桃红色，其内没有鳞状结构（图5-6和表5-5）[72, 73]。与降钾树脂晶体相比，消胆胺晶体更加不透明，外观更加均匀光滑，也没有司维拉姆晶体的鳞状结构[1]，更重要的是，消胆胺晶体并不会导致黏膜损伤[73]。

8. 结肠积气症

结肠积气症（又称肠积气、肠积气症或肠积气囊肿）是一种少见情况，表现为结肠黏膜下层或浆膜下层微小的气体囊肿成分，偶尔见于肠周软组织。日本的文献报道显示α-葡萄糖苷酶抑制药，一类新型的降糖药（如米格列醇、阿卡波糖和伏格列波糖），可引起结肠积气症[128-131]，但机制尚不清楚。亦有个例报道提示表皮生长因子受体酪氨酸激酶抑制药（吉非替尼）[132, 133]和血管生长因子受体酪氨酸激酶抑制药（索拉非尼和舒尼替尼）治疗后出现继发的结肠积气症[134, 135]。表5-1归纳了药物治疗可导致的结直肠病变模式。

表 5-5　晶体沉积的外表

晶体成分	HE 染色形态	HE 染色色泽	PAS、PAS-D 或 ZN 染色
司维拉姆	宽、弯曲、形状不规则的鳞状结构，有折光，但在偏振光下不可见	红色至棕红色改变	PAS 和 ZN 染色呈红色，可见特征性的晶格状结构
消胆胺	不透明，外观均匀光滑，没有鳞状结构	亮橙色，色泽均一	PAS-D 染色呈灰色或桃红色
降钾树脂	细长方形鳞状结构	紫色 / 蓝色	PAS 和 ZN 染色呈红色，PAS-D 染色呈紫红色，可见特征性的晶格状结构。

HE. 苏木精和伊红；PAS. 过碘酸 – 希夫；PAS-D. 过碘酸 – 希夫淀粉酶；ZN. 齐 – 内

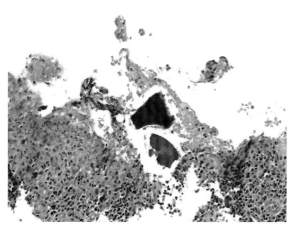

▲ 图 5-6　消胆胺晶体呈现均匀一致的亮橙色，晶体内部缺乏司维拉姆和降钾树脂那种鳞片状形态

图片由 Dr Laura Lamps，University of Michigan, USA 提供

（二）特定的药物

1. 非甾体抗炎药

非甾体抗炎药（NSAID）泛指一类异质性药物，包括水杨酸、丙酸和乙酸衍生物，以及选择性 COX-2 抑制药[76]。非甾体抗炎药是全球范围内较常用的药物之一，其使用与显著的剂量依赖性消化道并发症有密切关联[136]。非甾体抗炎药诱导的损伤可发生在消化道的任何部位，大多在胃和小肠（已有广泛的文献报道），主要是由于接触性刺激所致。而且随着肠溶、缓释制剂和灌肠剂的普及应用，下消化道受累已变得越来越普遍。在结直肠，非甾体抗炎药引起的溃疡主要发生在右半结肠，即回盲部和升结肠，但亦可见于直肠（与使用含有非甾体抗炎药的栓剂或灌肠剂有关）[76]。

镜下可见各种不同的非特异性的组织学表现，包括凋亡细胞数量增加、浅表糜烂、溃疡及狭窄[76]（表单 5-12）。在文献报道中，其他非甾体抗炎药所致的病理改变还有慢性结肠炎（类似感染性结肠炎或克罗恩病）、局灶活动性结肠炎（图 5-7）、胶原性或淋巴细胞性结肠炎和非坏疽性缺血性结肠炎[123]。此外，也有个别报道显示非甾体抗炎药导致的嗜酸性粒细胞性结肠炎和伪膜性结肠炎[98, 137-140]。

> 表单 5-12　非甾体抗炎药所致结直肠损伤的组织学特征
>
> - 凋亡增加
> - 浅表糜烂
> - 溃疡
> - 局灶活动性结肠炎
> - 慢性结肠炎
> - 非坏疽性缺血性结肠炎
> - 胶原性或淋巴细胞性结肠炎
> - 横膈病
> - 狭窄

横膈病虽然非常少见，但其被认为是非甾体抗炎药所致的特征性表现[76]。第 1 例横膈病样病变的报道是在小肠[137, 141]，随后亦有报道

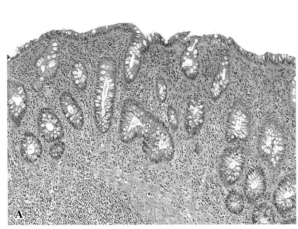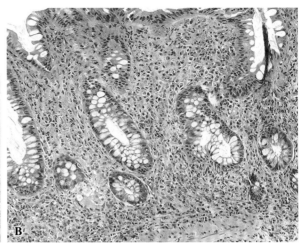

▲ 图 5-7　非甾体抗炎药诱导的结肠炎

A. 结肠黏膜的低倍镜观示慢性结肠炎，其特征为隐窝结构扭曲、隐窝缩短和黏膜基底部淋巴细胞浆细胞浸润。B. 结肠黏膜高倍镜观示隐窝炎，提示局灶性活动性结肠炎

显示类似的病例发生在结直肠[142, 143]，尤其多见于服用缓释制剂的患者[144]。横膈病的特征是形成薄的膈膜样结构，其边缘有或没有界限清晰的溃疡或糜烂，中央的黏膜形态正常[145]。横膈病本身其实是内镜下的诊断，但在组织学上也有一些可识别的特征，包括黏膜下纤维化、排列紊乱的平滑肌束，以及血管、神经纤维和神经节细胞成分[146, 147]，病变可进一步发展为严重的狭窄和肠梗阻，进而需要通过内镜或手术干预[34]。

2. 艾代拉里斯（Idelalisib）

艾代拉里斯是 PI3Kδ 的抑制药，而 PI3Kδ 是 B 细胞和 T 细胞的抗原受体信号通路中的一个重要脂类激酶[148, 149]。艾代拉里斯已获批用于复发性慢性淋巴细胞白血病 / 小淋巴细胞淋巴瘤、复发性滤泡性淋巴瘤和惰性非霍奇金淋巴瘤的治疗。

许多患者在艾代拉里斯治疗期间出现消化道症状，文献报道显示高达 30%～43% 的患者可发生不同程度的严重腹泻，可使患者出现显著的虚弱表现（次数高于日常排便次数 7 次以上），多达 18% 的患者需要住院治疗[148]。

艾代拉里斯相关结肠炎的特征性组织学表现已有报道，包括上皮内淋巴细胞增多、隐窝中容易识别的凋亡上皮细胞和中性粒细胞隐窝炎三种表现[148]。上皮内淋巴细胞可出现一些特征，包括细胞体积增大、核增大，以及核轮廓不规则，尤其多见于含有较多凋亡上皮细胞的隐窝基底部[148]。艾代拉里斯相关结肠炎的其他特征包括杯状细胞减少或消失、隐窝炎和固有层显著的淋巴细胞浆细胞浸润[149]。艾代拉里斯相关消化道损伤的组织学鉴别诊断包括其他药物所致的损伤、GvHD 和感染[148]。

3. 达沙替尼

达沙替尼是一种酪氨酸激酶抑制药，常用于治疗费城染色体阳性（Ph+）急性淋巴细胞白血病（acute lymphoblastic leukaemia, ALL）在同种异体造血干细胞移植后的微小残留病灶[150]，以及慢性髓系白血病（chronic myeloid leukaemia, CML）的慢性期、加速期和急变期。达沙替尼的一种少见毒性反应就是结肠炎，有时会导致出血[150-154]。达沙替尼诱导的结肠炎其发病机制尚不清楚，但目前认为与达沙替尼对免疫功能的影响有关[150]，而达沙替尼导致出血的病理生理学机制仍不清楚，但可能是多因素所致。达沙替尼诱导的结肠炎的鉴别诊断包括移植物抗宿主病（GvHD）、感染性致病因素（巨细胞病毒结肠炎、难辨梭状芽孢杆菌结肠炎等）和药物不良反应（如麦考酚酯）[150]，但如何鉴别则具有一定的挑战性。

在组织学上，常见的表现是淋巴细胞（以CD8 阳性 T 淋巴细胞为主）浸润固有层和隐窝上皮，但并无特异性，该表现也常见于移植物抗宿主病中[150]。隐窝凋亡小体作为急性移植物抗宿主病的主要组织病理学特征，在达沙替尼诱导的结肠炎中也很常见。

4. 丙型肝炎病毒感染治疗

用于治疗丙型肝炎病毒（hepatitis C virus，HCV）感染的几种不同的药物，包括聚乙二醇化 α 干扰素和利巴韦林（RBV）[155, 156]，都可导致不同类型的药物诱导性结肠炎，有时由于缺乏特异性症状和体征而造成诊断上的挑战。有几例 HCV 感染患者接受大剂量 IFN-α 单药治疗后发生缺血性结肠炎的报道[157-159]，也有几例因 PegIFN-α 和 RBV 联合治疗引起的缺血性结肠炎的报道[155, 156, 160]。

最常见的症状是腹痛和下消化道出血（黑便和便血），出现在干扰素治疗的第 4 周～34周。降结肠是所有慢性 HCV 感染相关的缺血性结肠炎病例中最常累及的部位。

美国食品药物管理局最近批准了索非布韦（一种 NS5B 聚合酶抑制药）和西咪匹韦（一种 NS3 蛋白酶抑制药）联合应用治疗基因型 1 的慢性 HCV 感染[161, 162]。两者的耐受性良好，索非布韦单药应用者有 6% 出现腹泻，索非布韦 / 西咪匹韦合用者有 16% 出现腹泻，而西咪匹韦单用者无患者出现腹泻[163]。有报道显示服用这些药物的患者出现血便[161, 164]，在这些病例中，内镜检查显示糜烂和溃疡，镜下可见大量肉芽组织形成，固有层大量炎细胞浸润，包括淋巴细胞、中性粒细胞和嗜酸性粒细胞。

5. 生物制剂

极少数报道显示肿瘤坏死因子 α（TNF-α）抑制药治疗非炎症性肠病时可导致"似是而非"的新发炎症性肠病样病变[1]，这其中包括依那西普（与克罗恩病样改变相关）、英夫利昔单抗和阿达木单抗[165, 166]，而所报道的少数病例其形态学据说与一般的炎症性肠病并无区别。

6. 利妥昔单抗

利妥昔单抗是一种抗 CD20 的单克隆抗体，用于治疗风湿性疾病（如类风湿关节炎和狼疮）。因其为靶向 B 细胞的制剂，所以可使消化道内 B 细胞的数量显著减少[167]。许多不良事件的报道（主要是个例报道）表明，利妥昔单抗与溃疡性结肠炎的进展或恶化有一定关联[167-169]。

7. PD-1 抑制药相关的胃肠炎

程序性细胞死亡蛋白 1（PD-1）是 T 细胞表面的一种受体，其作为免疫检查点可防止自身抗原激活细胞毒性 T 细胞，进而调节自身免疫 T 细胞活化[170]。在肿瘤中，瘤细胞表面的程序性死亡配体 1（PD-L1）通过与 T 细胞上的 PD-1 相互作用而降低了 T 细胞的功能信号，以阻止免疫系统攻击肿瘤细胞。因此 PD-1 抑制药（如帕博利珠单抗、纳武单抗）已成为一类可阻断 PD-1 的新型药物[171]，可通过激活免疫系统来攻击肿瘤细胞，在治疗某些类型恶性肿瘤（如转移性黑色素瘤、非小细胞肺癌、肾细胞癌和错配修复缺陷结肠直肠癌）中取得了不同程度的疗效[172]。PD-L1 抑制药（如阿特珠单抗）是一类抑制 PD-L1 与其受体 PD-1 结合的新型药物，能够阻止肿瘤细胞逃逸免疫系统的攻击[173]。PD-1 抑制药常见的不良反应之一就是腹泻，通常程度较轻，可见于 11%～20%的 用 药 者[174]。PD-L1 抑制药 也 可 导 致腹泻[175]。

在一项 20 个病例的组织学研究中发现使用

PD-1 抑制药（19 例）或 PD-L1 抑制药（1 例）可导致消化道炎症[176]（表单 5-13），每一例均进行了胃镜和（或）肠镜检查，镜下所见轻重不等，包括黏膜形态正常、轻度红斑、黏膜颗粒状伴重度炎症、黏膜质脆和（或）溃疡。大部分十二指肠活检（6 例中的 5 例）显示固有层大量淋巴细胞、浆细胞和嗜酸性粒细胞浸润。绒毛变钝和绒毛上皮内中性粒细胞浸润亦可见于大多数病例（6 例中的 4 例）。胃活检显示固有层炎细胞成分显著增多和上皮内中性粒细胞浸润（6 例中有 4 例出现），部分病例可见腺腔内脓肿形成（6 例中的 3 例）。

上述研究中 5 例行回肠末端活检的病例中有 3 例可见绒毛变钝、细胞凋亡增加，固有层大量炎细胞浸润和绒毛上皮内中性粒细胞浸润。中性粒细胞性隐窝炎和固有层大量炎细胞浸润的现象在大多数结肠活检中均可见到（图 22-15）。大约 50% 的病例中可见隐窝结构扭曲、中性粒细胞性隐窝脓肿和细胞凋亡增加。其他不常见的表现包括类似缺血性结肠炎的形态（隐窝萎缩、上皮反应性改变和固有层纤维化）、上皮下胶原层增厚（类似胶原性结肠炎）和杯状细胞减少。在 3 例活检中尚可见隐窝破裂，周围组织细胞聚集，有时可形成典型的肉芽肿结构。

免疫治疗在晚期恶性肿瘤患者中的应用已经越来越普及，因此病理医生在活检标本中如果遇到显著的炎症表现且没有慢性改变时，应考虑到是否有 PD-1 抑制药和 PD-L1 抑制药所致消化道炎症的可能性。

七、肛门

特定药物

尼可地尔

尼可地尔属于钾通道激活剂类药物，其药理特征是动脉血管舒张，用于治疗缺血性

表单 5-13　PD-1/PD-L1 抑制药相关的消化道病理改变

胃肠道部位	镜下特征
胃	• 固有层大量炎细胞浸润 • 上皮内中性粒细胞浸润 • 腺腔内脓肿形成
十二指肠	• 固有层因淋巴细胞、浆细胞和嗜酸性粒细胞的浸润而扩张 • 绒毛变钝 • 绒毛上皮内中性粒细胞浸润
回肠末端	• 固有层大量炎细胞浸润 • 绒毛变钝 • 绒毛上皮内中性粒细胞浸润 • 凋亡增加
结直肠	• 中性粒细胞性隐窝炎 • 固有层大量炎细胞浸润 • 隐窝扭曲 • 隐窝脓肿 • 凋亡增加 • 类似缺血性结肠炎的表现 • 上皮下胶原层增厚 • 杯状细胞减少

心脏病。尼可地尔已被确认可导致肛门溃疡，估计的发病率约为 4/1000[177]。与尼可地尔相关的口腔、生殖器和皮肤溃疡也有报道[178]。服用尼可地尔的患者较少发生消化道溃疡，但结肠溃疡[179]、憩室相关的瘘管，以及个别回肠末端穿孔和出血的病例也曾有过报道[180]。

八、结论

药物诱导的消化道损伤在组织学表现上通常是非特异性的，而且一种药物可以导致多种不同的组织学表现。在日常实践中，尽管可以通过一些组织学线索提示药物性损伤的诊断，但结合临床病史，尤其是用药史，对提高诊断的准确性至关重要。因此，病理医生和临床医生之间的密切合作对于消化道药物性损伤的诊断是必不可少的。

第6章 消化道缺血与血管疾病
Gastrointestinal Ischemia and Vascular Disorders

Romulo Celli　Xuchen Zhang　著
李擒龙　译　　李增山　张丽英　校

一、概述

消化道血管疾病的范围涵盖无症状的病变到危及生命的急性重症疾病。一般可分为缺血性或出血性，但两者差别很小，甚至表现重叠。病理医生在活检、手术切除标本及尸检时均有可能见到消化道原发性血管疾病。诊断往往需要多学科团队诊疗模式，但病理医生在提示或确定诊断方面扮演着重要的角色。仔细的病理检查非常重要，因为不同疾病间的区别可能很细微，甚至难以觉察。重要的是具有重叠诊断特征的不同疾病其临床处置可能会有很大的差别。本章将简要论述消化道血管疾病的诊断要素，以帮助病理医生在临床实践中对不同的疾病作出精准的诊断。

二、消化道缺血

（一）食管

食管缺血是一种少见且危及生命的临床综合征。食管血供是复杂的节段性血供，并将食管分为上段、中段、下段。与食管上段、中段血管密集的特征相比，食管下段更类似为河道分流后的下游区域，因此更容易发生缺血性损伤[1]。

急性食管坏死（acute esophageal necrosis, AEN），通常被称为"黑色食管"或"急性坏死性食管炎"，是一种可由多种因素所致的疾病，在老年患者中（通常是男性患者）（表单6-1）会引起食管弥漫缺血性坏死和上消化道出血。虽然人们对该疾病的病理生理学还没有完全了解，但很有可能是低灌注状态、黏膜保护机制下降和胃酸反流综合作用的结果[2]。多器官功能障碍、灌注不足、血管病变、败血症、糖尿病酮症酸中毒、酒精中毒、胃扭转、胸主动脉横断性外伤、血栓栓塞和恶性肿瘤等均被证实是发生AEN的危险因素[1]。无论什么原因导致，其结果都是弥漫性食管坏死，这被认为是一种灾难性的状况，因为该病的发生大多提示存在高危的系统性疾病，包括严重的心血管疾病、败血症和恶性肿瘤，其中任何一种都可能导致死亡。文献报道的死亡率为13%～36%。也有少数病例因发生食管穿孔而导致纵隔炎和临床状况迅速恶化。

肉眼或内镜下可见远端食管环周、深色或黑色的坏死黏膜。典型的"黑色食管"常在胃食管交界处突然中断，但可以向近端食管延伸并累及任意长度的食管[3]，有时会累及整个食管。

镜下可见大量坏死碎屑，坏死会不同程度

的累及黏膜、黏膜下层，有时甚至累及固有肌层，伴或不伴有显著的炎细胞浸润[3, 4]。由于食管和十二指肠近端的血供均来自腹腔干的一个分支血管，因此十二指肠球部常常同时发生糜烂、溃疡和水肿。

表单 6-1　急性食管坏死

- 一般情况
  - 通常影响老年男性患者
  - 上消化道出血
  - 弥漫性缺血性坏死
  - 很少有食管穿孔和死亡的危险
- 危险因素
  - 多病因累及
  - 多器官功能障碍
  - 血管病变
  - 灌注不足、败血症、糖尿病酮症酸中毒
  - 酒精中毒
  - 胃扭转
  - 胸主动脉外伤性横断
  - 血栓栓塞现象
  - 恶性肿瘤
- 大体 / 内镜特征
  - 环周、晦暗或黑色坏死黏膜
  - 累及食管远端，止于胃食管交界
  - 可不同程度的向食管近端延伸
  - 十二指肠球部也常发生糜烂、溃疡和水肿（血供相同）
- 组织学特点
  - 黏膜、黏膜下层不同程度的坏死，有时可累及固有肌层
  - +/- 炎细胞浸润
  - 大量坏死碎屑

（二）胃

胃因为有丰富的侧支循环而罕见缺血性改变。有几个术语可以描述胃缺血，包括胃梗死或卒中、胃坏死、濒死胃、应激性溃疡、慢性缺血性胃炎和胃病[5]。胃缺血的原因包括系统性低血压、血管炎、肠系膜缩窄、医源性并发症（如化疗栓塞珠游离入胃部血管）、肠系膜静脉血栓形成、胃扭转、门静脉高压和血管收缩药物的使用（如可卡因）[6, 7]。其他非血管病变原因，如应激相关的黏膜病变、急性胰腺炎或术后并发症，也可导致胃缺血。

在内镜下，变化多端的胃缺血表现取决于所发生疾病的性质。典型的溃疡性病变形态不规则，边缘呈堤状，基底部硬化，假膜样物质可有可无[8, 9]。除非有一些特殊的临床或内镜特征提示恶性肿瘤或感染，否则很少对其进行活检。理想情况下，应该在病灶的边缘进行活检，以提高诊断率。

至于消化道的其他部分，其组织学表现也是多样的，取决于缺血的时间长短和严重程度。总之，与在肠道中的表现相类似（见下文）。简而言之，黏膜上皮反应性改变、黏膜血管充血、水肿和萎缩凋零的腺上皮等表现最早出现，之后会出现固有层纤维蛋白渗出、糜烂 / 溃疡、凝固性坏死、出血、炎性渗出伴坏死和（或）假膜形成等更严重的病变（图 6-1A）[5]。组织学改变多为非特异性，对病因学的判断并无帮助。当然也可见到提示病因学因素的特异性改变，如位于血管或黏膜表面的纤维素性血栓、血管壁淀粉样变性、瘤栓或医源性物质（如化疗栓塞物质）（图 6-1B）。

（三）小肠和结肠［缺血性肠病和（或）缺血性肠炎］

作为本章所述及的最常见疾病，小肠和结肠缺血和缺血性肠炎值得更多的关注，具体内

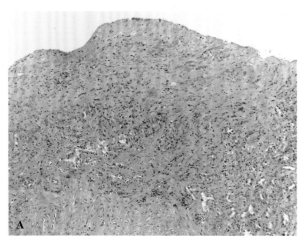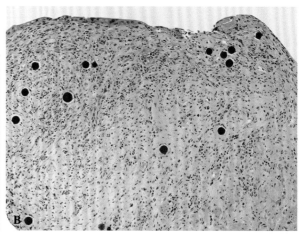

▲ 图 6-1　胃缺血

A. 胃黏膜糜烂，血管充血 / 出血、坏死，固有层透明变性，深部残留少量 "枯萎" 的腺体。B. 肝细胞癌患者经动脉栓塞化疗后，化疗微球栓塞引起的胃缺血

容分为急性和慢性缺血的病因与病理学改变（包括大体特征、镜下特征和鉴别诊断）两个部分。

1. 病因：急性与慢性肠系膜缺血

肠缺血可表现为一系列轻重不等的损伤模式，轻者仅为累及黏膜和黏膜下层的短暂自限性缺血，重者可表现为透壁性梗死或坏死的严重的急性暴发性缺血，结肠受累的概率高于小肠。病因虽然多种多样，但最常见的病因是急性自限性的肠道血流障碍，60%～70% 的肠道缺血是由该原因所致[10, 11]，其中，肠系膜动脉栓塞占 50%，而且随着人口日益老龄化，发病率似乎还在上升[12]。动脉栓塞通常继发于胸主动脉或左心室的血栓脱落。鉴别诊断包括①闭塞性原因：动脉血栓形成、静脉血栓形成（包括高凝状态所致）、瘤栓、感染、扭转、嵌顿、肠套叠和肿瘤压迫等；②非闭塞性原因：系统性低血压、心衰、休克、血管收缩药物、脱水等引起的灌注不足。有时，急性缺血的发生可与多种因素有关。例如，有动脉粥样硬化和慢性血管病病史的患者可发生继发性病变（如感染、血管炎），进而导致急性肠系膜缺血。这些病例手术治疗的目的是恢复血流并切除任何无法存活的肠段[13]。

慢性肠系膜缺血相对少见，可见于全身性动脉粥样硬化背景下的局部肠系膜血管受累。这些患者通常表现为慢性腹痛，而且在进食后可出现疼痛加重。其他少见的原因包括特发性肠系膜静脉肌内膜增生、大血管炎或腹腔干压迫综合征（表单 6-2）。

2. 病理：大体和镜下改变

肠系膜上动脉的供血范围包括整个小肠和结肠的第一部分（盲肠、右半结肠和横结肠的前 2/3），肠系膜下动脉的供血范围为其余部分的结肠。因此，肠道缺血的部位可反映其供血的来源，而位于各自动脉供血末端的肠段特别容易发生缺血性变化，其中最多见的部位就是结肠脾曲，这里是肠系膜上动脉和下动脉供血的最末端，其次为乙状结肠和直肠，这里是肠系膜下动脉、阴部动脉和髂动脉循环的终点（要点 6-1）。

在大体上，急性动脉缺血早期表现为水肿。然后，随着坏死的发生发展，黏膜呈现棕红色 / 斑驳状外观。缺血组织的边缘与邻近组织界限分明，非常易于识别（图 6-2）。急性肠缺血最严重时可发展为透壁性坏死和梗死，在部分病例中可伴发穿孔改变。在肠系膜静脉血栓形成的早期，动脉供血尚存，因此受累肠段和正常肠段之间的界限并不清晰，但最终的结果与急性动脉阻塞相似，因为静脉回流受阻最终会影响到动脉血液的进入。

肠道动脉性缺血的组织学变化与消化道其他部位基本相同（表单 6-3）[14, 15]。早期组织学变化包括毛细血管扩张、黏膜水肿、固有层出血、固有层透明样变和浅表黏膜坏死（图 6-3）。叠加细菌感染后所产生的肠毒素可导致假膜形成，形态类似于难辨梭状芽孢杆菌相关性伪膜性结肠炎，如果病变进一步加重，可发生肠壁全层坏死（图 6-4）。

表单 6-2 急性和慢性肠道缺血的原因

急性肠缺血

- 肠系膜动脉栓塞（50% 的病例）
  - 血栓常来自胸主动脉或左心
- 闭塞性原因
  - 动脉血栓形成
  - 静脉血栓形成
  - 瘤栓
  - 感染
  - 肠扭转
  - 扭曲
  - 嵌顿
  - 肠套叠
  - 肿瘤压迫
- 非闭塞性原因
  - 由于系统性低血压、心衰、休克、血管收缩药物、脱水引起的低灌注
- 有时候是多种因素同时起作用

慢性肠系膜性缺血

- 通常由系统性动脉粥样硬化累及肠系膜血管所致
- 少见的原因
  - 特发性肠系膜静脉肌内膜增生
  - 大血管炎
  - 腹腔干压迫综合征

要点 6-1 "分水岭"的血供薄弱区域

- 肠道动脉供血的末端 / 交界区域
- 易发生缺血性改变
  - 脾曲（最易受累部位）
  - 乙状结肠和直肠（较脾曲的受累机会少）

表单 6-3 肠缺血的组织学改变

急性肠缺血（动脉性）

- 毛细血管扩张
- 黏膜水肿
- 固有层出血 / 透明变性
- 浅表黏膜坏死
- +/– 假膜形成
- 严重时肠壁全层坏死

肠系膜静脉血栓形成

- 组织学与动脉相关病变相似（如上）
- 透壁性充血和出血的表现可更加显著
- 肠系膜静脉血栓形成可能是原发性的，也可能是继发性的；血栓机化表现更提示为原发性

慢性缺血

- 黏膜溃疡和上皮修复可导致亚急性 / 慢性改变
- 隐窝结构扭曲
- Paneth 细胞化生
- 假幽门腺化生
- 溃疡
- +/– 可出现狭窄

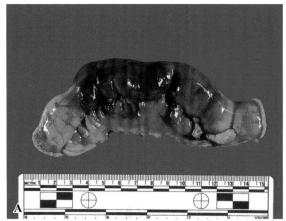
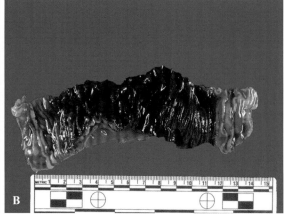

▲ 图 6-2　小肠缺血

A. 缺血小肠局部切除，浆膜面显示严重的充血和出血。B. 缺血小肠的黏膜面显示受损黏膜的出血外观，缺血组织和正常组织之间有明显的分界

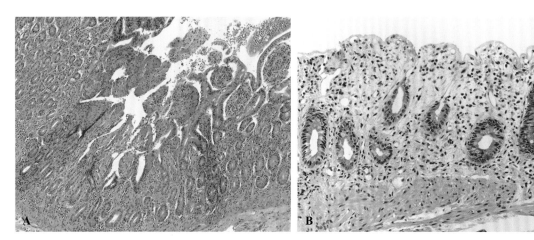

▲ 图 6-3　早期缺血改变

A. 小肠黏膜早期缺血改变，包括浅表充血、糜烂和上皮反应性改变。B. 结肠黏膜早期缺血改变，包括固有层透明变性和早期隐窝萎缩

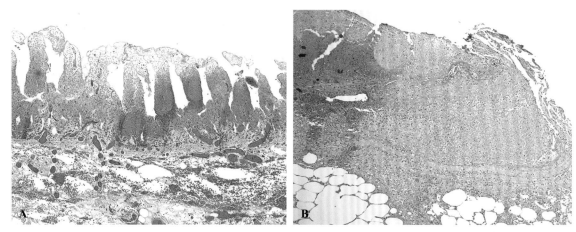

▲ 图 6-4　小肠缺血性坏死

A. 小肠黏膜完全坏死。B. 小肠节段性全层缺血性坏死伴黏膜完全剥脱与穿孔

肠系膜静脉血栓也可形成类似的组织病理学变化，只是有时会出现更严重的透壁性充血和出血（图 6-5A 和 B）。然而，并非总是能明确肠系膜静脉血栓本身是原发性改变还是继发性改变。此外，凝血块机化表明血栓已经存在了一定时间（图 6-5C），这种表现更提示是肠系膜静脉血栓形成，而不是人为现象或尸检后形成的血凝块。

在缺血性肠炎的切除标本中，病理医生应仔细检查附着的脂肪或肠系膜，以确定血管内有无血栓或栓子。例如，如果能见到胆固醇栓子（图 6-5D），则明确提示急性缺血发生的原因。

反复血管阻塞发作所致的慢性缺血性损伤可表现为慢性肠炎，并导致黏膜溃疡和上皮再生，病变通常为不连续分布，镜下可见亚急性 /慢性组织学改变，包括隐窝结构扭曲、Paneth细胞化生、假幽门腺化生和深浅不等的溃疡（图 6-6），最终在瘢痕区域可形成狭窄[14]。在实际工作中，区分炎症性肠病和慢性缺血可能会比较困难。

3. 少见的结肠缺血模式

肿块形成性缺血性结肠炎是一种新近才被明确并普遍接受的缺血性病变模式，其特征为影像学提示为占位性病变，因此在术前容易被

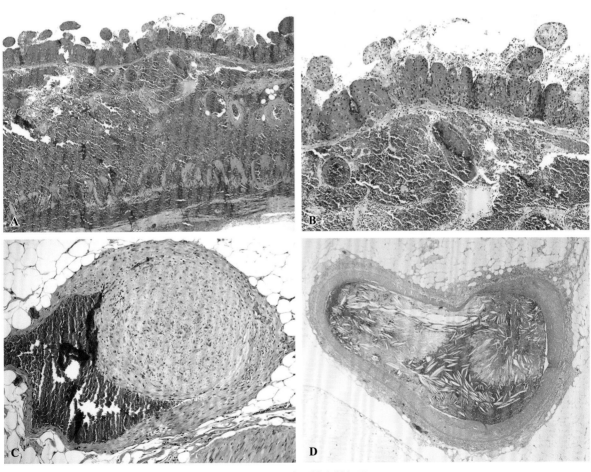

▲ 图 6-5　小肠缺血性坏死

A. 肠系膜静脉血栓形成引起的缺血性坏死的低倍镜图。显著的血管充血和出血使组织结构模糊不清，这是静脉阻塞比动脉阻塞更典型的表现。B. 高倍镜下显示明显的血管充血、出血和残余的小的"枯萎"隐窝。C. 肠系膜静脉血栓机化，这与死后 / 手术后血凝块不同。D. 粥样硬化斑块脱落后在肠系膜动脉内形成的胆固醇栓子，是小肠缺血的原因之一

疑诊为肿瘤[16, 17]。这些类型的缺血通常发生在老年患者中，并且偏向于右半结肠，尤其是盲肠（图 6-7A），但也有直肠病例的报道[17]。在肉眼检查时，提示缺血性病因的线索包括肠壁 /

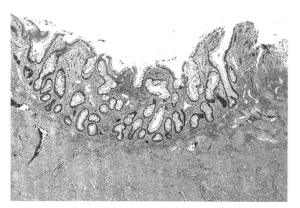

▲ 图 6-6　慢性缺血性结肠炎：结肠脾曲狭窄处取材，患者体征、症状和影像学均为典型的肠系膜性缺血，组织学改变与炎症性肠病相似

浆膜下水肿、狭窄、瘢痕和肠系膜血管异常。同样，在继发于动脉粥样硬化的局灶性缺血病例中也可见到局灶性息肉样区域，类似于内镜下所见的其他类型息肉[18]（图 6-7B 和 C）。这些患者并无任何随后患癌的风险，而病变有时在治疗后可以消退。其他类型的占位性病变需要在鉴别诊断时考虑这种特殊类型的缺血性病变。

结肠缺血的另一种少见模式是孤立性盲肠坏死，发生这种情况的患者多为老年人并有血管病变，常见的相关性疾病和情况包括慢性心脏疾病、慢性肾脏疾病和透析，也有一部分患者并没有明显的相关易感或致病因素[19]。孤立性盲肠坏死在临床上可与急性阑尾炎相似，以右下腹疼痛为主要症状。镜下可无血管疾病，但可见程度和范围不等的坏死或梗死，这一点正如其名称所示。因病变性质和生物学行为难

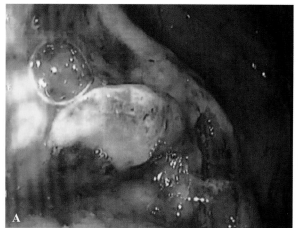

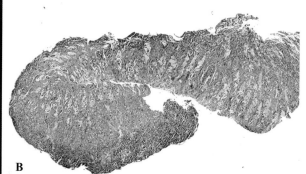

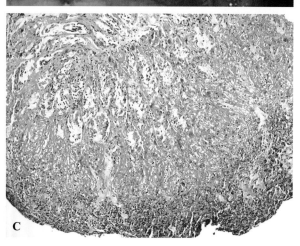

▲ 图 6-7　"肿块形成"型缺血性结肠炎

A. 内镜下盲肠肿块类似恶性病变。B. 盲肠肿块活检显示弥漫黏膜坏死，表面有坏死及炎性渗出。C. 高倍镜下显示黏膜坏死，可见表面坏死、炎性渗出及残存退变的"枯萎"隐窝

以评估和预测，且经常可见吻合口复发的现象，所以临床通常行右半结肠切除术[20]。这种缺血的模式尽管很少见，但应该在右下腹腹痛的病例中考虑到这一鉴别诊断的可能[21]。

4. 缺血性肠病和（或）缺血性肠炎的鉴别诊断

消化道缺血可表现为类似于其他疾病的不同模式，包括感染性或伪膜性结肠炎、放射性结肠炎和炎症性肠病（要点 6-2）。不太常见的局部缺血模式，如肿块形成的缺血性结肠炎与其他结肠肿物或息肉样病变类似，孤立的盲肠坏死可与药物引起的损伤相似，在临床上也容易与急性阑尾炎混淆[22]。所有这些情况的鉴别都十分重要，因为它们各自的治疗方法有很大的不同，有时只有通过详尽的临床病理联系才能加以区分。

感染性小肠炎 / 结肠炎的急性期在组织学上与缺血性肠病非常相似，特别是肠出血性大肠杆菌和产酸克雷伯菌这两种常见病原体的感染，其在急性期的组织学表现与缺血性改变很类似，可出现固有层透明变性、坏死和上皮退行性改变。典型的感染性病变往往会有程度较重的中性粒细胞浸润现象，但在实际病例中也并非总是如此，因此在所有可能的急性肠缺血病例中，都有必要建议临床排除感染性肠炎的可能。缺血的早期病变可能是非特异性的，所以明确诊断可能比较困难，尤其在活检标本中更是如此[23]。

放射和药物，特别是化疗，也会引起类似原发性缺血性疾病的黏膜改变（见第 3 章和第 5 章）。很明显，临床病史对这些诊断至关重要。放射性损伤还会有其他组织学特征，如内皮细胞的非典型性改变、血管改变和肠壁纤维化，但这些形态学表现在小的活检标本中通常难以评估。

在慢性缺血与炎症性肠病的鉴别诊断中，

病理检查的作用至关重要，因为两者的临床表现相似［间断性腹痛、血便和（或）近期体重减轻］，也可有相似的内镜或大体表现（见第 22 章）[24]。另外，炎症性肠病也可发生在老年血管病患者或有遗传性易栓症的年轻患者中，使得诊断更加复杂。为了确立诊断并有效的指导临床治疗，必须要进行细致的组织学检查。提示克罗恩病而非局部缺血的组织学特征包括肉芽肿，以及在切除标本中远离溃疡区域的透壁性淋巴细胞聚集。此外，缺血性小肠炎 / 结肠炎与其他结肠炎相比，往往相对缺乏急性炎症表现[25]。病理医生在鉴别诊断过程中还应注意疾病的解剖部位特点，缺血更多会累犯肠道的特定区域（见上文），如脾曲、直肠或盲肠这些供血的边缘地带。此外，在缺血性改变中病变肠段多与正常区域有着明显的界限。在切除标本中应对病变周围肠段进行充分取材和切片，以评估是否存在任何可能的致病改变。有一些研究探索使用单克隆抗体来区分包括缺血在内的不同类型结肠炎的病因[26]，但在日常实践中仍然是需要依靠充分细致的大体检查和组织学评估来确定诊断。

要点 6-2　肠道缺血的鉴别诊断

- 感染性结肠炎
- 伪膜性结肠炎
- 放射性结肠炎
- 炎症性肠病
- 肿块或息肉样病变需要与肿块形成的缺血性改变鉴别

三、消化道血管异常

（一）血管结构异常

血管结构异常是消化道出血的主要原因，

主要见于下消化道，但上消化道也可发生。血管结构异常，又称血管扩张，任何年龄均可发病，其发生率随着年龄的增长而增加，这一特征将其与先天性毛细血管扩张症区分开来。上消化道血管结构异常最常见于胃和十二指肠，如果这些患者行结肠镜检查，大约有 1/3 的病例可同时检出下消化道病变。小肠血管结构异常占不明原因消化道出血病例的 30%～40%（是本组中最常见的出血原因），而结直肠的血管结构异常在右侧比左侧更多见[27]。整体而言，消化道血管结构异常在下消化道出血和上消化道出血的病例中分别占 6% 和 1.2%～8%[28-30]。

因为大多数血管结构异常位于黏膜下，所以组织学诊断往往比较困难，活检标本中通常见不到相应的组织学改变，而切除标本中血管结构塌陷且不易识别。特征性的组织学表现包括黏膜下层（静脉和动脉）和黏膜内（毛细血管）异常扩张扭曲的血管呈丛状分布[31]（图 6-8）。血管结构异常不应与 Dieulafoy 病（恒径动脉）相混淆，后者通常见于胃小弯处，并且是黏膜下口径较大的动脉，可导致表面被覆黏膜结构异常和糜烂，本章后面将讨论该疾病的具体内容。

（二）胃窦血管扩张

胃窦血管扩张（gastric antral vascular ectasia，GAVE）是一种特殊的临床病理疾病，它通常见于自身免疫性疾病或结缔组织病并伴有缺铁性贫血的中年女性。该疾病最显著的特征是内镜下可见胃窦平行分布的线性黏膜红斑病变，也因此衍生出"西瓜胃"这个名称（图 6-9A）。组织学上有几种非特异性的特征，包括黏膜浅表增多的扩张血管、纤维素性微血栓和纤维肌性增生（图 6-9B）。这其中纤维素性微血栓是最特异性的表现。但是，所有这些特征也可见于胃增生性息肉和门静脉高压性胃病[32]，事实上胃窦血管扩张与门静脉高压性胃病之间本身就有一定程度的重叠（高达 40% 的 GAVE 患者患有肝硬化）[33, 34]。如果可能的话，应将 GAVE 与门静脉高压性胃病区分开来，因为其治疗方法有所不同（表单 6-4 和表单 6-5）。

（三）门静脉高压性胃肠病（静脉曲张、门脉性胃病、门脉性肠病）

门静脉高压是一种常见的血液循环异常疾病，可在消化道的不同部位以不同的形式表现。慢性门静脉高压可导致静脉回流受阻和黏膜下

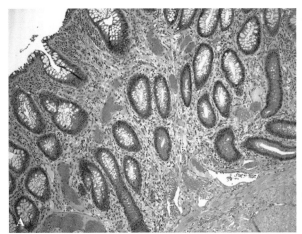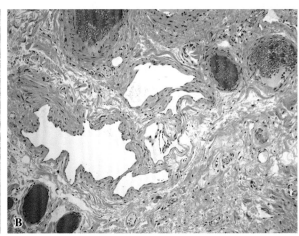

▲ 图 6-8　血管发育不良

A. 结肠黏膜内毛细血管扩张和扭曲。B. 结肠黏膜下层的扩张静脉簇

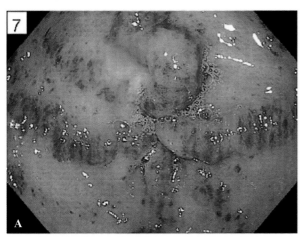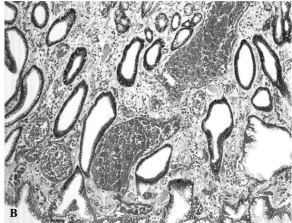

▲ 图 6-9　胃窦血管扩张

A. 内镜下特征性的表现为平行分布的暗红色血管条纹，类似"西瓜"。B. 胃窦活检显示反应性胃病的特征，黏膜内
毛细血管扩张和纤维素性血栓形成

血管扩张，分别表现为食管静脉曲张、门静脉高压性胃病和门静脉高压性小肠病 / 结肠病。

食管静脉曲张是门静脉高压的常见并发症，其原因是胃左静脉的回流受阻，而胃左静脉是食管下段血流的主要回流分枝，所以食管静脉曲张几乎总是发生在食管下段，研究报道显示食管静脉曲张在肝硬化患者中的发病率高达 90%。食管静脉曲张的第二大常见病因是血吸虫病[35]。食管静脉曲张占所有上消化道出血原因的 10%～30%[36, 37]。

大体上，静脉曲张是指黏膜下血管充盈并突向腔内。在手术切除标本或尸检时，由于没有活动的血流，血管变平，所以很难识别。组织学上表现为黏膜下血管增多、扩张和（或）淤血。

门静脉高压性胃病与 GAVE 在临床病理分类上属于同一谱系，其病变的严重程度与门静脉压力高低或肝脏疾病类型无关。它是一种相对少见的上消化道出血的原因，但较严重的病例可以导致慢性出血和缺铁性贫血[38, 39]。内镜下呈现累及胃体和胃底部的"马赛克"或"蛇皮"样外观，很少累及胃窦。严重的病例表现类似猩红热皮疹的散在红色斑点[39, 40]，因为

有可能导致出血，所以很少对其进行活检。组织学表现为黏膜 / 黏膜下层扩张的血管，伴或不伴类似于反应性胃病中的上皮反应性改变（图 6-10A）。与 GAVE 的鉴别必须通过密切结合临床和内镜表现才能明确，虽然在门静脉高压患者中可以见到 GAVE，但它并不是这一人群所独有的。事实上，胃窦静脉引流的血流动力学不同于胃的其他部分，这无疑导致门静脉高压性胃病累及胃窦的频率相对较低[40]。GAVE 往往显示出数量相对增加的扩张血管和微血栓。同时出现门静脉高压性胃病和"西瓜胃"特征的病例应归类为高压性胃病，因为两者可能代表的是一种情况（表单 6-4 和表单 6-5）。

门静脉高压性胃病的另一种表现形式是胃部息肉样病变，可表现为大小不一、无蒂或有蒂的息肉（小于 1 厘米到数厘米），内镜下类似腺瘤性息肉[41]。组织学表现为上皮显著的增生性改变和固有层毛细血管数量增多、血管扩张和充血（图 6-10B）。上皮反应性改变的程度可以很显著，有时类似于异型增生，而确认上皮表面是否成熟对排除异型增生十分重要。

门静脉高压性小肠病 / 结肠病的特征是弥漫性黏膜血管扩张（表单 6-5）[42]。在 Naveau

表单 6-4　胃窦血管扩张

临床特征

- 需临床病理相结合作出诊断
- 通常见于患有缺铁性贫血的中年女性
- 与自身免疫性疾病或结缔组织疾病相关
- 特征性内镜表现：胃窦平行分布的线状红斑病变，或"西瓜胃"

组织学

- 浅表扩张的血管增加
- 纤维蛋白血栓（最具特异性的改变）
- 纤维肌性的增生
- 可与胃增生性息肉表现类似

GAVE 与门静脉高压性胃病的鉴别

- 组织学重叠；此外，40% 的 GAVE 患者有肝硬化 / 门静脉高压
- 需要结合临床和内镜表现进行鉴别
- GAVE 通常可见更多的血管扩张和微血栓现象
- "高血压性胃病"是一个术语，用于同时具有这两种特征的病例

表单 6-5　门静脉高压性胃病 / 小肠病 / 结肠病 / 十二指肠病

门静脉高压性胃病：一般情况

- 需临床病理相结合做出诊断
- 与 GAVE 属于同一谱系的病变
- 内镜显示"马赛克"或"蛇皮"样外观；严重病例显示离散的红色点状结构
- 胃体 / 胃底常见；胃窦少见

门静脉高压性胃病：组织学

- 黏膜 / 黏膜下层浅表血管扩张
- +/− 反应性胃病

门静脉高压性胃病：息肉样病变

- 无蒂或有蒂
- 组织学：过度的增生性改变、毛细血管增加、血管扩张
- 反应性改变可以很显著

门静脉高压性小肠病 / 结肠病

- 内镜检查显示充血和糜烂
- 弥漫性黏膜血管扩张

门静脉高压性十二指肠病：息肉样改变

- 息肉一般 < 1cm；偶尔可达 3cm
- 大量伴有扩张 / 充血 / 血栓的毛细血管
- 纤维化和平滑肌增生
- 表面胃小凹上皮化生
- +/− 糜烂或溃疡

等进行的一项回顾性分析中[43]，与对照组的肠易激综合征患者和其他有血管扩张证据的非肝硬化患者相比，门静脉高压患者的黏膜毛细血管扩张的数量和大小都有所增加。在一些病例中出现迂曲的厚壁血管则可提示小静脉重构[44]。在内镜下可表现为充血并伴有糜烂[45]。

另外，还有一种表现是息肉样改变或息肉样十二指肠病，息肉通常较小（< 1cm），但更大的病变（最大 3cm）也有报道[46]。这些息肉的组织病理学表现包括大量扩张 / 充血 / 血栓形成的毛细血管、纤维化和平滑肌增生（图 6–11A），亦可见表面胃小凹上皮化生，有时伴有糜烂或溃疡[47]。

肝硬化患者中门静脉高压性结肠病的患病率为 25%～70%。门静脉高压所致的结直肠黏膜变化与上消化道相似，内镜特征包括血管扩张、肛门直肠或结肠静脉曲张、痔疮和非特异性炎症改变。由于浅表黏膜血管丰富，在内镜下有时门静脉高压性结肠病易与结肠炎相混淆。门脉静高压性结肠病的主要病理变化是结肠黏膜毛细血管扩张，而没有慢性黏膜损伤或结肠炎的变化（图 6–11B）。门静脉高压性结肠病可分为两大类，即结直肠静脉曲张和结肠黏膜病变。后者包括"蜘蛛样"血管改变和扩张且纤细分枝

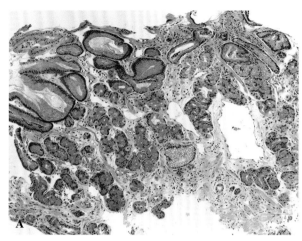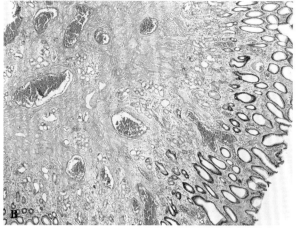

▲ 图 6-10　门静脉高压性胃病

A. 肝硬化患者胃体活检显示黏膜内毛细血管和小静脉扩张，注意缺乏纤维蛋白血栓。B. 息肉样高压性胃病表现为黏膜及黏膜下血管显著的充血，导致反应性息肉样改变

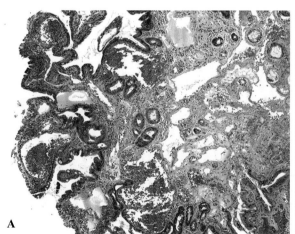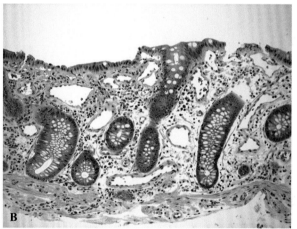

▲ 图 6-11　门静脉高压性十二指肠病和结肠病

A. 门静脉高压性十二指肠病在内镜下表现为十二指肠息肉。镜下可见十二指肠黏膜增生性改变，表面被覆反应性增生的十二指肠和胃小凹上皮，固有层毛细血管增生、扩张和充血。B. 门静脉高压性结肠病。肝硬化患者的结肠黏膜内血管数量和大小都有所增加

的血管。结直肠静脉曲张通常累及乙状结肠和直肠，但结肠黏膜病变可见于结肠的任何部位[48, 49]。

（四）Dieulafoy 病

Dieulafoy 病在急性和致命性消化道出血的诸多病因中属于认识尚不充分的类型之一，大多数病例发生于胃，多位于小弯处，距离胃食管交界处＜ 6cm[50]。男性患病率是女性的两倍，老年人多见[51]。动脉在末端位置内径狭小，而 Dieulafoy 病的特征是黏膜下动脉内径在向末端走行过程中并未变小，因此也被称为"恒径动脉"[52]。这些动脉甚至在局部可突入黏膜层并出现纤维素样坏死，并可引起表面被覆黏膜糜烂伴出血（图 6-12）。少数情况下，Dieulafoy 病可表现为胃和小肠的肿块样病变[53, 54]。尽管大多数病例来自胃，但文献报道中约有 1/3 的病例来自小肠或结直肠[51]。目前还没有统一的治疗方法，但是随着内镜下止血手段技术的发展（包括电凝、肾上腺素注射和机械捆扎），已基本不需要外科手术的参与[55]。

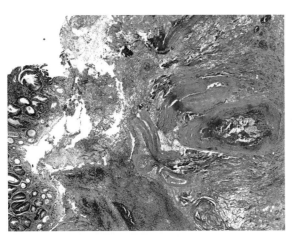

▲ 图 6-12　Dieulafoy 病

一个大的"恒径"动脉穿过结肠黏膜层，黏膜表面坏死、溃疡形成，上皮呈反应性增生改变

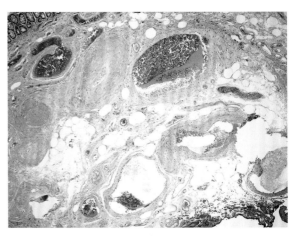

▲ 图 6-13　动静脉畸形

结肠黏膜下层可见程度不等的扩张厚壁血管，包括具有静脉特征的血管和邻近的动脉

（五）动静脉畸形

动静脉畸形（Arteriovenous malformation，AVM）既可以是先天性的又可以是获得性的。获得性的病例通常发生在 50—80 岁的患者[56]。先天性 AVM 可发生于消化道的任何部位，但更多见于乙状结肠。AVM 是慢性下消化道出血的常见原因，往往是单发的，但也可以多发[57]。在组织学上，AVM 不同于血管发育不良，其表现为小、中动脉与静脉之间异常的直接沟通，通常位于黏膜下层（图 6-13）。然而，目前尚无可靠的标准能将这种病变与血管发育不良区分开来。AVM 可以表现为黏膜隆起、小息肉样病变，甚至有蒂息肉[58, 59]，在结肠镜筛检时，出现任何上述这些表现都会提示医生进行活检，但由于 AVM 主要位于黏膜下层，黏膜活检往往无法提供诊断信息。然而，黏膜内扩张的血管结构、含铁血黄素沉积和局部血管聚集并在黏膜内形成瘢痕等表现，可提示其下方存在 AVM 并伴有既往出血性改变。如果病变呈息肉状，则有可能通过活检获得明确的诊断，因为这种类型的病变可取到足够的黏膜下组织。

（六）特发性肠系膜静脉肌内膜增生

特发性肠系膜静脉肌内膜增生（idiopathic myointimal hyperplasia of mesenteric vein，IMHMV）是一种少见的疾病，通常发生在年轻、中年且既往体健的男性，由于患者的年龄、临床症状和内镜检查结果都与炎症性肠病十分相似，所以发病初期常常被误诊[60]。左半结肠最常受累，亦可见到弥漫分布的难治性病例[61]。只有在切除标本中才有可能对 IMHMV 作出可靠的病理诊断，除了一般层面的观察外，尚需全面细致的观察肠系膜血管。IMHMV 的组织学特征是小到中等大小肠系膜静脉内膜层肥大，没有周围的静脉炎改变或动脉受累（图 6-14）。SMA 免疫组化染色可突出显示肠系膜静脉内膜和中膜呈同心圆状增生的平滑肌细胞，内膜增生和静脉阻塞的程度不等。黏膜下层血管扩张及黏膜层血管增厚和透明变性也可能是与之相关的表现[57]。最近一项关于 IMHMV 活检标本的研究表明，除了上述表现外，在黏膜血管中还经常出现大量的嗜酸性纤维蛋白血栓[62]。如果在体健年轻男性的活检中发现任何上述改变，应考虑是否有 IMHMV 的可能性。对于这种疾病而言，唯一合适的治愈方法就是手术切除受累肠段（表单 6-6）。

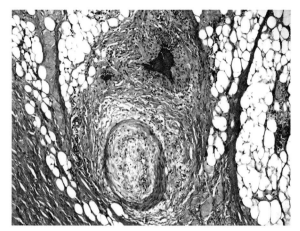

▲ 图 6-14 特发性肠系膜静脉肌内膜增生

肠系膜静脉肌内膜肥厚，几乎阻塞管腔，但邻近动脉没有明显改变

四、累及消化道血管的系统性疾病

（一）遗传性出血性毛细血管扩张症

遗传性出血性毛细血管扩张症（hereditary hemorrhagic telangiectasia，HHT），又称 Rendu-Osler-Weber 综合征，是一种常染色体显性遗传的血管疾病，以黏膜皮肤的毛细血管扩张和内脏动静脉畸形为特征[63]。消化道是仅次于鼻黏膜的第二大出血部位，发生消化道出血的年龄（平均 55.5 岁）往往比鼻出血的年龄大[64]，临床上可表现为明显的消化道出血，有时贫血的程度难以用单纯鼻出血的量来解释时，需考虑到这种可能性，25%～30% 的综合征患者可发生这种情况[65]。大多数病变累及上消化道，胃和十二指肠是最常见的部位[66]，在内镜下表现为小的鲜红色黏膜病变。

目前诊断 HHT 尚无可靠的病理特征，在组织学上，消化道的病变包括毛细血管扩张、动静脉畸形和血管发育不良。最常见的是毛细血管扩张，表现为黏膜面显著的鲜红色斑点，镜下可见病变由一簇扩张的小静脉和小动脉组成，它们之间直接相连（图 6-15）。黏膜和黏膜下血管的非特异性扩张也可以很明显。本病没有恶变的风险。

表单 6-6 血管畸形的主要特征

Dieulafoy 病（恒径动脉）

- 黏膜下动脉在进入黏膜后保持管径不变
- 可引起黏膜糜烂和出血
- 胃小弯是最常见的部位
- 多达 1/3 的病例有小肠或结直肠受累

动静脉畸形

- 慢性下消化道出血的常见原因
- 先天性或获得性
- 先天性 AVM 发生于整个消化道，但常集中在乙状结肠
- 不规则的连接导致动脉（小动脉或中动脉）与静脉之间的直接沟通
- 难以与血管发育不良区分

特发性肠系膜静脉肌内膜增生

- 中青年男性
- 类似于炎症性肠病
- 左半结肠最常见，也可累及全结肠
- 肠系膜小 / 中静脉内膜肥厚
- 黏膜内可见"动脉化的"毛细血管，伴有肥大的内皮细胞和嗜酸性纤维素性血栓
- 仔细检查肠系膜血管有助于与炎症性肠病鉴别

（二）Ehlers-Danlos 综合征

Ehlers-Danlos 综合征是一组具有不同遗传特征和结缔组织改变的异质性疾病，但都是因为编码不同胶原蛋白的基因突变所致，因此将这一类疾病归为同一个遗传综合征。在消化道中，该综合征的表现多种多样，且不仅限于血管，但均与结缔组织的改变有关[67, 68]。最令人担忧的表现是在该综合征的血管亚型中有少数病例出现严重的消化道出血和肠道穿孔并发

症，该亚型为编码Ⅲ型胶原蛋白 pro-α1 链的 *COL3A1* 基因突变所致。上述严重的出血和穿孔容易发生在结肠，特别是乙状结肠最容易受累，另外，小肠、胃、甚至食管也可受累[69, 70]。其并发症在婴儿期很少见，但在 20 岁时可达 25%，在 40 岁时高达 80%[71]。

镜下可能无法见到特异性的组织病理学改变，肠壁通常变薄，主要是因为黏膜下层和固有肌层变薄的缘故（图 6-16）。间质和血管中的胶原纤维松散、破碎。黏膜下血管可变薄、变厚或呈结节状，血管壁的外层结构不连续。免疫组化可显示Ⅲ型胶原蛋白表达降低。本病无法通过活检标本进行诊断。

（三）血管炎

血管炎（表 6-1）是一组以血管壁炎症为特征的异质性疾病。从病因学来讲，可以是感染性和（或）非感染性的。感染性病原体包括细菌、分枝杆菌、真菌和病毒，可通过不同的甚至是相互重叠的致病机制导致不同类型血管炎的发生，其中包括病原体直接入侵血管壁、免疫复合物介导的血管壁损伤，以及通过分子

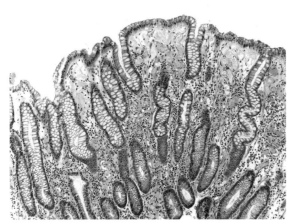

▲ 图 6-15　遗传性出血性毛细血管扩张症

HHT 患者结肠黏膜可见显著扩张和充血的血管

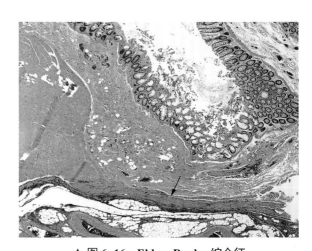

▲ 图 6-16　Ehlers-Danlos 综合征

Ehlers-Danlos 综合征合并结肠穿孔的患者，固有肌层明显变薄（箭）

表 6-1　消化道血管炎的临床和病理特征

血管炎的类型	临床及病理特点
大血管炎	**血管炎主要影响大动脉**
多发性大动脉炎（Takayasu 动脉炎）	• 肉芽肿性动脉炎 • 通常发生在 50 岁之前 • 消化道受累罕见，可与炎症性肠病并存 • 可表现为弥漫性长节段消化道缺血
巨细胞动脉炎	• 肉芽肿性动脉炎 • 通常发生在 50 岁以后 • 消化道受累不常见，可表现为肠系膜性缺血
中血管炎	**血管炎主要影响中动脉，中动脉主要为内脏动脉及其分支**
结节性多动脉炎	• 透壁坏死性（纤维素样）动脉炎和微动脉瘤 • 近 50% 的人有消化道症状 • 消化道受累后通常表现为黏膜缺血性溃疡、肠梗死、穿孔或因肝、脾或肾（微）动脉瘤破裂而引起的腹腔出血

（续表）

血管炎的类型	临床及病理特点
川崎病	• 儿童皮肤黏膜淋巴结综合征中的坏死性（纤维素样）动脉炎 • 高达 60% 的人有消化道症状 • 可表现为急腹症（胆囊黏液囊肿）、麻痹性肠梗阻、阑尾血管炎和（或）出血性十二指肠炎
小血管炎	**血管炎主要影响小血管，小血管定义为实质内动脉、毛细血管和小静脉**
ANCA 相关性血管炎	—
显微镜下多血管炎	• 坏死性血管炎 • 没有肉芽肿 • 5%～30% 有消化症状 • 可表现为结肠缺血性溃疡、腹膜炎或肠穿孔
肉芽肿伴多血管炎 （Wegener 肉芽肿）	• 坏死性肉芽肿性炎症 • 5%～11% 有消化道症状 • 通常累及小肠和结直肠 • 可见溃疡、肉芽肿及缺血性改变 • 可导致与克罗恩病的诊断混淆
嗜酸性粒细胞性肉芽肿伴多血管炎（Churg-Strauss 综合征）	• 富含嗜酸性粒细胞的坏死性肉芽肿性炎，常累及呼吸道 • 30%～50% 有消化道症状 • 常表现为肠梗死和穿孔，特别是在小肠
免疫复合物所致的小血管炎	—
抗肾小球基底膜疾病	• 肾小球毛细血管、肺毛细血管，或两者同时受累的血管炎，伴有抗肾小球基底膜抗体沉积
冷球蛋白血症型血管炎	• 小血管（主要是毛细血管、小静脉或小动脉）受累的血管炎，并有冷球蛋白沉积 • 消化道受累很少发生，如果发生则有可能是灾难性的临床结果 • 可表现为肠缺血或穿孔、急性胆囊炎或胰腺炎
IgA 血管炎（Henoch-Schönlein 紫癜）	• 小血管（主要是毛细血管、小静脉或小动脉）受累的血管炎，合并 IgA 沉积 • 高达 70% 有消化道症状 • 可表现为黏膜、黏膜下层和肠壁出血水肿、梗死、穿孔或肠套叠
低补体血症性荨麻疹性血管炎（抗 C1q 血管炎）	• 小血管受累的血管炎伴有荨麻疹和低补体血症，可有抗 C1q 抗体 • 可表现为肾小球肾炎、关节炎、阻塞性肺疾病和眼部炎症
多种血管受累的血管炎	**血管炎会影响任何大小（大、中、小）和类型（动脉、静脉和毛细血管）的血管**
白塞病	• 高达 60% 有消化道症状 • 可累及消化道的任何部位，最常见的是回肠末端和回盲部 • 典型表现为黏膜溃疡和肠缺血或梗死
Cogan 综合征	• 以眼部炎症损害和内耳疾病为特征的少见自身免疫性疾病 • 与炎症性肠病相关
单器官血管炎	• 在单个器官中任何大小的动脉或静脉的血管炎 • 皮肤白细胞碎裂性脉管炎、皮肤动脉炎、原发性中枢神经系统血管炎或孤立性主动脉炎
与系统性疾病相关的血管炎	• 与系统性疾病相关并继发于系统性疾病的血管炎 • 红斑狼疮性血管炎 • 类风湿性血管炎 • 结节病性血管炎
与某种病因有关的血管炎	• 可与特定病因有关的血管炎 • 药物相关性免疫复合物或 ANCA 血管炎 • 恶性肿瘤相关的血管炎 • 乙型肝炎病毒相关血管炎 • 丙型肝炎病毒相关性冷球蛋白血症性血管炎 • 梅毒相关性主动脉炎

模拟和超抗原激活 B 和（或）T 细胞[72]。免疫功能低下患者如果出现腹痛或腹泻 / 出血，需要重点考虑是否有感染性血管炎的可能性，尤其是在已确诊系统性炎症疾病的患者中如怀疑有消化道的表现时，一定要筛查感染性致病因素，以排除这一重要的鉴别诊断可能[73]。内镜检查常可见黏膜溃疡或红斑，但没有提示病因的特异性表现。血管可能是黏膜损伤后的继发受累，抑或是原发感染导致其受损，随后导致黏膜的继发性改变。在所有病例中，感染可导致血管损伤和闭塞，组织学表现为大小不同的血管的管腔和管壁出现致病微生物侵入（图 6-17），被感染的血管也表现出相应的炎症改变，通常为淋巴细胞、组织细胞或中性粒细胞浸润[73, 74]。

非感染性血管炎的分类主要是根据受累血管的类型和大小、缺血性损伤范围和类型的影响因素进行分类。随着对该类疾病本质认识的不断进步，相应的分类也在不断地进行增补和修订，以说明对其性质的整体理解的进步。最新的血管炎分类是根据 2012 年修订的 Chapel Hill 共识会议命名法而定[75]。大血管的血管炎可引起广泛的肠道或其他器官梗死，而小血管的血管炎主要累及消化道壁内血管，可引起局部和节段性缺血和溃疡[76]。此外，不同的血管炎可导致消化道不同程度的病变，进而产生多种多样特定的临床表现。例如，在川崎病中，消化道受累的比例为 61%，而在结节性多动脉炎的研究中，这一比例为 35%～95%。相比之下，如多发性大动脉炎（又称 Takayasu 动脉炎）和巨细胞动脉炎这样的疾病则很少累及消化道（约 4%）[77]。在表单 6-6 中归纳了血管炎的分类和常见的消化道表现 / 病理改变。这些疾病的病理诊断是非常具有挑战性的，特别是在只有消化道症状的患者身上更是如此。以原发性消化道症状为表现的系统性血管炎可能很难与单独累及消化道的血管炎相区别[77]。最近在一个收集了超过 20 年的 32 例病例的研究中，50% 的消化道血管炎是单一器官的，即仅累及消化道，而无系统性改变[78]，但上述这种系统性或非系统性的分类其最终临床意义尚不明确。病理学在不同类型血管炎的诊断中具有重要的作用，但最终明确诊断通常需要密切结合临床、血清学检测和影像学。

肠（淋巴细胞性）静脉炎是一种主要发生于老年人的少见疾病，属于一种特发性血管炎，

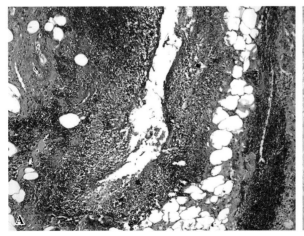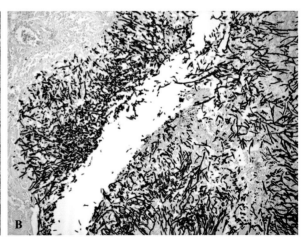

▲ 图 6-17 感染性血管炎

A. 缺血性坏死的结肠标本，可见肠系膜血管的坏死性感染性血管炎。B. GMS 染色显示真菌成分弥漫性侵袭血管壁，形态提示为念珠菌

无法归类于其他任何的血管炎类型，因此，其属于一种排除性诊断[79]。最近有文献认为该疾病的一个亚型与 IgG4 相关的系统性疾病有关[80, 81]。患者的典型临床表现为急腹症、恶心和（或）血便，与急性肠系膜性缺血相似。本病的特征是局限于肠周静脉的急性淋巴细胞性静脉炎，可导致局部肠缺血。这种疾病局限于肠道的某些特定区域，通常是结肠或小肠，但几乎从未同时累及两者，有文献报道 1 例胃 /十二指肠受累的病例[82]。内镜检查没有特异性表现[83]，组织学检查始终可见受累肠段的不同大小静脉的淋巴细胞性静脉炎，且基本不伴有动脉的炎症（图 6-18）。治疗手段为切除受累肠段，且少见复发[83]。

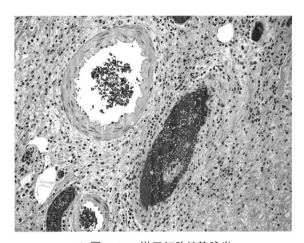

▲ 图 6-18　淋巴细胞性静脉炎

结肠周围静脉结构破坏，静脉壁可见致密的淋巴细胞浸润，伴随动脉几乎没有炎症

第 7 章　儿童消化道疾病
Paediatric Conditions

Paula Borralho-Nunes　著

游　燕　译　李增山　校

一、概述

儿童和成人的消化道疾病存在显著差异，甚至正常的组织学表现也有所不同。一些消化道非肿瘤性病变主要或仅见于儿童。另外，由于儿童肠黏膜的特性不同于成人，儿童期发病的某些疾病具有其独特的临床 – 病理特征，如炎症性肠病。因此，病理医生应该了解儿童疾病的组织病理学特点，尽可能地避免因误诊所导致的治疗延误或治疗不当。

二、儿童正常消化道黏膜

虽然在常规的 HE 染色切片中儿童消化道黏膜的构成与成人大致相似，但也存在一些差异（表单 7–1）。

儿童上消化道黏膜的主要特点表现在胃 – 食管移行区。妊娠 21 周以内，胎儿的胃 – 食管移行区不存在深部腺体。混合性黏液性 – 嗜酸性腺体出现于妊娠 21 周以后，贲门黏膜可见于 50% 出生 1 周后的新生儿[1, 2]。因此，贲门黏膜可能来源于胃黏膜，而不是食管下段鳞状上皮的化生性改变，即胃 – 食管反流的早期表现（如某些学者所言）[3]。一项尸检研究结果显示，在 30 例 18 岁以下受试者中均可观察到贲门黏膜，

> **表单 7–1　儿童消化道黏膜与成人消化道黏膜的形态学比较**
>
> - 胃食管交界是动态变化的
> - 贲门黏膜的范围不等
> - 小肠绒毛的形态略有不同
> - 小肠和结直肠的淋巴细胞聚集数量更多
> - 幼儿期肌间神经丛和肌间神经丛内神经节细胞的密度更高
> - 肠道菌群不同，且组成并不恒定

但该黏膜节段通常很短，平均长度 < 2mm[4]。因此，这可能是一种在发育过程中发生变化的"动态"黏膜，对反流和其他类型的损伤有不同的反应，特别是在儿童时期。

儿童的胃黏膜似乎与成人有所不同。在一项 6 例儿童胃黏膜胰腺化生的小宗研究中，所有活检标本在镜下均没有发现明显的炎症表现或幽门螺杆菌感染[5]。儿童不伴有萎缩性胃炎的胃黏膜胰腺化生提示其可能与发育过程中胃黏膜分化有关。相反，成人胃黏膜的胰腺化生与慢性萎缩性胃炎密切相关。

儿童肠黏膜的形态学亦与成人有一定差异，尤其是小肠。健康儿童的小肠超微结构与成人

略有不同。婴儿的小肠绒毛多呈屋脊状，而 3 岁以上儿童和成人的绒毛通常呈指状或叶状[6]。儿童的绒毛较短，隐窝较长。

肠黏膜固有层的细胞成分也有差异。在正常结直肠黏膜中，淋巴细胞和肥大细胞的数量可随年龄的增加而减少。但不同部位之间的差别依然存在，右半结肠的固有层细胞比左半结肠和直肠的固有层细胞更多，包括淋巴细胞和较多的浆细胞、嗜酸性粒细胞，而左半结肠的嗜酸性粒细胞较少，浆细胞仅见于固有层浅层[7]。淋巴细胞聚集是结直肠黏膜的正常组成部分，其上方的隐窝可出现分枝现象。儿童小肠和结直肠的淋巴细胞聚集数量更多，可能反映了先天免疫的差异（图 7-1）。集合淋巴小结散在分布于整个小肠，但在回肠内最为密集，并被命名为 Peyer 集合淋巴小结。婴儿期和儿童期的 Peyer 集合淋巴小结比成年期更为明显[8]。当淋巴细胞聚集更为显著时，有时

称为结节状淋巴组织增生，在 10 岁以下的儿童中尤为多见，特别是回肠末端，但也见于直肠和结肠，通常无临床症状[9]，可能是该年龄组"生理性"的非特异性免疫增强应答[10, 11]。成人结节状淋巴组织增生的确切发生率尚不明确，定义也各不相同，并且十分少见[12]。

正常肠道肌间神经丛也存在与年龄相关的变化。肌间神经丛的密度在出生后的最初几年逐渐降低，并且肌间神经丛内神经节细胞的密度在出生后 3～4 年显著减少[13]。

儿童的肠道菌群也不同于成人。细菌定植可影响婴儿肠道的发育，并与免疫系统的成熟同步进行，而且在肠道生理和调节中发挥作用[14]。肠道菌群在出生后的最初几年是动态变化的，直到 3 岁或 4 岁才稳定到成年状态[14-18]。这种变化可影响肠道对各种刺激和损伤的反应，因为肠道菌群 / 宿主的相互作用对人体健康和疾病有重要影响。

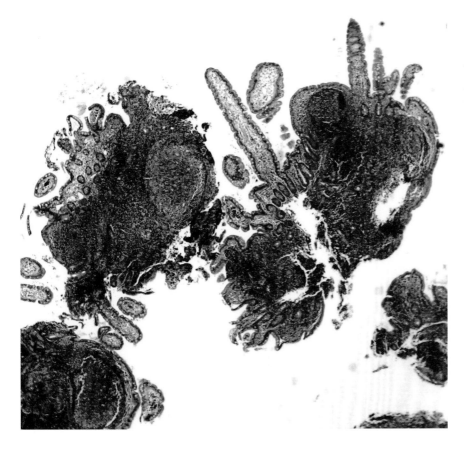

◀ 图 7-1　回肠末端淋巴细胞聚集

儿童的小肠和结肠淋巴细胞聚集数量均多于成人

三、过敏性疾病

消化道的过敏性疾病包括一系列由食物抗原所致的异常免疫反应相关疾病，包括速发型消化道超敏反应（过敏反应）、口腔过敏综合征[19]、过敏性结肠炎/直肠结肠炎/小肠结肠炎（食物过敏）、过敏性嗜酸性粒细胞性食管炎、嗜酸性粒细胞性胃炎/胃肠炎和乳糜泻[20]。

（一）过敏性结肠炎和小肠结肠炎

消化道食物过敏在婴幼儿中很常见[21]，包括过敏性结肠炎（allergic colitis，AC）、过敏性小肠结肠炎和食物蛋白性肠病（表单7-2）。"食物过敏"这一术语指特定类型食物摄入后引发的一种

表单 7-2　过敏性小肠结肠炎及结肠炎

- 消化道食物过敏常见于儿童，可导致过敏性小肠结肠炎/过敏性结肠炎

- 直肠和乙状结肠是最常见的病变部位

- 嗜酸性粒细胞（≥60个嗜酸性粒细胞/10HPF）可见于肠壁各层，特别是固有层

- 需除外其他引起嗜酸性粒细胞增多的原因

- Odze 等提出的组织学标准，即在适当的临床背景下，如满足以下所有四条标准，则提示诊断

  - 固有层嗜酸性粒细胞增多（≥60个嗜酸性粒细胞/10HPF），常伴有淋巴细胞聚集

  - 上皮内或黏膜肌层嗜酸性粒细胞浸润（≥1个嗜酸性粒细胞/HPF）

  - 隐窝脓肿由嗜酸性粒细胞和中性粒细胞混合而成

  - 缺乏提示其他诊断的特异性表现（寄生虫、虫卵、隐窝结构异常）

免疫反应（IgE 介导、细胞免疫介导，或两者兼有[21]）。在 IgE 介导的病例中，消化道以外的器官受累十分常见。而细胞免疫介导的病例其症状通常局限于消化道。疾病的病程通常较短，并可对患者的营养状态产生不同程度的影响。

过敏性结肠炎和小肠结肠炎常见于婴儿和青少年，大多数婴儿病例可能是牛奶蛋白过敏所导致。然而，许多食物都可以引发过敏性结肠炎[22, 23]。最常见的临床表现是直肠出血（伴或不伴腹泻），一般在去除饮食中过敏原后可迅速缓解[24, 25]。有趣的是，嗜酸性粒细胞性结肠炎可能更常发生在纯母乳喂养的婴儿（可能与母亲的饮食有关）。尽管牛奶引起的过敏反应相对常见，在正常婴儿中的患病率为 2%～7.5%，但过敏性结肠炎的总体患病率尚不明确[23, 26]。

过敏性结肠炎的临床诊断可能很困难。尽管详细记录出现症状的时间与喂养的关系（和个人或家族过敏史）可能会有所帮助，但有或没有上述表现对于婴儿的过敏性结肠炎并无预判价值[27]。可出现的症状包括腹痛、厌食和体重减轻，但出血是最常见的表现。外周血嗜酸性粒细胞和粪便中嗜酸性粒细胞可以表现为增多。大多数患儿缺乏全身症状，身体的其他方面都很健康。乙状结肠镜检查结合多点黏膜活检标本的评估可有助于确定诊断，特别是对于病情严重的患儿及饮食控制后病情仍无改善的患儿更是如此。

过敏性结肠炎的病变可累及结肠的任何部位，其中直肠和乙状结肠最常受累，并且病变最重。通常，病变区域间可见外观完全正常或仅显示局灶性红斑的黏膜分隔。病变黏膜质脆、结节状，后者提示淋巴组织增生。更严重的病例可表现为黏膜血管减少、多发性浅表糜烂（口疮样溃疡伴红斑样边缘），偶尔可见表面附着炎性渗出物的溃疡形成，类似感染性结肠炎的内镜特征[24, 28]。

在显微镜下，最显著和特征性的组织学表现是嗜酸性粒细胞浸润黏膜全层，特别是固有层（≥ 60 个嗜酸性粒细胞 /10HPF），以及大量完整或脱颗粒的嗜酸性粒细胞浸润黏膜基底部并散在分布于黏膜肌层的肌纤维之间（图 7-2）[26]。亦可见隐窝脓肿，但过敏性结肠炎的隐窝脓肿通常由中性粒细胞和嗜酸性粒细胞混合组成。隐窝结构正常，无类似炎症性肠病的典型慢性黏膜损伤特点［隐窝扭曲、分枝，或者隐窝萎缩、Paneth 细胞化生、黏膜基底部淋巴细胞聚集和（或）基底部浆细胞增多］。然而，这些形态学特征并不特异，在实践中过敏性结肠炎更多作为一个排除性诊断。

对于诊断过敏性结肠炎的嗜酸性粒细胞数量，目前还没有统一的标准。Machida 等提出的过敏性结肠炎诊断阈值是＞ 20 个嗜酸性粒细胞 /HPF [29]。Odze 等基于多项研究结果，提出了不同的组织学标准：①固有层嗜酸性粒细胞数量增加（≥ 60 个嗜酸性粒细胞 /10HPF），常与淋巴细胞聚集密切相关；②上皮内（隐窝或表面）或黏膜肌层嗜酸性粒细胞浸润（≥ 1 个嗜酸性粒细胞 /HPF）；③由嗜酸性粒细胞和中性粒细胞混合构成的隐窝脓肿；④缺乏提示其他诊断的特异性组织学表现（寄生虫、虫卵、隐窝结构异常等）[26, 30]。作者认为，对于临床可疑过敏性结肠炎的病例，如果送检标本的病理

表现符合以上 4 项组织学标准，则强烈支持过敏性结肠炎的诊断。

在无明确诱因的情况下，嗜酸性粒细胞浸润消化道更深层则提示原发性嗜酸性粒细胞性胃肠炎的诊断，是区别于过敏性肠炎的另外一种疾病，在儿童十分少见。

（二）嗜酸性粒细胞性胃肠炎

嗜酸性粒细胞性胃肠炎（eosinophilic gastroenteritis，EGE）是一种少见的病因不明的由 IgE 和细胞免疫介导的疾病，其特征是消化道局灶性或弥漫性嗜酸性粒细胞浸润（表单 7-3）。这种疾病发生的年龄范围很广，从婴儿期到 70 岁及以上，但常发生在 20—50 岁[31-33]，儿童期诊断的病例目前在不断地增加。儿童和成人的疾病表现没有明显差异。如果能明确相应的食物过敏原，则病情在儿童晚期缓解的可能性很高。消化道梗阻是最常见的并发症。

嗜酸性粒细胞性胃肠炎的临床表现多样，包括腹痛、体重减轻、呕吐和腹泻。该病变传统分类中的 3 种类型取决于消化道壁内炎症的深度，即黏膜层、肌层或浆膜层。炎症深度及消化道受累节段共同决定了疾病的临床表现。胃是最常见的受累部位，其次是小肠和结肠[34]。该病死亡率很低。

目前对病因学和发病机制的认识十分有限。外周血嗜酸性粒细胞增多、消化道内大量

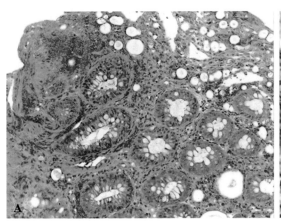
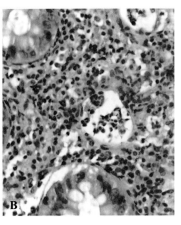

◀ 图 7-2　新生儿过敏性结肠炎

A. 固有层炎症反应，包括大量嗜酸性粒细胞（完整或脱颗粒）。B. 可见隐窝脓肿，典型的隐窝脓肿包含中性粒细胞和嗜酸性粒细胞

表单 7-3　嗜酸性粒细胞性胃肠炎

- 累及部位
  - 胃＞小肠＞结肠
- 病理表现
  - 消化道局部或弥漫性嗜酸性粒细胞浸润
  - 固有层嗜酸性粒细胞数量增加（＞50个嗜酸性粒细胞/HPF）
  - 肌层和浆膜常见嗜酸性粒细胞浸润
  - +/– 黏膜结构改变
  - +/– 纤维化
- 诊断依据
  - 消化道症状
  - 消化道嗜酸性粒细胞浸润
  - 排除寄生虫病
  - 无其他系统累及

嗜酸性粒细胞和对类固醇药物治疗非常敏感等特征提示该疾病是由过敏反应介导的[35]。消化道损害可能是嗜酸性粒细胞浸润和脱颗粒的结果[36]。在嗜酸性粒细胞性胃肠炎中，食物中的过敏原可以进入肠黏膜并引发炎症反应，进而细胞因子、IL-3、IL-5和粒细胞巨噬细胞集落刺激因子刺激嗜酸性粒细胞的募集和活化[37]。事实上，许多患者都有食物过敏史和其他过敏性疾病，如湿疹或哮喘[38]。

诊断嗜酸性粒细胞性胃肠炎需要满足4个标准，即消化道症状、消化道嗜酸性粒细胞浸润、排除寄生虫病、无其他系统累及。外周血嗜酸性粒细胞增多并不是一个普遍的现象。

该病变的内镜表现并不特异，包括红斑、黏膜质脆、结节状改变，以及偶尔可见的溃疡性改变。浆膜受累的患者可出现腹水，腹腔穿刺显示嗜酸性粒细胞计数增高的无菌性腹水。此外，也可能出现胸腔积液[33]。

正确的诊断主要依赖于组织学评估。显微镜下显示固有层嗜酸性粒细胞数量增加（通常＞50个嗜酸性粒细胞/HPF）[39]，许多病例可见大量嗜酸性粒细胞浸润肌层和浆膜（图7-3）。局部嗜酸性粒细胞浸润可导致隐窝增生、上皮细胞坏死和小肠绒毛萎缩。弥漫性肠炎表现为绒毛完全萎缩、黏膜下水肿、消化道管壁嗜酸性粒细胞浸润和纤维化，亦可见肥大细胞浸润和伴有嗜酸性粒细胞浸润的增生性肠系膜淋巴结[40, 41]。在结肠镜活检标本中，显微镜下的黏膜改变很难与过敏性结肠炎鉴别。此外，由于病变通常是斑片状分布，内镜活检可能难以发现典型的组织学表现。如果未发现黏膜受累的表现，腹腔镜下肠壁全层活检可能是组织学诊断所必需的[40]。

当嗜酸性胃肠炎合并其他系统嗜酸性粒细胞浸润时，应考虑特发性高嗜酸性粒细胞综合征的诊断[39]。

四、儿童炎症性肠病

炎症性肠病是儿童和青少年消化道病变的重要原因。在过去几年中，西方国家的小儿发病率明显增加，新发炎症性肠病的中位

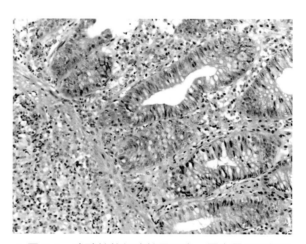

▲ 图 7-3　嗜酸性粒细胞性胃肠炎：固有层和更深层（黏膜下层）嗜酸性粒细胞数量增加（通常＞50个嗜酸性粒细胞/HPF）

诊断年龄也有所下降。在这些新发病例中，25%～30% 的克罗恩病和 20% 的溃疡性结肠炎的诊断年龄＜ 20 岁，并且 10%～15% 的炎症性肠病患者在 18 岁之前被确诊[42-47]。

虽然儿童和成人发病的炎症性肠病有许多相似之处，但临床病理特征仍存在一些差异（表单 7-4）。病理医生应该认识到这些差异，因为这将有助于避免误诊、延迟治疗、治疗不当，以及其他不良的临床后果。与成年人群一样，正确的诊断依赖于多学科团队诊疗模式，包括临床学检查、放射学检查、内镜和组织病理学检查[48]。

成年人和儿童 / 青少年炎症性肠病的发病

表单 7-4 儿童与成人炎症性肠病的比较

- 遗传因素可在儿童炎症性肠病的发病机制中发挥更重要的作用
- 克罗恩病或溃疡性结肠炎的临床 - 病理诊断标准并不完全相同

机制似乎相同，即尚不明确的环境、遗传和免疫因素之间复杂的相互作用。然而，遗传性可能在儿童患者发病和易感性方面具有更重要的作用，因为这部分人群的环境暴露相对较少[49, 50]。事实上，初始发病年龄对于炎症性肠病类型及其相关遗传特征具有一定的提示作用。出生后早期发病的炎症性肠病可能是单基因改变所致，研究显示非常早期发病的炎症性肠病患者（出生后几个月内发生炎症性肠病）可出现 IL-10 信号传导缺陷[51]。

对疑似炎症性肠病的儿童和青少年患者进行初步评估的目的是确定其是否为炎症性肠病，在此基础上需鉴别溃疡性结肠炎和克罗恩病[52]。对于有异常结肠炎表现的幼儿，即使病理表现不典型，也应该考虑炎症性肠病的可能性，特别是溃疡性结肠炎[53]。

为了作出正确的炎症性肠病组织学诊断，病理医生应该综合评估显微镜下的各种表现（包括结构改变、上皮细胞异常和炎症特征）（图 7-4），并且结合临床征象和内镜所见。结构改变合并黏膜基底部浆细胞增多（定义为黏

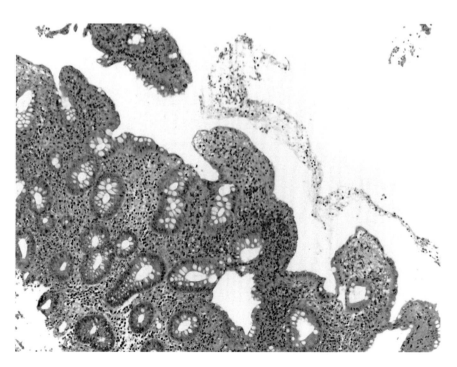

◀ 图 7-4 儿童炎症性肠病：黏膜结构改变，上皮细胞异常和活动性炎症。儿童溃疡性结肠炎的慢性组织学改变可能较成人轻

膜基底部浆细胞过多，通常位于隐窝底部和黏膜肌层之间）有助于确定其为慢性肠炎，并可以鉴别炎症性肠病和急性自限性结肠炎。最近关于炎症性肠病组织学标准的指南主要基于成人患者的资料[54]，但成人和儿童克罗恩病或溃疡性结肠炎的临床及组织学综合表现并不尽相同。

儿童溃疡性结肠炎结肠黏膜活检的黏膜慢性损伤的特征不及成人明显，尤其是 10 岁以下的患儿。Washington 等对比了儿童组和成人组溃疡性结肠炎的初次直肠活检、随访活检和手术切除组织病理，结果显示儿童组的初次直肠活检较少出现弥漫性结构异常（包括表面绒毛状结构、隐窝萎缩和隐窝分枝）。相反，固有层炎症、隐窝脓肿（定义为隐窝腔内中性粒细胞的聚集）和隐窝炎（定义为隐窝上皮内中性粒细胞浸润）在两组中均十分常见[55]。Glickman 等的研究显示，一些 10 岁以下儿童的活检组织中仅观察到轻微的黏膜结构改变和固有层浆细胞轻度增多[56]。除了黏膜基底部浆细胞增多这一现象外，这些患儿的其他各种组织学异常程度均不及成人和年龄较大儿童显著。另外，活动性炎表现在儿童溃疡性结肠炎中也较成人明显少见，如隐窝炎、隐窝脓肿和上皮损伤（表现为黏液减少、立方状上皮细胞、核增大、表面细胞脱失、糜烂和溃疡），与成人相比，儿童溃疡性结肠炎黏膜活检的这些特征使其与急性自限性结肠炎的鉴别更加困难，特别是当病理医生没有认识到儿童和成人病变的上述区别时。

随着患儿年龄增长，黏膜炎症程度和结构异常程度逐渐与成人溃疡性结肠炎相同[57]。在临床实践中，区分年幼儿童和年长儿童似乎很重要，而 10 岁或许是一个有用的分界点。

（一）儿童溃疡性结肠炎

典型的溃疡性结肠炎呈现连续的炎症性病变，由直肠向近端延伸[54]。直肠豁免、斑片状分布、阑尾周围炎症和上消化道炎症（事实上与克罗恩病的关系更为密切）等溃疡性结肠炎的非典型炎症模式在儿童中可能比成人更常见（表单 7-5 和表 7-1）。尽管大多数溃疡性结肠炎患者的直肠黏膜活检病理显示明确的慢性结肠炎组织学特征，但一些研究表明，未经治疗的新发溃疡性结肠炎患儿有时可表现出相对或完全的直肠豁免或斑片状分布的结肠炎[55-58]。在一项研究中，12 例溃疡性结肠炎患儿中有 5 例的初次直肠活检表现为轻微的斑片状炎症或正常黏膜[59]。另一项对儿童溃疡性结肠炎的研究同样观察到显微镜下斑片状的慢性炎症（21% 患儿）、相对（23% 患儿）或绝对（3% 患儿）的直肠豁免[56]；而在另一个系列研究中，仅有66% 的新发溃疡性结肠炎患儿直肠活检具有慢性结肠炎的形态学特征[55]。

表单 7-5　儿童溃疡性结肠炎与成人的比较

- 溃疡性结肠炎的非典型模式相对常见，包括以下几种类型
  - 次全结肠炎或全结肠炎
  - 直肠豁免（依据一些文献报道）
  - 上消化道受累
- 镜下改变可出现
  - 病变程度较轻
  - 慢性损伤特征较少
- 溃疡性结肠炎与急性自限性结肠炎的鉴别可能更加困难

儿童和成人的病变范围和严重程度也明显不同，相当一部分溃疡性结肠炎患儿最初表现为次全结肠炎或全结肠炎[60]，占溃疡性结肠炎患儿的 42%，而成人溃疡性结肠炎患者中初次

表 7-1　儿童溃疡性结肠炎与成人溃疡性结肠炎的组织学表现比较

	成人溃疡性结肠炎	儿童溃疡性结肠炎
显微镜下回肠炎	通常无	常见（无肉芽肿）
显微镜下胃炎	通常无	少见（无肉芽肿）
相对直肠豁免	通常见于治疗后	可在确诊时就存在
斑片状分布	仅见于治疗后	可在确诊时就存在
隐窝扭曲	通常明显	通常不显著
黏膜基底部浆细胞增多	存在	存在

患病时表现为次全结肠炎或全结肠炎的比例仅为 11%[56]。另外一项研究显示，有 10% 的患者表现为左侧结肠炎（受累范围不超过脾曲），90% 的患者表现为全结肠炎[60]。EUROKIDS 登记数据库显示 77% 的溃疡性结肠炎患儿患有广泛性结肠炎或全结肠炎[60]。

上消化道炎症（见第 16 章）亦可发生在溃疡性结肠炎患儿中，但并不常见。在已确诊的炎症性肠病病例中，溃疡性结肠炎仍然是上消化道炎症的可能原因。对于上消化道，很少有可靠的特征用以区分溃疡性结肠炎和克罗恩病，除了高度提示克罗恩病的非隐窝破坏性肉芽肿。建议儿童炎症性肠病的检查应包括上消化道内镜检查、回肠结肠镜检查并多点活检，而成人溃疡性结肠炎则并不需要常规进行上消化道内镜检查。事实上，无论是否存在上消化道症状，所有儿童溃疡性结肠炎均应常规行上消化道内镜活检[61]。75% 的溃疡性结肠炎患儿可存在上消化道非特异性炎症，但机制尚不清楚，并且溃疡性结肠炎真正的上消化道受累率很难确定。食管炎、少量或轻度非特异性胃炎或局灶性增强性胃炎等表现均有可能发生[62]。

局灶增强性胃炎的定义为局限在一个或多个胃小凹或腺体的炎症，可见淋巴细胞、组织细胞和中性粒细胞浸润，背景黏膜相对正常[63]（图 7-5），上皮内可见炎细胞浸润。成人

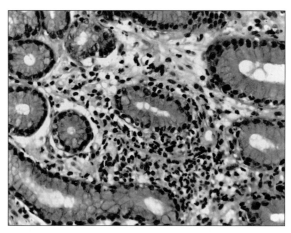

▲ 图 7-5　局灶增强性胃炎的特征是位于胃小凹或腺体周的一灶或多灶炎细胞聚集，包括淋巴细胞和组织细胞，有或没有中性粒细胞，背景黏膜相对正常。炎细胞也可以浸润至上皮内

的局灶增强性胃炎似乎属于非特异性表现，但在儿科患者中可提示炎症性肠病的诊断。一项对 119 例炎症性肠病患儿胃黏膜活检标本进行的回顾性分析发现，每例标本中局灶增强性胃炎病灶数为 1~5 个（平均 2.2 个），每个局灶增强性胃炎病灶累及 1~12 个小凹 / 腺体，并且多数累及 3 个小凹 / 腺体（87%）。溃疡性结肠炎患者局灶增强性胃炎病灶累及的腺体总数（6.4±5.1）高于克罗恩病（4.0±3.0）[64]。

与局灶增强性胃炎不同，所有研究均显示上消化道肉芽肿是克罗恩病的特异性表现[65, 66]，并且在儿童克罗恩病中更常见（见第 16 章）。除了局灶增强性胃炎和肉芽肿以外，上消化道

的组织学异常亦可包括其他表现，其中部分表现可能在儿童中比在成人中更常见，如胃十二指肠溃疡、绒毛萎缩、上皮内淋巴细胞增多和隐窝炎在溃疡性结肠炎[66-68]。

大约 25% 的成人全结肠溃疡性结肠炎患者会出现倒灌性回肠炎，但儿童患病率尚不明确。在一项报道中，39% 的新发儿童溃疡性结肠炎出现末端回肠红斑伴随非特异性炎症，无糜烂或溃疡形成[69]。在 EUROKIDS 登记数据中心，仅有 2% 的患儿出现盲肠斑片状炎症，而成年患者出现该表现的比例为 12%～25% 或更高，但不同报道所显示的比例差异很大[52, 70-72]。

（二）儿童克罗恩病

儿童期和青少年期发病的克罗恩病常常在婴儿期或幼年期就已经出现广泛的炎症累及（CEDATAGPGE 登记数据）[73]。较之成年人，儿童克罗恩病更多见孤立性结肠病变（L2 巴黎分类），而成人和青少年更多见回肠病变（L1）[72, 73]。孤立性回盲部受累是成年人的典型表现，但在儿童和青少年中少见，仅占13.3%[73]。回肠末端病变和肠管狭窄在 10 岁以

后确诊的儿童中比在年幼患儿中更常见，并接近成年人的发病率[74]。

克罗恩病上消化道受累的比例（见第 16 章）似乎在儿童中也较高。虽然具体数值很难确定，但多数报道显示这一比例在成人克罗恩病患者中很低（0.3%～16%），而食管、胃或十二指肠活检证实高达 30% 的克罗恩病患儿有上消化道的受累[75]。11%～29% 的克罗恩病确诊依赖于上消化道组织学病理（显示肉芽肿等特异性病变）[76, 77]（图 7-6）。克罗恩病患儿十二指肠局灶性隐窝炎和局灶性增强性胃炎的发生率显著于溃疡性结肠炎和非炎症性肠病患儿[78]。

儿童克罗恩病中肉芽肿的发生率高于成年人，且并不完全归因于结肠镜活检数量的增加（表 7-2）[79]。与成年人相比，儿童肉芽肿的发生率可能比成人高 1 倍（图 7-7）[79, 80]，这种差异应该是在病程的不同时期肉芽肿出现和消退的结果。反之也可能反映了不成熟组织的免疫反应，如儿童的消化道受到引发克罗恩病的致病因素（虽然目前尚不能确定）作用时就有可能是这种机制。EUROKIDS 登记数据库显示肉芽肿可见于 43% 的儿童克罗恩病患者[74]。

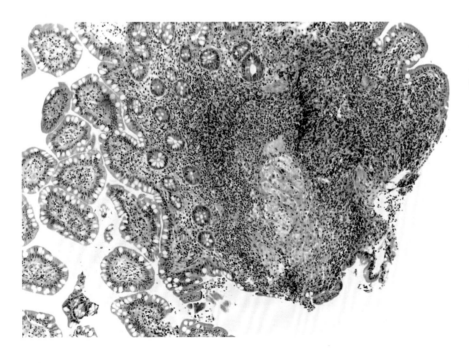

◀ 图 7-6 上消化道克罗恩病肉芽肿见于十二指肠黏膜

表 7-2　儿童克罗恩病与成人克罗恩病的组织学表现比较

	成人克罗恩病	儿童克罗恩病
孤立性结肠病变	不常见	常见
上消化道病变	少见	比成人更常见
显微镜下胃炎	不常见	常见
直肠豁免	常见	常见
斑片状分布	常见	常见
肉芽肿	可见	比成人更常见

（三）儿童未分类炎症性肠病

鉴别克罗恩病和溃疡性结肠炎在成人中可能很困难，但在儿童中可能更困难，因此没有明确的溃疡性结肠炎或克罗恩病活检病理特征的未分类炎症性肠病（IBDU）在这个年龄段更常见这一现象也就不足为奇了（表单 7-6）。成人的流行病学研究显示，IBDU 的患病率为 5%~10%，而儿童研究报道的患病率接近 30%[80-83]，年龄越小，IBDU 的患病率越高。此外，这些儿童具有不同的疾病表型，表现为发病年龄更小并且迅速进展为全结肠炎[84]。确诊年龄似乎很重要。在一组 1370 例炎症性肠病患儿研究中，8 岁以下儿童的 IBDU 发病率为 22%，8 岁以上儿童的 IBDU 发病率仅为 10%[85]。事实上，IBDU 的高发可能反映了儿童溃疡性结肠炎的临床、内镜及组织学特征不典型，并导致其与克罗恩病的鉴别更加困难。

与成年人相似，"不确定类型结肠炎"这个术语是有争议的，而且被过度使用。术语"未分类炎症性肠病"通常适用于溃疡性结肠炎和克罗恩病鉴别困难的病例。"不确定类型结肠炎"这一名词仅用于兼具克罗恩病和溃疡性结肠炎特征的手术切除标本，属于经过充分的病理和临床评估仍然无法明确分类的炎症性肠病病例[86-89]。

> **表单 7-6　儿童未分类炎症性肠病**
>
> - IBDU 在儿童中比在成人中更常见
>   - 可能反映了小儿溃疡性结肠炎特殊的临床病理特征及随之而来的诊断困难
> - 幼年组的 IBDU 患病率最高
> - 术语"不确定类型结肠炎"不应该被用作 IBDU 的同义词，并且仅适用于手术切除病例

（四）单基因 / 极早发型炎症性肠病

大多数炎症性肠病为多基因相关，但一些罕见的单基因遗传性疾病也可表现为炎症性肠病样肠道炎症。测序技术的进展，使遗传性疾病与炎症性肠病样免疫病理之间的关联得以揭示。总之，除了与多因素（多基因）相关炎症性肠病易感性相关的基因外，至少有 58 个基因可以在极早发型炎症性肠病中发挥作用[90]。

早发型炎症性肠病是指在 10 岁以前发病的炎症性肠病，其中包括极早发型炎症性肠病（6 岁以下）、婴幼儿发病的炎症性肠病（2 岁以下）和新生儿炎症性肠病（出生后 28 天以内）（表 7-3）[91, 92]。

表 7-3　儿童炎症性肠病的年龄分组
（蒙特利尔分类，巴黎修订）

分　组	年　龄
儿童始发炎症性肠病	＜ 17 岁
早发型炎症性肠病（EO-IBD）	＜ 10 岁
极早发型炎症性肠病（VEO-IBD）	＜ 6 岁
婴幼儿炎症性肠病	＜ 2 岁
新生儿炎症性肠病	出生后 28 天以内

这些患儿通常在婴儿期或幼儿期出现症状，并伴有克罗恩病、溃疡性结肠炎或 IBDU 的内镜或组织学特征。与成人发病的炎症性肠病相比，这些患儿的病情往往更严重，并且常规治疗难以控制（表单 7-7）。单基因炎症性肠病和炎症性肠病样炎症都是文献中的常用术语，反映了其与多基因相关炎症性肠病在组织学特征上有重叠之处，也凸显了这类患者具有不同的遗传学特性[93]。单基因极早发型炎症性肠病样疾病所涉及的基因包括超敏反应、自身免疫、免疫调节紊乱、吞噬细胞杀菌功能缺陷和中性粒细胞

减少（如糖原贮积症 1b 和慢性肉芽肿病）、T 淋巴细胞和 B 淋巴细胞选择性激活缺陷（Wiskott-Aldrich 综合征）、细胞凋亡紊乱、与 EO-IBD 相关的综合征（多发性肠道闭锁、家族性腹泻），以及肠道屏障缺陷等疾病的相关基因[90]。

这些患儿肠道的病理表现通常与多基因炎症性肠病无法区分（图 7-7）。鉴于炎症性肠病被定义为特发性，因此将这类疾病归类为炎症性肠病样结肠炎或炎症性肠病样疾病更为恰当。尽管两者的组织学表现并无明确的差异，但生发中心缺失、肠黏膜上皮异常（如上皮脱落、游离的细胞簇）或上皮细胞大量凋亡等非典型特征，可能提示其为单基因型[94]，应进行遗传分析以明确病因，并为患者提供适当的治疗选择和家族筛查。

五、坏死性小肠结肠炎 *

坏死性小肠结肠炎主要发生于早产儿（表

表单 7-7 单基因炎症性肠病样结肠炎

- 通常出现在婴儿期或幼儿期
- 可类似于克罗恩病或溃疡性结肠炎
- 组织学常与传统炎症性肠病难以区分
- 可提示遗传性疾病的组织学特征
  - 簇状上皮细胞
  - 上皮脱落
  - 上皮细胞凋亡
  - 生发中心缺失
- 涉及单基因极早发型炎症性肠病样病变的基因包括以下疾病的致病基因
  - 超敏和自身免疫性疾病
  - 免疫调节紊乱
  - 吞噬细胞杀菌缺陷和中性粒细胞减少（如糖原贮积症 1b 和慢性肉芽肿病）
  - T 和 B 淋巴细胞选择性激活缺陷（Wiskott-Aldrich 综合征）
  - 细胞凋亡紊乱
  - 早发型炎症性肠病相关综合征（多发性肠道闭锁、家族性腹泻）
  - 影响肠黏膜屏障完整性的疾患

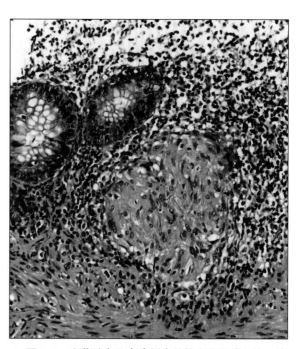

▲ 图 7-7 肉芽肿在儿童病例中的检出率是成人的 2 倍

---

*. 译者注：原著疑有误，已修改

单 7-8），以黏膜和肠壁的出血性坏死为特征，严重时可发生穿孔。尽管早产儿的护理水平已经明显提高，但坏死性小肠结肠炎仍然是该组人群患病和死亡的主要原因之一，可见于 1%～5% 的重症监护新生儿和 5%～10% 的极低出生体重（< 1500g）婴儿[95]。理论上，发育不成熟消化道的缺血性损伤是最主要的发病机制，但许多其他因素可能也发挥了作用。最为广泛接受的假说是肠道缺氧 - 缺血 - 再灌注并叠加感染，进而引发早产儿不成熟肠黏膜上皮细胞的过度炎症反应[96-98]。在早产病例中，系统的不成熟性产生了一个对肠道共生菌群耐受性较低的促炎症环境，与此同时，大多数患儿都不具备母乳喂养的条件，因此坏死性小肠结肠炎对早产儿来说是一种灾难性的疾病，可导致死亡或长期住院[98, 99]。

表单 7-8　坏死性小肠结肠炎

- 多发于早产儿的小肠
- 病理特征取决于疾病的严重程度
- 肠黏膜和肠壁的出血性坏死常见
- 可发生穿孔
- 病理医生通常遇到的是重症病例，包括手术切除或尸检标本

如果出现腹胀和压痛、胃残留量增加或呕吐、直肠出血等典型临床表现时，应考虑坏死性小肠结肠炎的可能性。腹部影像学检查如果提示肠壁积气或门静脉积气，则可以明确诊断。败血症、病毒性肠炎、牛奶蛋白过敏症等疾病很难与早期坏死性小肠结肠炎鉴别[100]。坏死性小肠结肠炎的早期阶段可以选择保守治疗，包括禁食和对症支持，但如果经内科治疗

后疾病进展，则可能需要手术介入。事实上，坏死性小肠结肠炎是新生儿最常见的外科急腹症原因[100]。

坏死性小肠结肠炎的病理表现取决于疾病的严重程度。标本通常来自重症病例的手术或尸检。肠壁通常呈深红色，可见斑片状透壁性坏死并导致穿孔。凝固性坏死、炎症和细菌过度增殖见于绝大多数患者的肠道标本，但严重程度各不相同。病变严重者坏死可以穿透固有肌层达腹膜表面并引起穿孔（图 7-8），浆膜面可见腹膜炎改变。一些病例可见修复性改变，如上皮再生、肉芽组织形成和纤维化，提示组织损伤至少已持续数日[101]。

六、纤维性肠病 *

纤维性肠病是一种罕见的疾病，常与囊性纤维化相关，其特征是进行性黏膜下纤维化，尤其是近端结肠（表单 7-9）。最常见于接受高剂量胰酶治疗的胰腺外分泌功能不足的幼儿，如囊性纤维化患者。少数病例发生在使用外源性胰酶补充剂的成年人中[102-106]。

纤维性肠病的发生可与胰酶补充剂的剂量相关[107]。但有些患者并没有接受过胰酶补充剂治疗，其病因仍不明确[108-110]。很明显，纤维性肠病的形成并不依赖于外源性胰酶，但外源性胰酶必然会导致病情进一步恶化。其作用机制尚不清楚，但结肠黏膜持续接触酶和（或）制剂的肠溶衣可导致结肠黏膜溃疡和炎症。而过敏反应亦会促进狭窄性纤维化的形成[111]。

组织病理学诊断需要手术切除标本或肠壁全层活检。结肠镜活检通常只能进行黏膜取样，无法获得足够的病理诊断依据。特征性的组织

---

*. 译者注：原著疑有误，已修改

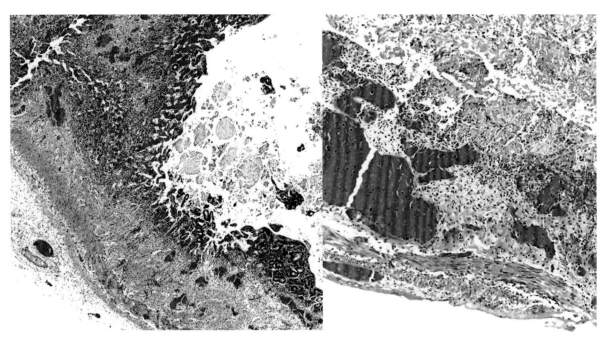

▲ 图 7-8 坏死性小肠结肠炎：凝固性坏死、炎症和细菌过度增殖可见于大多数患者的肠道标本中，但严重程度各不相同。在重症病例中，坏死可以穿透固有肌层达腹膜表面，并导致穿孔和腹膜炎

表单 7-9 纤维性结肠病

- 发生于幼儿
- 盲肠 / 升结肠＞其他部位
- 与高剂量胰酶有关
- 组织学诊断需要手术切除或肠壁全层活检标本
- 组织学
  - 黏膜肌层增厚及纤维化
  - 黏膜下层纤维化
  - 伴嗜酸性粒细胞和肥大细胞增多的黏膜慢性炎症改变

病理表现包括黏膜下纤维化伴正常结构消失、黏膜肌层增厚，以及黏膜肌层部分被纤维组织取代。黏膜的慢性炎症主要累及盲肠和升结肠，亦可见较多嗜酸性粒细胞浸润和肥大细胞数量增加。病变区域的黏膜通常完整，很少出现急性炎症表现，少数病例可出现中性粒细胞性隐窝炎。纤维化导致肠管呈纺锤形和肠道缩短，随后出现狭窄，黏膜肌层结构不清晰，病变会逐渐扩展至全结肠并累及回肠末端，狭窄可以是局限性的，也可以累及全结肠[111]。病变会导致结肠肠腔狭窄，而肠管外径没有明显缩小。组织学特征不同于氯化钾制剂或非甾体抗炎药引起的狭窄，后者以溃疡和短节段纤维化为特点。

第8章 消化道异型增生
Gastrointestinal Dysplasia

Magali Svrcek　Roger M.Feakins　著

游　燕　周炜洵　译　李增山　校

一、概述

"异型增生"这一术语指"明确的上皮肿瘤性病变且无浸润性生长"。在世界卫生组织（WHO）的指南中，术语"上皮内瘤变"常常替代"异型增生"。异型增生是上皮性恶性肿瘤的前驱病变，亦是恶变的高风险标志，是肿瘤早发现早治疗的重要阶段。大多数病理医生目前将腺上皮异型增生分为低级别和高级别，分级标准包括细胞异型性和结构异型性两方面。在一些情况下，异型增生的诊断具有一定的挑战性，特别是存在可能引起上皮反应性非典型性改变的活动性炎症或炎症消退（如巴雷特食管或炎症性肠病）的背景时更是如此。此外，异型增生的诊断和分级存在显著的观察者间和观察者自身的差异性，这种差异性可能反映了仅依赖形态学作为判定标准的局限性，并对辅助诊断方法的应用提出了需求，如免疫组化，但在实际应用当中仍存在争议，需要在进一步的研究中进行充分的评估。本章分别对消化道不同部位异型增生的分类、镜下特征和分级进行描述。

二、异型增生的定义

消化道上皮性恶性肿瘤，无论是鳞状细胞癌还是腺癌，都呈现了典型的多阶段发生模式，其特征是连续的基因改变，使非肿瘤性上皮细胞转化为肿瘤细胞，由非侵袭性上皮性肿瘤进展为浸润性癌。恶变前期阶段为肿瘤的早期发现和治愈提供了很好的机会，因此，消化道黏膜癌前病变的活检组织必定是病理医生的日常所见（要点 8-1）。

要点 8-1　异型增生的定义

- 术语"异型增生"是指"无侵袭性生长的上皮肿瘤性改变"
- 在 WHO 和维也纳消化道肿瘤命名系统中，术语"上皮内瘤变"经常取代"异型增生"
- 异型增生是癌前病变，也是癌变的风险标志

在临床中，习惯于将消化道黏膜上皮非侵袭性肿瘤定义为"异型增生"，这一术语由 Riddell 于 1983 年提出，现在已被广泛接受，属于纯粹的形态学定义，即"局限于基底膜内

明确的上皮性肿瘤，无固有层浸润"[1]。Riddell 在 1983 年提出的标准化分类系统最初用于炎症性肠病相关异型增生的分级，主要分为 3 类：①无异型增生（正常或再生的非肿瘤性上皮）；②不确定异型增生；③异型增生（低级别或高级别）[1]。修订后的 Riddell 分类体系构成了整个消化道异型增生组织学评估的基础，包括巴雷特食管、慢性胃炎、炎症性肠病和结直肠腺瘤。此外，它也适用于食管鳞状上皮肿瘤性病变[2]。

全世界的病理医生都在使用 Riddell 分类。然而，在形态学评估中存在一些差异，特别是在日本和西方 / 北美病理医生之间。在西方国家，结构特征对于诊断异型增生是非常重要的，而在日本，细胞学特征通常占有更大的权重。由国际病理学家小组提出的维也纳命名法也意在解决这些差异[3]。

维也纳分级系统目前在世界范围内被病理医生广泛使用，其包括五个诊断类别：①非肿瘤；②不确定的肿瘤；③非浸润性低级别肿瘤；④非浸润性高级别肿瘤（包括非浸润性原位癌和可疑浸润性癌）；⑤浸润性肿瘤（包括黏膜内癌和黏膜下癌，以及更深层的浸润性癌）。因此，在维也纳系统中，"非浸润性肿瘤"取代了"异型增生"一词，而"可疑浸润性癌"是指细胞或结构的浸润特征不明确的病变。维也纳和 Riddell 分类的对比见表 8-1 [4]。WHO 分类建议用"上皮内瘤变"替代"异型增生"[5]。实际上，不同医院和国家的习惯不同，病理医生现在常常交替使用这两个术语。然而，对于肛门病变，通常更倾向于使用"上皮内瘤变"。

表 8-1　维也纳和 Riddell 异型增生分类的比较

维也纳	Riddell
1. 无肿瘤 / 异型增生	无异型增生
2. 不确定的肿瘤 / 异型增生	不确定的异型增生
3. 非浸润性低级别肿瘤（低级别腺瘤 / 异型增生）	低级别异型增生
4. 非浸润性高级别异型增生 • 高级别腺瘤 / 异型增生 • 非浸润性癌（原位癌） • 可疑浸润性癌	高级别异型增生
5. 浸润性肿瘤 • 黏膜内癌 • 至少为黏膜下癌	（腺癌）# （黏膜内） （浸润性）

#. Riddell 分类中没有进行描述

三、异型增生的诊断和分类

（一）腺上皮异型增生

显微镜下表现包括细胞异型性和结构异型性。异常的生长方式提示细胞异常增殖，包括腺体拥挤、管状或绒毛状结构，以及缺乏正常的基底 - 表面的上皮成熟现象。

异型增生的分级采用两级分法：低级别或高级别。两级分法的可重复性优于三级体系（轻度、中度和重度），并且已经取代后者用于描述消化道腺上皮异型增生（表单 8-1）[6]。

在腺上皮被覆的消化道中，低级别和高级别异型增生的区别在于细胞核特征和异常的生长模式。细胞核特征包括细胞核在细胞内的位置，低级别异型增生的细胞核保留在细胞的基底部，而高级别异型增生的细胞核在细胞的基底部和顶部之间杂乱分布。此外，高级别异型增生的细胞异型性更大，即核明显增大、多形、深染和极向消失（图 8-1 和图 8-2）。表 8-2 归纳了低级别和高级别异型增生的特征。

表单 8-1　异型增生分级

- 疑诊异型增生的消化道活检诊断分类
  - 无异型增生
  - 不确定异型增生
  - 异型增生（低级别或高级别）
- 无异型增生是指正常或再生的非异型增生上皮
- 不确定异型增生适用于各种原因导致的不能明确区分非肿瘤性和肿瘤性病变的情况
- 对于不确定异型增生，需要短期内对同一病变区域进行再次活检
- 异型增生的分级基于细胞和结构异常的综合评估
- 异型增生的诊断和分级存在显著的观察者之间和观察者本身的不一致性，尤其是低级别 vs. 不确定异型增生
- 许多指南建议由消化病理学专家确认异型增生的诊断及其分级，特别是炎症性肠病或巴雷特食管相关的异型增生
- 辅助诊断方法，如免疫组化（腺上皮的 p53 免疫组化染色和 HPV 相关肿瘤的 p16 染色）可以减少观察者之间的不一致性，但这些方法的价值有待进一步评估

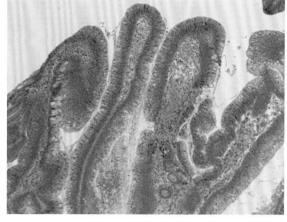

▲ 图 8-1　低级别异型增生

有轻微的结构紊乱，腺瘤性上皮细胞中可见位于胞质下 1/2 且轻度深染、一致的杆状核，细胞核的极向保留

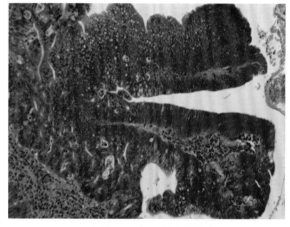

▲ 图 8-2　高级别异型增生

细胞学上，高级别异型增生的上皮显示明显的核复层，伴黏液减少及核极向消失，细胞核通常到达细胞的表面。结构异常比低级别异型增生更明显，常常可见如本例所示的筛状区域

（二）鳞状上皮异型增生

在食管和肛门鳞状上皮黏膜中，异型增生同样表现为结构和细胞异常。结构异常包括上皮排列紊乱、细胞极向消失、核重叠，以及肿瘤细胞不规则出芽伸入固有层。细胞异常包括核增大、核深染、核多形性、核质比增高及核分裂增多，鳞状上皮基底层以上可见核分裂[7]。单个细胞角化和角化不良常见，特别是与人乳头状瘤病毒（HPV）感染相关的异型增生，多见于肛管（图 8-3）。HPV 感染相关的异型增生还可见挖空细胞。原位癌即全层异型增生，可见异型细胞累及上皮全层，无表面成熟现象。棘层细胞增厚并形成上皮角的现象在低级别和高级别异型增生中均可见。鳞状上皮异型增生的分级目前可采用两级和三级分类系统，但总体上趋向于两级分类法。

表 8-2　消化道黏膜腺上皮反应性上皮病变、低级别异型增生和高级别异型增生的镜下特征

	表面成熟和 正常 - 非典型的过度	结　构	细　胞
再生性 上皮改变	• 表面成熟通常存在 • 从非典型上皮逐渐过渡至 　正常上皮	• 保留	• 核质比不高 • 轻微的核改变（染色质增粗、复层、多形性 　及明显的核仁） • 核增大或复层局限于隐窝底部 • 核分裂象多少不等 • 无病理性核分裂
低级别异 型增生	• 通常没有表面成熟（表面上 　皮与深部腺体相似） • 非典型上皮与相对正常上 　皮界限清晰（与再生性改变 　相比）	• 无异常或仅轻度异 　常，包括腺管形态 　不规则、个别隐窝 　分支	• 核质比增高 • 弥漫性轻度核改变（染色质增粗、核膜不 　规则） • 核极向保留或轻度紊乱 • 核位于细胞基底侧 1/2（肠型异型增生） • 核分裂象增多 • 可见病理性核分裂
高级别异 型增生	• 无表面成熟 • 非典型上皮与相对正常上 　皮界限清晰（与再生性改变 　相比）	• 复杂的腺体结构， 　包括腺体拥挤、筛 　状、背靠背	• 核质比增高 • 明显的核改变（核深染、明显的不规则核仁） • 核极向消失现象明显 • 核在细胞底部到顶部的范围内杂乱分布（肠 　型异型增生） • 病理性核分裂增多

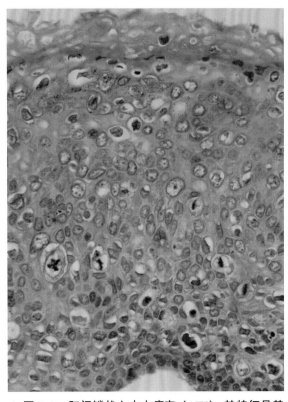

▲ 图 8-3　肛门鳞状上皮内瘤变（AIN），其特征是基底层以上可见不成熟细胞，有时呈现核多形性。此外，还可见明显的 HPV 相关的细胞学改变，包括挖空细胞（核形不规则、核周间隙）。HPV 相关改变可能很难与异型增生鉴别，也会导致 AIN 的分级更加困难

四、异型增生的诊断挑战

（一）非肿瘤性再生性上皮的非典型性与异型增生的鉴别

对于内镜活检组织，黏膜腺上皮异型增生的评估可能是具有挑战性的，特别是当有活动性或消退性炎症背景时（如巴雷特食管或炎症性肠病），溃疡的存在有时会导致诊断更加困难。在这些情况下，反应性改变的显微镜下表现可与异型增生有相当多的重叠。再生性上皮可以表现出与异型增生相似的特征，如细胞核增大、染色质浓聚、复层排列、多形性、核大小不一、核仁明显，以及核分裂增多。再生性改变的特点是上皮细胞核的"成熟"，即表面上皮没有非典型性。反之，异型增生的上皮很少出现或没有表面成熟，隐窝底部至表面的上皮细胞呈现一致性改变[8]。核极向消失和复杂的腺体结构极少见于再生性上皮。此外，不典型上皮与无非典型性的上皮之间是逐渐过渡的，并伴随着炎症程度的减轻，这些都支持再生性

上皮的诊断，而不是异型增生（图 8-4）。表 8-2 归纳了有助于鉴别异型增生和再生 / 反应性上皮改变的显微镜下特征。

食管鳞状上皮基底细胞增生的组织学定义是基底细胞层的厚度超过上皮全层的 15%，其可见于炎症反应，并容易与异型增生相混淆。基底细胞层的上界被定义为其上一层细胞的核间距应大于一个细胞核的直径[9]。

Riddell 等也曾认识到再生性上皮和异型增

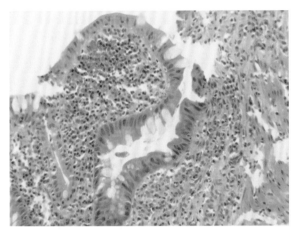

▲ 图 8-4 具有表面上皮成熟现象的再生性柱状上皮黏膜

生上皮的组织学特征之间的重叠，因此提出了"不确定异型增生"的术语（维也纳分类中的第 2 类）。"不确定异型增生"的类别适用于由于重度炎症和再生、溃疡或技术操作所致的人工假象 [组织太少、太表浅、极向不佳、破碎、固定差、染色不理想和（或）明显的烧灼痕迹] 等因素而无法明确区分肿瘤性改变和非肿瘤性改变的病例（图 8-5 和图 8-6）。对于这类病例，抗感染治疗后再次活检是必要的。"不确定异型增生"的类别包括异型增生"可能阴性"或"可能阳性"的病变。尽管这些术语能够帮助消化科医生选择恰当的治疗 / 随诊方案，但目前大多数病理医生并未常规使用这一名词。

（二）隐窝异型增生

大多数学者认为，真正的异型增生缺乏表面成熟，并且必须累及黏膜表面[6, 10]。然而，"基底隐窝异型增生"亚型的特点是异型增生局限于隐窝的基底部，而不累及隐窝近腔缘的上半部和表面上皮。一些学者指出，隐窝异型增生可以累及隐窝的任何区域（或全部），可不限

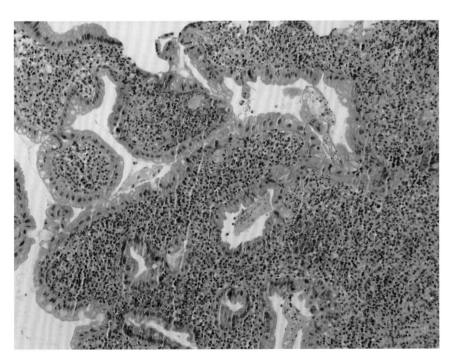

◀ 图 8-5 不确定异型增生
在药物治疗控制不佳的长期克罗恩病患者的直肠活检中，隐窝和表面上皮细胞均显示核增大、核大小不一、核深染，以及缺乏基底 - 表面的成熟极向

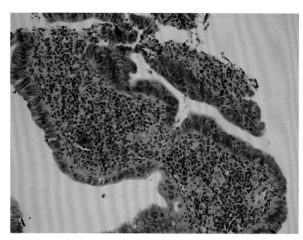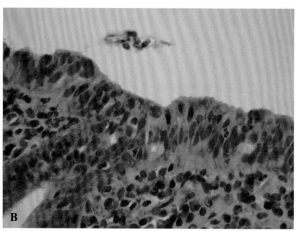

▲ 图 8-6　不确定异型增生

回肠肛门储袋具有活动性炎症的黏膜显示上皮细胞核非典型性（核深染、多形），并且几乎没有表面成熟的倾向。在储袋炎的背景下，这些令人担忧的表现被归类为不确定异型增生，而不是异型增生。这种异常改变已经持续了15 年以上，提示其为再生性而非异型增生

于基底部。但无论如何，异型增生不会累及隐窝间的表面上皮。这一亚型可见于巴雷特食管、胃上皮异型增生和炎症性肠病中[11-14]。虽然基底隐窝异型增生有时被归类为再生性病变或不确定异型增生，但它似乎具有肿瘤潜质。此外，它还具有在传统型异型增生中也发生的增殖和分子异常改变[11]。

诊断隐窝异型增生和传统的低级别异型增生都需要看到核的假复层排列。隐窝异型增生偶尔显示高级别细胞学特征，包括核显著增大、核质比增高、嗜酸性胞质、核膜不规则，以及核极向消失，但高级别改变明显少于传统型异型增生，有无高级别的改变并不会妨碍病理医生做出隐窝异型增生的诊断[15]。

有趣的是，在大多数存在隐窝异型增生的活检组织中同时可见传统型低级别异型增生或高级别异型增生区域[11, 16]。因此，当病理医生怀疑基底隐窝异型增生时，建议对黏膜活检组织进行连续切片观察，以确定最高级别的异型增生并寻找传统型异型增生。最后，病变区域固有层或隐窝上皮内的活动性炎症可以排除隐窝异型增生的诊断[15]。

（三）观察者之间的不一致性

区分低级别和高级别异型增生是非常重要的，因为这两类患者的治疗和临床处置方案并不相同。异型增生的诊断主要是通过 HE 染色切片来进行，由于异型增生是连续性变化，并没有明确的组织学分界点，所以区分低级别和高级别异型增生具有一定的主观性。大多数巴雷特食管和炎症性肠病的相关研究显示，观察者之间和观察者本身均存在显著的不一致性，尤其是在判读低级别和不确定异型增生或反应性改变时，诊断的不一致性最显著，而对位于谱系两端的无异型增生和高级别异型增生的诊断一致性较好[6, 17-19]。当遇到难以明确的病变，建议由消化亚专科病理医生确认异型增生的诊断及分级，尽管"专家"之间也存在诊断一致性差的问题[20, 21]。异型增生分级的差异也可能与病理医生的诊断经验和所在地域有关。与亚专科医生相比，非亚专科或全科病理医生更倾向于作出更高级别异型增生的诊断。在荷兰的一项注册研究中，3 位病理医生对 70 名溃疡性结肠炎患者最初诊断为炎症性肠病相关平坦型低级别异型增生的切片进行了再次复核，最终

确认 21 名（30%）患者为平坦型低级别异型增生，而其余患者分别被重新诊断为不确定异型增生（29 名，41%）、无异型增生（17 名，24%）和非炎症性肠病相关异型增生（3 名，5%）[22]。美国和欧洲 / 英国病理医生对巴雷特食管组织病理标本的判读，以及西方国家和日本病理医生对异型增生的诊断标准也存在差异[23]。

（四）辅助诊断方法

辅助诊断方法可有助于减少观察者之间对于异型增生的识别和分级的不一致性，特别是在巴雷特食管和炎症性肠病病例中。p53 突变使无功能蛋白处于稳定状态，表现为免疫组化染色中的 p53 过表达。p53 截短突变或表观遗传沉默也可以导致蛋白失活及随之表现出的 p53 表达缺失（"缺失模式"），而非过度表达。这种缺失模式最初在巴雷特食管的肿瘤性病变中被描述[24]，也见于炎症性肠病并同样被认为是异常改变[25]。

在临床工作中，p53 免疫组化染色可有助于区分异型增生和再生性改变，但是病理医生，甚至包括一些专家对此存在分歧[26]。除了用于辅助诊断，p53 的表达也可有助于预测炎症性肠病相关肿瘤的进展，研究表明 p53 的过度表达与炎症性肠病相关肿瘤的严重程度可能存在相关性[22, 27]。在巴雷特食管患者中，异常的 p53 蛋白表达（尤其是 p53 蛋白表达缺失）与肿瘤进展风险增加相关。一些研究显示，在肿瘤进展预测方面 p53 比低级别异型增生本身的作用更大[24]。因此，英国胃肠病学会（British Society of Gastroenterology，BSG）建议除了进行组织病理学评估外，还应常规进行 p53 染色，以提高异型增生诊断的可重复性[28]。但 BSG 也建议将病理学专家会诊和共识作为确保正确诊断的最佳方式。

一些研究发现增殖标记 Ki-67 染色局限于隐窝下 1/3 时，可排除异型增生的诊断[29, 30]。因此，如果免疫组化染色显示隐窝浅部和表面上皮细胞中有 Ki-67 的表达，可有助于对困难的病例作出异型增生的诊断。在 HPV 相关病变中，p16 免疫组化染色与癌前病变之间存在着显著的正相关性[31]，因此 p16 免疫细化染色似乎降低了癌前病变的诊断不一致性。弥漫强阳性的 p16 染色与 HPV16 和其他高风险类型 HPV 的阳性检测结果相关。同时，p16 免疫组化染色的弥漫块状强阳性表达模式可有助于确诊高级别上皮内瘤变[32]。p16 阳性表达定义为基底细胞层弥漫强阳性的核着色或核及胞质着色，至少累及上皮厚度的 1/3。单独胞质着色判读为阴性结果。

五、胃上皮异型增生

胃腺癌的发生是炎症 – 萎缩性胃炎 – 肠上皮化生 – 异型增生 – 癌序列发展的结果（Correa 级联学说）[33]，其中的前驱病变多进展为肠型胃腺癌。幽门螺杆菌感染在胃癌的发生中也发挥着关键作用。

大体上，胃异型增生分为平坦型、息肉样或凹陷型。大多数病变是非息肉样的。值得注意的是，欧洲和北美的病理医生将"腺瘤"限指边界清晰的、隆起型异型增生病变，而在日本，这一术语则可用于所有大体类型的异型增生。

（一）胃炎相关异型增生

2010 年 WHO 消化系统肿瘤分类明确了胃炎相关异型增生的两种亚型，即腺瘤型（1 型）和小凹型（2 型）（表 8-3）[45]。腺瘤型（或肠型或 Ⅰ 型）异型增生是最常见的，这一类型类似于结肠腺瘤和炎症性肠病并发的异型增生病变，通常发生在肠上皮化生的背景上，并且很可能是大多数肠型胃腺癌的前驱病变。组织学上，腺瘤型异型增生的分级采用两级体系——低级别或高级别，取决于结构和细胞学异常的严重程度（同消化道其他部位）。另一种组织学亚型较少见且还未被充分认知，即小凹（胃）异型增生（Ⅱ型），发生于非化生性胃上皮，可进展为分化差的肠型腺癌。显微镜下，异型增生的细胞呈立方或矮柱状，胞质透明或嗜酸性，核极向消失，泡状核，核仁明显。这种亚型的低级别异型增生很难与再生性改变相鉴别。大多数肠型和小凹型异型增生病例显示小凹全长和表面上皮受累，无成熟现象（图 8-7）。

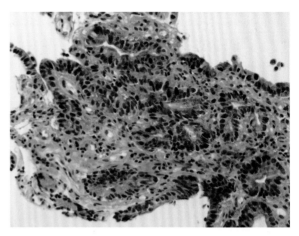

▲ 图 8-7　小凹型（胃型）异型增生，其特征是腺体结构非常紊乱，不典型的小凹型细胞具有体积大且不规则的细胞核，核质比高

表 8-3　胃、结肠和肛管浸润性肿瘤的前驱病变（上皮内瘤变）

胃
- 胃炎相关异型增生
  - 腺瘤型（1 型）
  - 小凹型（2 型）
- 腺瘤
  - 肠型
  - 幽门腺型
  - 小凹型
- 胃底腺息肉相关异型增生

结肠
- 炎症性肠病相关异型增生
  - 腺瘤型
  - 锯齿型
  - 富于黏液绒毛状型
- 腺瘤
  - 经典型
  - 传统型锯齿状
- 无蒂锯齿状腺瘤 / 息肉
  - 不伴异型增生
  - 伴异型增生
- 错构瘤相关异型增生

肛管
- 鳞状上皮异型增生（肛管上皮内瘤变）
- HPV/ 湿疣相关异型增生
- Bowen 病（肛周鳞状上皮内瘤变）

引自 2010 消化系统肿瘤 WHO 分类[5]

（二）幽门腺腺瘤

另一种显示胃上皮分化的胃异型增生类型是幽门腺腺瘤。幽门腺腺瘤不具有异型增生的

经典形态学特征。相反，它们类似于非异型增生（反应性）上皮：细胞呈立方形，有颗粒状嗜酸性胞质，细胞核较经典型异型增生更温和、更圆、更少复层排列[34]。尽管它的名称含"幽门"，但这种类型通常出现在泌酸腺黏膜中，表现为息肉样病变，常见于自身免疫性胃炎患者。免疫组化特征性表达标志幽门腺黏蛋白 MUC6。

（三）胃异型增生的少见类型

除了腺瘤型异型增生和胃型（小凹型或幽门型）异型增生外，还有一些少见类型的胃异型增生，即腺颈部异型增生和基底隐窝异型增生。腺颈部异型增生可能是低黏附性癌的前驱病变，其特征是淡染且体积大、多角形的肿瘤细胞局限于基底膜内，并呈 Paget 样方式增殖。通常情况下，肿瘤细胞位于胃小凹颈部区域，不累及黏膜表面和深部胃腺体。这一类型的另一个名称是原位印戒细胞癌。在携带 E-cadherin 基因（CDH1）突变的遗传性弥漫性胃癌患者中，其发生率高达 50%（图 8-8）[35]。

（四）息肉样胃异型增生

息肉样异型增生包括肠型腺瘤、幽门腺型腺瘤（见上文）、小凹型腺瘤（表 8-3）。这些病变可以散发或见于综合征。小凹型腺瘤在

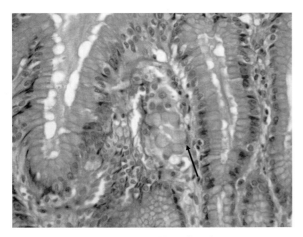

▲ 图 8-8　原位印戒细胞
具有核异型性的细胞散布于上皮内

一般人群中很少见，在家族性腺瘤性息肉病（familial adenomatous polyposis，FAP）患者中更为常见[36]。

"胃底腺息肉相关异型增生"是另一种罕见的情况，它通常见于综合征患者，存在于高达 40% 的 FAP 相关胃底腺息肉病患者[37]，而散发性胃底腺息肉伴发异型增生的概率非常低。

还有一种胃息肉多见于被称为胃腺癌和近端胃息肉病（gastric adenocarcinoma and proximal polyposis of the stomach，GAPPS）的常染色体显性遗传综合征，2012 年该综合征在澳大利亚白种人家庭中被首次发现，随后在其他人种中也有报道。GAPPS 是一种独特的非常罕见的胃息肉病综合征，伴发胃腺癌的风险极高[38]。GAPPS 的胃息肉恶变率明显高于 FAP，遗传背景与 APC 内含子突变有关[39]。

六、结直肠异型增生

（一）散发性结直肠异型增生

经典型腺瘤是由异型增生的结肠上皮构成的局限性病变（通常为息肉）。大体上，腺瘤分为无蒂或有蒂两型，尽管这种分类很宽泛并且存在一些重叠。在显微镜下，腺瘤按结构分为管状、绒毛状或管状绒毛状。绒毛状腺瘤含有少量固有层轴心的叶状或指状上皮性突起结构。形态学标准目前并不统一，但根据某些分类，绒毛状腺瘤应至少具有 75% 的绒毛结构，而管状腺瘤的绒毛成分应 < 25%。管状绒毛状腺瘤具有混合性管状和绒毛状结构，绒毛成分在 25%～75%。这一分类在观察者间的不一致性始终很高，且使人质疑其是否有预后价值。

依据定义，腺瘤为异型增生，这种异型增生分为低级别（对应既往的轻度和中度）或高级别（对应以前的重度）。黏膜内腺癌是指黏膜内侵袭性生长（侵犯黏膜固有层或黏膜肌层）的病灶，通常发生于高级别异型增生病变。真正结直肠腺癌的诊断要求浸润超过黏膜肌层并达到黏膜下层。

除了从腺瘤性前驱病变进展成为结直肠癌的"经典"癌变途径之外，还有"锯齿状途径"。大约 30% 的结直肠癌属于这一途径[40]。锯齿状病变是一组异质性病变，其形态学特征表现为上皮的锯齿状结构[41]。锯齿状结肠息肉的命名和分类是有争议的。最新的 WHO 分类（2010年）列出了三种类型的锯齿状病变：①增生性息肉；②无蒂锯齿状腺瘤 / 息肉（SSA/P），伴或不伴异型增生；③传统型锯齿状腺瘤（traditional serrated adenoma，TSA）（表 8-3）。由于取材问题或组织定位不佳，一些锯齿状病变难以分类。此外，一些锯齿状息肉不能归入任何类别，可采用诊断术语"锯齿状息肉，未分类"。SSA/P 和 TSA 具有明显的恶性潜能，将伴有异型增生的锯齿状病变与不伴异型增生的锯齿状病变区分开来具有显著的临床意义[42]。

SSA/P 更多见于近端结肠而非远端结肠，通常直径 > 10mm。与增生性息肉相比，锯齿状结构更明显，并且隐窝下 1/3 比浅表区域更加显著。SSA/P 区别于增生性息肉的其他特征包括隐窝扭曲和异常增殖，表现为增殖的不对称性和缺乏易于识别的增殖区。隐窝可以全长扩张，也可以呈烧瓶状或靴状（类似于 "L" 或倒置的 "T"），显示隐窝呈横向而不是纵向生长（表单 8-2）。

表单 8-2　区分无蒂锯齿状腺瘤 / 息肉和增生性息肉的特征

SSA/P 的大体特征

- 右半结肠比左半结肠更多见

- 大小不一（＞ 10mm）；增生性息肉通常 ＜ 10mm

不同于增生性息肉的 SSA/P 组织学表现

- 不规则分布的隐窝

- 明显的隐窝锯齿结构

- 锯齿状结构延伸至隐窝底部

- 隐窝扩张

- 隐窝扩张延伸至隐窝底部

- 侧向隐窝分支

- 隐窝底部呈 L 形、倒 T 形或靴形

- 缺乏增殖区

- 异常增殖

- 异常结构可延伸至黏膜肌层

- WHO 定义（2019 年）：至少一个隐窝必须具有这些特征

- AGA 定义：一个隐窝必须具有这些特征

在临床工作中

- 区分增生性息肉和 SSA/P 有时很困难，甚至是不可能的，特别是在小的活检标本中更是如此

  - 术语 "锯齿状息肉，未分类" 可能适用

  - 深切可能非常有帮助

2010 年 WHO 分类要求至少 3 个隐窝或至少 2 个相邻的隐窝具有典型的 SSA/P 特征才能诊断 SSA/P。2019 版 WHO 分类指出只要有 1 个具有典型特征的隐窝即可诊断 SSA/P，美国胃肠病学会（AGA）也采纳了这一观点[43]。送检标本量会影响病理评估，因为在很小的活检组织中观察到典型 SSA/P 特征隐窝结构的概率明显小于取材充分的标本。

单纯的 SSA/P 中并不存在明确的细胞学异型性改变，但在癌变的过程中会表现得越来越明显。SSA/P 的异型增生可以类似于经典的腺瘤性异型增生，典型表现为拉长的、杆状核呈假复层排列，可见核分裂（"肠型" 异型增生）。但是，如 2010 年 WHO 分类所述，所谓的 "锯齿状" 异型增生也可以发生，这种类型异型增生可能难以识别，其特点是圆形或椭圆形泡状核、核复层、嗜酸性胞质和缺乏表面成熟（图 8-9）。一些 SSA/P 兼具经典型（肠型）和锯齿状异型增生的特征。

传统型锯齿状腺瘤（TSA）并不常见，在锯齿状病变中占比 ＜ 5%。它具有绒毛状或丝状生长模式，更多见于左半结肠，尤其是乙状结肠，右半结肠相对少见。组织学上，绒毛被覆上皮由具有嗜酸性胞质和细长杆状核的特征

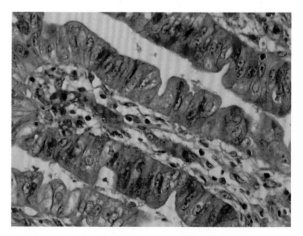

▲ 图 8-9　锯齿状异型增生，其特征在于圆形泡状核、核膜粗糙、核仁明显，核极向保持良好

性高柱状细胞构成，核分裂非常少见，这种异型增生不同于经典型腺瘤或 SSA/P 伴异型增生。TSA 的一个典型特征是隐窝不再向下锚定于黏膜肌层，从而形成"异位"隐窝（图 8-10），这被一些专家认为是诊断所必需的特征[44]。

（二）关于锯齿状病变的命名

术语"锯齿状腺瘤"由 Longacre 和 Fenoglio-Preiser 于 1990 年提出，用于描述具有锯齿状结构和细胞异型性的病变（无论是低级别还是高级别）[45]，由于文献中的混乱应用，"锯齿状腺瘤"这一术语现在需要被进一步限定。

本章采用 2010 年 WHO 推荐的术语（SSA/P）。然而，英国胃肠病学会（BSG）和 2019 版 WHO 分类推荐术语"无蒂锯齿状病变"（SSL），因为有些病变不形成息肉，而且"腺瘤"一词提示异型增生。目前，3 个术语都有坚定的支

持者，但 SSL 可能会成为标准名称。

（三）炎症性肠病中的结直肠异型增生

炎症性肠病患者的结直肠癌风险显著高于一般人群[46]。炎症性肠病相关的结直肠癌由炎症 – 异型增生 – 癌逐步进展而来，其大体和组织学表现多样，常呈多灶发生。

按大体形态，炎症性肠病异型增生被分为平坦型异型增生和隆起型异型增生，前者在内镜下常常难以被发现，但是随着内镜技术和其他检测技术的进展，这类平坦型病变的检出率明显提高。一些专家甚至认为，大多数异型增生现在都可以在内镜下被观察到[47]。2015 年《结直肠内镜肿瘤监测和炎症性肠病患者管理：国际共识》（SCENIC）提出，将病变按照可见或不可见分类[48]。可见病变分为息肉样（无蒂或有蒂，腔内突起高度 ≥ 2.5mm）和非息肉样（平

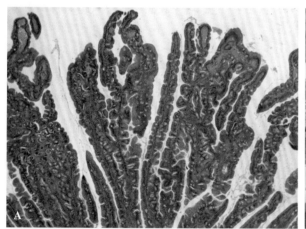
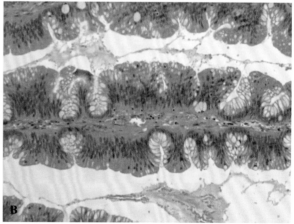
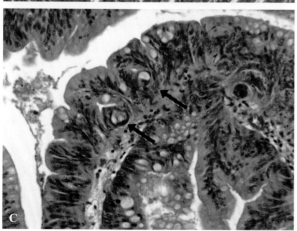

▲ 图 8-10　A. 具有特征性纤长绒毛的传统型锯齿状腺瘤；B. 传统型锯齿状腺瘤中的多个异位隐窝；C. 异位隐窝（箭）

坦或凹陷，腔内突起高度＜2.5mm）[49]。不可见的异型增生是指在没有可见病变的情况下，通过结肠黏膜随机（非靶向）活检发现的异型增生。SCENIC 对于优化炎症性肠病异型增生的检出和后续临床处置的重要建议是，需要更准确地将异型增生描述为"内镜下可切除的"或"非内镜切除的"，并且不再使用"腺瘤样"和"非腺瘤样"这类名词。一些病理医生提出将"炎症性肠病相关的异型增生病变"这一术语用于病理报告，说明是炎症性肠病所致的病变，而不是散发性病变。

WHO 列出了炎症性肠病异型增生的 3 种组织学亚型：①肠型异型增生；②富于黏液 / 绒毛状异型增生；③锯齿状异型增生（表 8-3）。

炎症性肠病异型增生的显微镜下特征，以及低级别异型增生和高级别异型增生的组织学判定标准均与之前所述一致。一些新内镜技术（包括染色内镜和窄带成像）的采用使非典型病变的检出率增高，包括锯齿状病变[50-52]和锯齿状上皮改变（serrated epithelial change，SEC）。关于炎症性肠病锯齿状病变的免疫组化和分子特征的资料很少，仅限于小宗病例研究或个案报道。

在评估炎症性肠病的锯齿状病变时，需要注意两个问题。首先，发生于普通人群的锯齿状病变同样也可见于炎症性肠病患者，而炎症性肠病患者和非炎症性肠病患者的锯齿状息肉具有类似的临床、病理和生物学特征，包括增生性息肉（hyperplastic polyp，HP）、SSA/P（伴或不伴异型增生）和 TSA，同时其发病率也是相似的。此外，它们不会增加炎症性肠病相关的高级别异型增生病变或癌变的风险[50-53]。其次，炎症性肠病相关异型增生病变可以表现为锯齿状，这类异型增生以圆形或椭圆形泡状核为特征，不同于经典型腺瘤样异型增生（典型表现为细长的杆状核呈假复层排列，可见核分

裂）。当然，一些炎症性肠病患者的 SSA/P 可以具有经典型的异型增生灶，这与锯齿状的炎症性肠病相关异型增生病变可能难以区分。

炎症性肠病患者的锯齿状病变以 HP 为主（在 Shen 的研究病例中占 96%），其余多为 SSA/P，TSA 极少见[52]。整体而言，炎症性肠病患者的锯齿状病变发生率可能比较低（一份报告显示为 1.2%）[51]。有一项研究显示，不伴异型增生的锯齿状息肉与 SSA/P 形态相似，在女性中更常见，多数位于右半结肠，而伴轻度异型增生或不确定异型增生的锯齿状息肉在男性中更常见，多位于左半结肠[51, 54]。

除了这些锯齿状病变之外，在长期炎症性肠病结肠炎病例中还有"锯齿状上皮改变"（SEC）的描述。SEC 显示结构扭曲（不同于增生性息肉），被覆锯齿状上皮的隐窝不再垂直于黏膜肌层，并且不一定伸达黏膜肌层。锯齿状上皮和增大的杯状细胞都延伸至隐窝基底部[53, 55]。然而，报道这一现象的文献并没有全面展示这类病变形态的图像，也没有明确列出 SEC 的病理诊断标准，因此很难识别这类病变并进行相应的比较研究[43]。也有些文献提出 SEC 与炎症性肠病异型增生有关[55, 56]，但 SEC 的意义及其与炎症性肠病异型增生的关系目前尚不明确。进一步的研究可有助于确定 SEC 诊断是否具有可重复性、SEC 是否是癌前病变，以及 SEC 的发生是否会影响炎症性肠病的随访策略。

同时患有炎症性肠病和原发性硬化性胆管炎（PSC）的患者可发生结直肠肿瘤性病变，但关于这些病变的形态学资料有限。笔者未发表的数据表明 PSC 相关肿瘤性病变的形态学类型不同于 WHO 分类中列出的其他类型的炎症性肠病相关异型增生（图 8-11）。

最后，类似于炎症性肠病相关结直肠癌中炎症 - 异型增生 - 腺癌的逐步发展过程也可见于小肠克罗恩病。从形态学看，克罗恩病相

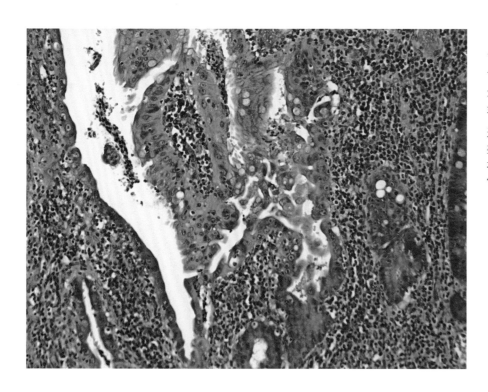

◀ 图 8-11　炎症性肠病合并原发性硬化性胆管炎患者的结肠黏膜上皮非典型性改变

这种非典型性难以明确分类，可能是低级别异型增生，但也可能是再生性改变

关的小肠异型增生可以是隆起的或扁平的，可以是低级别或高级别，这一点与结直肠病变相同[57]。

七、肛管异型增生

传统上，"肛门"一词包括两个区域，即肛管和肛缘/肛周皮肤。在组织学上，肛管黏膜包含四个连续的区域，即近端的结直肠区、肛管移行区（通常以其首字母缩写 ATZ 命名）、连续的非角化型鳞状上皮区，以及远端的角化型鳞状上皮区[58]。大多数肛周癌与皮肤鳞状上皮肿瘤相同，因此没有被列入 WHO 消化系统肿瘤分类中。

HPV 是肛周和肛门癌的危险因素，但所发生的鳞状上皮肿瘤在 AJCC、Besthesda 分类和 WHO 分类中命名却各有不同[59]。发生于 ATZ 和鳞状上皮区的肛管上皮内瘤变（anal intraepithelial neoplasia，AIN）有多种同义词，包括异型增生、原位癌和肛管鳞状上皮内病变（anal squamous intraepithelial lesion，ASIL），

而 Bowen 病有时用于肛周皮肤病变。对肛管可以使用和宫颈病变相同的术语和标准进行分类。肛门和下生殖道鳞状上皮病变命名（lower anogenital squamous terminology，LAST）体系是针对该区域发生的 HPV 相关肿瘤而提出的[32]，通常采用两级分类法，即低级别鳞状上皮内病变（low grade squamous intraepithelial lesion，LSIL）和高级别鳞状上皮内病变（high-grade squamous intraepithelial lesion，HSIL）（表 8-4）[60]。LSIL 定义为伴有核分裂和细胞多形性的固有或化生鳞状上皮细胞增生且局限于上皮层基底侧 1/3，上皮层上 2/3 可见表面成熟和（或）HPV 相关细胞改变（图 8-12）。实际上，LAST 系统中 LSIL 还包括 HPV 相关上皮细胞病变。HSIL 的特点是细胞多形、核分裂、无胞质成熟的表现，病变上延至上皮层的中部和浅表 1/3（图 8-13 和图 8-14）。这些浸润前的变化累及肛管腺体和皮肤附属器时，可被误诊为浸润性癌。染色切片极向不佳也可能影响间质浸润的评估。鲍温样丘疹病现在被认为是 HSIL 的一种特殊形式。免疫抑制或免疫功能低下患

表 8–4　**HPV 诱发的肛管病变命名体系比较** [60]

LAST	Bethesda	AIN	异型增生
LSIL/AIN1	LSIL	尖锐湿疣 AIN1	轻度异型增生
HSIL/AIN2-AIN3	HSIL	AIN2 AIN3	中度异型增生 重度异型增生 原位癌

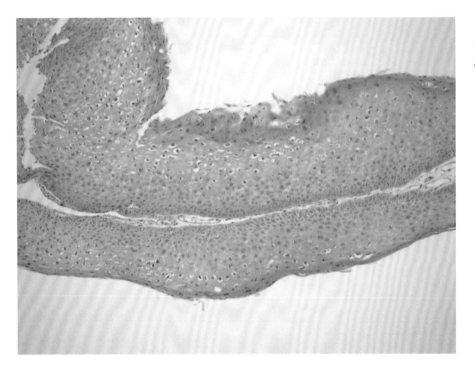

◀ 图 8–12　肛门鳞状上皮低级别上皮内瘤变

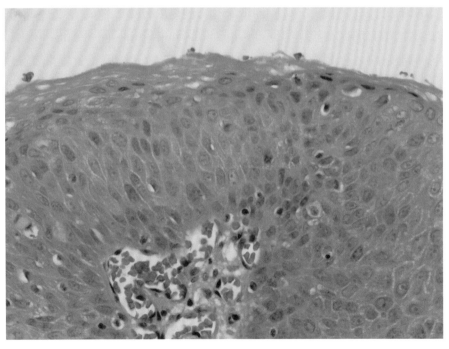

◀ 图 8–13　位于肛管的鳞状上皮内病变，缺乏成熟现象，异型细胞和核分裂累及上皮全层

本例经一组 8 位病理医生阅片，没有就诊断 AIN2 或 AIN3 达成共识，对于这种情况，p16 染色可有助于明确诊断

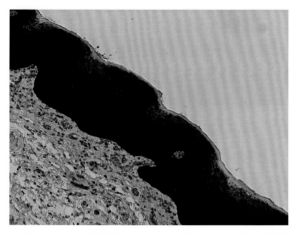

▲ 图 8-14　肛门鳞状上皮内病变的 p16 染色显示强的细胞核和胞质着色，并且累及上皮全层，这一结果支持高级别鳞状上皮内瘤变的诊断

者的低级别鳞状上皮内病变其生物学行为与一般情况下并无不同。

　　LAST 系统明确了至少两种特殊情况下将具有 LSIL 细胞结构特征的病变"升级"为 HSIL：①病理性核分裂或超出典型 LSIL 允许的显著核异型性；②薄型 SIL，其特征是不成熟的上皮内病变厚度 < 10 个细胞。在这两种情况下，p16 免疫组化染色呈弥漫阳性有助于确诊 HSIL[32]。此外，p16 免疫组化可能有助于其他两种情况：①对于 HE 染色切片中具有 AIN 2 级特征的病灶，当 p16 染色呈弥漫强阳性时，可以确诊 HSIL；②对于组织学评估存在分歧的病灶，至少 1 名病理医生支持 AIN 2 级或 AIN 3 级的诊断，此时 p16 阳性可有助于确定诊断。明确的 p16 阳性表达呈现弥漫而强的细胞核或者细胞核及胞质着色，并且至少占据上皮厚度的 1/3（成片而非斑驳的阳性）（表单 8-3）。

　　LAST 体系认为"LSIL/HSIL"同样适用于细胞学和组织病理学。基于组织病理学特征的进一步分类使用"上皮内瘤变"（intraepithelial neoplasia, IN）作为后缀，即 LSIL-IN1 和 HSIL-IN2/IN3。上皮内瘤变在肛管被称为 AIN，在肛周皮肤（肛缘）被称为 PAIN。

表单 8-3　p16 免疫组化染色在肛管上皮内瘤变 / 鳞状上皮内病变诊断中的价值

p16 阳性的定义

- 弥漫的核或核及胞质强阳性着色，至少累及上皮厚度的 1/2（成片而非斑驳的阳性）

"成片阳性"可能的临床价值

- 如果有病理性核分裂或者有超出典型 LSIL 预期的显著核异型性，支持将低级别 SIL（LSIL）升级为高级别 SIL（HSIL）

- 支持将薄型 SIL（不成熟的上皮内病变 < 10 个细胞厚度）诊断为 HSIL

- 如果 HE 染色切片中可见 AIN2，则确认 HSIL 的诊断

- 如果病理医生之间存在分歧，并且至少 1 名病理医生支持 AIN2 或 AIN3，则确认 HSIL 的诊断

注释

- 在撰写本章时，围绕这一主题尚存在着相当大的争议

八、总结

　　异型增生在消化道不同部位的特征有相似点也有不同点。表 8-1 比较了维也纳和 Riddell 体系的结直肠（以及其他腺上皮黏膜被覆部位）异型增生分级，表 8-2 归纳了再生性非典型性、低级别异型增生和高级别异型增生之间的一些差异。表 8-3 列出了 WHO 消化系统肿瘤分类所定义的消化道浸润性肿瘤的所有前驱病变（上皮内瘤变），但不包括巴雷特食管相关异型增生（见第 10 章）和小肠黏膜异型增生。

第9章 正常食管、胃和十二指肠黏膜
Normal Oesophageal, Gastric and Duodenal Mucosa

Roger M. Feakins **著**

周炜洵 **译** 游 燕 **校**

一、食管

食管的解剖学通常按照三等份原则分为上段、中段和下段，也可分为颈部、上胸段、中胸段和下胸段[1]，但后者并不常用。食管起始于远端咽部，在环咽肌和环状软骨的水平，终止于一个有争议的部位，即胃食管交界处（gastro-oesophageal junction，GOJ）。门齿在胃食管交界处上方 30～45cm。内镜医生会使用距门齿的距离来确定食管和近端胃病变的位置。

（一）食管黏膜：一般特征（表单 9-1）

食管黏膜的大部分区域被覆非角化的复层鳞状上皮，在远端可有一段长短不等的柱状上皮被覆区域。鳞状上皮下方为固有层的结缔组织，固有层下面是黏膜肌层（图 9-1）。鳞状上皮从基底（深）层到表面呈现逐渐"成熟"的现象（图 9-2），基底层由立方形、圆形或卵圆形细胞组成，约占上皮厚度的 15%，约有 5 层细胞（图 9-2）[1-3]。基底层没有或仅含有少量糖原（如果有的话可通过 PAS 染色显示），基底层细胞最上层的细胞核间距约等于 1 个细胞核的直径（图 9-2）[3]，再向上的细胞则逐渐呈现细长扁平的形态，细胞核也越来越固缩。越靠近表面，核质比越小，最表层的细胞完全表现为扁平的形态（图 9-2）[1,3]。

鳞状上皮细胞的更新周期约为 1 周，如果有胃食管反流，则更新的周期会变短，表现为基底细胞增生和固有层乳头伸长（图 9-3）（见下文及第 10 章）[2]。基底细胞增生很难界定，有文献将其定义为基底细胞占上皮层下 1/3 的 50% 以上[2]。

糖原棘皮症在食管远端比在近端食管更为常见，内镜下表现为灰白色斑块或结节，可相互融合。组织学上通常界限不清，可见浅表鳞状上皮细胞增生和肥大，分化成熟，胞质因富含糖原而透亮，呈现马赛克或"竹篮样"的形态（图 9-4A）。这种现象很可能是正常形态的一种变异，并无任何恶性潜能，但是在内镜检查中可被误认为念珠菌感染病和占位性病变[21,4]。在病理报告中给出糖原性棘皮症这一"诊断"会让临床医生感到迷惑，并因此去寻求如何治疗。当然，细胞淡染和糖原化亦有可能是其他原因所致（图 9-4B）。

食管鳞状上皮如果出现角化和（或）颗粒细胞层，则属于异常表现。过度角化相当常见（图 9-5A），在一份报道中表明，这种现象可见于 2% 的个体，而巴雷特食管的背景可有可无，在没巴雷特食管的患者中，过度角化更多表现为多灶性，多位于食管中段，内镜下表

表单 9-1 正常食管黏膜

上皮

- 食管大部分区域被覆非角化型鳞状上皮
- 远端为柱状上皮
- 经常可见角化不全现象，可提示既往黏膜损伤
- 基底细胞占鳞状上皮层下 1/3 的 50% 以下

糖原棘皮症

- 鳞状上皮细胞体积增大、胞质淡染，呈竹篮样外观
- 内镜下表现类似多种疾病，本身无临床意义

固有层乳头

- 高度不足上皮厚度的一半
- 高度为黏膜基底膜到乳头最顶端上皮基底膜之间的距离

固有层腺体

- 可见于食管的任何位置
- 腺体被覆胃小凹型上皮
- 导管主要被覆柱状上皮

黏膜下腺

- 食管近端和远端比中段更常见
- 由黏液细胞构成，可有浆液细胞
- 导管基底部被覆立方 / 柱状上皮，表面被覆鳞状上皮
- 导管是食管的标志性结构

黏膜下淋巴细胞聚集属于正常表现

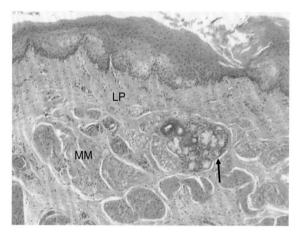

▲ 图 9-1 正常食管黏膜

低倍镜示复层鳞状上皮与下方的固有层（LP）、黏膜肌层（MM）和固有层内的食管黏膜腺体（箭）

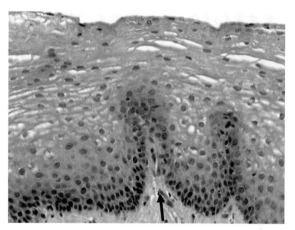

▲ 图 9-2 正常食管鳞状上皮固有层乳头低于上皮高度的 50%（箭），上皮基底层厚度不超过 5 个细胞。表面上皮逐渐成熟，细胞扁平，核质比较低，细胞核呈长形而非圆形或卵圆形

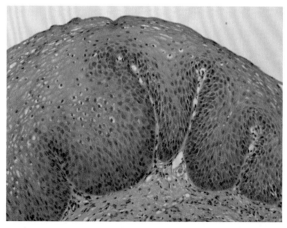

▲ 图 9-3 胃食管反流病患者活检标本中固有层乳头伸长、基底细胞增生

现为白斑，可有饮酒史，与食管和头颈部鳞状上皮肿瘤发生风险增高有关。但是在巴雷特食管患者中则不存在这种风险[5]。角化不全且缺乏颗粒层这一现象也很常见，但临床意义不明（图 9-5B）[6]，可见于念珠菌感染、放射治疗后或其他黏膜损伤后，偶尔可表现为类似肿瘤的

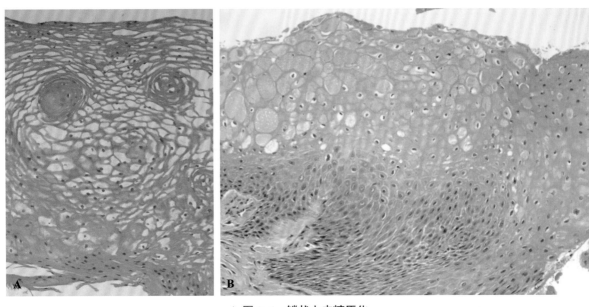

▲ 图 9-4　鳞状上皮糖原化

　　A. 糖原性棘皮症，鳞状上皮细胞体积增大，胞质淡染，呈"竹篮"状外观。内镜下与念珠菌病和其他疾病相似，本身无临床意义。B. 继发于放射损伤的糖原化和退行性变

包块或斑块[7, 8]。表皮样化生很少见，表现为角化过度和下方致密的颗粒细胞层，可反映不同类型的损伤，如吸烟、饮酒、药物或真菌感染，有证据表明其与鳞状上皮肿瘤有关，但几乎没有证据表明表皮样化生是癌前病变[6]。透明角质颗粒和异常角化可提示既往的黏膜损伤，但并不特异（图 9-5C）。

　　胃食管交界处、食管下括约肌（lower oesophageal sphincter, LES），以及出现在一部分患者的食管环在内镜下并不容易识别，在一定程度上是因为年龄和反流所致的变化，其中食管下括约肌所在部位属于压力增高的区域[1]。胃食管交界处的定义不止一种，可通过肌层的特征、黏膜的特点或生理功能进行界定，不同的定义方式对于巴雷特食管（柱状上皮被覆食管）的诊断有一定的影响。胃食管交界处的解剖学定义是指贲门切迹（食管左侧壁与胃大弯之间的锐角或切迹）或胃浆膜层与膈肌的转折点[1]，而将"胃皱襞的最近端"视为胃食管交界处是另一种定义方式[9]，在胃镜下胃皱襞的最近端处有一条齿状线，是食管鳞状上皮黏膜与胃柱状上皮黏膜的交界处（图 9-6），齿状线的位置并不固定，通常位于肌性胃食管交界处之上 10～15mm，可能并不代表"真正的"胃食管交界处[1]，在肌性胃食管交界处上方 10～15mm 的食管远端区域（膈肌食管裂孔之上）被覆的是柱状上皮，即使没有明显的反流或巴雷特食管，这一部分被覆柱状上皮的食管的长度也可以增加。膈肌压痕也可视为胃食管交界处，但其位置易受食管裂孔疝或胃皱襞近端所在位置影响[1]。就生理功能而言，食管下括约肌的远端大致等同于胃食管交界处，但食管下括约肌的压力通常不足以行压力测量[1]。

　　正常的食管有时在内镜下可见食管下端的"环"，最常见的是 Schatzki 环，通常位于鳞柱交界的齿状线[1, 10]。Schatzki 环的上缘被覆鳞状上皮，下缘被覆柱状上皮，两者交界处的下方为纤维组织和黏膜肌层结构[1]。Schatzki 环可在 6%～14% 的个体中出现，可能与间歇性吞咽困难有关，更多见于食管裂孔疝（特别是滑动型）、反流性食管炎和食管网的患者[1, 10]。亦可有其他的食管环[1]，如嗜酸性粒细胞性食管炎患者

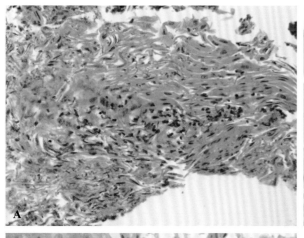

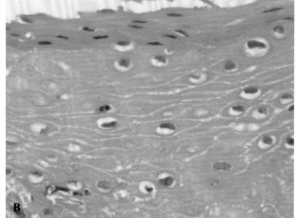

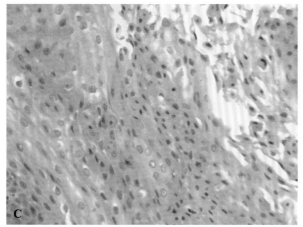

▲ 图 9-5　鳞状上皮角化异常

A. 角化过度和角化不全。B. 黏膜浅表部分的角化不全，其特征为核固缩深染。C. 不明原因的异常角化

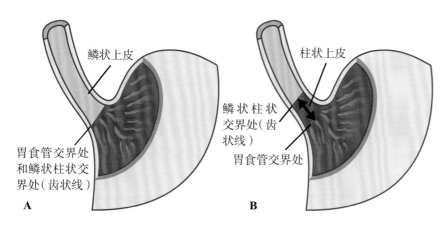

◀ 图 9-6　齿状线和鳞状柱状交界示意

鳞状上皮

柱状上皮

鳞状柱状交界处（齿状线）

胃食管交界处和鳞状柱状交界处（齿状线）

胃食管交界处

A

B

在内镜下可见食管环状结构，有文献报道提示其与 Schatzki 环相关[10]。

（二）食管黏膜内的炎细胞

食管黏膜鳞状上皮中可见少数淋巴细胞，且远端数量多于近端，这些淋巴细胞位于上皮细胞之间，并因此导致细胞形态轻微伸长和不规则，呈现"被挤压"或"扭曲"的外观（图 9-7）。如果淋巴细胞数量增多，则需要寻找炎症的其他证据及是否存在其他类型的炎细胞。有一项研究提示胃食管交界处 30mm 以上的活检中淋巴细胞数量的上限为 20/HPF[2]。

在没有反流性食管炎表现的患者中，如果鳞状上皮没有其他异常表现，仅在上皮内出

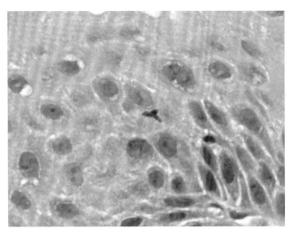

▲ 图 9-7　正常鳞状上皮中的淋巴细胞因其位于紧密排列的上皮细胞之间而形态异常，呈扭曲外观。在食管鳞状上皮中，每高倍视野淋巴细胞数量不超过 20 个

表 9-1　正常食管黏膜中的炎细胞

	上　皮	固有层
中性粒细胞	（0～1）/HPF	无
嗜酸性粒细胞	（0～5）/HPF	有
淋巴细胞	（0～20）/HPF 呈扭曲状 如果数量较多， 需寻找其他类型 的炎细胞	有，可聚集分布
浆细胞	0/HPF	有

现个别嗜酸性粒细胞是可以接受的。有一项研究结果显示正常情况下鳞状上皮中嗜酸性粒细胞的上限是 5/HPF[2]。另一项研究结果显示正常食管鳞状上皮中嗜酸性粒细胞的平均数为 $0.07/mm^2$，范围为（0～2.52）/mm^2 [11]。事实上鳞状上皮中通常没有嗜酸性粒细胞或数量非常少，所以在染色切片中即使只看到少量的嗜酸性粒细胞，也应去寻找炎症和（或）胃食管反流的其他组织学证据。

上皮内中性粒细胞只要不是非常稀少（最多为 1/HPF）就提示为异常，即食管炎症[2]，这种情况下就应该寻找其他提示炎症和微生物感染的证据，特别是念珠菌。表 9-1 归纳了正常食管黏膜中炎细胞的情况。

食管鳞状上皮中可存在极少的黑色素细胞，偶尔可聚集在一起，但在常规 HE 染色切片中难以识别。内分泌细胞也不常见，不通过免疫组化染色很难识别。另外，亦可存在朗格汉斯细胞，但很少能看到。

（三）食管固有层和黏膜肌层

上皮下的固有层由疏松结缔组织构成，其中包含血管和各种炎细胞，如肥大细胞、浆细胞和嗜酸性粒细胞，亦可见淋巴细胞聚集，有

时甚至可以很显著，并可见生发中心（淋巴滤泡），但不一定提示食管炎。固有层尚可见分泌中性黏液的胃型柱状上皮细胞构成的腺体，尤其是在远端食管，但在其他部位亦可存在（图 9-1 和图 9-8A），这些腺体通过胃小凹型柱状上皮细胞衬覆的导管跨越鳞状上皮开口于食管腔[1]，这些腺体及其导管可以帮助确定该部位是食管而不是胃，但在实际阅片中识别这一点并不容易（图 9-8B）。相比而言，黏膜下腺体对于区分真正的黏膜下和固有层十分有用[12]，但也需考虑到切片中见到的所谓"黏膜下腺体"实际上确实有可能是黏膜固有层的黏液腺，因为黏膜内腺体和黏膜下腺体之间在细胞学和组织结构上差别很小，在炎症和其他因素的影响下可能更是如此（译者注：黏膜下腺体属于唾液腺源性腺体，形态与黏膜内腺体有一定的差别）。

固有层乳头是指固有层成分在上皮内的指状突起，正常情况下，其高度不超过上皮层厚度的 1/2。固有层乳头的高度为鳞状上皮的基底膜到乳头顶部基底膜的距离（图 9-2）[3]。乳头顶部周围的上皮呈现与乳头形状相似的锥形排列，但该上皮本身不包括在乳头长度的测量范围中（图 9-9）。胃食管反流的特征包括基底细胞增生和固有层乳头伸长，但这一表现并不特异（图 9-3）。鉴于人群中反流的发

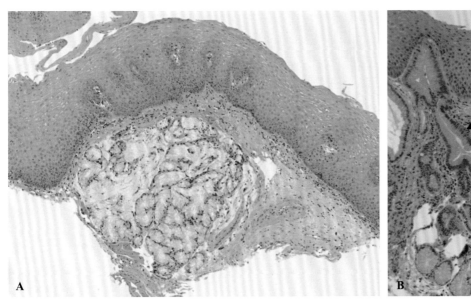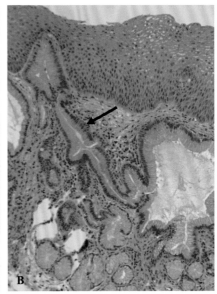

▲ 图 9-8　**A.** 固有层腺体，通常聚集分布，界限清晰，由产生黏液的胃型上皮细胞构成。**B.** 柱状上皮细胞衬覆的导管（箭）从固有层中的胃型腺体中向上进入鳞状上皮，与贲门型腺体难以鉴别

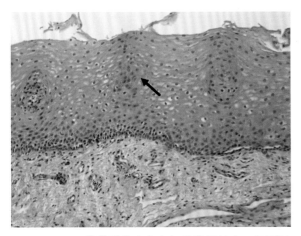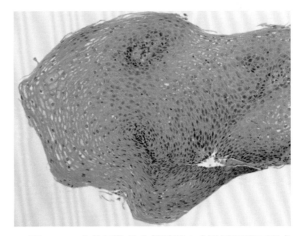

▲ 图 9-9　正常黏膜乳头上方细胞数量较多，但不计入乳头长度的测量中

▲ 图 9-10　定位不佳的食管鳞状上皮黏膜活检可形成乳头伸长的假象

生率较高，轻微的乳头伸长其实很常见。此外，尚有许多无反流证据的个体也可在食管远端 30mm 处出现乳头伸长和（或）基底细胞增生的现象 [1, 2]，因此，该部位的活检对于诊断反流并不可靠，判定时应谨慎 [2]。此外，在定位不佳的活检标本中可表现出乳头伸长的现象（图 9-10）。总体而言，有反流症状的患者比无症状的患者具有更显著的组织学改变。

与胃和肠道的黏膜肌层相比，食管的黏膜肌层位置更深、更厚（特别是在食管远端），而且是纵行分布，而非纵行和环行混合的模式（图 9-1）。黏膜活检中通常见不到黏膜肌层，但在病理状态下则例外。如果活检中能看到黏膜肌层，则可以帮助区分食管活检与胃活检 [1]。

（四）食管黏膜下层

食管黏膜下层为疏松的结缔组织，其中可见黏膜下腺、神经和血管。黏膜下腺可见于食管的所有部位，但食管近端和远端的黏膜下腺

137

比食管中段更丰富。镜下为小的腺泡结构，外周为肌上皮细胞和基底膜，胞质浅染或透亮，类似于唾液腺（图 9-11A），可见黏液细胞、浆液细胞和嗜酸细胞[1, 13]。黏液细胞数量最多，含有透亮 / 淡染的胞质内黏液，核体积小，位于细胞基底部。浆液细胞数量较少，细胞质呈淡红色。嗜酸细胞数量稀少，胞质呈鲜红色，提示胞质内丰富的线粒体成分[13]。从这些腺体延伸出的导管垂直伸入固有层和上皮到达黏膜表面，腺体附近和导管周围可见淋巴细胞和浆细胞浸润（图 9-11B）[1]。导管内衬的细胞在底部呈立方形（图 9-11C），在近黏膜表面处变为鳞形复层上皮细胞（图 9-11D），根据这一特征可与固有层腺体的导管（内衬柱状上皮）进行区分。在阅片中过程中，当难以确定活检的解剖学部位时，黏膜下腺及其导管是区分食管黏膜和胃黏膜的可靠标志[13]，其鉴别作用比固有层腺体更可靠。黏膜活检标本中很少能见到黏膜下层结构，所以当活检的部位不明确时，起源于黏膜下腺并且在近黏膜表面处被覆鳞状上皮的导管结构就具有很重要的鉴别作用（图 9-11D，要点 9-1 ）。

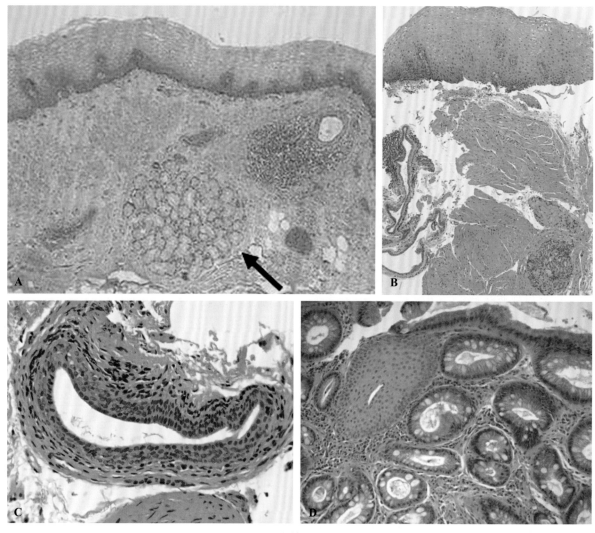

▲ 图 9-11 食管黏膜下腺和导管

A. 黏膜下腺（箭）。B. 黏膜下腺和导管的低倍镜观，导管周围较多炎细胞。C. 黏膜下腺导管在深部被覆立方和柱状上皮细胞。D. 黏膜下腺导管的表浅部分被覆鳞状上皮细胞，与周围化生的肠型柱状上皮截然不同

要点 9-1　提示食管而非胃的解剖组织学证据

- 内镜医生提供的信息
- 鳞状上皮被覆黏膜
- 固有层腺体（通常难以与胃黏膜区分）
- 穿越上皮且衬覆柱状上皮的导管（源于固有层腺体）
- 穿越上皮且衬覆鳞状上皮的导管（源于黏膜下腺）
- 有助于鉴别，但在黏膜活检中很少出现的特征
  - 厚的黏膜肌层
  - 纵行（而不是纵行和环行）黏膜肌层
  - 黏膜下腺体

（五）胃食管交界处

胃食管交界处的界定有一定困难，原因如下。

- 近端胃约有 1～4mm 的被覆柱状上皮黏膜，下方为黏液腺体，称之为贲门黏膜。对于该区域的组织学表现是属于正常情况还是化生性改变尚存争议。
- 贲门黏膜远端向胃黏膜延伸，近端向食管黏膜延伸，长短不等，随着年龄的增长，向远端延伸更为常见，而向近端延伸至少从一定程度上是继发于慢性胃食管反流病。
- 解剖学上胃食管交界处相当于胃皱襞的最顶端，但在大多数成年人中，胃食管反流病可导致齿状线向近端延伸[9]，而齿状线下方的黏膜具有贲门黏膜的特征，壁细胞可有可无。一些学者认为正常贲门可存在泌酸腺（包括壁细胞和主细胞），与胃体黏膜相同，而另一些学者认为正

常贲门黏膜由黏液上皮、黏液腺和（或）混合性黏液腺 / 泌酸腺构成，这种现象并不代表化生[9]。后一种观点目前更被普遍接受，并认为食管远端黏膜的变化正是由于随着年龄增长而发生的贲门黏膜长度延伸所致[9]。

- 根据上述原因，食管远端的短节段柱状黏膜十分常见，且难以界定其性质。在正常人群中这种现象可能只是代表贲门的延伸（其本质可以是正常情况，也可以是化生性改变），如果将其视为化生性改变，则不一定为巴雷特食管，抑或是一种柱状上皮黏膜被覆的食管，或相当于"超短节段 / 短节段"的巴雷特食管。总之，这都是由于"贲门"黏膜长度延伸所致的现象[14]。
- 根据定义，在贲门或食管远端如果存在肠型上皮（杯状细胞），则提示为肠上皮化生。但这种表现既可以代表胃炎累及贲门后发生的肠上皮化生，也可能代表的是巴雷特食管（"超短节段"巴雷特食管）（见第 10 章）。事实上，一些观点认为超短节段巴雷特食管与贲门的肠上皮化生是一回事儿，但也有观点不赞同使用超短节段和短节段巴雷特食管的称谓。在临床实践中，真正的贲门肠上皮化生与食管远端肠上皮化生的含义可能并不相同，如果可能的话，最好将它们彼此区分开来[2, 9]。
- 在活检中，贲门黏膜与胃窦黏膜相似，如果不知道取材部位，两者的区分通常并不容易。相比胃窦黏膜而言，贲门黏膜的小凹稍长，可有少数扩张或囊性腺体，小凹上皮和腺体周可有更多的间质成分（图 9-16）。贲门黏膜的一个特征

性表现是黏膜深部存在界限较清晰的黏膜腺体聚集，从黏膜肌层垂直伸出的平滑肌束将上述聚集的黏膜腺体分割为小叶状，但该特征在活检标本中并非总是表现得很显著。

胃食管交界处贲门黏膜的炎症也是需要重点考虑的情况。在一些研究中，如果其他部位胃黏膜没有炎症，只是在紧邻齿状线下方的贲门黏膜出现炎症，则提示胃食管反流的敏感性要优于齿状线上方鳞状上皮的异常改变[2]。在日常工作中，胃食管交界处活检的贲门黏膜同时都有炎症改变，在这种情况下，如果没有密切的临床病理联系，很难明确这种炎症是胃炎（孤立的贲门炎或更广泛的胃炎）所致还是反流所致。

在临床实践中，胃食管交界处柱状黏膜是否为正常表现通常很难确定，无论是内镜下还是组织学上均是如此。换言之，明确其是否为化生性改变的可能性很小。反之，如果存在以下内镜和（或）组织学表现，如齿状线位于膈肌上方数厘米及显微镜下确认的化生性（抑或是异位）改变，即使组织学仅显示为胃型黏膜，也都支持是异常改变。当然，如果出现肠上皮化生，即使内镜检查没有异常，同样提示是异常表现。

总的来说，对于食管远端和胃食管交界处轻微病变的诊断和解释并不容易，只有提供精准的内镜表现，病理的评估才能更加可靠。此外，病理医生只能报告镜下所见内容，而不应该去推测或臆测相关的内容（要点9-2）。请参阅第10章了解更多关于柱状上皮被覆的食管/巴雷特食管的详细内容。

（六）食管中的异位和化生

"食管入口斑"是指位于食管近端的异位胃黏膜（图9-12A），通常位于食管上括

要点 9-2　胃 - 食管交界活检

- 病理医生需关注存在或不存在哪些成分，具体如下：
  - 鳞状上皮
  - 胃型上皮 / 黏膜
  - 泌酸型胃上皮细胞，如壁细胞和主细胞
  - 肠型上皮细胞（以杯状细胞为特征）
  - 黏膜腺体及其导管（衬覆柱状上皮）
  - 黏膜下腺导管（表浅部衬覆鳞状上皮）
- 异常表现通常比正常表现更容易确认
- 远端食管柱状上皮黏膜与近端胃黏膜难以区分
- 贲门黏膜与胃窦黏膜在没有临床信息的情况下难以区分，但以下特征提示贲门黏膜：
  - 小凹较长
  - 腺体囊性扩张
  - 小凹和腺体之间有更多的间质成分
  - 黏膜深层的腺体聚集分布，周围有平滑肌束将其分隔成界限清晰的小叶状
- 需要密切结合内镜医生所提供的解剖部位信息，同时需谨慎判断
- 肠上皮化生均提示异常表现
- 胃的肠上皮化生和食管肠上皮化生的鉴别具有临床意义，但很困难
- 如果有明确的食管定位证据，如穿越上皮的导管，就可以对食管柱状上皮化生（巴雷特食管）作出明确的组织学诊断
- 结合临床病史和内镜表现的情况下可将柱状上皮黏膜诊断为化生（即使缺乏食管起源的组织学证据）
- 病理医生应避免过度解读胃食管交界处的活检和过度诊断柱状上皮被覆的食管 / 巴雷特食管（见第10章）

约肌以下＜ 30mm。异位黏膜通常很小（直径＜ 5mm），但最大径也可＞ 50mm，有时为多灶性。可为特定的胃底或胃体型，也可以是比较少见的贲门型黏膜，偶尔可见肠上皮化生灶，约发生于 4% 的病例[15]。食管入口斑的发生率为 0.2%～14.5%，这可能从一定程度上取决于内镜医生的经验[15]。壁细胞可分泌胃酸，并对邻近的食管、喉或咽部黏膜造成损害，随之产生相应的临床症状，如反流的表现，亦可发生慢性炎症、溃疡，甚至狭窄。组织学上，炎症表现十分常见，但肠上皮化生和异型增生则很少见，也可与巴雷特食管和其他类型的并发症相关，包括肿瘤性病变，但这方面的文献报道结果并不一致，甚至相互矛盾[15-17]。

异位胃黏膜也可发生在食管较远端的部分，但比较少见，而且需要与更常见的巴雷特食管或延伸至食管的贲门型黏膜进行鉴别。远端食管可发生异位胰腺，通常位于黏膜下层。

异位甲状腺组织也有报道[1]。胰腺化生有时可见于远端食管和贲门，其特征是出现腺泡型细胞（图 9–12B）。

皮脂腺增生（又称皮脂腺化生或异位皮脂腺）属于罕见的情况，其特征是皮脂腺聚集或呈小叶状分布，位于鳞状上皮下或上皮内，胞质透亮或空泡状（图 9–12C）。发病机制尚不清楚，可能是鳞状上皮化生、腺体化生或发育异常。病变直径可以从不足 1mm 到 20mm 不等，但通常较小，可单发或多发（有时＞ 100 个）[18]。它们可与反流有关，但并无症状，也不需要进行处置。

二、胃

（一）胃的解剖学

胃包括贲门、胃底、胃体和胃窦 / 幽门区域（图 9–13），有两个弯曲，大弯为凸形，从贲门切迹延伸至十二指肠下缘，小弯较短，呈凹形，从食管右缘延伸至十二指肠上缘。

贲门是毗邻食管远端的胃的短节段区域，通过其组织学特征可与邻近的胃底黏膜进行区分（见上文）。胃底是突出到左侧食管 – 胃交界水平上方胃的一部分，其近端即为胃体，胃底和胃体在组织学上是相似的。胃体远端与胃窦相连，胃窦的最远端部分是幽门或幽门括约肌，该处的固有肌层显著厚于胃的其他部位。

胃体和胃窦之间的界限在解剖学或组织学上均难以界定，胃角是小凹上的一个切迹，属于胃体和胃窦交界的一个粗略标志，但并非总是易于识别，而且将其作为胃体胃窦交界的标记并不可靠。此外，胃窦和胃体之间的交界处可随着年龄的增长而向近端移动，也可因胃内炎症状况而发生改变。组织学在区分胃体黏膜和胃窦黏膜时比大体观更为可靠，但也存在过渡区域和重叠表现。

（二）胃黏膜：一般特征

胃黏膜的组织学类型根据部位和腺体形态区分，共有三种类型，即贲门型（较少，见上文）、胃体型（75%～80%）和胃窦型（20%～25%）。泌酸腺黏膜是胃底 / 体黏膜的另一种称谓，泌酸细胞与壁细胞是同义词。不同类型黏膜的区别主要取决于腺体的特征，包括其厚度（占黏膜总厚度的比例）、细胞构成和组织结构。胃的黏膜包括几层不同的结构（图 9–13B），从腔面到基底依次包括以下成分。

- 表面上皮
- 小凹（又称隐窝）
- 颈黏液区或峡部
- 腺体

这四个部分共同构成胃黏膜的结构，因此所谓的胃黏膜并非单纯的腺体成分。

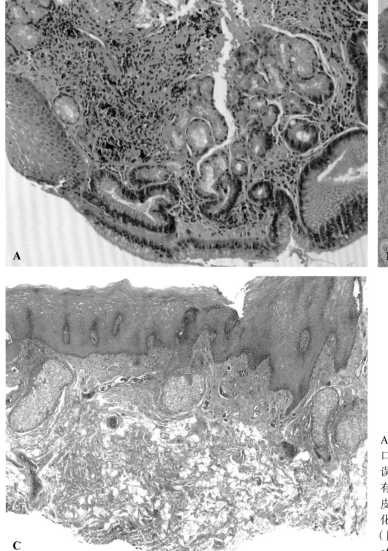

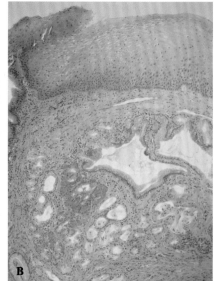

▲ 图 9-12 异位和化生

A. 食管上部的胃型黏膜，通常称为食管入口斑。在不知道活检部位的情况下，可被误判为巴雷特食管或食管胃交界处。B. 具有导管和少量腺泡结构的胰腺化生。C. 上皮下发育良好的皮脂腺成分提示皮脂腺化生，胞质透亮，类似于皮肤的皮脂腺（图 C 由 Dr Laura Lamps 提供，University of Michigan, USA）

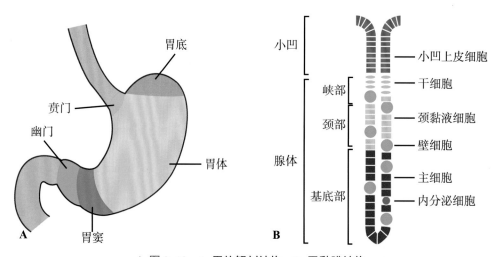

▲ 图 9-13 A. 胃的解剖结构。B. 胃黏膜结构

（三）胃黏膜：表面上皮和小凹

胃黏膜所有部位的表面上皮与小凹上皮延续，形态也相同，由单层柱状细胞构成，含有并分泌黏液（图 9-14A 和表 9-2），黏液成分 PAS 染色阳性，AB 染色阴性，形成多个致密且位于细胞核之上的黏液空泡，在细胞表面尤为突出，细胞核体积小，稍不规则，位于基底部，紧邻基底膜（图 9-14A）。小凹是由表面上皮向下延伸形成的大致平行的管状结构，其间为多少不等的固有层成分（图 9-14B）。在胃体 / 胃底部，小凹占黏膜厚度的 15%～35%（图 9-14C），在胃窦部占 35%～50%（图 9-14D），腺体与小凹之间的界限在胃窦部不如在胃体部容易识别。腺体与小凹相延续，其顶端为颈部，末端为基底。

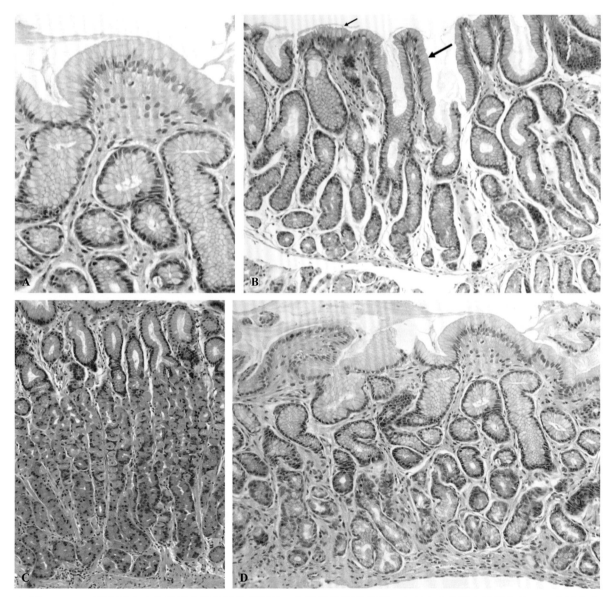

▲ 图 9-14　**A.** 胃表面上皮为特征性的单层柱状细胞，细胞核位于基底部，有多个小的核上黏液空泡。**B.** 表面上皮（小箭）与小凹上皮（大箭）相延续。**C.** 胃体 / 胃底黏膜上部 **15%～35%** 为小凹，下部 **65%～85%** 为紧密排列的腺体。**D.** 胃窦黏膜中黏膜上部的小凹占 **35%～50%**，下部腺体占 **50%～65%**。腺体分布比胃体 / 胃底黏膜松散

表 9-2　正常胃黏膜的上皮细胞和内分泌细胞类型

	胃体 / 胃底	胃 窦	识别方式
表面 / 小凹上皮细胞	有	有	• HE 染色 • 细胞表面黏液空泡
壁细胞	有	近端数量较多 远端极少	• HE 染色
主细胞	有	稀少，活检中通常没有	• HE 染色
颈黏液细胞	有	在腺体基底部存在相应类似的细胞	• 非常难以识别
杯状细胞	无	无	• 如果存在，则提示肠上皮化生或肠道来源
ECL 细胞	有	无	
EC 细胞	有	有	• HE 染色切片中有可能识别出内分泌细胞，但几乎不可能分类。
X/A 样细胞	有	稀少	• 免疫组化有助于识别，需要时也可协助分类，如 G 细胞
G 细胞	极少	有	
D 细胞	稀少	有	

EC. 肠嗜铬；ECL. 肠嗜铬样

小凹下部变窄，与腺体在峡部相连（图 9-14C），该部位也是干细胞所在部位，是增殖和再生活性最显著的部位[19]。峡部区域的颈黏液细胞呈柱状，细胞核位于基底，黏液含量少于小凹细胞，偶尔有核分裂，但在 HE 染色切片中不易识别（图 9-15）。腺体中也存在较少数量的颈黏液细胞。颈黏液细胞既可以有分泌功能，也可作为主细胞和壁细胞的中间祖细胞。

（四）胃黏膜：腺体

胃体 / 胃底和胃窦的腺体是不同的（表 9-2）。胃体 / 胃底黏膜中含有紧密排列的腺体（图 9-14C），极少或没有分枝，主要由壁细胞和主细胞构成（图 9-16A），同时有少量的颈黏液细胞（主要位于近表面的峡部而不是腺体）和内分泌细胞（通常位于深部腺体）。腺体层约占胃体 / 胃底黏膜厚度的 60%～65%，壁细胞呈圆形、卵圆形或锥形（锥形底部靠近基底膜），胞质嗜酸并呈轻微空泡状，核居中，形似煎蛋，该细胞所在范围纵深可达 0.4mm

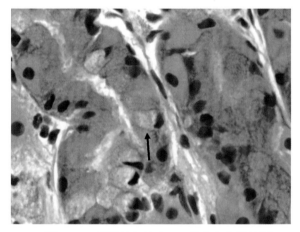

▲ 图 9-15　颈黏液细胞在 HE 染色上不易识别

图示一个可能的颈黏液细胞，核位于基底部，胞质淡染（箭）

（图 9-16A）。壁细胞可分泌盐酸、内因子、生长因子（如转化生长因子 -β）和组织蛋白酶。胃泌素、组胺和乙酰胆碱等物质可刺激并导致其活性增加。壁细胞主要位于基底部至小凹颈部这一范围的上部[19]，但也可位于其他位置。主细胞的胞质呈嗜碱性颗粒状（提示含有丰富的内质网），核多位于基底部（图 9-16A），可通过胞吐作用分泌消化酶和酶原，如脂肪酶和胃蛋白酶原。主细胞主要位于基底部至小凹颈部这一范围的下部，但上部亦可有少量分布。壁细胞的数量远多于主细胞，其比例约为 3 : 1，从胃体近端到远端，这个比例会有所增加。

胃窦腺体可有不同程度的分枝，由分泌黏液的柱状细胞构成，胞质透亮或呈轻度的颗粒状，细胞核体积小，位于基底部（图 9-14D 和图 9-16B）。胃窦腺体比胃体 / 胃底部的腺体排列疏松，它们占黏膜厚度的不到一半。腺体之间由少量的固有层结缔组织分隔，从黏膜肌层伸出的细小平滑肌束可包绕深部腺体。腺体与上方的小凹上皮逐渐融合到一起，之间并无清晰的界限。腺体中可有少量内分泌细胞，在靠近黏膜基底部的位置有一部分略嗜碱性的黏液细胞，就表型而言，类似于胃体部的颈黏液细胞。胃窦近端黏膜中可见少量壁细胞，偶尔会有较多的数量（图 9-16B），但不会有胃体黏膜中所见的紧密排列现象，主细胞也很少见[3]。

（五）胃黏膜：解剖学定位

低倍镜下腺体层之间的差别即可区分胃窦和胃体 / 胃底黏膜，但胃体和胃窦之间的界限并不明显，两者交界处及其附近的黏膜常常呈一种"过渡"的形式，胃窦近端壁细胞和主细胞的比例明显高于远端，事实上胃窦近端可包含很丰富的壁细胞成分。主细胞是胃体 / 胃底的标志，但在胃窦中也并非完全没有。此外，胃体 / 胃底黏膜如果发生萎缩，壁细胞和主细胞消失后黏膜的特征性结构不复存在，这种情况下在组织学上就很难与胃窦或贲门黏膜进行区分。

胃窦远端黏膜逐渐移行至近端十二指肠黏膜，之间并无清晰界限。杯状细胞成分对于十二指肠而言当属正常成分，出现在胃内则属异常表现，但如果发生肠上皮化生，就与十二指肠黏膜很难区分了。形态良好的绒毛结构和 Paneth 细胞的存在均支持是十二指肠黏膜而非胃黏膜，且近端十二指肠黏膜的绒毛较短。黏膜下出现的布氏（Brunner）腺可以提示为十二指肠黏膜，但如果仅仅位于十二指肠黏膜的深部，则很难与胃窦 / 幽门腺区分。

贲门黏膜在组织学上与胃窦黏膜相似（见上文），但也有一些细微的差别，相较于胃窦，贲门黏膜的小凹可能更长，可有一些扩张的腺体，小凹和腺体之间通常有更多的间质成分，

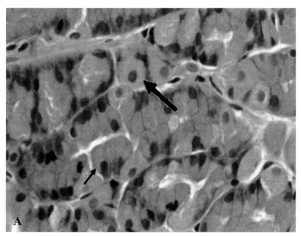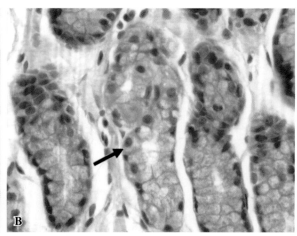

▲ 图 9-16　胃黏膜腺体及其主要细胞成分

A. 胃体 / 胃底腺紧密排列，主要由胞质嗜酸、核居中（粗箭）的壁细胞和胞质嗜碱性颗粒状、核位于基底部（细箭）的主细胞构成。B. 胃窦腺主要由柱状黏液细胞构成，细胞淡染、略呈颗粒状，核位于基底。少量壁细胞可见于胃窦腺体中，尤其是近端胃窦（箭）

可见平滑肌束将腺体分隔成小叶状（图 9-17）。这些区别有时在活检组织中并不明显，更多是需要依靠内镜所提供的信息进行区分。

胃黏膜中不同的腺体和细胞存在不同的术语名词。壁细胞又称泌酸细胞，"泌酸黏膜"一词几乎等同于胃体 / 胃底型黏膜，尽管它专指细胞类型而非具体解剖位置，类似的名词还有胃底黏膜、胃体黏膜或胃体 / 胃底黏膜。泌酸黏膜可能是最贴切和最准确的名词，但在欧洲不如在美国普及。病理医生有时更习惯用胃底和胃体等术语，在一定程度上有可能导致临床医生理解上的偏差，如内镜医生可能会质疑一个位于胃体（非胃底）的息肉被诊断为"胃底腺息肉"。有时，贲门和胃窦黏膜被病理医生描述为"非特异型"黏膜（尤其是非泌酸黏膜的活检且取材部位不明的情况），而"特异型"黏膜指的是胃体 / 胃底型黏膜。事实上这些术语严格意义上讲并不准确，因为胃窦和贲门黏膜也有其相应的功能，其细胞也属于是"特异性的"。当然，如果内镜报告中并未明确具体的取材部位，使用这些术语确实要更方便一些。

（六）胃黏膜上皮细胞起源和分化

就起源细胞而言，胃黏膜上皮中包含了几种不同的终末分化的细胞，其更新速率也不尽相同。小凹和表面上皮细胞的寿命只有短短几天，并处于持续不断的更新之中，这些细胞死亡后会自然脱落到胃腔中。颈黏液细胞寿命相对较长，而祖细胞主要位于峡部（颈黏液）区域，这些细胞可分化成各种不同的细胞类型，向下迁移成为腺体，向上迁移成为小凹上皮。壁细胞和主细胞很可能就是来自颈黏液区的一种共同的祖细胞，之后通过转分化而不是细胞分裂的过程演变成不同的细胞类型[3, 19-21]。壁细胞向下迁移的速度很慢，可以存活几个月，然后发生细胞凋亡或坏死，最后脱落入腺腔[22]。主细胞可以存活几个月甚至 2～3 年，最后发生凋亡。

（七）胃黏膜：内分泌细胞

在胃的所有部位都有散在的内分泌细胞，不同细胞类型、解剖位置和疾病状态下细胞的数量多少不等，细胞可以是圆形、立方形或三

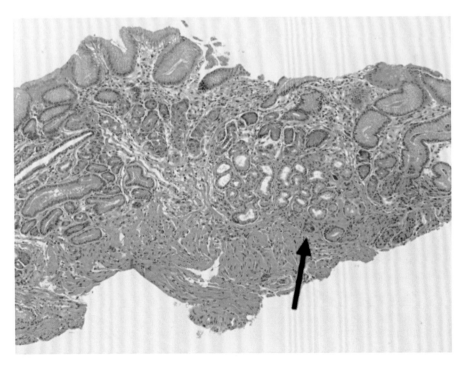

◀ 图 9-17 贲门黏膜与胃窦黏膜相似，但通常在腺体周围有更多的间质。平滑肌纤维从黏膜肌层向上延伸，围绕黏膜深层聚集分布的腺体，呈小叶状外观（箭）

角形，通常位于基底膜上方，毗邻或位于上皮细胞之下，使之并不直接面向腺腔。虽然不同细胞类型之间存在形态学差异，但总体而言胃的内分泌细胞通常有一个小的深染细胞核，核周有嗜酸性颗粒或淡染的胞质，也可表现为核周空晕（图 9-18）。内分泌细胞通常将其产物分泌到相邻的血管中，但有时也直接将其释放到腺腔中。

在泌酸（胃体 / 胃底）黏膜有四种主要类型的内分泌细胞，由多到少依次为肠嗜铬细胞样（enterochromaffin-like，ECL）细胞、D 细胞、X/A 样细胞和肠嗜铬（enterochromaffin，EC）细胞[23]。在胃窦黏膜中，最常见的内分泌细胞是产生胃泌素的 G 细胞（50%），其次是 EC 细胞（30%）、D 细胞（15%）和 X/A 样细胞，可通过超微结构和免疫组化相结合的方式确定不同的细胞类型[23]，常规 HE 染色中无法识别不同的细胞类型，在日常诊断中也几乎没有必要进行这种区分。

ECL 细胞仅见于胃体 / 胃底部，是该部位最常见的内分泌细胞，约占总数的 30%。ECL 细胞呈锥形，基底较宽，附着于基底膜之上，通常位于中下 1/3 的腺体。ECL 细胞可产生并释放组胺，刺激壁细胞释放胃酸，可通过旁分泌和内分泌的方式发挥作用，同时进行自我更新[3]。ECL 细胞分泌组胺主要是通过胃窦部产生胃泌素的 G 细胞刺激所致，胃酸减少和壁细胞萎缩所致的高胃泌素水平可导致不同类型的 ECL 细胞增生，包括弥漫性增生、线性增生、微结节增生、"异型增生"和肿瘤[24]。ECL 细胞也可产生尿鸟苷素[23]。

X/A 样细胞存在于胃体 / 胃底黏膜中，占内分泌细胞的 20%，在胃窦和十二指肠中的数量相对较少[23]。这些细胞呈圆形、卵圆形或多边形，胞质内可见圆形致密颗粒。X/A 样细胞可合成和分泌去酰基化生长素释放肽（desacyl ghrelin），该物质可刺激产生生长激素，这类细胞尚可产生肥胖抑素（obestatin）和摄食抑制因子 -1（nesfatin-1）[25]。在泌酸黏膜，该细胞属于封闭型细胞，并不与腺腔相通[23]。

D 细胞分布于胃窦和胃体 / 胃底（泌酸）黏膜，细胞密度变化很大，某些区域没有 D 细胞，而其他区域可有较多的 D 细胞[26]。在胃窦，D 细胞数量仅次于 G 细胞，在胃体，D 细胞只占少数，约为 15% 或 20%。D 细胞可产生并分泌生长抑素[25]，具有抑制胃酸分泌的作用，其胞质内含有比 G 细胞更大的颗粒[26]，具有促进旁分泌功能的胞质突起。胃窦的 D 细胞属于开放型，与腺腔相同，而胃底 / 胃体的 D 细胞属于封闭型。

肠嗜铬细胞（EC 细胞）存在于胃窦和胃底 / 胃体黏膜中，主要位于靠近基底部的腺体中，但也位于腺体的中上层，它们在黏膜中的密度变化很大[26]。这种细胞分泌 5- 羟色胺，胞质内可见鲜红色颗粒，这种颗粒在胃黏膜中比在十二指肠黏膜中体积小，亦可表现为透亮的胞质[26]。它们可能分泌血清素。

G 细胞主要分布在胃窦部，是胃窦部最多的内分泌细胞。这种细胞分泌胃泌素（见上文）。极少数 G 细胞存在于胃底 / 胃体黏膜中，十二

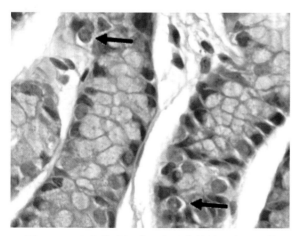

▲ 图 9-18　胃内分泌细胞可有透亮的核周空晕（箭）、嗜酸性颗粒状胞质或淡染的胞质

指肠黏膜中更加少见。它们在胃窦黏膜内的分布是不规则的，主要位于颈部腺体区域，越向基底部的腺体越稀疏。细胞体积较大，呈圆形或卵圆形，胞质透亮，核呈圆形或卵圆形。胞质内含有小颗粒，其内容物可排入腺腔[26]。胃泌素免疫组化染色可协助识别这些细胞。

（八）胃黏膜：固有层

固有层是黏膜内的支持性结缔组织，包含胶原、少量弹力纤维、纤维母细胞、小血管和炎细胞（译者注：正常情况下胃黏膜固有层内除组织细胞外，极少或几乎没有炎细胞）。小凹之间的固有层比腺体周围更丰富，特别是在腺体紧密排列的胃体／胃底部更是如此。

固有层中存在数量较多的小的薄壁血管，评估是否存在毛细血管／血管扩张有助于诊断胃窦血管扩张、门静脉高压性胃病和反应性胃炎／胃病，但这种判读具有一定的主观性，除非扩张的血管十分明显且数量众多（图 9-19A）[27]。血栓这种异常表现比血管扩张更好被识别，利用 CD61 免疫组化染色比在 HE 染色切片中更容易判定。

正常胃黏膜固有层的腺体之间和小凹之间可存在稀疏的纤细平滑肌束，尤其多见于贲门部，但亦可见于胃窦部，在胃体则十分少见（图 9-19B）。这种平滑肌束究竟是正常还是异常，其实很难界定。如果见到比通常情况下更突出的平滑肌束，则应寻找反应性改变的其他证据。平滑肌纤维增粗、数量增多和排列紊乱等表现均提示存在化学性／反应性胃病／胃炎，如果存在其他反应性胃病／胃炎的表现，如小凹扭曲、固有层纤维化、水肿和血管扩张等表现，就更加支持诊断了（图 9-19C）。

（九）胃黏膜：炎细胞

正常胃黏膜固有层中可有极少量浆细胞，呈单个细胞分布或由 2～4 个细胞组成的小簇（图 9-19D）。更多的浆细胞聚集则提示慢性胃炎的可能性，浆细胞是慢性炎症的一个可靠的客观指标，其形态学易与其他炎症细胞区分。淋巴细胞聚集现象可存在于正常黏膜中，成人比儿童更常见，胎儿中不存在[28]。如果有生发中心，则称之为淋巴滤泡（图 9-19E）。胃炎患者黏膜中的淋巴滤泡提示幽门螺杆菌感染，但如果只有淋巴滤泡，则不足以诊断胃炎[28]。

胃黏膜上皮内可含有个别淋巴细胞（表 9-3），在一项研究中显示 HE 染色切片中胃窦部每 100 个表面上皮细胞中平均有 3 个淋巴细胞（范围为 3～6 个），胃体／胃底部平均有 4 个（范围为 4～8 个），事实上可接受的正常与异常之间的界值并不明确，通常认为正常上限为（15～20）/100 个表面上皮细胞[29]。在"淋巴细胞性胃炎"（有多种原因）、乳糜泻和一部分幽门螺杆菌感染的患者中可出现上皮内淋巴细胞数量增多的表现（见第 13 章）[30]。胃黏膜上皮内淋巴细胞可能对黏膜抵御微生物很重要，也可在破坏和清除受损或异常的上皮细胞方面发挥作用，是淋巴细胞抗原识别和免疫防御功能的体现[30]。

正常胃黏膜中不存在中性粒细胞，如果在固有层中检出，就非常可能提示炎症，并且通常都伴有哪怕是极少量的上皮内中性粒细胞浸润，属于明确的客观的证据。一般而言，只要固有层出现中性粒细胞，就应寻找其他的炎症证据。

正常胃黏膜的固有层中可存在嗜酸性粒细胞，但数量不等 [（12.18 ± 11.39）/mm^2]，通常情况下数量不多（图 9-19F）[11]（译者注：该参考文献为日本的研究结果，译者的经验提示胃黏膜在正常情况下几乎没有嗜酸性粒细胞，如果出现，大多提示异常表现）。嗜酸性粒细胞数量增多可提示不同的病因学，包括过敏、药物和感染。

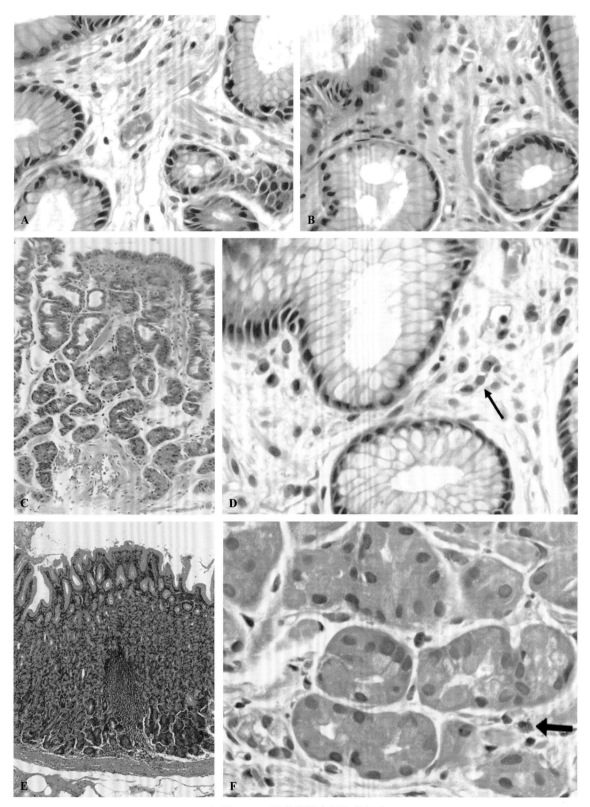

▲ 图 9-19 胃黏膜固有层和炎细胞

A. 小的薄壁血管十分常见。B. 有时可见少量纤细的平滑肌束，贲门部相对多见，胃窦部少见。C. 粗大的平滑肌束、血管扩张和小凹扭曲提示反应性胃病 / 反应性胃炎，而非正常现象。D. 正常胃黏膜中的浆细胞稀少，2～4 个浆细胞成簇分布可视为正常(箭)。E.淋巴细胞聚集和淋巴滤泡不一定提示炎症，尤其是年轻的患者。F.嗜酸性粒细胞(箭)数量通常不多

正常胃黏膜固有层中亦可存在肥大细胞。系统性肥大细胞增多症可累及从胃到结直肠的任何部位，胃肠黏膜活检中大量的肥大细胞和嗜酸性粒细胞可提示该诊断。肥大细胞在 HE 染色切片中不易明确，可通过免疫组化（如 CD117）协助判断。目前对于肥大细胞增多到什么程度就具有临床意义这个问题，还尚无明确答案，对于诊断肥大细胞疾病而言，肥大细胞聚集现象比单纯的数量增多更具有特异性，而且肥大细胞聚集的现象在肥大细胞增多症以外的其他疾病中很少能见到[31]。消化科医生对于如肠易激综合征等疾病状态下消化道黏膜中肥大细胞数量明显增加的现象也十分关注，但在组织学上这种"增加"与正常情况相互重叠，不易区分，很多病理医生认为评估黏膜内肥大细胞数量是一种徒劳[31, 32]。表 9-3 归纳了正常胃黏膜中炎细胞的特征。

（十）胃的异位组织

消化道的大部分区域均可发生异位胰腺，可能是胚胎残留或异常的分枝出芽[33]。异位胰腺通常位于黏膜以下的部位，但也可累及黏膜。一项研究显示胃是最常见的部位，该研究尚提示相比偶然发现的病变而言，有临床症状的病例更多发生在胃部，也更多见于年轻患者，并且很容易出现异位组织周围淋巴组织包绕的现象[33]。异位胰腺亦可发生胰腺导管上皮内瘤变/导管内乳头状黏液性肿瘤，但通常为低级别病变，伴有异型增生的病变往往体积更大，更多见于胃壁深部，周围淋巴组织包绕的现象也很常见[33]。极少数情况下可并发腺癌，但通常认为是独立的病变，源于异位组织的腺癌其实非常罕见[33]。

表 9-3　正常胃黏膜中的炎细胞和固有层

	分　类	胃　体	胃　窦	识别方式
固有层	平滑肌束	可有，纤细且稀疏	纤细且稀疏	HE 染色
	结缔组织	位于小凹间腺体间稀疏	位于小凹和腺体间	HE 染色
	血管	正常状态的评估具有主观性	正常状态的评估具有主观性	CD61 染色可显示血栓
炎细胞	上皮内淋巴细胞	平均 4/100 个表面上皮细胞（范围为 4~8）；> 20/100 个上皮细胞为异常	平均 3/100 个表面上皮细胞（范围为 3~6）；> 20/100 个上皮细胞为异常	HE 染色
	浆细胞	单个散在或 2~4 个细胞聚集		HE 染色
	淋巴细胞聚集	可存在于正常黏膜中		HE 染色
	淋巴滤泡	可存在于正常黏膜；如果存在，需寻找提示胃炎的其他证据		HE 染色
	嗜酸性粒细胞	一项研究提示为 $12.18 \pm 11.39/mm^2$（均数 ±SD）		HE 染色
	固有层中性粒细胞	无		HE 染色
	上皮内中性粒细胞	无		HE 染色
	肥大细胞	正常情况下可聚集分布		需要 CD117 免疫组化染色协助识别染色来证实

三、十二指肠

（一）十二指肠解剖学

解剖学上，十二指肠从胃幽门延伸到空肠，大致呈 C 形，"C" 的凹面朝左，由胰头填充。十二指肠共有四个部分，第一部分又称为 D1 或十二指肠球，从幽门稍微向上并转向右侧，大约 50mm 长，第二部分又称为 D2 或降部，通向下方，约 70mm 长，含有主胰管和总胆管开放到十二指肠的 Vater 壶腹或十二指肠乳头，这两个管道通常在进入壶腹时或者在进入壶腹前几毫米合并，然后进入壶腹部，也有大约 10% 的个体保持各自分离并独立的开口于十二指肠。在 40%～70% 的个体中，还有一个副胰管，属于胚胎时期保留下来的一个结构，在位于十二指肠球部近端的副乳头处进入十二指肠。十二指肠的第三和第四部分，又称 D3、D4 或水平部、升部，向左侧走形，然后从上方与空肠相连。屈氏韧带即标志着十二指肠与空肠的交界处，但十二指肠和胃的交界处在大体上并非总是能容易的识别，在有炎症的情况下更是如此。

（二）十二指肠黏膜：一般特征

在组织学上，整个小肠黏膜均由绒毛和隐窝构成，两者形态各异，但彼此相连，并被覆小肠黏膜上皮（图 9-20A）。上皮细胞包括吸收细胞、杯状细胞、Paneth 细胞、M 细胞和内分泌细胞，其中吸收细胞为高柱状上皮细胞，又称为肠细胞，核呈细长杆状或卵圆形，位于基底部，其长轴垂直于基底膜（图 9-20A 和 B），胞质含有 PAS 阳性的中性黏液，形成模糊的小泡状。散布在吸收细胞之间的是杯状细胞，杯状细胞含有大的核上黏液空泡，可将黏液分泌至肠腔中（图 9-20B）。杯状细胞的数量在隐窝基底部最多，越到黏膜表面越少，从解剖位置

上而言，越远端杯状细胞数量越多。杯状细胞含有 AB 染色阳性的酸性黏液（图 9-20C）。

绒毛为指状黏膜突起，这种结构可大大增加肠道的表面积，而大体上垂直于肠壁的小肠黏膜皱褶也是增加小肠吸收表面积的结构特征，同样，在显微镜下显示为线状结构的上皮表面微绒毛结构也具有类似的功能（图 9-20D），但其细微结构在电镜下才能清晰的识别。

绒毛的长度不等，位于十二指肠远端和空肠的绒毛最长，回肠的绒毛较短。十二指肠球部的绒毛相比降部和十二指肠远端而言更短更宽，形态也不规则，通常可见较宽的叶状绒毛形态，如果绒毛下方的布氏腺或淋巴细胞聚集，则绒毛结构也会显得更短或更宽。当评估乳糜泻和其他肠病患者的十二指肠球部活检时，如果病理医生不熟悉这些差别或者不知道活检的部位，就有可能将正常相对较短的绒毛误诊为绒毛萎缩。十二指肠任何部位的活检如果在包埋时定位不佳，都会造成绒毛变钝的错误印象（图 9-20E）。如果怀疑绒毛变钝，深切可以帮助区分真正的绒毛萎缩和斜切所致的假象。绒毛的侧面常呈锯齿状[3]。不同种族和不同国家的人群中其绒毛高度也有差异，这可在一定程度上反映了饮食等外部因素的影响。

十二指肠黏膜的深部为隐窝（Lieberkühn 隐窝）结构，隐窝是绒毛根部上皮向下内陷至黏膜肌层或黏膜肌层稍上方位置而形成的结构，在适当的切面上，隐窝可呈现为管状形态。绒毛 / 隐窝高度比值是评估绒毛萎缩的一个重要标志，并有助于区分肠病的不同病因。例如，乳糜泻通常引起隐窝增生及相应的绒毛萎缩，导致绒毛 / 隐窝比值降低，而其他肠病可表现为绒毛和隐窝的高度同时减少。除非在包埋方向正确的活检标本中，否则很难正确的评估隐窝绒毛高度比值，此外，隐窝上缘与绒毛下缘之间的界限有时难以很清晰的识别，甚至在一

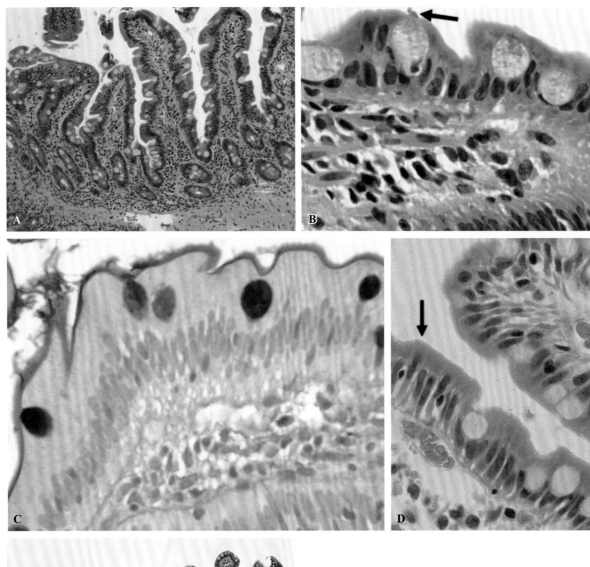

▲ 图 9-20　正常十二指肠黏膜

A. 向上突起的绒毛结构，绒毛与下面的隐窝相延续，绒毛和隐窝之间的界限并非总是很明显。B. 主要的上皮细胞类型为吸收细胞和杯状细胞，吸收细胞呈高柱状，核杆状或卵圆形，位于基底部，胞质内黏液不明显，杯状细胞具有核上显著的黏液空泡，可将黏液分泌入腔内（箭）。C. AB和 PAS-D 染色可鉴别黏液类型并凸显杯状细胞内的黏液空泡，黏膜表面刷状缘呈现蓝色线状外观。D. 高倍镜下上皮表面可见由微绒毛（和糖萼）组成的刷状缘（箭），其中可见散在的上皮内淋巴细胞。E. 横切或组织定位不佳时所见绒毛结构比预期的更短或更宽

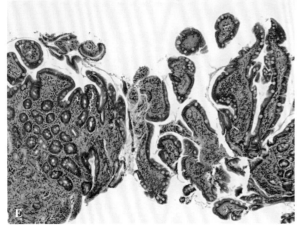

定程度上是很主观的判断（图 9-20A）。在排除以上各种因素的基础上，切片中所能看到的正常绒毛 / 隐窝比例在十二指肠至少为 3∶1，回肠和空肠至少为 4∶1。理想情况下，小肠活检中应该可以见到黏膜肌层，这样才有可能看到全部上皮成分并判定绒毛和隐窝的比例。

柱状吸收细胞表面的微绒毛及杯状细胞表面的少量微绒毛在常规显微镜下无法清晰的识

别其细微结构，细胞表面尚有一层被称为糖萼的糖蛋白和黏多糖成分。在 HE 染色切片中，微绒毛和糖萼共同在表面上形成一条很薄的嗜酸性条带状结构。"刷状缘"这一术语既可以是指微绒毛，也可以是指微绒毛和糖萼的组合（图 9-20D）。PAS 或 PAS-D 染色可突出显示刷状缘结构（图 9-20C）。某些疾病状态下刷状缘结构会缺失，如乳糜泻。

在十二指肠黏膜经常可以见到少量的表面上皮出现胃小凹型上皮化生，细胞顶端有黏液成分，类似于胃小凹上皮。如果有十二指肠溃疡或炎症，这种现象更常见，范围也更广泛（图 9-21A）。小凹上皮化生也是诊断"消化性十二指肠炎"或"消化性十二指肠病"的必要条件，幽门螺杆菌可定植于此，目前并不认为这是胃黏膜异位的前体病变[34]。十二指肠黏膜表面上皮有时可出现空泡化改变（图 9-21B），而且在乳糜泻等疾病状态下会表现的很广泛。

Paneth 细胞位于隐窝的基底部，含有核上嗜酸性分泌颗粒，细胞呈三角形，核位于基底部（图 9-22A）。Paneth 细胞可将颗粒分泌到隐窝腔中，颗粒中包含溶菌酶和 α- 防御素。Paneth 细胞还可合成和分泌一系列抗菌蛋白，发挥调节宿主与微生物相互关系的作用，包括

针对固有微生物的调控和针对潜在病原体的反应。此外，Paneth 细胞似乎还可以分泌影响隐窝上皮干细胞和上皮再生过程的相关因子，以维持局部的稳态[35]。

不同部位的小肠活检，如十二指肠、空肠和回肠，在没有临床信息的情况下有时很难区分（见第 17 章）。表 9-4 归纳了正常十二指肠黏膜上皮细胞的特征。

（三）十二指肠黏膜：内分泌细胞

十二指肠和小肠的内分泌细胞有时很难与 Paneth 细胞区分，两者都呈锥形，底部贴近基底膜，但内分泌细胞体积较小，其胞质内的颗粒并不像 Paneth 细胞那样鲜亮（图 9-22B 和图 17-3C），Paneth 细胞的颗粒位于细胞核之上，而内分泌细胞的颗粒通常更靠近基底部。此外，内分泌细胞可见于绒毛、隐窝，以及少数情况下的布氏腺，而 Paneth 细胞基本都是位于隐窝基底部[36]。

肠嗜铬（enterochromaffin，EC）细胞是小肠最常见的内分泌细胞类型，存在于隐窝和绒毛上皮中，胞质透亮或红染颗粒状，其胞质内的颗粒大约是胃窦 EC 细胞中颗粒大小的 2 倍，而且遍布于基底到腔面的所有范围。EC 细胞主

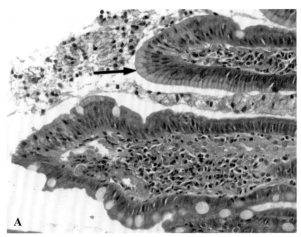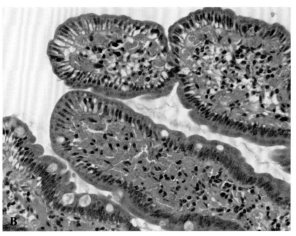

▲ 图 9-21 上皮细胞的变化

A. 表面上皮细胞呈现胃小凹上皮化生的现象很常见，尤其是在炎症背景下更是如此（箭）。B. 胞质内空泡提示上皮损伤

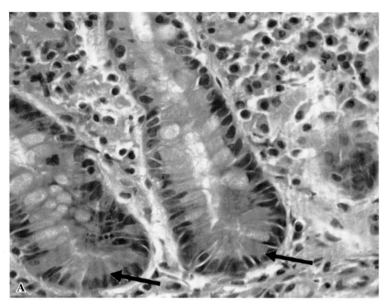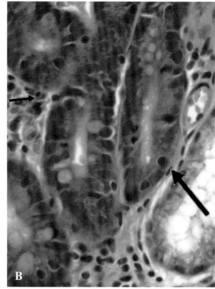

▲ 图 9-22　十二指肠黏膜中胞质嗜酸性染色的细胞

A. Paneth 细胞通常位于隐窝基底部，呈三角形，可见核上嗜酸性颗粒状胞质，细胞核多位于基底部（箭）。B. 内分泌细胞也可有嗜酸性胞质，但呈细颗粒状，色泽暗，细胞体积较 Paneth 细胞小，细胞核多不位于基底部（大箭）。固有层中尚可见嗜酸性粒细胞（小箭），同时可见较多含有红细胞的小血管成分

表 9-4　正常十二指肠黏膜及黏膜下层的上皮成分

	特　征	识别方式
肠上皮细胞	肠上皮细胞被覆黏膜表面、绒毛和隐窝	HE 染色
Paneth 细胞	位于十二指肠隐窝基部 核上嗜酸性颗粒状胞质成分 细胞多呈三角形，细胞核位于基底部	HE 染色
杯状细胞	越向远端数量越多 基底部多于黏膜浅表部位	HE 染色
绒毛	球部远端和空肠最长 回肠较短 球部可非常短 活检的定位可影响长度的判断	
绒毛 / 隐窝比	十二指肠至少为 3∶1，回肠、空肠至少为 4∶1 由于绒毛和隐窝之间的界限并非总是能清晰辨别，该比值有时不易评估	
内分泌细胞	体积小于 Paneth 细胞 可位于绒毛、隐窝，少数情况下位于布氏腺，而 Paneth 细胞通常位于隐窝基底部 胞质内颗粒的嗜酸性不及 Paneth 细胞，多位于细胞基底部而非核上	HE 染色可见，免疫组化可明确并分型
布氏腺	幽门腺型上皮 位于黏膜下，可延伸至黏膜基底部，少数情况下可位于黏膜更浅表位置 球部最多见，其次为降部 水平部和升部少见 空肠和胃部非常少见	

要合成 5- 羟色胺，并将其释放到肠腔、邻近组织或血液中。

十二指肠中神经内分泌细胞的种类较远端的小肠多，如 EC 细胞、D 细胞（产生生长抑素）、G 细胞（产生胃泌素）和 I 细胞，十二指肠和空肠均可见 K 细胞和 M 细胞，P 细胞和 S 细胞主要集中在近端小肠。L 细胞为圆形、椭圆形或锥形。

（四）十二指肠黏膜：纤维母细胞

隐窝周围纤维母细胞（或肌纤维母细胞）呈短梭形，SMA 免疫组化染色阳性，在大部分区域紧贴基底膜，但在淋巴滤泡相关上皮处是一个例外（图 17-8）。有关它们的起源、性质和功能的研究有很多，其功能是否正常对于增殖、细胞修复、纤维化、炎症性肠病相关并发症、肿瘤发生和进展均有一定的影响。纤维母细胞可合成基底膜物质，并与干细胞微环境相互作用。另外，还可合成和分泌各种其他因子，进而可影响上皮细胞的增殖和分化、调节炎细胞的种类和数量、对外界因子的反应和对细胞损伤的反应[37]。除此之外，固有层中还有其他类型的间质细胞，一些曾被认为是隐窝周 / 上皮下肌纤维母细胞所行使的功能实际上是由另外一些 α- 平滑肌肌动蛋白阳性（α-SMA+）细胞所完成，如周细胞、骨髓来源的干细胞、黏膜肌层细胞、淋巴管周细胞（结肠），以及与淋巴乳糜管相关的平滑肌成分[38]。

（五）十二指肠上皮细胞的起源和分化

小肠黏膜的干细胞位于隐窝基底部 Paneth 细胞之间的干细胞微环境中，并可与 Paneth 细胞相互黏附[39]。隐窝干细胞的类型可能不止一种，如隐窝基底部与 Paneth 细胞在一起的隐窝基底柱状（crypt base columnar，CBC）细胞和位于 Paneth 细胞上方距离基底部四个细胞位置的 +4 互补细胞群[35]。干细胞产生的后代细胞

或祖细胞是分裂速度最快的细胞群，这些细胞进一步分化成为吸收细胞（肠细胞）、Paneth 细胞、杯状细胞和内分泌细胞。吸收细胞和杯状细胞向上逐渐迁移至绒毛尖端，而 Paneth 细胞则向下迁移。吸收细胞和杯状细胞更新速度很快，平均寿命为 3～5 天，最终发生凋亡并进入肠腔[35]。回肠黏膜细胞的更新要快于十二指肠或空肠。Paneth 细胞比吸收细胞和杯状细胞更新慢，细胞寿命更长（可长达 1 个月）[35]。

（六）十二指肠黏膜：固有层

绒毛的轴心和隐窝之间为固有层成分，可见浆细胞、嗜酸粒细胞、肥大细胞、淋巴细胞，毛细血管和淋巴管等成分（图 9-23A）。细胞外基质包括胶原、弹力纤维、糖胺聚糖（如透明质酸）和非胶原性蛋白。与胃相比，垂直于黏膜肌层的平滑肌束在正常的十二指肠黏膜固有层中比较常见（图 9-23A），但并不一定提示既往的化学性损伤（表 9-5）。

（七）十二指肠黏膜：炎细胞

十二指肠黏膜固有层中嗜酸性粒细胞的数量多少不等，而且在一定程度上与季节和地域相关，有一项研究显示十二指肠黏膜固有层中嗜酸性粒细胞的平均数量为 $33.5/mm^2$ [2, 11]，目前对于固有层中嗜酸性粒细胞的正常值尚无明确的定义。

消化科医生对肠道黏膜中的肥大细胞成分兴趣浓厚，尤其是非常关注肥大细胞数量是否增多，但事实上很少有关于其正常值的研究报道。成簇分布的肥大细胞属于异常表现，可提示肥大细胞疾病。HE 染色切片中肥大细胞的数量如果不是非常多的话往往很难识别，CD117 免疫组化染色可以很好地显示这些细胞[31]。

正常黏膜中通常不会存在中性粒细胞，有时在固有层中可见个别中性粒细胞，但如果出现在上皮内，则提示为异常表现。当然，不管

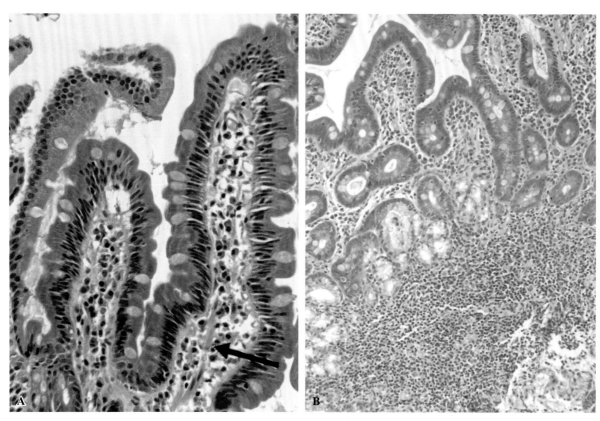

▲ 图 9-23　十二指肠固有层

A. 可见纤细的平滑肌束细丝（箭）、浆细胞、其他炎细胞和小血管，与胃黏膜相反，浆细胞数量通常较多。B. 十二指肠黏膜中淋巴组织可以很显著，但达不到像回肠末端那样广泛的程度

表 9-5　正常十二指肠黏膜的炎细胞和固有层

成　分	特　征	识别方式
平滑肌束	• 正常情况下纤细且垂直于黏膜肌层	HE 染色
浆细胞	• 正常成分	HE 染色
上皮内淋巴细胞	• 在十二指肠，> 25 / 100 个表面肠上皮细胞为异常[40] • > 30 / 100 个表面肠上皮细胞极具临床意义[42] • （20~25）/ 100 个表面肠上皮细胞是交界值 • 在空肠，正常的上限为 20/100 个表面肠上皮细胞[42]	HE 染色
淋巴细胞聚集和淋巴滤泡	• 可见 • 回肠较十二指肠更多见，体积较大，融合更多见	HE 染色
嗜酸粒细胞	• 一项研究显示为 [（33.5±12.6）~56.4] /mm²	HE 染色
固有层中性粒细胞	• 个别或无	HE 染色
上皮内中性粒细胞	• 无	
肥大细胞	• 聚集现象多提示为异常	CD117 可协助判断

出现在什么部位，都应进一步去寻找提示炎症的其他证据。

与胃黏膜相反，正常的十二指肠黏膜固有层中含有较多的浆细胞（图 9-23A）。一些研究结果显示十二指肠黏膜内大多数的浆细胞含有 IgA，但也有研究认为是含 IgG、IgM 和 IgA 的混合性浆细胞。浆细胞的缺失属于异常表现，可提示普通变异型免疫缺陷（common variable immune deficiency，CVID）或其他免疫系统疾病。

上皮内淋巴细胞存在于表面上皮和隐窝上皮内（图 9-20D），在一些疾病状态下可表现出数量增加或分布改变，尤其是乳糜泻（见第 15 章）。绝大多数上皮内淋巴细胞是 CD8⁺T 细胞，细胞表面表达 α 或 β T 细胞受体[40]。早期或亚临床阶段的乳糜泻 / 麦胶敏感性肠病可能仅表现为轻微的组织学变化，在这种情况下判定上皮内淋巴细胞数量是否正常是一件十分重要的事情。有效的上皮内淋巴细胞计数需至少评估一定数量的绒毛（如 5 个绒毛）。同时，正常情况下上皮内淋巴细胞数量越向表面越少的现象（"递减现象"）在疾病状态下也会发生变化[41]。正常情况下每 100 个肠上皮细胞中淋巴细胞数量不超过 20 个，实际上大多数情况下远远低于这个数值。十二指肠上皮内淋巴细胞数量的正常范围大概为（2～25）/100 个肠上皮细胞，20～25/100 个肠上皮细胞属于可接受的上限值，且很难解释其意义[42]，一旦超过 25/100 个肠上皮细胞就属于异常表现[40]，超过 30/100 个肠上皮细胞就极具临床意义了[42]。空肠的上限为 20/100 个肠上皮细胞[42]。免疫组化染色切片中通常会得到更多的淋巴细胞计数，并因此带来一定的误导，所以目前对于通过免疫组化染色的方法协助判断淋巴细胞数量尚存争议。

十二指肠黏膜固有层中可有较多淋巴细胞，且主要是 CD4⁺ 辅助性 T 细胞，亦可见淋巴细胞聚集和淋巴滤泡结构（图 9-23B），但程度和数量远不及回肠末端。淋巴组织表面的淋巴滤泡相关上皮与一般的肠黏膜吸收细胞功能并不相同，上皮为单层，没有或极少有杯状细胞，相比其他区域而言上皮内淋巴细胞数量较多，该区域同时含有 M 细胞，但在 HE 染色中不易识别。

巨噬细胞亦存在于十二指肠黏膜固有层中，而且在绒毛的表面部分数量更多。巨噬细胞可吞噬凋亡等细胞碎片，正常情况下胞质内可含有少量色素颗粒，有时这种吞噬细胞碎片的巨噬细胞可在上皮下方聚集，但并非病理性改变。在 HE 染色中很难区分巨噬细胞和树突状细胞（抗原呈递细胞的一种），树突状细胞所在的位置通常更靠近基底部。表 9-5 归纳了正常十二指肠黏膜炎细胞的特征。

（八）十二指肠黏膜下层和布氏腺

布氏腺主要位于十二指肠黏膜下层，腺体形态稍欠规则，排列紧密，呈小叶状分布，并由平滑肌束包绕（图 9-24A）。腺体衬覆幽门型上皮，胞质透亮并呈轻微的空泡状，或为淡嗜酸性染色，核体积小，位于中央或基底（图 9-24B）。布氏腺亦可延伸到黏膜的基底部（图 9-24B），偶尔甚至可以出现在更表浅的黏膜位置，腺体通常开口于黏膜隐窝。布氏腺在十二指肠球部最为显著，在降部相对较少，在少数情况下来自降部的活检标本中可观察到这一特点，但不能仅凭这一点去区分解剖部位，因为在降部以远的部位同样也有类似的表现（图 9-24C），布氏腺偶尔也可见于空肠或胃部。活检标本中没有布氏腺最可能的原因就是活检深度不够和（或）活检质量不佳，而并非真正的缺失。布氏腺与远端胃的胃窦/幽门腺非常相似，可合成和分泌黏液、碳酸氢盐、中性糖蛋白、三叶肽、生长因子和脂质，在黏膜屏障的

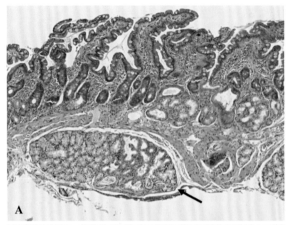

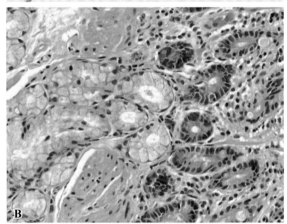

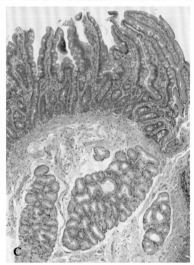

▲ 图 9-24 布氏腺

A. 布氏腺主要位于黏膜下层，一些可延伸到黏膜内，在十二指肠球部最为显著。B. 由幽门型上皮细胞构成，胞质透亮、淡染或空泡状。C. 通常情况下布氏腺在十二指肠降部数量减少，之后便消失，但也可出现在十二指肠升部（如本例所示），偶尔也可见于空肠

维持、免疫防御功能，以及细胞增殖和分化等方面发挥作用[3, 43]。布氏腺中可有少量内分泌细胞、Paneth 细胞、神经节细胞（可能是陷入的）（图 9-25）。

（九）十二指肠的异位组织

异位胃黏膜见于 1%～2% 的十二指肠内镜活检标本中[44, 45]，多位于十二指肠球部（D1），一般无症状。内镜下常常表现为单发的小息肉或结节状病变，也可呈多发性病变。镜下在十二指肠黏膜固有层中可见壁细胞和主细胞构成的胃体 / 胃底型腺体，同时可见小凹型上皮（图 9-26A），也可表现为幽门腺，但不易与十二指肠本身的布氏腺进行区分。有时，异位胃黏膜活检标本中几乎没有残留的小肠黏膜成分（图 9-26A）。有个别报道显示可合并溃疡或梗阻，并可能与胃部的胃底腺息肉有关。异位胃黏膜本身并无特别的临床意义，也没有发生肿瘤的风险[45]，有经验的内镜医生往往并不会取活检，所见到的异位胃黏膜标本更多是由经验不足的内镜医生所取。异位胰腺组织（图 9-26B）经常会并发炎症或狭窄，但很少发生恶性转化[33]。

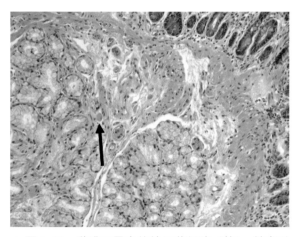

▲ 图 9-25 黏膜下层中的神经节细胞（箭），被布氏腺包绕

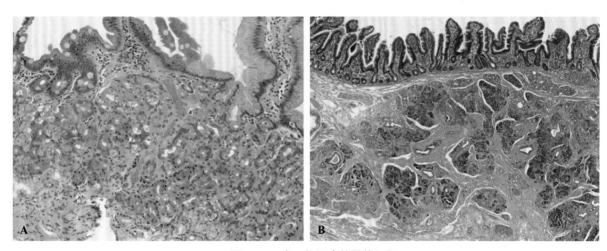

▲ 图 9-26 十二指肠中的异位组织

A. 异位胃黏膜在十二指肠球部黏膜中很常见，固有层中可见特征性的泌酸腺体。B. 小肠黏膜下层中可见由导管和腺泡成分构成的异位胰腺组织，与正常胰腺组织并不相连

第10章　胃食管反流病与巴雷特食管
Histology of Gastroesophageal Reflux Disease and Barrett's Oesophagus

Naziheh Assarzadegan　Maryam Kherad Pezhouh　著
周炜洵　译　李增山　游　燕　校

一、概述

胃食管反流病（Gastro-oesophageal reflux disease，GORD）是一种消化道常见的慢性疾病，其概念为胃或十二指肠内容物反流入食管，伴或不伴黏膜组织损伤[1]。该病是全球范围内常见的上消化道疾病之一[2]。在西方国家，胃食管反流病的患病率为10%～20%，这一数字比亚洲高得多，亚洲的胃食管反流病患病率＜5%[1]。此外，北美的胃食管反流病患病率高于欧洲[1]。在美国，有18.1%～27.8%的人每周会出现胃食管反流病症状，约40%的人口偶尔出现[2]，基于人群的研究表明全球不同地区的胃食管反流病发病率均呈上升趋势[3]。肥胖、过量饮酒、咖啡因及吸烟是胃食管反流病的主要危险因素[3]，食管裂孔疝、硬皮病和慢性阻塞性肺疾病（COPD）患者也常出现胃食管反流病[3]，一些药物和激素制剂亦可增加胃食管反流病的患病风险，包括苯二氮䓬类、抗胆碱药、钙通道阻滞药、硝酸盐、多巴胺、尼古丁、茶碱、胰高血糖素、雌激素、孕酮和某些前列腺素[3]，但也有许多患者并无明确的易感因素。

在成人中通常可以直接作出临床诊断，而不需要进一步的检查。其典型的临床症状为胃灼热和反流，约70%的胃食管反流病患者可出现这些症状[2]。胸痛可提示胃食管反流病，但首先需要排除心脏的疾病[2]，一般而言胃食管反流病相关的胸痛没有任何典型的频率或持续时间。胃食管反流病患者可出现食管外症状，包括慢性咳嗽、声音嘶哑、牙齿糜烂、哮喘、鼻窦炎、喉炎和睡眠障碍[2]，一些患者还可出现上腹部疼痛、消化不良、腹胀、恶心和呕吐等非典型胃食管反流病症状[2]。

在大多数情况下，特征性症状足以诊断胃食管反流病，而无须进一步的检查[2]。质子泵抑制剂（proton pump inhibitor，PPI）短期试验性治疗（PPI试验）后如出现症状缓解则有助于胃食管反流病的诊断，特别是在非典型症状的患者中更是如此[2]。

进一步的诊断性检测适用于出现严重症状的患者，如消化道出血、进行性呼吸困难、呕吐、不明原因的体重减轻或贫血[2]，因为这些症状需要进一步明确病因，因为它们有可能出现于其他疾病，如嗜酸性粒细胞性食管炎或潜在的恶性疾病及其并发症，而出现这些具有警示意义症状的患者通常需要内镜检查[2]。对于巴雷特食管（Barrett's oesophagus，BO）的高风险患者和PPI治疗无效的胃食管反流病患者也需要行内镜检查[2]，前者通常是根据风险因素选择性的进行内镜检查，如长期胃食管反流病、50 岁以上、男性、白种人、高体重指数（BMI）、高腹内脂肪性肥胖和食管裂孔疝[4, 5]。此外，如果患者有一级亲属患有胃食管反流病或食管腺癌的家族史，则应降低内镜检查的适应证门槛[5]。内镜检查对于胃食管反流病的诊断具有很高的特异性，但敏感性较低。钡剂检查和食管测压对于明确胃食管反流病的诊断通常并无帮助，但有助于评估食管狭窄或贲门失弛缓症等并发症[2]。

胃食管反流病的组织学定义

早在 1970 年 Ismail Beigi 等就报道了胃食管反流病的异常组织学特征[6]，但直到 39 年后的 2009 年，Fiocca 等才正式提出第一个关于胃食管反流病组织学诊断的共识指南[7]。组织学上，食管被覆复层鳞状上皮，正常情况下，基底层有 1～2 层细胞（图 10-1），固有层乳头局限于上皮的下 1/3。

胃食管反流病的组织学特征之一是轻度基底细胞增生，即超过上皮厚度的 15% 以上或多于 5～6 层细胞（图 10-2A 和 B），基底层的定义为细胞的核间距小于或等于 1 个细胞核的直径[7]。胃食管反流病的另一个组织学特征是存在散在的上皮内嗜酸性粒细胞，即每个高倍视野中有 1～2 个嗜酸性粒细胞，但嗜酸性微脓肿或嗜酸性粒细胞脱颗粒现象的出现则应警惕嗜酸性粒细胞性食管炎的可能。少数情况下胃食管反流病可出现散在的中性粒细胞浸润，严重的反流可导致糜烂和溃疡，并伴有显著的中性粒细胞浸润，但是如果出现表面带状中性粒细胞浸润和上皮内淋巴细胞数量增多，则提示病理医生应排除念珠菌性食管炎[8]。胃食管反流病的另一个组织学特征是固有层乳头延伸至上皮厚度的 2/3 以上（也有学者认为是超过上皮厚度的 50%）（图 10-2C）。其他特征还包括海绵状变性或细胞间隙扩张（图 10-2D）。

其他常见的胃食管反流病组织学表现包括鳞状上皮气球样变、角质细胞空泡化、上皮内淋巴细胞增多、血管扩张和角化不全。气球样细胞改变很可能是一种早期改变，即鳞状上皮细胞内蛋白积聚而呈现胞质丰富淡染、体积增大（图 10-2C），而角化不全可为胃食管反流病的特征之一，但局灶性的角化不全需警惕真菌感染的可能。胃食管反流病如果发生严重的糜烂性食管炎，可进一步导致狭窄并发症的发生，PPI 治疗和生活方式的改变往往可以有效缓解病情。表单 10-1 列出了胃食管反流病的主要组织学特征，表 10-1 对一些术语给出了更详细的解释。

Chandrasoma 提出了一种新的正常食管和胃食管反流病的组织学定义[9]，认为正常食管由复层鳞状上皮被覆，正常近端胃由泌酸黏膜被覆，而位于鳞状上皮和泌酸性黏膜之间的贲门型胃黏膜、贲门 - 泌酸型黏膜和肠型黏膜（如果存在的话）等其他类型柱状上皮被覆黏膜应当属于一种新的组织学范畴，称之为"鳞状上皮 - 泌酸黏膜间隙"。这一概念源自尸检研究，相应的结果提示大多数在临床上没有胃食管反流病的患者并无贲门黏膜或肠上皮化

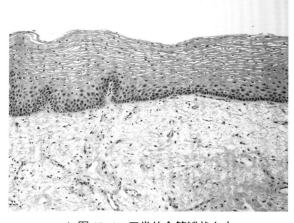

▲ 图 10-1　正常的食管鳞状上皮

基底层只有少数几层细胞，固有层乳头局限于上皮的下 1/3

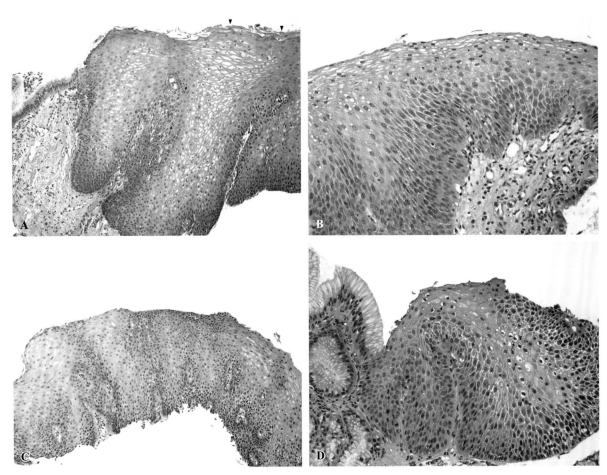

▲ 图 10-2　反流相关改变

A. 基底细胞增生。正常基底细胞层厚度应在 1～2 层细胞。黏膜表面尚可见散在嗜酸性粒细胞（箭）和局灶性角化不全（箭头）。B. 本例突出显示了基底细胞增生。基底层占据上皮厚度的一半，可见细胞间隙增宽。C. 反流相关的改变包括固有层乳头伸长和基底细胞增生，需注意右上角的角化不全现象。D. 胃食管反流病中鳞状上皮的基底细胞增生、细胞间隙增宽和胞质空泡状改变（箭）

生 [10, 11]。根据鳞状上皮 – 泌酸黏膜间隙这一概念，正常状态下的食管鳞状上皮直接与胃近端的泌酸黏膜相连，因此，在正常状态下并没有鳞状上皮 – 泌酸黏膜间隙，而只有鳞状上皮和泌酸黏膜两种上皮类型 [9]。反之，若在鳞状上皮和胃泌酸黏膜之间存在贲门黏膜、贲门 – 泌酸黏膜或肠上皮化生的组织学表现，即出现鳞状上皮 – 泌酸黏膜间隙，则为胃食管反流病所导致的改变 [9]。此外，肠上皮化生的发生率与鳞状上皮 – 泌酸黏膜间隙的长度成正比 [9]。但这一概念并未被广泛接受，需要通过对近端胃黏膜正常组织学进行深入研究来进行验证。

二、巴雷特食管

巴雷特食管（Barrett's oesophagus，BO）是一种柱状上皮取代正常食管鳞状上皮的病变，即柱状上皮化生 [12]。英国外科医生 Norman Barrett 于 1950 年首次描述了这种情况 [13]。目前全球范围内巴雷特食管的患病率为 0.5%～2.0% [12]。在西方国家有 2%～7% 的人患有巴雷特食管 [14]，在欧洲国家巴雷特食管的患病率为 1%～2% [15, 16]。在美国，巴雷特食管的患病率约为 5.6% [17]。在所有因临床指征而行内镜检查的患者中有 1%～2% 的患者在内镜下可见明显

表单 10-1　胃食管反流病：一些特征

- 主要特点
  - 基底细胞增生
  - 上皮内嗜酸性粒细胞增多
  - 海绵状变性
  - 固有层乳头伸长
- 其他特点
  - 气球细胞变
  - 角质形成细胞空泡化
  - 上皮内淋巴细胞增多
  - 血管扩张
  - 角化不全
- 严重的病例也会出现糜烂和溃疡

表 10-1　胃食管反流病主要组织病理学特征的定义

特　征	定　义
基底细胞增生	● ＞15% 或 5～6 层细胞厚度 ● 基底层细胞的定义为核间距小于或等于 1 个细胞核直径
上皮内嗜酸性粒细胞	● 每 40 高倍视野＞1～2 个嗜酸性粒细胞
海绵状变性	● 细胞间隙增宽
伸长的固有层乳头	● 固有层乳头伸至上皮的上 1/3

的巴雷特食管[12]，整体而言该病更多累及发达国家的老年人群[12]。巴雷特食管的男性发病率明显高于女性[12]。巴雷特食管的高危因素包括胃食管反流病、肥胖和吸烟等[12]，慢性或长期胃食管反流病是巴雷特食管最显著的危险因素。在胃食管反流病患者中，巴雷特食管的患病率为 5%～15%[12]，其他潜在的危险因素包括 2 型糖尿病、睡眠呼吸暂停和代谢综合征[18-20]。

巴雷特食管是食管腺癌（oesophageal adenocarcinoma，OAC）的前驱病变，其发病率在过去几十年中急剧增加[12]。巴雷特食管还与一部分"胃食管交界处"（gastro-oesophageal junction，GOJ）腺癌有关[14]。据估计，巴雷特食管患者发生食管腺癌的风险比普通人群高 30～125 倍[12]。巴雷特食管患者食管腺癌的年发病率为 0.12%～0.13%[21]。食管腺癌预后不良，5 年生存率＜20%[12]。目前的筛查方法主要是通过内镜检查，然后通过组织学评估巴雷特食管并明确是否存在异型增生[5]。

在过去的十余年中，对于慢性胃食管反流病引起的食管和胃食管交界处黏膜损伤的病变特点有了进一步的了解，而相关的研究进展也有助于更好地了解巴雷特食管及其进展为食管腺癌的发生机制。在下文中，将归纳总结巴雷特食管的组织病理学特征，并介绍美国和欧洲的巴雷特食管诊断标准。

（一）巴雷特食管的组织学特征

关于食管远端的组织学和巴雷特食管的概念一直存在很大的争议，美国胃肠病学学会（American College of Gastroenterology，ACG）将巴雷特食管定义为"正常情况下食管远端被覆鳞状上皮所发生的任何程度的具有恶变潜能的柱状上皮化生"[22-24]。2015 年，ACG 更新了巴雷特食管的临床诊断指南，根据该指南，如果粉红色黏膜延伸至食管且近端距离胃食管交界处至少 1cm，活检证实为肠上皮化生，即可诊断为巴雷特食管[22]。ACG 同时还建议在正常的齿状线或齿状线位置变化范围＜1cm 的情况下不宜行内镜活检[22]。英国胃肠病学会（British Society of Gastroenterology，BSG）的指南认为，无论是否存在肠上皮化生，只要内镜检查提示柱状上皮黏膜且活检标本中可见柱状上皮化生即可诊断巴雷特食管[5]，也就是说 BSG 指南中肠上皮化生或杯状细胞并非诊断的必要条件。最近，欧洲胃肠内镜学会（European

Society of Gastrointestinal Endoscopy，ESGE）则声明了不同的立场，其指南认为如果食管远端柱状上皮被覆区域＞1cm，且组织学证实有肠上皮化生，即可诊断巴雷特食管[25]。ACG和BSG之间的差异主要是基于有无肠上皮化生的恶性转化风险不同这一考虑。一些研究结果显示，与无肠上皮化生的情况相比，有肠上皮化生的病例发生食管腺癌的风险更高[21, 26, 27]。但也有一些研究并不支持这一观点[28, 29]。总之，BSG指南的诊断标准要更宽泛一些，主要是基于以下原因，其一是肠上皮化生对病变进展风险的影响尚无定论，其二是取材的因素有可能导致活检标本中看不到肠上皮化生，其三是对食管腺癌发生的细胞和分子基础尚未完全明确[30]。此外，国际良性巴雷特食管和癌症工作组（Benign Barrett's and Cancer Taskforce，BOBCAT）的共识中将巴雷特食管定义为胃食管交界处上方存在柱状上皮，并有明确的肠上皮化生组织学表现[31]。

如前所述，BSG指南将巴雷特食管定义为内镜下可见的延伸至胃食管交界处上方＞1cm的柱状上皮化生黏膜，且活检证实为柱状上皮化生[5]。需要注意的是，正常情况下食管被覆复层鳞状上皮的黏膜中即可见致密的黏膜下腺体和相应的鳞状上皮导管，不要将其误判为化生性改变。组织学上，巴雷特食管中所发生的鳞状上皮柱状上皮化生包括两种上皮成分，即表面上皮和腺体[14]，其表面上皮结构被称为"小凹或隐窝上皮"，因其形态类似胃小凹上皮或结肠隐窝[14]，伴有肠上皮化生的巴雷特食管又被称为充分分化的巴雷特食管，此时其表面结构与结肠隐窝更为相近。综上所述，在巴雷特食管中可有三种不同类型的柱状上皮，包括贲门型上皮、胃底型上皮和肠型上皮（具有杯状细胞）[23]，在这三种不同类型的食管黏膜柱状上皮化生中，肠上皮化生与病变进展和恶性转化的关系最为密切[21]。

在巴雷特食管中，表面上皮和隐窝上皮中可见不同类型的细胞成分[14]，最常见的细胞为黏液细胞（类似胃黏膜表面上皮）和杯状细胞（图10-3A和B），其次为内分泌细胞、肠上皮细胞和Paneth细胞[14]。兼有肠黏膜和胃黏膜特征的细胞也可见于巴雷特食管的黏膜上皮中，可表现为复层上皮（图10-4），该复层上皮由浅层黏液柱状上皮和4～8层基底样鳞状上皮细胞组成，有观点认为这属于巴雷特食管的前驱

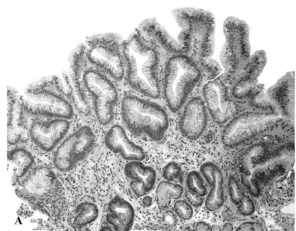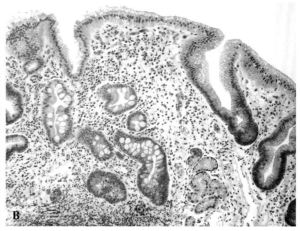

▲ 图10-3　A. 巴雷特食管不伴有肠上皮化生。需注意巴雷特食管的诊断要密切结合内镜表现。B. 巴雷特食管伴有灶性肠上皮化生，无异型增生。表面上皮中可见4条界限（图10-5），细胞核染色质浅染，胞质丰富，表面成熟

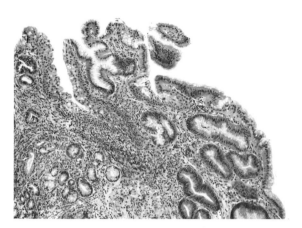

▲ 图 10-4　复层上皮

这种上皮的特征是有 4~8 层位于基底部的鳞状上皮细胞和浅层黏液上皮，被认为是巴雷特食管的前驱病变

病变[32]。上述这些不同上皮细胞成分的多少在病变的不同阶段并不相同，但这种现象的相关机制并未明确[14]。

位于隐窝上皮下方的腺体成分由单纯的泌酸腺、单纯的黏液腺或两种腺体混合构成[14]。在巴雷特食管的患者中，腺体的数量、部位和类型差异很大。一些研究表明，腺体的数量和类型在不同部位的巴雷特食管和巴雷特食管恶性转化的不同阶段均有所不同，如在食管远端或胃食管交界区域的巴雷特食管中，泌酸腺更为常见，而在近端巴雷特食管黏膜中，单纯的黏液腺更为常见[14]。

上皮发生改变的同时，巴雷特食管黏膜的间质也有一些变化，包括双层黏膜肌层结构、淋巴管和血管数量增加，以及炎细胞浸润[14]。

诊断巴雷特食管需要与内镜表现相结合，病理医生的主要任务是明确黏膜上皮的类型，巴雷特食管这一诊断只限于胃食管交界处 1cm 以上发生柱状上皮化生的食管黏膜活检，报告中还应注明有无肠上皮化生。

（二）巴雷特食管异型增生的组织病理学

巴雷特食管进展为食管腺癌过程中可发生一系列不同的分子和组织学改变[14]，形态学的改变毫无疑问始于化生，然后经过异型增生的不同阶段最终发展为腺癌。因此，巴雷特食管患者的监测必然包括内镜检查，并通过食管黏膜活检的组织学评估确定异型增生的类型和级别[33]。异型增生级别的判定有时具有一定的挑战性，一些研究表明，病理医生在评估巴雷特食管中异型增生的级别时，观察者之间的一致性较差[34, 35]。BSG 和 ACG 在异型增生判定的问题上持有相同的观点，即疑似异型增生的病例应由第二位消化病理医生进行判读以确认诊断[5, 22]。

异型增生在形态学上定义为局限于基底膜之上的肿瘤性上皮，巴雷特食管中可发生几种不同类型的异型增生，包括近年来提出的锯齿状和胃型异型增生等特殊类型，但对其认识的程度不及肠型异型增生[14]，还有一些病例的异型增生难以归类（既不是胃型，又不是锯齿状，也不是肠型）。事实上许多患者可表现为不同类型异型增生混合存在的形式。无论哪种类型，都可归类为无异型增生、低级别异型增生和高级别异型增生，不确定的时候亦可归类为不确定的异型增生。"无异型增生"意指非肿瘤性上皮，可为再生性改变。当有非典型性改变但又无法明确是否为肿瘤性病变时，可使用"不确定的异型增生"这一诊断名词。无异型增生的巴雷特食管患者其内镜随访频率为每 3~5 年 1 次[22]，而低级别异型增生患者应每 6 个月进行 1 次复查，根据 BSG 指南，这种病变不宜进行消融治疗[5]，但最近的 ACG 指南却建议对巴雷特食管和低级别异型增生进行内镜下消融治疗[22]。对巴雷特食管伴高级别异型增生而言要基于是否合并其他情况、营养状况和患者意愿选择内镜或手术治疗[5]。下文将详细论述巴雷特食管异型增生的组织病理学分类和分级标准。

（三）无异型增生

术语"无异型增生"指的是没有异型性、结构正常的柱状上皮，无异型增生的表面黏膜上皮细胞内可见顶端黏液空泡、其下方的胞质成分及基底部的细胞核等几层结构，并称之为"4 条线"（图 10-5）[36]，即胃小凹上皮内黏液空泡为第 1 条线，黏液空泡的底部为第 2 条线，其下方胞质为第 3 条线，单层排列的细胞核为第 4 条钱。如果所有四条线均可见则意味着无异型增生的巴雷特食管[36]。"无异型增生"的巴雷特食管活检通常表现出表面成熟，且伴随着这种成熟现象细胞核逐渐变小、染色变淡，胞质含量增多，非异型增生巴雷特食管的腺体通常呈圆形，分布均匀，腺体之间有丰富的固有层成分[23]。无论是表面上皮还是基底隐窝上皮，都表现出核膜和核仁轮廓光滑的特征，如果可见核分裂象，通常局限于基底部。非异型增生上皮也可表现出轻微的细胞非典型性改变，并可见散在核分裂象，细胞核轻度增大、深染[23]。细胞的非典型性在基底隐窝部和直接毗

邻鳞状上皮的表面部位更为明显[23]。在有炎症和（或）溃疡的病例中，可见修复性改变，特征为细胞核和核仁增大，表面上皮黏液缺失，但核膜和核仁轮廓依旧保持光滑，腺体之间可见丰富的固有层成分[23]。

（四）不确定的异型增生

"不确定的异型增生"（indefinite for dysplasia，IFD）这一名词适用于难以确定组织结构和（或）细胞学改变是异型增生还是反应性改变的情况，而关于这种情况下如何选择临床处置的文献报道少之又少。ACG 指南建议这些患者应优化反流的药物治疗，然后在炎症控制以后重新活检[22]。

在"不确定的异型增生"的病变中，镜下可见轻度腺体拥挤或提示异型增生的细胞学特征，但程度不足以明确诊断为异型增生。大多数情况下表面上皮呈现轻微的细胞学非典型性改变，同时伴有显著的炎症背景[23]，炎症本身可引起上皮反应性改变，使之与异型增生形态相似，形态学表现为细胞核轻度深染、形态不

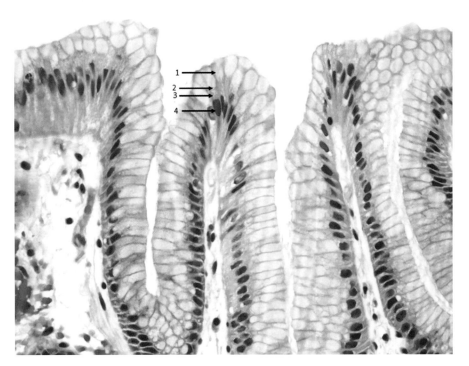

◀ 图 10-5　无异型增生的巴雷特食管，可见四条线结构（箭）

第 1 条线为胃小凹型上皮细胞的黏液空泡，第 2 条线为黏液空泡的基底部，第 3 条线为黏液空泡下方的胞质，第 4 条线为单层排列的细胞核

规则、重叠和复层排列。不确定的异型增生这一诊断名词亦可用于组织定位不佳、组织横切或表面上皮不可见等无法明确是否为异型增生的情况[23]。研究表明，使用前述的 4 条线标准可降低诊断不确定的异型增生的频率，并有助于将病变归类为非异型增生或异型增生[36]。

（五）低级别异型增生

在低级别异型增生（low-grade dysplasia, LGD）中，隐窝结构通常保留，腺体排列拥挤，但腺体之间尚可见明确的固有层成分。低倍镜下可见表面不成熟的现象，即表面上皮和基底部均呈深染状态[23]，表现为细胞排列拥挤、胞质黏液缺失、核复层排列，以及核膜轻度不规则改变（图 10-6），活检组织如果不完整，则很难看到表面是否成熟。如果在非异型增生上皮和异型增生上皮之间可见到明确的界限，则提示为肿瘤性病变，而非反应性改变[23]。核分裂象可位于基底部上方或靠近黏膜表面处，核仁有时并非异型增生上皮的典型表现，反而在反应性病和浸润性癌中更常见。此外，低级别异型增生中没有明显的炎症和腺体背靠背现象[23]。

（六）高级别异型增生

高级别异型增生（high-grade dysplasia, HGD）呈现比低级别异型增生更严重的组织结构和细胞学改变。高级别异型增生的腺体排列拥挤现象更为明显，隐窝或腺体可有分枝、出芽和形态不规则等表现[23]。细胞学上表现为核质比增高、表面上皮黏液减少和缺乏表面成熟现象，有时也可见炎症反应。核分裂象常见，同时伴有核增大、核形态不规则、核深染、染色质模糊等表现[23]。高级别异型增生与低级别异型增生之间最重要的区别就是核极向的消失及核排列紊乱（要点 10-1 和图 10-7）。高级别异型增生中提示浸润的特征有五点：①腺体扩张，腺腔内有坏死碎屑；②筛状结构；③肿瘤相关的溃疡形成；④异型增生腺体内有中性粒细胞；⑤异型增生腺体延伸至表面鳞状上皮内（要点 10-1）[23]。一些高级别异型增生病变缺乏

要点 10-1　巴雷特食管异型增生

- 任何巴雷特食管的病理报告都需要记录是否存在异型增生
  - 分类为无异型增生、低级别异型增生、高级别异型增生、不确定的异型增生
  - 无异型增生：寻找 4 条线（图 10-5）
  - 高级别异型增生和低级别异型增生最重要的区别在于核极性的丧失，以及核相对于基底膜的不规则排列
  - "不确定的异型增生"是一个具有争议的术语，用来描述无法区分异型增生和反应性变化的情况
- 下列组织学特征可能提示有潜在浸润
  - 含有坏死碎屑的扩张腺管
  - 筛状结构
  - 肿瘤相关的溃疡
  - 异型腺体内有中性粒细胞
  - 异型腺体延伸至表面被覆的鳞状上皮

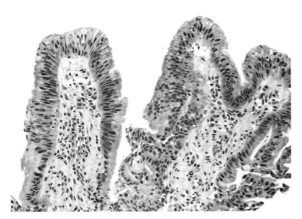

▲ 图 10-6　巴雷特食管伴低级别异型增生。无表面成熟现象，胞质黏液缺失，核复层，无清晰的 4 条线结构

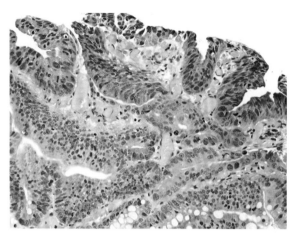

▲ 图 10-7　巴雷特食管伴高级别异型增生

表面上皮细胞典型的 4 条线结构消失，没有表面成熟现象，细胞核极向紊乱，核质比高，染色质粗糙，核膜不规则，核分裂象多见

核复层排列的表现，但核极向消失的现象依旧可见，这种情况下细胞核体积小、深染，单层排列，可见显著的核膜不规则改变，这种现象又称为"非腺瘤性异型增生"[23]。

三、病理报告的模式

食管标本的病理报告中应整合内镜表现和组织学表现做出准确的诊断，以便于临床医生进行相应的临床处置。为使组织病理报告标准化并符合 BSG 指南，所有病理报告都应包括每个切片中的活检样本数量、黏膜类型、有无食管固有的结构，以及是否存在胃型（贲门 / 胃底）上皮或肠上皮化生[5]，也应提示是否存在异型增生及异型增生的分级，表单 10-2 归纳了上述的报告内容。只有当内镜医生明确提示活检部位位于食管，且镜下可见相应的组织学表现，才能诊断巴雷特食管，推荐的诊断术语包括"巴雷特食管伴胃上皮化生""巴雷特食管伴肠上皮化生"或"未见巴雷特食管的证据"，此外还应描述是否存在异型增生，如果存在异型增生，还应明确其分级。

表单 10-2　疑诊巴雷特食管活检病理报告中需包含的要素

巴雷特食管的诊断
- 需结合内镜表现与活检形态学综合判断

病理报告应包括以下内容
- 每张切片上的组织块数量
- 黏膜类型（鳞状上皮或柱状上皮）
- 是否存在固有的食管结构
- 是否存在胃型（贲门 / 胃底）黏膜或肠上皮化生
- 有无柱状上皮异型增生

异型增生
- 如果有异型增生，应将其分为低级别或高级别
- 如果无法明确分类，可使用不确定的异型增生这一名词

（一）杯状细胞的组织学解释

巴雷特食管中的特化性柱状上皮包括两种细胞，即杯状细胞和柱状细胞，其中含有酸性黏液的杯状细胞是巴雷特食管的诊断性标志[37]。杯状细胞的胞质内含有显著的黏液空泡，形似高脚杯，其中的黏液成分为酸性黏液（唾液酸黏液和硫酸黏液），pH 值为 2.5 的阿尔辛蓝染色呈阳性[37]。杯状细胞之间的柱状细胞可与胃小凹细胞或肠细胞相似，正常情况下胃小凹细胞含有中性黏液，但巴雷特食管上皮中的柱状细胞可含有阿尔辛蓝阳性的酸性黏液，但染色强度弱于杯状细胞[37]。

镜下尚可见到与杯状细胞类似的假杯状细胞，其黏液空泡并非呈膨大的杯状形态，胞质顶部含有酸性黏液[14]，在 HE 染色切片中呈现轻度的嗜碱性染色特征，这些细胞在表面和隐窝上皮中多呈密集排列，因此又称其为"柱状

蓝色细胞" [14]。此外，假杯状细胞没有杯状细胞中特征性的三角形细胞核。特殊染色或免疫组化染色对于区分杯状细胞和假杯状细胞而言并不可靠，如两者都含有阿尔辛蓝染色阳性的酸性黏液，只是在假杯状细胞中着色较弱 [14]。

（二）胃食管交界处肠上皮化生与巴雷特食管的鉴别

胃的近端区域被称为"贲门"，由表面富含黏液的小凹上皮和其下方的黏液腺或混合性黏液腺和泌酸腺构成 [14]，然后向远端逐渐过渡到单纯的泌酸腺黏膜。胃食管交界处的组织学形态并不固定，在一些个体中胃食管交界处可仅由泌酸腺黏膜构成，而没有黏液腺成分。也有一些研究表明，正常人群胃食管交界处黏膜中黏液腺所在的范围为 0.1～0.5mm，且这一范围会随着年龄的增长和胃食管反流病的加重而有所增加 [14]。

有时，在胃食管交界处活检中所见到的肠上皮化生不一定能明确提示巴雷特食管 [23]，因为胃食管交界处的肠上皮化生可与多种因素有关，如胃食管反流病和幽门螺杆菌感染，也可能只是该部位黏膜老化的表现 [23]。阅片时必须仔细评估组织形态学以确定胃食管交界处肠上皮化生的来源，如果肠上皮化生靠近鳞状上皮、肠上皮化生局限于黏膜浅表位置，或肠上皮化生靠近食管腺体或导管，通常提示其为食管起源 [23]。

如前所述，关于巴雷特食管的诊断标准目前还存在争议，争议的本质在于不同类型的化生上皮其病变进展和（或）癌变的风险是否相同，当然也包括一部分地域和社会经济的因素 [14]。一些消化病的权威是根据组织学上是否有癌变风险来定义巴雷特食管，但另一些则认为只需要通过食管柱状上皮化生（可以没有杯状细胞）即可定义巴雷特食管 [14]。不管哪种情况，全球范围内的权威都接受一点共识，即内镜下可见的食管柱状上皮黏膜是诊断巴雷特食管的必要先决条件 [14]。因此，病理医生在镜下评估活检标本时一定要熟悉内镜的表现，并将两者的信息有机地结合到一起，以提供对患者诊治有意义的病理诊断报告。

（三）食管鳞状上皮异型增生

在全球范围内，食管鳞状细胞癌（oesophageal squamous cell carcinoma，OSCC）占所有食管癌的 80% 以上，但是在北美和欧洲食管腺癌却比鳞状细胞癌更多见，而在一些发展中国家还是以食管鳞状细胞癌为主，其中中国是食管鳞状细胞癌发病率和相关死亡率最高的国家，籍此形成鲜明的对比 [38]。早先的研究曾提示在高风险地区食管炎是食管鳞状细胞癌的前驱病变，然而随后的研究表明，食管炎并非食管鳞状细胞癌的特异性预测因素，而食管鳞状上皮异型增生是唯一可预测食管鳞状细胞癌发生的组织学特征 [39, 40]，作为癌前病变，鳞状上皮异型增生的分级与食管鳞状细胞癌发生的风险密切相关，在高发地区，鳞状上皮异型增生的患病率与鳞状细胞癌的发病率成正比，如中国和伊朗 [38]。

（四）鳞状上皮异型增生的组织学和分子特征

食管黏膜被覆极向良好的复层鳞状上皮，包括基底层、表层和上皮下方的固有层。基底层区域指的是基底膜以上核间距小于细胞核直径的范围 [41]。

食管鳞状上皮异型增生的组织学特征包括正常的细胞极向消失、上皮内细胞分化异常但未突破基底膜以及核多形性、核深染和核增大等表现 [38]。根据病变程度既往分为轻度、中度或重度，在轻度异型增生中，异型增生的范围局限于上皮的下 1/3，基底细胞排列紊乱。中度异型增生适用于病变范围不超过上皮 2/3 的情况，如果病变延伸至上皮上 1/3 则属于重度异型增生（图 10-8A 和 B）（译者注：目前三级分类法已不再使用，而是采用低级别异型增生和高级别异型增生两级分类法，在图例和本书的其他部分均采用的是两级分类法及相应的名词）。当异型增生的范围累及上皮全层时，也可将其称为原位癌[40]，事实上原位癌和高级别异型增生基本属于同义词，其组织形态学特征和病变进展的风险均无差别[38]。无法分级的异型增生指的是组织定位不佳或存在人工假象时导致难以明确分级，其病变进展的风险和前述的所谓"中度异型增生"类似[38]。食管鳞状上皮异型增生的分级标准见表 10-2。还有一种与

食管鳞状上皮异型增生和鳞状细胞癌相关的被称为"表皮样化生"的组织学改变，其特征是出现颗粒层和角化不全[42, 43]，内镜下表现为白色斑块状病变，因此被称为"食管黏膜白斑"（图 10-9）。这种病变的遗传学改变与异型增生和癌有相似之处[44]。

在食管鳞状细胞癌中已明确了一些分子的改变，最常见的是 TP53，既往研究结果显示 TP53 的基因改变包括基因突变、等位基因缺失和 TP53 微卫星标记的杂合性缺失等[45, 46]。其他常见的还有 p16INK4a、p15INK4b、NOTCH1、NOTCH3 和 FBXW 7 基因的改变[47-49]。

也有一些研究揭示了食管鳞状上皮异型增生相关的分子改变，其中大多数采用的是免疫组化的研究方法。与无异型增生的食管鳞状上皮相比，p53 蛋白在食管鳞状上皮异型增生

表 10-2　食管鳞状上皮异型增生的组织学分级
（译者注：本表内容过时）

鳞状上皮异型增生分级	组织学特征
轻度异型增生	异常表现仅限于上皮的下 1/3
中度异型增生	异常表现仅限于上皮的下 2/3
重度异型增生	异常表现延伸到上皮的上 1/3

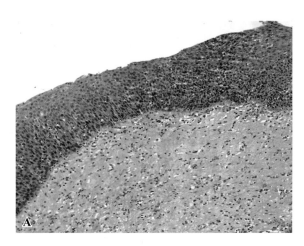

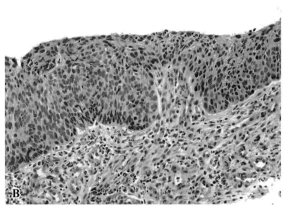

▲ 图 10-8　鳞状上皮高级别异型增生

A. 异型细胞成分从基底部延伸到上皮的上 1/3，局部累及全层。B. 高级别异型增生又称为原位癌，异型增生广泛累及鳞状上皮全层

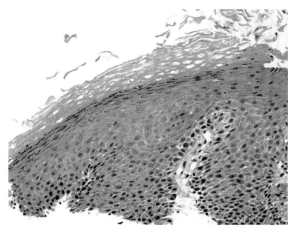

▲ 图 10-9　表皮样化生

本例食管黏膜活检显示鳞状上皮内出现了在正常情况下并没有的颗粒层，同时可见角化过度和局部角化不全

中可出现过表达[50]。除 p53 外，其他几种蛋白也可在食管鳞状上皮异型增生中过表达，包括 p16、p15、p14、TGFβ1、PCNA、fascin、FADD、LAMC2、SPARC、CD44、CDC25B、CK14 和 PTCH1 [51-55]。但也有一些分子在食管鳞状上皮异型增生中表达降低，如 TGFβ 受体 2、Fas、annexin1、caspase 8、esophagin 和 CK4 [52, 56]。部分研究显示尚可出现等位基因缺失现象增加和一些微卫星位点的改变 [57, 58]。表观遗传学的研究显示正常鳞状上皮中没有或只有很轻度的启动子高甲基化表现，而食管鳞状上皮异型增生在病变进展的过程中启动子的高甲基化状态也随之进展 [59-62]。

四、总结

日常工作中经常会遇到食管活检，因此知晓胃食管反流病和巴雷特食管的诊断标准、如何报告病理改变，以及提示巴雷特食管患者中不同级别异型增生的治疗选择等内容，对于病理医生而言是一件十分重要的工作。

第11章 食管感染性疾病与少见类型炎症
Infections of the Oesophagus and Rare Forms of Oesophagitis

Shaun V. Walsh 著

邓仕杰 译 袁 菲 校

一、概述

食管的感染性病变可以是原发，也可以是广泛感染的一部分。本章将重点介绍食管感染性病变的特点，详细讨论其常见类型，并概述一些少见类型。对于一些新近报道的食管炎类型，本章也将就文献进行回顾并围绕一些具有争议的新病种进行讨论。本章的重点是突出镜下表现、临床与内镜信息综合分析的必要性，并探讨包括免疫组化在内的辅助诊断方法。

二、保护机制与免疫抑制

食管是口腔和胃之间饮食通过的管道结构，因此，很容易受到来自其上或其下的刺激性因素影响，从而导致急性和慢性炎症。因为微生物在食管很少会滞留或生长，所以通常情况下不易发生食管的感染。其他保护机制包括来自黏膜下腺体分泌的薄层黏液、鳞状上皮本身的致密屏障特性，以及多少不等的免疫系统成分，包括 T 淋巴细胞和具有抗原提呈功能的朗格汉斯细胞[1]。尽管有上述保护因素，食管黏膜也并非是无菌状态，链球菌和念珠菌都是正常食管黏膜微生物的主要组成部分[2]。

几乎所有的食管病理性感染都会在初始阶段导致黏膜屏障的损害，继而发生溃疡并伴有非特异性慢性活动性炎，并形成数量不等的肉芽组织。在最初的黏膜屏障破坏后，反流（如果存在的话）及其他叠加的感染性微生物所致的继发效应将不可避免地使组织病理改变进一步复杂化，并可能影响临床治疗策略的制订。

局部和系统性免疫抑制状态都会导致微生物谱系发生改变，从而增加食管感染的风险（见第4章）。类固醇类药物吸入（可误吞入食管）或全身抗生素治疗都可导致食管黏膜发生念珠菌等常见真菌感染。与糖尿病或高龄相关的系统性免疫功能低下同样容易导致真菌和病毒感染。老年肺炎患者的全身状况恶化与单纯疱疹病毒（HSV）感染也有一定的关系。未经治疗的艾滋病、使用恶性肿瘤或移植的化疗药物将导致最严重的系统性免疫抑制状态，极不常见的感染在这些患者中有可能出现。绝大多数情况下内镜医生都可发现可疑病变，而且只要具备充分的活检组织或使用最新的细胞学技术，病理医生都可以明确诊断[3]。因为绝大多数食管的炎性或溃疡性改变都是胃食管反流所致，而感染性病变的可能性较低，所以预先了解患者的免疫缺陷状态对于正确解读这些患者的食管活检标本至关重要。如果知道免疫抑制的病史，病理医生在见到炎性或溃疡性病灶时通常也会意识到感染的可能性，并通过特殊染色和免疫组化等手段协助诊断，具体如后述。

三、病毒感染

（一）单纯疱疹病毒性食管炎

如前文所述，临床免疫抑制状态和链球菌肺炎等相关情形提高了诊断本病的可能性，然而，HSV 感染也可发生在免疫功能正常的个体。新近也有报道该感染与未经治疗的嗜酸性粒细胞性食管炎相关[4, 5]。典型的唇部/口腔疱疹可给予内镜医生一定的诊断提示，同时对于病理医生来说也是很有价值的信息。

本病主要的大体表现为局灶或弥漫性溃疡，少数情况下可呈水疱样病变。Ⅰ型 HSV（更常见）和Ⅱ型 HSV 均可感染食管，无论是哪种亚型，镜下均显示鳞状上皮破坏伴明显的细胞解离，常呈现上皮脱落的形态特征（图 11-1）。因为 HSV 的嗜上皮特性，所以该病毒感染所导致的细胞病变仅限于鳞状上皮细胞，最显著的病理变化通常位于没有坏死组织的溃疡边缘处，可见显著地胞质和胞核体积增大，几乎总是可以见到鳞状上皮多核巨细胞，鳞状上皮细胞呈现典型的毛玻璃样核及核内大小不一的包涵体

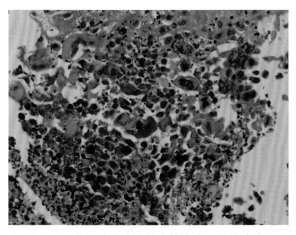

▲ 图 11-1　单纯疱疹病毒性食管炎中显著的病毒所致的鳞状上皮细胞病变，包括毛玻璃样核内包涵体和巨细胞变，同时可见大量坏死和急性炎症的存在

（Cowdry A 型和 Cowdry B 型），通常伴有显著的非特异性慢性活动性炎改变。大多数情况下 HE 染色切片中的形态学具有很好的诊断特异性，在一些病例中免疫组化染色可有助于进一步确诊。本病可合并念珠菌感染，特别是在有严重免疫抑制的患者中更是如此。

在极为罕见的情况下，带状疱疹病毒（HZV）可作为全身性感染的一部分累及食管，但很少能通过食管活检确诊[6]，目前尚无法通过常规 HE 染色鉴别 HSV 感染与 HZV 感染（表单 11-1）。

表单 11-1　单纯疱疹病毒性食管炎

Ⅰ型比Ⅱ型更常见

大体特征

- 灶性或弥漫性溃疡
- 极少的水疱样病变

镜下特征

- 鳞状上皮破坏伴显著的细胞解离
- 鳞状上皮细胞呈病毒感染样外观
- 胞质和胞核体积增大
- 鳞状上皮多核巨细胞常见
- 鳞状细胞呈毛玻璃样核，内含包涵体（Cowdry A 型和 Cowdry B 型）
- 显著的慢性活动性炎症
- 免疫组化有助于诊断

很少能通过食管活检诊断带状疱疹病毒（HZV）感染

- 单纯疱疹病毒与带状疱疹病毒感染具有相似的 HE 染色形态

（二）巨细胞病毒性食管炎

巨细胞病毒（cytomegalovirus，CMV）感染几乎仅发生于免疫功能严重缺陷的患者，大多可能是潜伏感染再燃的结果[7]。内镜下，溃

疡的大小和深度差别很大，没有典型的特征性外观。镜下溃疡基底部 CMV 可感染多种间质细胞和巨噬细胞，但最常累及肉芽组织中的血管内皮细胞。感染的细胞肿大，使得毛细血管腔闭塞，并导致黏膜缺血坏死。特征性的紫色核包涵体伴有周围空晕，形态类似于鹰眼（图 11-2）。胞质内较小的颗粒状包涵体也很常见，如果只看到这一表现，应仔细寻找是否有其他病毒感染导致的细胞病理变化。显著的慢性活动性炎症背景很常见，但可能随免疫抑制程度的不同而程度不等。大多数情况下 HE 染色切片中即可很好地识别巨细胞病毒包涵体，而在临床疑似且形态学不典型的病例中可通过免疫组化染色协助确诊。此外，在病毒包涵体稀少的疑难病例中，深切往往对诊断十分有帮助。

（三）人类免疫缺陷病毒相关食管炎

人类免疫缺陷病毒（HIV）慢性感染患者可出现大的、持续性的食管溃疡（见第 4 章）[8, 9]。内镜和显微镜下的改变没有特异性，可见慢性活动性炎症和肉芽组织（图 4-8）。而其他并存的微生物感染可导致相应的形态学特征。常规的 HE 染色形态学无法确定诊断，可通过分子

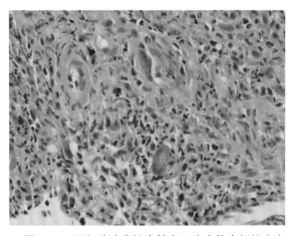

▲ 图 11-2　巨细胞病毒性食管炎，溃疡基底部的内皮细胞中有嗜双色性核内包涵体，同时伴有显著的急慢性炎症

生物学技术检测到溃疡组织中的 HIV 分子。对于 HIV 慢性感染，以及相应的食管溃疡病变而言，病理医生的首要任务是排除其他感染性致病因素。最近有报道显示食管出现的类似扁平苔藓中所见的苔藓样慢性炎症与 HIV 感染、其他病毒感染（如病毒性肝炎）和风湿病有关[10]。

（四）人类乳头状瘤病毒感染

人类乳头状瘤病毒（HPV）感染在食管疾病中的作用尚存在争议。到目前为止，还没有证据表明 HPV 与食管炎症性疾病有关。由于存在多种不同的病毒血清型，而且用于检测这些血清型的方法也不尽相同，导致 HPV 的研究现状比较纷杂。在口咽等部位病变中常规应用的 HPV 原位杂交检测技术可使得这种情况得到改善。

HPV 在食管鳞状上皮乳头状瘤和其他肿瘤发病机制中的作用并不清楚。鳞状上皮乳头状瘤（部分可继发于 HPV 感染）和鳞状上皮常见的炎性或增生性息肉、结节（可继发于反流）有时很难鉴别。同样，乳头状瘤和良性增生性病变之间的界限也并不总是十分清晰（图 11-3）。在任何情况下，HPV 相关性病变的病理诊断都需要看到典型的 HPV 相关细胞学改变及结构异常，免疫组化和原位杂交常有助于诊断。在一项大型回顾性研究中，食管鳞状上皮乳头状瘤更好发于男性，通常是单发的、体积较小（平均最大直径为 5mm），可以是外生性、内生性或"尖锐湿疣"样改变。50% 以上的病变可检测到 HPV 感染，且许多患者同时伴有食管炎或巴雷特食管等黏膜损害表现。而上述表现也提示乳头状瘤可能是 HPV 感染和黏膜刺激共同作用的结果[11]，这其中反流可能与大多数食管增生性息肉和乳头状瘤的发病有关。HPV 感染性食管炎的诊断应谨慎，因为一旦确诊，则意味着需要采取相应的临床治疗措施。

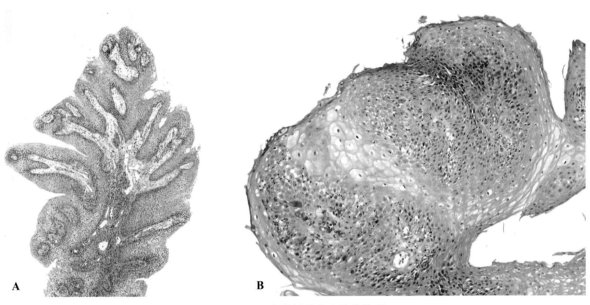

▲ 图 11-3　食管鳞状上皮乳头状瘤

A. 如本例所示，乳头状瘤样外观在低倍镜下非常明显，但在另一些病例中乳头状结构并非如此明显。B. 上皮可表现为增生和固有层乳头伸长，类似胃食管反流病的特征（两张图片均由美国密歇根大学 Laura Lamps 博士提供）

四、细菌性食管炎

食管在正常状态下本身就存在一些共生菌，而在感染性食管炎中细菌所起的作用不甚明确且存在争议。既往观点认为食管细菌感染发生于其他原因所致的损害之后，或者为免疫抑制 / 全身感染的并发症，抑或是苛养菌（fastidious organisms）感染所致，但最近的菌群研究及不断扩展的分子遗传学研究手段对这些观点提出挑战，而所得的具有争议的数据表明，某些细菌种类的存在与胃食管反流病（GORD）、巴雷特食管、甚至异型增生之间存在关联。Di Palato[2] 全面回顾了这一问题，并强调这些细菌的检测与否因研究而异，且在临床实践中的作用尚不确切，需要更细致的研究。与之类似的是，幽门螺杆菌在巴雷特食管的黏膜活检中极少被检测到，尽管它们在部分 GORD 患者的胃中可被检出，但根除幽门螺杆菌对 GORD 并无效果[12]。

（一）结核

食管原发性分枝杆菌感染少见，可与其他感染相关或并存[13]。两种主要的病原体分别是结核分枝杆菌和鸟型分枝杆菌（MAI）复合体。前者可能来自肺门淋巴结结核所致的瘘管或吞入的结核分枝杆菌。镜下可见典型的肉芽肿，亦可见干酪样坏死，抗酸染色可染出其中少量的菌体。MAI 复合体感染常继发于系统性免疫抑制状态下，通常为 HIV/ 艾滋病患者。在 MAI 感染中，肉芽肿形态不典型，可见大量泡沫样巨噬细胞（图 18-13）。PAS 和抗酸染色均可显示细胞内大量的杆状菌体。

（二）食管的其他细菌性感染

食管放线菌病是一种罕见的疾病，通常见于恶性肿瘤、HIV 感染或器官移植等处于免疫抑制状态的患者。特征性的病变是溃疡形成，可有穿孔、脓肿或窦道形成。组织切片可见典型的硫黄颗粒（图 27-3）[14, 15]。

梅毒、巴尔通体和惠普尔养障体（Tropheryma whipplei）感染均可累及食管。确认感染需要特殊的微生物学和其他检查。最后，任何原因所致的溃疡均可导致继发性的细菌定植，并进而导致易感患者发生全身系统性感染。

五、真菌性食管炎

（一）念珠菌食管炎

念珠菌的几个不同的菌种均可感染食管，且通常发生于免疫功能低下的患者（见第 4 章），也可见于接受全身抗生素治疗的患者。若黏膜表面见特征性的白色黏附性斑块或斑片状的"鹅口疮"，内镜医生可能会疑诊该疾病。上述特征通常在口腔和食管中均可见到。剥离这些斑块即可见其下出血的溃疡。

念珠菌感染的活检标本在低倍镜下可见明显的浅表上皮细胞脱落伴不同程度的坏死。在这些脱落的细胞间很容易识别到真菌的假菌丝，通常与鳞状上皮细胞呈 90°，看起来像是烤肉串（图 11-4）。假菌丝的形状是直的且有分隔，但分隔这一特征在常规的 HE 染色中可能并不容易识别，圆形出芽的孢子也很常见。以中性粒细胞为特征的急性炎症几乎出现在所有病例中，其严重程度取决于患者的免疫状态。可发生深部的感染伴肉芽组织形成，但很少见。在菌体比较少的情况下，PAS 或六胺银染色能够显示这些病原体，同时应仔细寻找包括 CMV

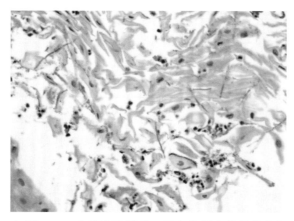

▲ 图 11-4　食管念珠菌病，形态貌似真菌菌丝串起脱落的食管鳞状上皮细胞，亦可见中性粒细胞和细菌菌落

和 HSV 在内的其他机会性感染病原体。

（二）曲霉菌性食管炎

系统性曲霉菌感染偶尔可累及食管，且最常见于全身免疫抑制的状况下[16]。在出血和坏死性溃疡的活检标本中可以识别曲霉菌。通常情况下，它们比念珠菌体积更大，成锐角分枝，大多为 45°（图 18-16）。

（三）其他真菌性食管炎

其他罕见真菌性食管炎大多局限于病例报道，几乎仅见于免疫抑制和全身感染的情况下，包括隐球菌病[17]、毛霉菌病、组织胞浆菌病和芽生菌病[18-20]。

六、罕见类型食管感染

食管原虫感染主要发生在锥虫病流行的地区，多见于中南美洲。南美锥虫病（又称 Chagas 病）的病因是克氏锥虫，它通过蚊虫叮咬传播，但也可发生母婴垂直传播。全身感染导致淋巴网状系统、消化道、心血管系统受累，并导致器官肥大综合征[21]。消化道慢性感染会破坏结肠和食管肌间神经丛内的神经节细胞，导致巨结肠和巨食管的发生（图 18-21）。相对于食管活检，血涂片检查或血清学检查对诊断更有优势[22]。

阿米巴和蠕虫感染在流行地区以外很少见，除非是免疫功能低下的患者。作者很少通过食管黏膜活检诊断，诊断依赖于观察到虫体。通常可以通过粪检确定病原体并初步建立诊断。

七、嗜酸性粒细胞性食管炎

嗜酸性粒细胞性食管炎（eosinophilic oesophagitis，EO）曾经被认为是一种罕见的疾病，但现在已成为一种越来越常见的诊断，并被病理医生和内镜医生认为是食管炎的重要类型之一[23, 24]。组织病理学在诊断方面起着关键作用，但其与胃食管反流病（GORD）可能很难鉴别[25]。其发病机制和治疗方法仍存在争议[26-28]。

自 20 世纪 90 年代报道了儿童胃底折叠术后持续的食管嗜酸性粒细胞增多，并且其症状可通过氨基酸饮食缓解之后，嗜酸性粒细胞性食管炎就开始被认为是与反流性食管炎截然不同的疾病[29, 30]。而在这之前曾经教条地认为除极少数例外，食管黏膜活检中出现嗜酸性粒细胞均提示 GORD[31]。

随后，嗜酸性粒细胞性食管炎在许多人群中被描述，包括成人和儿童，在 20—40 岁发病率最高。发病率的明显增加在一定程度上可能反映了内镜检查量的增加，以及对这种疾病认识的提高。据估计，总发病率为（0.4～1.4）/10 000 人，而在一些报道中这个数值要更高一些。男性多于女性，比例为（2～3）∶1。嗜酸性粒细胞性食管炎与其他部位的过敏性疾病也有一定关系，包括哮喘和过敏性鼻炎。有时可见外周血嗜酸性粒细胞增多和血清免疫球蛋白 IgE 水平升高。有几篇综述对更多的临床特征进行了归纳[32]。因为本病与许多其他部位的过敏性疾病相关，导致一些学者认为称之为过敏性食管炎似乎更合适[33]。本病是否与乳糜泻相关仍存在争议，有报道显示其可能与单纯疱疹病毒性食管炎有关[5, 6]，与幽门螺杆菌感染呈负相关[34]。

目前对本病发病机制的认识尚不完全，存在着几种不同的学说。所有的学说至少在一定程度上认同在一部分患者中遗传易感性使得其对某些环境因素更容易出现过敏。上述学说包括黏膜屏障功能缺陷、吸入和吞入变应原、免疫调节失败（Treg 细胞功能缺陷）、IgG4 介导的疾病，以及对饮食成分的过敏和嗜酸性粒细胞趋化因子的多态性等诸多情形[35]。有趣的

是，嗜酸性粒细胞性食管炎可发生在接受心脏移植的患者中，并可能与免疫抑制有关[36]。

嗜酸性粒细胞性食管炎的症状和临床表现随年龄而变化。在婴幼儿中，可出现拒食、窒息和发育停滞等表现，而在年龄较大的患者中，多表现为食物嵌顿和吞咽困难。某些患者可存在严重食管运动功能障碍，提示病变可能累及到食管深层结构。嗜酸性粒细胞性食管炎的症状严重程度、对治疗的反应与组织学表现之间并无明确关联[37]。内镜下嗜酸性粒细胞性食管炎表现多种多样，最常见的表现为环状食管（气管样食管或猫食管）、纵行犁沟、白色渗出物、水肿、黏膜脆性增加和狭窄，在某些情况下甚至可表现为正常外观[38]。因此，内镜表现不具有特征性，需要进行组织病理学评估以确定诊断。所有出现提示嗜酸性粒细胞性食管炎症状或临床疑似嗜酸性粒细胞性食管炎的患者，都应进行活检，但无明确指征的常规食管黏膜随机活检并不可取。嗜酸性粒细胞性食管炎可为斑片状分布，所以在食管近端和远端都应取 2～4 块活检。GORD 影响食管下段多于上段，因此，食管上段黏膜活检标本中出现大量的嗜酸性粒细胞则更提示是嗜酸性粒细胞性食管炎而非 GORD 的诊断。

嗜酸性粒细胞性食管炎黏膜的活检标本通常看起来较大，呈条状脱落外观，低倍镜下获得的印象是鳞状上皮膨胀，有时色泽浅于正常上皮，高倍镜下上皮层内可见丰富的嗜酸性粒细胞浸润，每个高倍视野的嗜酸性粒细胞数量通常超过 30～40 个（图 11-5A）。有时可见嗜酸性粒细胞在鳞状上皮表面聚集的趋势，表面鳞状上皮细胞破坏后可见到由坏死组织和嗜酸性粒细胞混合而成的红染带状结构（图 11-5B）。嗜酸性粒细胞的数量足够多时可出现嗜酸性粒细胞微脓肿（＞4 个嗜酸性粒细胞聚集）（图 11-5C），且多见于浅表上皮部位[33, 39]。几

乎总可以见到嗜酸性粒细胞脱颗粒现象，即细胞间出现嗜酸性粉尘样成分（图 11-5D）。可见明显的鳞状上皮细胞空泡化和细胞间水肿（海绵状变性），后者导致桥粒清晰可见，上述形态学特征也是导致低倍镜下上皮膨胀、色泽变浅

的原因。亦可见基底细胞增生伴上皮角延长。黏膜下可出现显著的纤维化改变，但是否可见则取决于活检深度。胶原染色可突出显示纤维化（图 11-5E 和 F）。中性粒细胞和显著的溃疡并不常见，如出现则应考虑 GORD。免疫组化

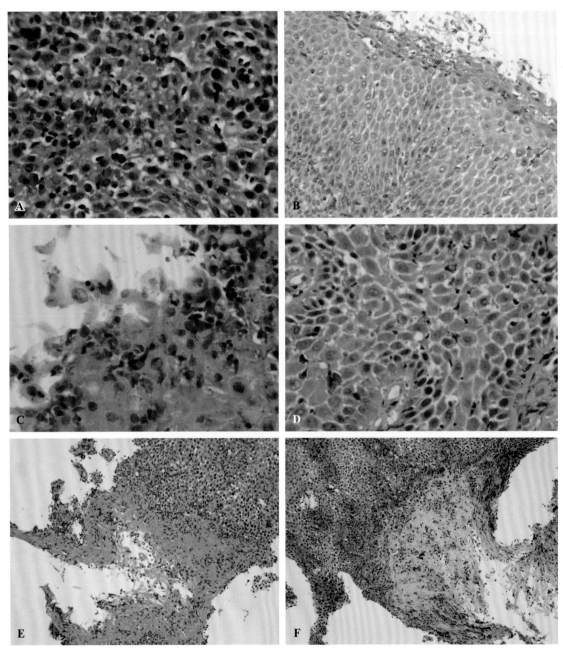

▲ 图 11-5　嗜酸性粒细胞性食管炎

A. 大量嗜酸性粒细胞浸润于鳞状上皮细胞间，可见显著的细胞间水肿和嗜酸性粒细胞脱颗粒现象，形成所谓的嗜酸性粉尘样结构。B. 嗜酸性粒细胞可集中在上皮的上 1/3 层。C. 常见嗜酸性粒细胞形成微脓肿。D. 明显细胞间水肿（海绵状变性）伴嗜酸性粒细胞脱颗粒和碎裂现象非常常见，计数"完整的嗜酸性粒细胞"很困难。E. 可见上皮下纤维化伴玻璃样变性，但取决于活检的深度。F. Masson 三色染色法（绿色）突显纤维化结构

可显示不同类型的淋巴细胞，尤其是 T 细胞，以及肥大细胞和抗原提呈细胞，但这些检测目前仅限于研究范畴，其常规诊断价值尚不确切。

当上述所有或大部分特征存在时，应怀疑嗜酸性粒细胞性食管炎。然而这些特征无论单独或同时出现，均非嗜酸性粒细胞性食管炎所特有，而且大多数特征也可能出现于 GORD 中。对这两种情况的鉴别引起了人们的高度关注，大多数研究聚焦于上皮内嗜酸性粒细胞计数。多数指南建议活检标本中每个高倍显微镜视野内至少有 15 个嗜酸性粒细胞时才能诊断嗜酸性粒细胞性食管炎。然而，GORD 偶可也可见到大量的嗜酸性粒细胞，因此并无区分嗜酸性粒细胞性食管炎和 GORD 的绝对界值，但一般情况下，嗜酸性粒细胞数量越多越提示嗜酸性粒细胞性食管炎而非 GORD。

黏膜活检组织中嗜酸性粒细胞的计数受诸多因素的影响，包括计数方法、显微镜视野直径及是否计数脱颗粒细胞。嗜酸性粒细胞性食管炎患者上皮内嗜酸性粒细胞分布的不均一性也从一定程度上增加了诊断难度[40]。治疗后嗜酸性粒细胞计数的诊断价值并不确切，且治疗后的组织病理学表现与患者症状的相关性往往较差。即便是采用严格的临床病理标准来区分嗜酸性粒细胞性食管炎和 GORD，仍有部分患者具有重叠的特征，即表现为典型的嗜酸性粒细胞性食管炎内镜和病理特征，但对质子泵抑制剂（PPI）的抑酸治疗多少有些反应。这组患者被称为 PPI 反应性嗜酸性粒细胞性食管炎（PPI-REO），目前正在深入研究当中[41]。目前尚不清楚这是一个独特的分组还是患有嗜酸性粒细胞性食管炎的同时并发 GORD，毕竟 GORD 在不同的人群中均有较高的发病率，未来基于分子技术的研究可能有助于进行区分。

总之，对嗜酸性粒细胞性食管炎的诊断有 3 条结论，具体如下。

1. 嗜酸性粒细胞计数不是诊断的绝对标准。

2. 次要特征，如微脓肿等，可为嗜酸性粒细胞性食管炎的诊断提供线索，但不具备绝对的诊断特异性。

3. 密切结合临床、内镜及组织病理学表现才能做出诊断。

最后，嗜酸性粒细胞性食管炎可导致食管狭窄，极少数情况下可并发食管破裂。到目前为止还没有报告表明该病与巴雷特食管或肿瘤发生有关（要点 11-1 和表单 11-2）。

要点 11-1　嗜酸性粒细胞性食管炎：基本特征

- 每个高倍镜视野至少有 15 个嗜酸性粒细胞
  - 嗜酸性粒细胞计数不是诊断的绝对标准
- 次要特征，如微脓肿等，可能是诊断的线索
- 诊断需要临床、内镜和组织病理学相结合
- 可发生狭窄
- 与巴雷特食管或肿瘤无关

八、淋巴细胞性食管炎

淋巴细胞，特别是 T 细胞，常出现于正常食管黏膜活检标本中。但在反流性食管炎、嗜酸性粒细胞性食管炎和其他疾病中，T 淋巴细胞数量高于正常。长期以来，在没有其他诊断特征的前提下，黏膜活检组织中出现大量淋巴细胞被认为是异常但并非特异的表现。上皮内淋巴细胞的增加可能是因为药物治疗、药物接触性食管炎、黏膜扁平苔藓，以及对感染的非特异性反应。

表单 11-2　活检组织中嗜酸性粒细胞性食管炎的特征

- 活检标本通常体积较大
- 活检标本可呈撕裂的条状形态
- 上皮层膨胀、色浅
- 鳞状细胞空泡化和海绵状变性，可见桥粒
- 基底层增生
- 固有层乳头延长
- 表面结构破坏
- 表面可见鳞状细胞坏死（致密的红染带状结构）
- 上皮内大量嗜酸性粒细胞
  - 通常＞15个嗜酸性粒细胞/HPF
  - 经常＞30个嗜酸性粒细胞/HPF，有时会更高
  - 嗜酸性粒细胞聚集在上皮表面附近
  - 可有浅表上皮内嗜酸性粒细胞微脓肿（＞4个聚集的嗜酸性粒细胞）
  - 嗜酸性粒细胞脱颗粒伴细胞间嗜酸性粉尘
- 程度不等的黏膜下纤维化和透明变性
- 与GORD相比
  - ＞15个嗜酸性粒细胞/HPF更倾向嗜酸性粒细胞性食管炎，但也可见于GORD
  - 中性粒细胞和溃疡在典型嗜酸性粒细胞性食管炎活检标本中不常见
  - 随着嗜酸性粒细胞数量的增加而更提示嗜酸性粒细胞性食管炎的可能性，而非GORD

新近提出的一种观点，即淋巴细胞性食管炎（lymphocytic oesophagitis，LO）是一种影响成人和儿童的独特临床病理类型，但尚存在极大的争议[42-44]。这类病例的活检标本显示紧密

排列的鳞状上皮内出现明显致密的小淋巴细胞浸润，多集中在基底层，且在乳头周围显著聚集（图11-6）。对于诊断所需淋巴细胞的确切数量尚未达成一致，但一些作者使用了40/HPF这一界值[45]。除了细胞间水肿外，没有其他特征性上皮改变，没有溃疡形成，缺乏包括中性粒细胞和嗜酸性粒细胞在内的其他类型炎细胞。目前还没有黏膜下纤维化的报道，也没有已知的食管好发部位。没有念珠菌和病毒感染的证据。当上皮内淋巴细胞和嗜酸性粒细胞均增多时，建议诊断为复合性嗜酸性粒细胞和淋巴细胞性食管炎[43]。

对于该病是否为独立的分类，最大的反对意见在于明显缺乏一致的临床相关性和症状。而支持该疾病为独立类型的研究者报道了

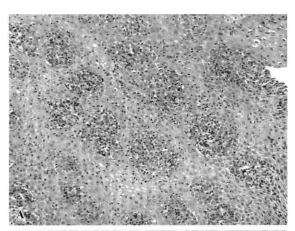
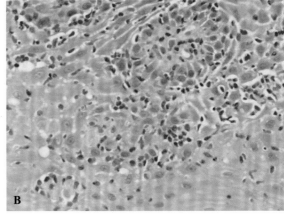

▲ 图 11-6　淋巴细胞性食管炎

A. 大量炎性细胞浸润，明显聚集于固有层乳头周围基底上皮层。B. 浸润的炎细胞以淋巴细胞为主

该病与克罗恩病、乳糜泻和（或）恶性肿瘤之间有一定关联，而其他研究则并不认可这些观点[44, 46]。最近有报道显示本病与原发性食管动力障碍之间密切关联，在 40% 的"胡桃钳"食管症或弥漫性食管痉挛的患者中可见到固有层乳头周围表现为主的淋巴细胞性食管炎。然而，在 4% 的并无运动障碍的 GORD 中也可见到类似的形态学改变，因此提示这些特点仅仅是与食管运动障碍有一定的临床相关性，而并非是食管运动障碍的诊断特征[47, 48]。

在目前缺乏充分研究的情况下，病理医生不应将淋巴细胞性食管炎视为一个特定的疾病分类，但仍应描述其镜下表现，也应该提醒临床医生注意其他相关情况的可能性，特别是在儿科病例中更是如此（表单 11-3）。

九、少见类型食管炎

食管炎还有其他一些致病因素，但组织病理学表现不特异，因此必须结合临床背景才能作出诊断，包括放射性食管炎、药物接触性食管炎和所谓的脱屑性食管炎。

在一小部分放射性食管炎患者的活检标本中，可以看到异常扩张的血管和奇异的纤维母细胞（见第 3 章）。

药物接触性食管炎的改变几乎完全是非特异性的，糜烂、溃疡和纤维化是最常见的特征。在少数情况下，溃疡底部可见药物中的异物成分。如果药物中含有可导致胃与食管黏膜炎性损害的铁，普鲁士蓝染色可为阳性（见第 5 章和第 13 章）。

脱屑性食管炎的特征是在内镜下可见鳞状上皮呈片状、膜样或斑块状脱落。组织学上表现为鳞状上皮细胞坏死、角化不全和胞质嗜酸性变。低倍镜下可见双层色带样外观（图 11-7），浅层色浅且偏嗜酸，可见固缩、空泡样和（或）

表单 11-3 淋巴细胞性食管炎

概况

- 上皮内淋巴细胞增多可能是胃食管反流、嗜酸粒细胞性食管炎、药物、黏膜扁平苔藓和感染的表现
- 淋巴细胞性食管炎是一个有争议的分类

活检标本中淋巴细胞性食管炎的特征

- 完整的鳞状上皮
- 细胞间水肿
- 大量小淋巴细胞浸润，通常在基底部，并聚集于固有层乳头周围
- 对诊断所需淋巴细胞数量没有一致标准
  - 一些作者建议为 40/HPF
- 中性粒细胞和嗜酸性粒细胞缺乏或非常少
- 没有固定的解剖部位

与淋巴细胞性食管炎相关联的疾病

- 具有争议
- 可能有关联的疾病：
  - 克罗恩病
  - 乳糜泻
  - 恶性肿瘤
  - 原发性食管动力障碍

诊断思路

- 最好做描述性诊断，而非直接诊断
- 提醒临床医生与其他疾病相关的可能性，尤其是儿童

坏死的细胞核，深层为形态尚好的非坏死性基底区，通常没有或鲜有炎症反应，上皮脱落即发生在这两个区域的交界处。一些病例中上皮内可见程度不等的水肿和活动性炎症带，这可能与上皮脱落有关，但具体机制尚不明确，老年患者和多药联用等特定临床背景与这一现象有一定关联（见第 5 章）[49-52]。

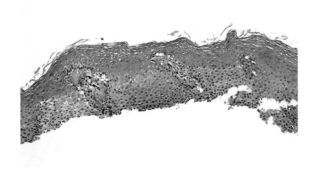

▲ 图 11-7　脱屑性食管炎

低倍镜下可见明显的双层色带样外观。苍白、偏嗜酸性的
上层伴有坏死 / 固缩 / 泡状细胞核，而下层颜色更深，上
皮细胞相对完好。两层之间存在明显分界线，并在此发生
剥脱（图片由美国密歇根大学的 Dr Laura Lamps 提供）

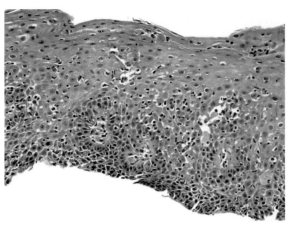

▲ 图 11-8　扁平苔藓累及食管

上皮内大量淋巴细胞浸润，Civatte 小体（凋亡的上皮细胞）
表现为显著嗜酸性的胞质，非常易于辨认，且多位于上皮
浅表部位，属于扁平苔藓的特征，但并非诊断性特征。图
片中虽未包括黏膜固有层结构，但也呈现带状分布的淋
巴细胞浸润现象（图片由美国密歇根大学 Dr Laura Lamps
提供）

　　克罗恩病累及食管在儿童比成人更常见，
活检的表现通常是非特异性的，少数病例可检
出肉芽肿（见第 16 章）。白塞病、移植物抗宿
主病和一些大疱性皮肤病也有可能会出现食管
黏膜炎症。

　　在少数情况下，扁平苔藓可累及食管黏膜，
扁平苔藓相关食管炎尚未得到充分认识，亦可
在没有皮肤病变的情况下单独发生。其特点为
富于淋巴细胞的慢性炎症，有时在固有层浅层
呈带状分布，淋巴细胞浸润至鳞状上皮内，以
及大量的上皮 Civatte 小体（角化不全 / 凋亡 /
坏死的上皮细胞）（图 11-8）[53, 54]。病变多呈弥
漫性，少数呈斑片状，食管任意部位及任意范
围均可受累。在没有其他扁平苔藓临床证据的
情况下出现类似的组织学图像可能与病毒性肝
炎及 HIV 有关。病理报告中可使用"苔藓样食

管炎模式"来描述这种情况[10]。风湿病和多种
药物使用与真正的扁平苔藓和"苔藓样食管炎
模式"这两种情况均有关联，但似乎与前者关
系更为密切。两种情况均可出现吞咽困难，并
且都可能发展为异型增生。食管扁平苔藓的
诊断需要与已知的皮肤或他部位的扁平苔藓
和（或）免疫荧光检测相结合，正确的诊断对
治疗非常重要，可以有效降低食管狭窄发生的
风险。

　　扁平苔藓、淋巴细胞性食管炎和 HIV 相关
性炎症的一些病例形态学易混淆，甚至相互重
叠，因此需要再次强调在考虑这些诊断时要进
行密切的临床病理联系。

第 12 章 胃活检的评估
Assessment of Gastric Biopsies

Tim Andrews   Fiona Campbell   著

邓仕杰 译   袁 菲 李增山 校

一、概述

胃镜在上腹痛、消化不良、呕血、伴或不伴黑便的患者的检查中起着重要作用，胃息肉、溃疡，或任何提示肿瘤性病变的黏膜不规则改变均需进行活检[1]，但学者普遍认为正常胃黏膜的活检不会增加肿瘤检出的可能性，故没有必要进行检查[2]。也有观点认为，可利用胃活检来明确胃炎的特性[3]，但"内镜下胃炎"（黏膜发红）与活检样本组织学证实的胃炎之间的相关性较差[4]。此外，幽门螺杆菌性胃炎的诊断可以通过费用较低的检查（如尿素酶呼气试验）明确，并且目前尚无证据表明肠上皮化生的检出，或慢性活动性胃炎的分级会对患者的治疗产生影响[5]。不同国家、甚至不同的病理科胃镜活检的要求虽然各不相同，但胃镜活检的组织学检查在常规病理诊断中都占据了很大的比例，而且需要临床医生和病理医生之间的密切合作。

二、总则

大多数胃活检的目的是为了评估胃炎、溃疡、息肉，以及排除异型增生和恶性肿瘤。规范的胃活检标本评估需要 2～3 个连续切片并常规行 HE 染色，并根据镜下表现进一步决定是否深切。一些实验室会对所有胃活检组织进行常规的幽门螺杆菌和黏蛋白染色（以识别肠上皮化生），但其临床价值和有效性尚存争议[6, 7]。最新的悉尼分类系统指南（见下文）建议，如果 HE 染色切片中可见炎症改变，但没有检出幽门螺杆菌时，应行相应的组织化学染色（如 Giemsa、焦油紫）协助判断[8]。也有一些实验室更倾向用敏感性更好的免疫组化方法，特别是在抗生素或质子泵抑制剂治疗之后，可检测到少量或球状的幽门螺杆菌，后者可代表死亡的菌体[6, 9, 10]。英国皇家病理学会建议，如果 HE 染色切片中出现特征性的炎症改变，但没有明显的幽门螺杆菌，且没有进行临床检查（如尿素酶呼气试验）时，应进行幽门螺杆菌染色[11]。

其他组织化学和免疫组化染色（表 12-1）在适当的情况可发挥作用，如使用普鲁士蓝染色来确认铁剂相关胃炎中的铁质成分[13] 或在肉芽肿性炎症中进行抗酸染色。

三、胃炎的分类

胃炎有很多不同的分类，目前的 ICD-10 分类（表 12-2）是病原学和表型的混合分类[14]，而最近提出的京都分类则是完全基于病因学

表 12-1　特殊染色和免疫组化在胃活检诊断中的应用

诊　断	研究方法
肠上皮化生	PAS-D，阿尔辛蓝
幽门螺杆菌 海尔曼螺杆菌	吉姆萨、焦油紫、Warthin-Starry 银染、梅毒螺旋体染色、Diff-Quik 染色、Genta 染色、阿利新黄、甲苯胺蓝、吖啶橙、幽门螺杆菌免疫组化
淋巴细胞性胃炎	CD3/CD8 免疫组化
胶原性胃炎	Masson 三色，VG 染色，刚果红 Tenascin 免疫组化 [12]
自身免疫性胃炎中肠嗜铬样细胞增生	Syn、CgA 免疫组化
鉴别胃窦与萎缩的胃体	Gastrin 免疫组化
肉芽肿 特殊感染性病变	PAS，PAS-D，阿尔辛蓝，抗酸，吉姆萨，GMS 染色
巨细胞病毒性胃炎	CMV 免疫组化
疱疹病毒性胃炎	HSV 免疫组化
EBV 性胃炎	EBV 原位杂交
真菌性胃炎	PAS-D，GMS，Masson-Fontana 染色
铁剂相关性胃炎	普鲁士蓝
Mott 细胞 /Russell 小体性胃炎	CD38/CD138/CD79a 免疫组化
胃蜂窝织炎	革兰染色
黄色肉芽肿性胃炎	CK/CD68 免疫组化

CMV. 巨细胞病毒；EBV. Epstein-Barr 病毒；GMS. 六铵银；HSV. 单纯疱疹病毒

表 12-2　胃炎 ICD-10 分类

- K29 胃炎和十二指肠炎
  - 不包括嗜酸性粒细胞性胃炎或胃肠炎
  - Zollinger-Ellison 综合征
- K29.0 急性出血性胃炎
  - 急性（糜烂性）胃炎伴出血
  - 不包括胃糜烂（急性）
- K29.1 其他急性胃炎
- K29.2 酒精性胃炎
- K29.3 慢性浅表性胃炎
- K29.4 慢性萎缩性胃炎
  - 胃黏膜萎缩
- K29.5 慢性胃炎，非特异性
  - 慢性胃炎
    - ◆ 胃窦
    - ◆ 胃底
- K29.6 其他胃炎
  - 巨大肥厚性胃炎
  - 肉芽肿性胃炎
  - Ménétrier 病
  - 不包括合并胃食管反流病和幽门螺杆菌相关慢性胃炎
- K29.7 胃炎，非特异性
- K29.8 十二指肠炎
- K29.9 胃十二指肠炎，非特异性

改编自 International Statistical Classification of Diseases and Related Health Problems, 10th Revision（ICD-10）–WHO Version for Diseases of the Digestive System；2016. http://apps.who.int/classifications/icd10/browse/2 016/en#/K29

（表 12-3）[15]。病理医生则对悉尼胃炎分类和分级系统更为熟悉（表 12-4）[8, 16]。

（一）悉尼分类系统

　　胃炎的悉尼分级分类系统始于 1990 年，它纳入了慢性胃炎的病理、内镜、微生物、自身免疫和流行病学等诸多因素 [17]，该系统取代了许多其他不同的分类系统，将形态学、解剖部位与病因学相结合的组织病理学类型 [16] 纳入了内镜活检的最终病理报告中。解剖部位被认为是分类的核心（如局限于胃窦的胃炎、局限于胃体的胃炎或全胃炎）。如果已知胃炎的病因，则将其添加为前缀（如幽门螺杆菌感染性胃窦炎、自身免疫性胃体炎），并对五个关键形态学特征（慢性炎症、急性炎症、肠上皮化生、萎缩和幽门螺杆菌）进行评估，并推荐对这些形态学特征进行半定量分级，分别为无（正常）、轻度、中度或重度 [16]。最终的病理报告将包含胃炎的类型、病变程度和范围，并在可能的情况下指明病因 [17]。

　　悉尼分类系统的实用之处在于采用标准化的模式报告不同的胃炎类型，并对胃窦和胃体等不同部位分别进行评估 [17]。最初的建议是至少 4 块活检（2 块来自胃窦，2 块来自胃体），外加任何其他部位的病变，这种取材策略可有效提高幽门螺杆菌的检出率，并很好地评估胃炎的严重程度和分布范围 [18, 19]。此外，悉尼分

表 12–3　京都共识会议提出的基于病因学的胃炎分类

- 自身免疫性胃炎
- 感染性胃炎
  - 幽门螺杆菌引发的胃炎
  - 幽门螺杆菌以外的细菌性胃炎
    - 海尔曼螺杆菌性胃炎
    - 肠球菌性胃炎
    - 分枝杆菌性胃炎
    - 继发性梅毒性胃炎
  - 蜂窝织炎性胃炎
  - 病毒性胃炎
    - 肠病毒性胃炎
    - 巨细胞病毒性胃炎
  - 真菌性胃炎
    - 毛霉菌性胃炎
    - 胃念珠菌病
    - 胃组织胞浆菌病
  - 寄生虫性胃炎
    - 隐孢子虫性胃炎
    - 胃粪类圆线虫病
    - 胃异尖线虫病
- 外源性病因引发的胃炎
  - 药物性胃炎
  - 酒精性胃炎
  - 放射性胃炎
  - 化学性胃炎
  - 十二指肠反流性胃炎
  - 其他特定外源性胃炎
- 特定原因的胃炎
  - 淋巴细胞性胃炎
  - Ménétrier 病
  - 过敏性胃炎
  - 嗜酸性粒细胞性胃炎
- 其他疾病引起的胃炎
  - 结节病相关性胃炎
  - 血管炎相关性胃炎
  - 克罗恩病相关性胃炎

改编自 Sugano K, Tack J, Kuipers EJ et al. Kyoto global consensus report on Helicobacter pylori gastritis. Gut. 2015; 64:1–15.

类系统还建议使用至少一种特殊染色来辅助鉴定幽门螺杆菌。

（二）改良版悉尼分类系统

在悉尼分类系统发表后，有一些观点认为它没有囊括所有的胃炎类型，因此不是一个完整的分类[20, 21]。因此，1996 年出版了"改良版悉尼分类系统"[8]，增加了胃角活检的相关建议，因为该部位往往是萎缩和肠上皮化生最严重的部位，同时也是最有可能出现异型增生的部位[22]，因此该系统建议对胃角切迹进行第 5

表 12–4　慢性胃炎悉尼分类

胃炎类型	病　因	同义词
非萎缩性	• 幽门螺杆菌性 • 其他原因（？）	• 浅表性胃炎 • 弥漫性胃窦炎 • 慢性胃窦炎 • 间质 – 滤泡性胃炎 • 高分泌性胃炎 • B 型胃炎
萎缩性		
自身免疫性	• 自身免疫异常	• A 型胃炎 • 弥漫胃体型胃炎 • 恶性贫血相关性胃炎
多灶萎缩性	• 幽门螺杆菌 • 饮食 • 环境因素（？）	• B 型胃炎，AB 型胃炎 • 环境相关性胃炎 • 化生性胃炎
特殊类型		
化学性	• 胆汁等化学物质刺激 • NSAID • 其他原因（？）	• 反应性胃炎 • 反流性胃炎 • NSAID 相关性胃炎 • C 型胃炎
放射性	• 放射损伤	
淋巴细胞性	• 特发性? 免疫机制相关 • 麸质 • 药物（噻氯匹定） • 幽门螺杆菌（？）	• 痘疹样胃炎（内镜观） • 乳糜泻相关性胃炎
非感染性肉芽肿性	• 克罗恩病 • 结节病 • Wegener 肉芽肿以及其他血管炎 • 异物 • 特发性	
嗜酸性粒细胞性	• 食物刺激 • 其他过敏原（？）	• 过敏性胃炎
其他感染性胃炎	• 除幽门螺杆菌之外的细菌 • 病毒 • 真菌 • 寄生虫	• 蜂窝织炎性胃炎

改编自 Dixon MF, Genta RM, Yardley JH et al. Classification and grading of gastritis. The updated Sydney System. International Workshop on the Histopathology of Gastritis, Houston 1994. Am J Surg Pathol.1996; 20:1161–81.
NSAID. 非甾体抗炎药

块或更多的活检。该取材方法也被实用胃炎分级系统（operative link for gastritis assessment，OLGA）、实用胃肠上皮化生分级系统（operative link on gastric intestinal metaplasia，OLGIM）（用于评估胃炎的癌变风险）推荐。同时，应对任何其他可见的病变进行活检[23, 24]。

改良版悉尼分类系统还添加了"视觉模拟评分量表"，以补充对组织学（形态学）参数的分级，并列表说明了依旧基于形态学、病因学及解剖部位的改良慢性胃炎分类（表12-4）[8]。尽管一些观点认为改良版悉尼系统分类在不同病理医生之间具有高度一致性[25]，但也有观点认为不同观察者间存在一定的差异[26]。

四、胃炎或胃病

虽然内镜医生用"胃炎"来表示胃黏膜发红，但活检结果显示这种红色的黏膜可能存在也可能不存在炎症。病理医生在组织学存在炎症时使用术语"胃炎"（如感染性或自身免疫性疾病）。而当活检标本仅有上皮改变但没有炎症［如化学损伤、缺血或移植物抗宿主病（GvHD）］或血管病变（如门静脉高压）时，通常使用术语"胃病"。然而，也有学者在这种情况下依旧使用"胃炎"这一名词。胃炎时可见炎症、糜烂和肠上皮化生等改变，而水肿、血管充血和固有层出血等表现则有可能是内镜操作所致，为了避免将这些人为的改变与急性胃炎或化学性胃炎相混淆，病理医生应寻找其他更显著的特征，如急性胃炎中出现血栓、糜烂和上皮变性，又如化学性胃炎中出现小凹上皮增生和平滑肌纤维延伸至浅表固有层。

五、胃活检的组织学评估

根据悉尼系统提供的方案，胃炎的组织学评估需要从胃窦、体部和胃角进行活检，理想的情况是将其各自置于单独的标本瓶中，然而，这在临床实践中并不易执行，因此，活检位置并不总是能明确分开。当胃黏膜发生广泛的肠上皮化生时（图12-1），胃体萎缩性胃炎的活检标本中缺乏壁细胞，同时可见明显的颈黏液细胞化生（又称假幽门腺化生或解痉多肽表达化生[27]）（图12-2A），因此可被误认为是来自胃窦/幽门的标本，如果存在主细胞（图12-2B）或缺乏分泌胃泌素的G细胞，则可以明确是萎缩的胃体黏膜，胃泌素阳性细胞偶尔可出现在萎缩的胃体黏膜，尤其是在肠上皮化生的上皮中（图12-3A），但这与胃窦部胃泌素阳性细胞带状分布的特征具有显著的不同（图12-3B）。

确定活检的来源后，应系统地按照改良悉尼分类系统推荐的五个关键特征观察组织，即慢性炎症、急性炎症、肠上皮化生、萎缩和幽门螺杆菌（要点12-1）[11]。萎缩的定义是胃固有腺体的减少或缺失，包括它们被化生的腺体取代（泌酸腺的肠上皮化生或假幽门腺化生）。

病理医生还应寻找其他微生物（如蓝氏贾第鞭毛虫、海尔曼螺杆菌）、表面碎屑成分（如铁剂）或胆汁等、上皮内淋巴细胞、增厚的胶

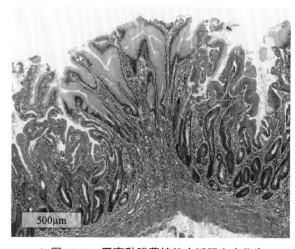

▲ 图 12-1　胃窦黏膜萎缩伴广泛肠上皮化生

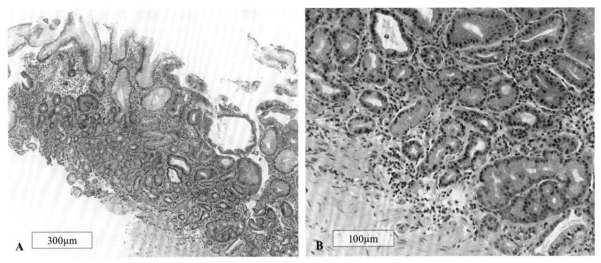

▲ 图 12-2　A.萎缩性胃体黏膜，伴有假幽门腺化生和壁细胞缺失，类似于胃窦黏膜。B.主细胞仍然存在（右下），证实这是胃体黏膜

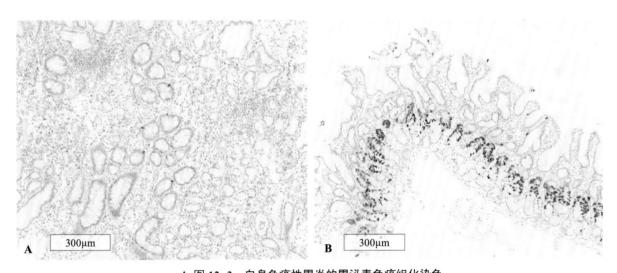

▲ 图 12-3　自身免疫性胃炎的胃泌素免疫组化染色
A.萎缩性胃体炎，偶见胃泌素阳性细胞出现在肠上皮化生区域。B.胃窦黏膜内带状胃泌素阳性细胞

原层、糜烂、肉芽肿、水肿、充血、血栓、小凹上皮增生、细胞凋亡和胰腺腺泡细胞化生，所有这些都可有助于确定胃炎的性质及病因。在此基础上，可能需要进一步加做组织化学和（或）免疫组化（表 12-1）（如 CD3 染色用于诊断淋巴细胞性胃炎，Syn、CgA 染色用于诊断萎缩性胃炎中的神经内分泌细胞增生）协助明确或排除某些诊断。

评估胃内组织学变化的分布十分重要，因为这可能有助于确定胃炎的病因（如幽门螺杆菌感染所致的局限性胃窦炎，或局限于胃体的伴或不伴神经内分泌细胞增生的自身免疫性胃炎），亦可影响到患者的临床处置（如以胃窦为主或弥漫性的淋巴细胞性胃炎可能与乳糜泻有关，而以胃体部为主的淋巴细胞性胃炎则不太可能伴有十二指肠病变）[28, 29]。评估每个活检组织内的炎症分布也很重要，因为其可以提示病因学因素。幽门螺杆菌性胃炎典型的表现是浅表黏膜慢性炎，伴或不伴急性炎症，而黏膜全层的慢性炎症则更常见于自身免疫性胃炎。局

要点 12-1　胃活检中需评估的组织学特征

改良悉尼系统要求评估的特征

- 慢性炎症
- 活动性（急性）炎症
- 肠上皮化生
- 萎缩（腺体丢失）
- 幽门螺杆菌

其他可能存在的特征

- 微生物（如蓝氏贾第鞭毛虫、海尔曼螺杆菌）
- 表面碎屑（如铁剂）
- 上皮内淋巴细胞增多
- 上皮下胶原层增厚
- 糜烂
- 肉芽肿
- 水肿、充血、血栓
- 小凹上皮增生
- 凋亡
- 胰腺腺泡细胞化生
- 异型增生

表 12-5　胃炎的炎症类型和可能的病因

炎症类型	鉴别诊断
中性粒细胞	• 幽门螺杆菌性胃炎 • 克罗恩病 • 蜂窝织炎性胃炎
慢性炎症	• 幽门螺杆菌性胃炎 • 自身免疫性萎缩性胃炎 • 自身免疫性全胃炎 • 自身免疫性肠病
淋巴滤泡（伴有反应性生发中心）	• 幽门螺杆菌性胃炎 • 梅毒性胃炎
淋巴细胞聚集	• 幽门螺杆菌性胃炎 • 自身免疫性萎缩性胃炎
浆细胞	• 幽门螺杆菌性胃炎 • 自身免疫性萎缩性胃炎 • 自身免疫性萎缩性全胃炎 • 梅毒性胃炎
Mott 细胞	• Russell 小体 /Mott 细胞性胃炎
嗜酸性粒细胞	• 嗜酸性粒细胞性胃炎 • 寄生虫 • 自身免疫性萎缩性胃炎 • 药物 • 克罗恩病 • 幽门螺杆菌感染 • 放疗后反应 • 胶原性胃炎
上皮内淋巴细胞增多	• 淋巴细胞性胃炎 • 药物 • 自身免疫性萎缩性全胃炎
肉芽肿	• 克罗恩病 • 结节病 • 异物 • Wegener 肉芽肿或其他血管炎 • 结核或其他分枝杆菌感染 • 梅毒性胃炎
泡沫样巨噬细胞	• 黄色肉芽肿性胃炎 • 胞内鸟型分枝杆菌感染 • Whipple 病

灶增强型胃炎可提示炎症性肠病，尤其是在儿童的病例中更是如此。胃体出现萎缩提示自身免疫萎缩性胃炎，而胃窦出现萎缩则更多是幽门螺杆菌胃炎的特征。

炎症细胞的种类及其他特征（如显著的细胞凋亡）也可以使病理医生确定胃炎的潜在病因。浆细胞、嗜酸性粒细胞和肉芽肿与多种胃炎有关（表 12-5）。细胞凋亡则是移植物抗宿主病（GvHD）、药物性损伤和自身免疫性疾病的特征。越来越多的药物也被证明可以导致多种类型的胃炎（表 12-6），因此在胃炎的鉴别诊断中应始终考虑药物因素。

六、病理报告

病理医生需知晓临床信息、内镜检查结果和活检取材部位，这样才能正确解释形态学发现。但实际上这些信息并非总是随要随有，可以鼓励临床医生在申请病理检查时附上一份内

表 12-6　药物相关性胃炎（另见表 5-2）

胃炎类型	药　物
反应性（化学性）胃炎	非甾体抗炎药
淋巴细胞性胃炎	• 奥美沙坦酯[30] • TNF-α 抑制药，如英夫利昔单抗[31] • PD-1/PD-L1 抑制药，如帕博丽珠单抗或度伐利尤单抗[32] • 噻氯匹定
胶原性胃炎	• 奥美沙坦酯[33]
急性出血性 / 糜烂性胃炎	• 非甾体抗炎药 • 铁剂 • 纳武单抗[34]
嗜酸性粒细胞性胃炎	• 英夫利昔单抗[31] • 阿达木单抗[31]

PD-1. 程序化细胞死亡蛋白 1；PD-L1. 程序性细胞死亡配体 1；TNF-α. 肿瘤坏死因子 α

镜报告，这样病理医生就可以如愿获得相关的信息[5]。

来自不同部位的活检应在报告中单独描述，除非它们是相同或非常相似的[11]。病理医生应根据改良悉尼分类系统对形态学特征进行评估和分级，还应报告其他并存的情况，如异型增生或恶性肿瘤（包括原发性或继发性腺癌、恶性黑色素瘤和淋巴瘤）。若可能，诊断中也应包括对胃炎病因的提示（要点 12-2）。

要点 12-2　推荐的胃活检结构化报告及诊断意见

报告主体
• 活检部位
• 慢性炎症的程度
• 活动性的程度
• 肠上皮化生的程度
• 萎缩的程度
• 幽门螺杆菌：是否存在
• 反应性改变：若存在则描述
• 其他特征：若存在则描述（见要点 12-1）
• 异型增生：是否存在，若存在则分级
• 恶性肿瘤：是否存在

结论
• 活检部位，如胃窦部活检
• 病理诊断，如慢性活动性胃炎
• 其他特异性改变，如肉芽肿
• 可能的原因或类型，如幽门螺杆菌相关性 / 反应性
• 如果需要则进行附加解释，如解释肉芽肿的原因

第 13 章 胃炎的分类
Types of Gastritis

Tim Andrews　Fiona Campbell　**著**

邓仕杰　**译**　袁菲　**校**

一、概述

微生物、药物、内源性物质，以及摄入的化学物质等各种各样的刺激因素均可导致胃黏膜损害，并可表现为炎症（胃炎）或无炎症的反应性改变（有些学者称之为胃病），或者两者兼有。组织学表现可能仅仅是一种非特异性的且与不同致病因素均相关的损伤模式，也可能提示是某种致病因素所致的特异性改变。本章将胃炎分为三种不同的类型，第一种仅代表损伤的模式（潜在病因有很多），第二种为特定类型的胃炎，第三种是药物相关的胃黏膜损伤。本章内容强调如何诊断不同类型的疾病，还包括可能的诊断陷阱，后者需要密切结合内镜和临床的信息才有可能对组织学表现做出合适的解释。具体内容会涉及幽门螺杆菌性胃炎和反应性胃炎等最常见的疾病，以及其他少见的类型和特殊感染。后续的讨论部分将聚焦于内镜活检（实际工作中最常见的标本），但所涉及的良恶性病变同样也见于手术切除标本，还有不断增多的因减肥而切除的胃标本。

二、胃炎的模式

胃炎有许多不同的类型，可以根据病因（表 12-3）或形态学模式（表 12-4）进行分类。认识到有这些不同的胃炎模式可以引导病理医生去寻找病因学因素。伴有典型且显著的黏膜固有层单个核细胞浸润的慢性胃炎通常是幽门螺杆菌性胃炎或自身免疫性胃炎（见"特定类型胃炎"）。还有其他一些类型的胃炎则是由多种不同的致病因素所致，最终的诊断依赖于良好的临床病理联系，这类胃炎的模式与病因也将在下文中进行详细的讨论。

（一）萎缩性胃炎

胃黏膜萎缩是指胃窦和（或）胃体固有腺体的减少，伴或不伴有化生性改变。萎缩有时可非常局限，并伴有离散分布的糜烂或溃疡。萎缩性胃炎是慢性炎症所致的广泛黏膜损害和萎缩，可见于幽门螺杆菌性胃炎、自身免疫性胃炎和萎缩性自身免疫性全胃炎。胃窦部的萎缩性胃炎通常与幽门螺杆菌感染相关，肠上皮化生经常是一个明显的特征（图 12-1）。胃体部的萎缩性胃炎通常是自身免疫性胃炎的结果，胃体黏膜萎缩的特征是壁细胞或泌酸腺减少，同时伴有颈黏液细胞伸入黏膜深层腺体（颈黏液细胞化生、假幽门腺化生或解痉多肽表达化生）（图 12-2）[1]，这种情况下可伴或不伴肠上皮化生和胰腺腺泡化生。萎缩性自身免疫性全胃炎比幽门螺杆菌性胃炎或自身免疫性胃炎少见得多，其特点是胃窦和胃体固有层深部的淋巴细胞浆细胞性炎症，与幽门螺杆菌性胃炎和自身免疫性胃炎相比，上述炎症特点即便是在严重萎缩的情况下也会持续存在（表 13-1）。

胃黏膜萎缩可通过非侵入性检查手段进行评估，如测量血清中由主细胞产生和分泌的胃蛋白酶原 I（pepsinogen I，Pg I）和由泌酸腺及胃窦黏膜产生的胃蛋白酶原 II（pepsinogen II，Pg II），胃黏膜萎缩患者的 PG I：PG II 值较低[2]。血清胃蛋白酶原、胃泌素、抗幽门螺杆菌抗体、抗壁细胞抗体和抗内因子抗体的测定可与胃镜和组织学检查（胃窦和胃体活检分别评估）相结合，以评估萎缩性胃炎的分布和病因学因素。当胃体萎缩而胃窦活检表现正常时，可提示自身免疫性胃炎，建议进一步在临床上通过检测抗壁细胞抗体和抗内因子抗体来确认诊断。反之，如果胃窦活检也显示萎缩，则幽门螺杆菌感染可能是胃体萎缩的原因，除非同时并发自身免疫性胃炎和幽门螺杆菌性胃炎。胃窦和胃体部伴有萎缩的重度炎症则提示萎缩性自身免疫性全胃炎。

（二）肥厚性胃炎

胃炎伴小凹上皮显著增生在淋巴细胞性胃炎、幽门螺杆菌性胃炎或巨细胞病毒胃炎中可以表现得很明显（见下文），这些情况应与卓艾综合征中因泌酸腺弥漫增生所致的非炎性胃黏膜肥厚、Ménétrier 病中不伴有胃炎的小凹上皮显著增生，以及腺癌或淋巴瘤在黏膜内的浸润进行鉴别。

（三）急性糜烂性、出血性或应激性胃炎

急性胃黏膜损伤可因药物（如硫酸亚铁、非甾体抗炎药、纳武单抗之类的免疫检查点抑制药）[3]、酒精[4]或腐蚀性物质引起，也可见于创伤、低灌注，以及尿毒症患者。患者可出现急性发作的上腹痛、恶心、呕吐和消化道出血。内镜下常常可见到多个直径为 2～15mm 的浅表圆形胃糜烂灶、黏膜水肿和点状出血，病变多位于胃体，因为通常不需要取活检，所以这种标本并不常见。组织学可表现为充血、黏膜浅层纤维素性血栓、浅表固有层出血和黏膜坏死（图 13-1）。中性粒细胞很少见，除非伴有糜烂。铁剂相关性胃炎常伴有浅表固有层灰色或褐色铁质沉积，普鲁士蓝染色可协助证实诊断。

（四）胶原性胃炎

胶原性胃炎是一种极其少见的疾病，儿童

表 13-1 萎缩性胃炎

	幽门螺杆菌性胃炎	自身免疫性胃炎	萎缩性自身免疫性全胃炎
部位	胃窦为主	胃体为主	胃窦及胃体
慢性炎症	浅表	深在	深在
中性粒细胞	轻到重度	轻微	轻到重度
幽门螺杆菌	存在	无	无
上皮内淋巴细胞	可能存在	无	存在
萎缩部位的炎症	轻度炎症	轻度炎症	持续重度炎症
肠嗜铬样细胞增生（胃体）	无	存在	无

或成人均可发生。据报道，在成人患者中女性占多数。患者可无症状，也可出现上腹痛或腹痛、腹泻和贫血。病变可以仅限于胃，但也可并发乳糜泻、胶原性口炎性腹泻和（或）胶原性结肠炎[5]，奥美沙坦治疗后也可发生类似的改变[6]。一些研究结果显示胶原性胃炎在儿童患者更好发于胃体，而在成人患者中则更好发于胃窦[7]，但并非总是这样[6]。

该病在组织学上可表现为表面上皮损伤，上皮下胶原层增厚（＞ 10μm），胶原层内可见陷入其中的毛细血管和炎细胞，固有层内可见

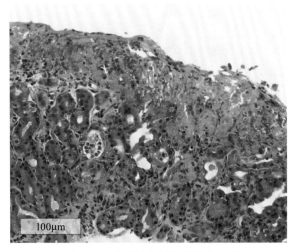

▲ 图 13-1　糜烂性胃炎伴浅表黏膜坏死

淋巴细胞浆细胞浸润（图 13-2A）。有时可见显著的嗜酸性粒细胞浸润和上皮内淋巴细胞增多，偶见中性粒细胞，胃体黏膜的萎缩罕见。

Masson 三色染色或 Tenascin 免疫组化染色[7]可用于显示增厚的胶原层（图 13-2B），两者与刚果红联用可用于鉴别胃淀粉样变性。放射性胃炎或缺血性胃炎也可见到固有层纤维化改变，但这些情况下纤维化广泛累及固有层，而不是局限于固有层浅层。依据病因学因素的不同，患者可对无麸质饮食、类固醇激素或停用相关药物（如奥美沙坦）反应良好，但整体而言当下能选择的治疗手段十分有限。

（五）嗜酸性粒细胞性（过敏性）胃炎

这是一种罕见的疾病，其特征是胃壁内显著的嗜酸性粒细胞浸润。病变可仅局限于胃部，但更多是嗜酸性粒细胞性胃肠炎的一部分[8]。患者可有过敏性疾病的临床背景，如哮喘、食物不耐受、特发性湿疹、外周血嗜酸性粒细胞增多和血清 IgE 升高。

嗜酸性粒细胞的浸润在胃窦部最为显著和弥漫，而胃体部的受累相对少见，且多呈斑片状[9]。嗜酸性粒细胞的浸润通常以黏膜下为主，但可累及胃壁的任何一层。患者可出现恶心、

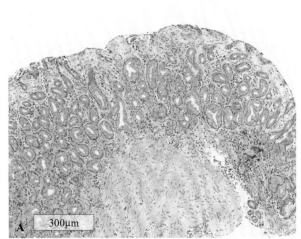

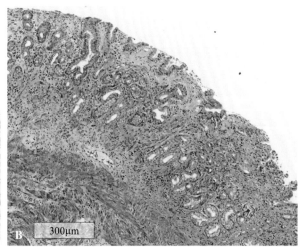

▲ 图 13-2　胶原性胃炎

A. 增厚的胶原层。B. Masson 三色阳性

呕吐、腹痛、腹泻、发育迟缓，以及固有肌受累后出现的幽门梗阻。

当胃黏膜受累时，固有层内可见明显的嗜酸性粒细胞浸润（20～30 个嗜酸性粒细胞 / HPF），还可见上皮内嗜酸性粒细胞浸润和腺体内嗜酸性粒细胞脓肿[10]。上皮可有损害和糜烂，但其他炎症细胞很少（若存在）。

胃黏膜中的嗜酸性粒细胞在其他情况下也可以出现（表单 13-1），如寄生虫感染、幽门螺杆菌性胃炎、自身免疫性胃炎、克罗恩病、结缔组织疾病、药物反应、炎性纤维样息肉和恶性肿瘤（如腺癌、淋巴瘤、朗格汉斯细胞组织细胞增生症、系统性肥大细胞增生症等）[11]。在这些疾病中，嗜酸性粒细胞是混合性炎细胞的成分之一，而非像嗜酸性粒细胞性胃炎中所见的单纯性嗜酸性粒细胞浸润，在诊断嗜酸性粒细胞性胃炎之前应考虑并排除这些可能

表单 13-1　胃嗜酸性粒细胞浸润的病因

- 嗜酸性粒细胞性 / 过敏性胃肠炎
- 寄生虫感染
- 幽门螺杆菌性胃炎
- 其他感染
- 药物反应
- 自身免疫性胃炎
- 胶原性胃炎
- 克罗恩病
- 结缔组织疾病
- 炎性纤维样息肉
- 肿瘤
  - 腺癌
  - 淋巴瘤
  - 朗格汉斯细胞组织细胞增生症
  - 系统性肥大细胞增多症

性。嗜酸性粒细胞性胃炎的治疗选择包括饮食限制、抗组胺药物、类固醇激素，以及手术（如果有幽门梗阻）[12]。

（六）局灶增强性胃炎

局灶增强性胃炎又称局灶活动性胃炎，特点是胃小凹和腺体（尤其是黏膜深部的腺体）周围和内部见淋巴细胞、浆细胞和巨噬细胞呈局限性浸润，病变可呈多灶性分布，周围黏膜正常[13, 14]，偶可见嗜酸性粒细胞和中性粒细胞。这种病变多见于胃窦，在克罗恩病或溃疡性结肠炎[15-17]，以及没有炎症性肠病（如幽门螺杆菌性胃炎和骨髓移植后）的患者中都可发生[15, 18]。当局灶增强性胃炎伴肉芽肿且与腺体破坏无关时，应当怀疑克罗恩病的可能性。儿童的局灶增强性胃炎也可提示炎症性肠病的可能，但不能将局灶增强性胃炎这一单一指标作为炎症性肠病的特异性标志[15]。

（七）肉芽肿性胃炎

胃的肉芽肿可见于多种不同的疾病（图 13-3 和表单 13-2），在西方国家克罗恩病是最常见的病因[19, 20]，其他原因包括结节病、感染性疾病（如结核病、梅毒、胞内鸟型分枝杆菌、组织胞浆菌病、毛霉菌病、异尖线虫病、血吸虫病和 Whipple 病等）、对外源或内源性物质的反应、血管炎、慢性肉芽肿性疾病、朗格汉斯细胞组织细胞增生症和恶性肿瘤。该病与幽门螺杆菌感染有关[21, 22]的说法受到许多学者的质疑[19, 23, 24]。

在克罗恩病中，肉芽肿可与局灶增强性胃炎有关（见上文）。在结节病中，可见致密的上皮样肉芽肿，同时没有其他炎症的成分。分枝杆菌或真菌感染时肉芽肿中央可见坏死，寄生虫感染时可见明显的嗜酸性粒细胞，异物性肉芽肿中可见食物碎屑等异物成分。大多数情况下，仅仅依靠形态学很难作出明确诊断，其

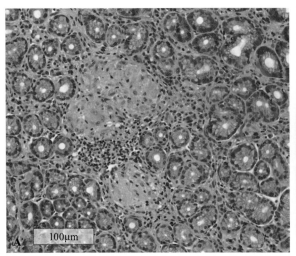
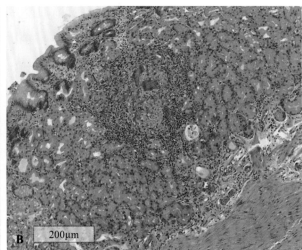

▲ 图 13-3　肉芽肿性胃炎

A. 胃窦黏膜肉芽肿。B. 胃体黏膜肉芽肿

表单 13-2　胃肉芽肿的病因

- 克罗恩病
- 结节病
- 感染
  - 结核
  - 梅毒
  - 胞内鸟型分枝杆菌
  - 组织胞浆菌病
  - 毛霉菌病
  - 异尖线虫病
  - 血吸虫病
  - Whipple 病
  - 幽门螺杆菌感染（有争议）
- 对外来或内源性物质的异常反应
- 血管炎
- 慢性肉芽肿性疾病
- 郎格汉斯细胞组织细胞增生症
- 恶性肿瘤

至在深切或行微生物特殊染色之后也无法得到诊断[25]。当肉芽肿的病因不明确时并不适合将"特发性肉芽肿性胃炎"作为病理诊断[23]。最后，正确的诊断依赖于密切的临床病理联系，部分病例的诊断甚至需要通过临床随访才能确定。

（八）缺血性胃炎

胃是由腹腔干分支形成的广泛吻合血管网供血，因此胃的缺血和梗死极为罕见。急性缺血可由动脉阻塞（血栓、栓子或动脉粥样硬化）、系统性低血压、急性胃扩张、扭转或既往胃手术引起[26-28]，有时可并发胃蜂窝织炎。慢性缺血通常与腹腔动脉进行性的粥样硬化性闭塞有关，患者可有急性或慢性腹痛、恶心、呕吐或消化道出血[29]。内镜下可见离散分布的溃疡或更广泛的黏膜坏死。缺血的组织学特征包括腺体枯萎、腺体缺失、固有层透明变性和凝固性坏死（图 13-4）。黏膜下血管可出现血管炎、血栓栓塞或胆固醇栓塞。严重缺血时，可出现透壁性梗死、坏死和穿孔。

垂直线性糜烂（Cameron 病变）的黏膜活检标本中亦可见到缺血的特征，这些糜烂发生

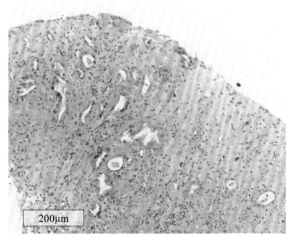

▲ 图 13-4　缺血性胃炎伴腺体减少、固有层透明变性和具有非典型性的再生上皮

于大的滑动性裂孔疝，由横膈对裂孔疝的血管压迫所致[30]，通常需要临床联系才能将这种病变与其他可危及生命的缺血性胃炎区分开来。

（九）淋巴细胞性胃炎

　　淋巴细胞性胃炎的特征是上皮内淋巴细胞增多，但这不是一个独立的疾病类型，而是一种诸多病因所致的胃炎形态学改变（表单 13-3）[31]。临床少见，好发于女性[32]。患者可无症状，也可出现食欲减退和上腹痛，有时可发生体重减轻和可导致蛋白丢失的胃肠病。胃镜检查可以是正常表现，也可出现皱襞增厚肥大，或出现许多"火山口样"糜烂（借此命名为痘疹状胃炎或疣状胃炎），尤其是在胃体更容易见到。在组织学上，表面和小凹上皮中上皮内淋巴细胞 > 25/100 个上皮细胞（图 13-5A），而深部上皮内淋巴细胞数量很少[33, 34]。免疫组化染色显示这些淋巴细胞表达 CD3 和 CD8（图 13-5B）。固有层可见慢性炎症（淋巴细胞、浆细胞、嗜酸性粒细胞和肥大细胞），但程度轻重不等。有时可见中性粒细胞浸润，特别是在出现糜烂时。淋巴细胞性胃炎通常累及全胃，但也可局限于胃体或胃窦。有蛋白质丢失迹象的患者可考虑肥厚性淋巴细胞性胃炎，其特征

表单 13-3　淋巴细胞性胃炎

一般情况

- 少见，女性＞男性
- 以上皮内淋巴细胞增多为特征
- 不是一个独立的疾病类型，有多种不同的病因

内镜检查

- 正常 / 黏膜皱襞肥厚 / 大量"火山口状"糜烂（痘疹状胃炎），胃体为著

组织学

- 通常累及全胃，亦可局限于胃体或胃窦
- 表面和小凹上皮中上皮内淋巴细胞 > 25/100 个上皮细胞，深部上皮内淋巴细胞散在
- 上皮内淋巴细胞：CD3+ 和 CD8+
- 固有层慢性炎症（淋巴细胞、浆细胞、嗜酸性粒细胞、肥大细胞）
- 中性粒细胞，尤其是有糜烂存在时
- 可发生肥厚性淋巴细胞性胃炎：黏膜皱襞肥大，显著的小凹上皮增生，类似 Ménétrier 病，蛋白丢失现象常见

相关因素

- 幽门螺杆菌感染见于 20% 的淋巴细胞性胃炎
- 乳糜泻见于高达 40% 淋巴细胞性胃炎
- 4% 的幽门螺杆菌感染患有淋巴细胞性胃炎（胃体为著）
- 30% 的乳糜泻患者患有淋巴细胞性胃炎（胃窦为著）
- 淋巴细胞性小肠结肠炎
- 克罗恩病
- Ménétrier 病
- HIV
- 普通变异型免疫缺陷
- 药物治疗（如托氯匹定或奥美沙坦酯）
- 胃恶性肿瘤（淋巴瘤或腺癌）
- 许多情况下并无可证实的相关因素

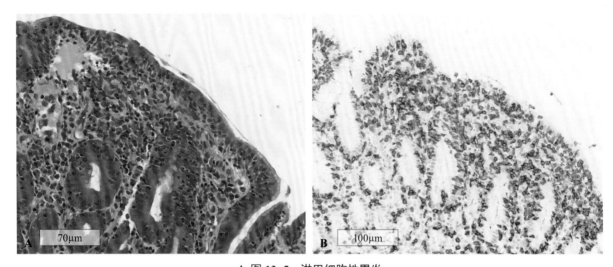

▲ 图 13-5　淋巴细胞性胃炎
A. 固有层慢性炎症，上皮内淋巴细胞增多。B. CD3 免疫组化染色

是胃黏膜皱襞肥大和类似 Ménétrier 病中的显著的胃小凹上皮增生。

淋巴细胞性胃炎中约有 20% 的病例与幽门螺杆菌感染有关（要点 13-1），而并发乳糜泻的病例则多达 40%[32, 34, 35]。相反，仅有 4% 的幽门螺杆菌感染的患者会出现以胃体为主的淋巴细胞性胃炎，而多达 30% 的乳糜泻患者会出现以胃窦为主的淋巴细胞性胃炎[34, 36]。幽门螺杆菌和淋巴细胞性胃炎相关的情况似乎仅限于有显著中性粒细胞的病例[37]。对于病理医生而言，只要见到淋巴细胞性胃炎，就应该寻找幽门螺杆菌（必要时可利用特殊染色或免疫组化染色），当淋巴细胞性胃炎以胃窦为主时，应谨慎行事并提醒临床医生行十二指肠活检以排除乳糜泻。

要点 13-1　淋巴细胞性胃炎

- 如果观察到淋巴细胞性胃炎，应由病理医生寻找幽门螺杆菌（必要时进行特殊染色或免疫组化）
- 当淋巴细胞性胃炎以胃窦为主时，需行十二指肠活检以排除乳糜泻

一些淋巴细胞性胃炎还可与淋巴细胞性肠炎[38]、克罗恩病、Ménétrier 病、HIV、普通变异型免疫缺陷、药物（如托氯匹定或奥美沙坦）[39, 40] 和胃恶性肿瘤（淋巴瘤或腺癌）有关[26]。也有许多病例是特发性的，无已知的疾病与其相关。

淋巴细胞性胃炎可以自发消退，但也可以持续多年。无麸质饮食或根除幽门螺杆菌可对部分患者有效[41]，而停用药物则对药物引起的淋巴细胞性胃炎患者有效。

（十）反应性胃炎

反应性胃炎或胃病、化学性胃炎或胃病，以及反流性胃炎或胃病这些术语在用来描述胃黏膜受到一些物质刺激后所出现的组织学表现时代表的含义是相同的，主要包括十二指肠碱性内容物或胆汁的反流和非甾体抗炎药。其他包括出血在内的少见原因也可以引起类似的改变[42]。

反应性胃炎的组织学特征是小凹上皮增生（伴或不伴反应性上皮改变）、血管充血、水肿、固有层浅层小凹之间出现平滑肌束，很少或不伴有炎症（图 13-6）[43]。部分病例中可见黏膜表面陷入的药物碎屑或胆汁，并可据此确定病

因。该病的诊断标准自最初被报道以来并无太大变化，最近一项使用视觉模拟量表评分的研究再次验证了早先的诊断标准[44]。反应性胃炎可以并发糜烂以及相应的炎症、幽门螺杆菌感染或肠上皮化生[45]。

反应性胃炎的组织学诊断通常没有挑战，但病理医生之间在区分"轻度反应性胃炎"与"正常"的时候则所采用的判定原则并不相同。反应性胃炎和幽门螺杆菌性胃炎的黏蛋白免疫组化表达谱已被证明存在区别，但这项研究的临床应用价值尚不确定[46]。如果没有内镜检查

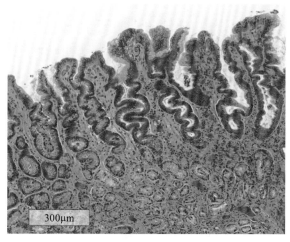

▲ 图 13-6 反应性胃炎伴有典型的锯齿状小凹上皮增生

结果，反应性胃炎和增生性息肉也很难区分，多达 20% 的增生性息肉其背景胃黏膜可表现为反应性胃炎[47]。Ménétrier 病也是需要考虑的鉴别诊断之一，其显著增生的小凹上皮甚至会类似于异型增生。

（十一）Russell 小体 /Mott 细胞胃炎

Russell 小体胃炎最早由 Tazawa 和 Tsutsumi 于 1998 年报道[48]，其特征是胃黏膜固有层有大量的 Mott 细胞浸润，即含有 Russell 小体的浆细胞（由粗面内质网内聚集的免疫球蛋白形成的球形嗜酸性胞质内包涵体）（图 13-7）。这些浆细胞没有异型性或核分裂象，Ki-67 染色阴性。大多数病例存在幽门螺杆菌性胃炎，固有层同时可见淋巴细胞、嗜酸性粒细胞、中性粒细胞浸润，黏膜表面黏液内可见菌体结构。有些情况下，Mott 细胞可以是固有层中唯一的炎细胞成分，最初的研究报道显示 Mott 细胞是多克隆的，但最近几项研究则认为 Mott 细胞是单克隆的（出现典型的 Kappa 轻链受限），而缺乏 Russell 小体的浆细胞则是多克隆的[49, 50]。

患者可出现消化不良和上腹痛，内镜下可见糜烂性或结节性胃炎或离散分布的病变（后

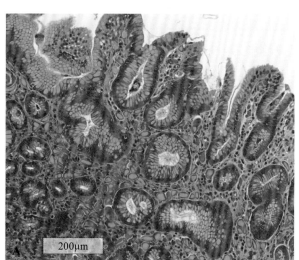

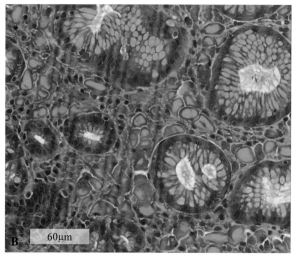

▲ 图 13-7 Russell 小体性胃炎

A. 固有层内有丰富的 Mott 细胞。B. 高倍镜下更容易识别

者是由于含有 Russell 小体的浆细胞局部积聚所致），胃窦是最好发的部位。尽管在一些病例中 Mott 细胞具有单克隆性质，但 Russell 小体胃炎通常被认为是一种良性反应性疾病，如果有幽门螺杆菌感染，根除幽门螺杆菌后病变可消退。

鉴别诊断包括淋巴浆细胞性淋巴瘤（可同时伴有脾肿大和淋巴结肿大）、黏膜相关淋巴组织淋巴瘤（以淋巴上皮病变和中心细胞样细胞或单核细胞样 B 细胞增生为特征）、浆细胞瘤（血清 M 蛋白和 CT 提示的溶骨性病变），以及特殊形态的印戒细胞癌，偶有 Russell 小体胃炎和 Mott 细胞增生与胃腺癌并存的个例报道[51,52]。

（十二）黄色肉芽肿性胃炎

该病是非常罕见的胃炎类型，以黏膜下层和胃壁更深层的黄色肉芽肿性炎症为特征，形态特征与肾和胆囊中的同类病变相似。实际上，原发性黄色肉芽肿性胆囊炎可能会延伸到胃壁[53]。

内镜下表现为黏膜下病变，类似于胃肠道间质瘤或胃癌[54]。切除标本可见质软黄色病变，镜下可见特征性的富含脂质的巨噬细胞，并混有 Touton 样多核巨细胞、淋巴细胞和纤维母细胞。

三、特定类型胃炎

下列分类均具有单一特定病因学因素所致的特征性组织学表现，需要注意的是不同类型的胃炎可同时发生，文中还讨论了鉴别诊断和潜在的诊断陷阱。

（一）自身免疫性胃炎

自身免疫性胃炎又称自身免疫性化生性萎缩性胃炎，是由抗内因子的自身抗体所致，这种自身抗体介导的壁细胞破坏会导致胃酸减少，进而会导致铁吸收减少和伴随之后的缺铁性贫血。由于内因子是维生素 B_{12} 吸收所必需的成分，所以患者亦可出现维生素 B_{12} 缺乏并进一步发生恶性贫血[55]。自身免疫性胃炎在女性中更常见，患者通常还患有其他自身免疫性疾病，如自身免疫性甲状腺炎、乳糜泻和 1 型糖尿病[56]。本病的患者可没有症状或表现为消化不良，缺铁性贫血也是一种常见的表现，而恶性贫血只出现在进展期疾病中。

在疾病早期，胃体黏膜出现慢性炎症伴轻微的萎缩，没有化生的迹象。随着疾病的发展，胃体黏膜表现为慢性炎症（以淋巴细胞浆细胞浸润、嗜酸性粒细胞浸至黏膜深层和淋巴细胞聚集为特征）伴壁细胞缺失和黏膜萎缩（图 13-8A），同时伴有颈黏液细胞化生（也称为假幽门腺化生或解痉多肽表达化生）[1]、肠上皮化生（图 13-8B）和胰腺腺泡化生（图 13-9）[57,58]，中性粒细胞数量稀少。随着萎缩进展至严重程度，慢性炎症会有所消退。除非伴有幽门螺杆菌感染，否则胃窦黏膜表现正常或呈现反应性胃病的特征。

壁细胞缺失和产酸减少会导致胃窦部 G 细胞增生和高胃泌素血症，继而导致胃体肠嗜铬样（enterochromaffin-like，ECL）细胞增生[59]，增生的 ECL 细胞可通过免疫组化（Syn 和 CgA 染色）显示。ECL 细胞增生最初表现为线状，然后成为微结节状（图 13-10）和腺瘤样 ECL 细胞增生（5 个或更多的微结节），再进一步发展为 ECL 细胞异型增生（微结节融合在一起）和 1 型神经内分泌瘤（融合的结节形成直径 > 5mm 的病变）。

除了神经内分泌瘤，自身免疫性胃炎患者还可以发生其他类型的息肉[60]。炎症改变和萎缩可以是不连续的，有时可导致残留的正常泌酸腺黏膜形成孤岛状外观（图 13-11），并表现出形成息肉的印象[61]。增生性息肉、肠型腺瘤和幽门腺腺瘤也可发生[62]。

患有恶性贫血的患者发生肠型胃腺癌的风

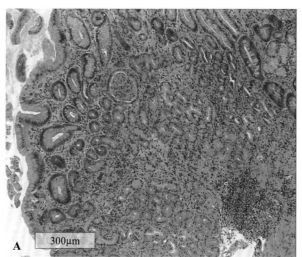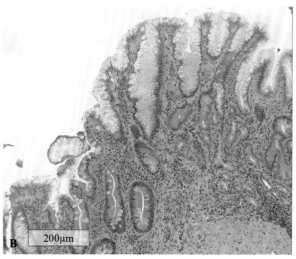

▲ 图 13-8　自身免疫性胃炎

A. 慢性炎症、壁细胞缺失和黏膜萎缩。B. 假幽门腺化生和肠上皮化生

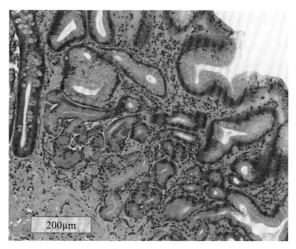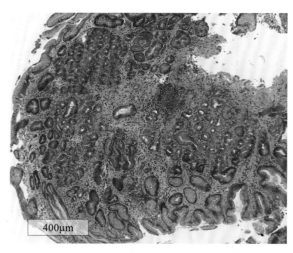

▲ 图 13-9　自身免疫性胃炎伴胰腺腺泡化生

▲ 图 13-11　自身免疫性胃炎中残留的正常泌酸腺黏膜，内镜检查时貌似息肉

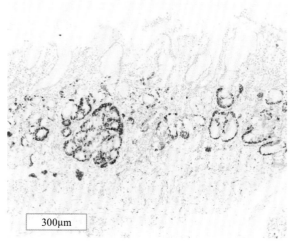

▲ 图 13-10　Syn 免疫组化显示自身免疫性胃炎中 ECL 细胞的线状和结节性增生

险增加 [63, 64]，但这很可能也与共存的幽门螺杆菌感染有关 [65]。

自身免疫性胃炎的鉴别诊断包括幽门螺杆菌性胃炎和萎缩性自身免疫性全胃炎（表 13-1）。幽门螺杆菌性胃炎通常以胃窦为主，炎症主要累及黏膜浅层，可见中性粒细胞浸润，不伴有 ECL 细胞增生。但幽门螺杆菌本身可导致针对壁细胞的自身抗体产生 [66]。萎缩性自身免疫性全胃炎累及胃窦和胃体，其特征是黏膜全层的炎症，可出现大量中性粒细胞浸润和上皮内淋巴细胞增多的表现。萎缩性自身免疫性全胃炎即使在严重萎缩的情况下炎症也会持续存在，这与自身免疫性胃炎和幽门螺杆菌性胃炎不同。根据最近的报道，淋巴细胞浆细胞浸润固有层深部也可以是 IgG4 相关疾病的一种表现[67]。

（二）萎缩性自身免疫性全胃炎

与自身免疫性胃炎相比，萎缩性自身免疫性全胃炎（首先由 Jevremovic 等于 2006 年报道）[68]可同时累及胃窦和胃体。患者可出现恶心、呕吐、腹痛、腹泻和蛋白质丢失等表现，同时可伴有其他的系统性自身免疫性疾病（如系统性红斑狼疮、乳糜泻或自身免疫性溶血性贫血）和（或）伴有抗杯状细胞和抗肠上皮细胞自身抗体的自身免疫性肠病[69]。其特点是致密的淋巴细胞浆细胞浸润黏膜全层，并伴有中性粒细胞浸润，可见腺体内微脓肿、上皮内淋巴细胞增多、明显的凋亡小体和壁细胞丢失（图 13-12）。可有溃疡，但没有幽门螺杆菌的证据。与自身免疫性胃炎不同的是，即便发展到了严重萎缩的阶段，依旧会存在致密的炎细胞浸润现象，而且没有 ECL 细胞的增生。治疗手段主要是采用免疫抑制剂。

（三）感染性胃炎

幽门螺杆菌感染是细菌性胃炎最常见的原因，但其他细菌感染也可导致罕见的气肿性胃炎和蜂窝织炎性胃炎。胃的病毒、真菌或寄生虫感染，以及结核和梅毒比较少见，通常是病变播散至胃部所致。

（四）幽门螺杆菌性胃炎

幽门螺杆菌感染通常引起浅表性慢性活动性胃炎（图 13-13），之后可发生萎缩性胃炎，也可继发胃腺癌和 MALT 淋巴瘤（因此幽门螺杆菌被定性为致癌物）[70, 71]。幽门螺杆菌感染通过口 - 口、粪 - 口途径传播，其流行的程度在世界各地差异很大，在发展中国家发病率很高[72, 73]。鉴于耐药幽门螺杆菌的出现，以及根除感染并不一定能阻止胃部病变的发展，目前的研究正在使用体内和体外模型来研究幽门螺杆菌的致病机理并评估新的治疗策略[73]。

急性幽门螺杆菌感染通常是自限性的，因此通常情况下并不需要进行内镜检查和活检。慢性感染患者行胃镜检查时可见胃窦为主的红斑、结节、糜烂及溃疡。

慢性幽门螺杆菌性胃炎的组织学特点是胃

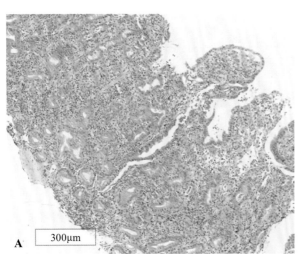
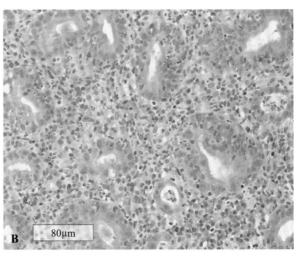

▲ 图 13-12　萎缩性自身免疫性全胃炎
A. 黏膜全层慢性炎症，壁细胞缺失。B. 腺体微脓肿和上皮内淋巴细胞增多

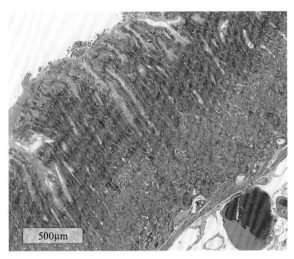

▲ 图 13-13　幽门螺杆菌性胃炎伴浅表慢性炎症，与自身免疫性胃炎和萎缩性自身免疫性全胃炎的黏膜全层炎症形成对比

窦部的浅表慢性活动性炎伴黏膜固有层混合性炎细胞浸润，包括淋巴细胞、浆细胞、嗜酸性粒细胞和中性粒细胞等，经常可见淋巴细胞聚集和淋巴滤泡形成，当淋巴滤泡十分显著时，可称之为"滤泡性胃炎"，这种表现对应的是内镜下的"结节性胃炎"，在儿童患者中更为常见。增生的淋巴组织在根除幽门螺杆菌后可发生消退，因此不可将淋巴组织过度增生诊断为 MALT 淋巴瘤 [74]。炎症同时可以伴有上皮内黏液缺失和上皮的退行性变。在表面及小凹上皮的黏液中可检出幽门螺杆菌，有时菌体可黏附于上皮细胞表面。

虽然幽门螺杆菌性胃炎常主要影响胃窦，但在长期服用质子泵抑制剂的患者中细菌可从胃窦迁移到胃体，进而呈现胃体为主的幽门螺杆菌性胃炎 [75]，并且在深部的泌酸腺中可见到细菌成分。在这种情况下，萎缩会表现得更加明显。同时影响胃窦和胃体的幽门螺杆菌性全胃炎与其他形式的幽门螺杆菌性胃炎相比，其广泛萎缩和进展为胃腺癌的风险更高。

幽门螺杆菌性胃炎的活检标本中还需评估其他所有相关的指征，如肠上皮化生、萎缩、异型增生、腺癌和 MALT 淋巴瘤（要点 13-2）。

MALT 淋巴瘤的特点是非典型的淋巴细胞浸润并使固有层扩张，亦可见到黏膜肌层浸润和淋巴上皮病变，腺体成分随之减少。

要点 13-2　幽门螺杆菌

- 避免将显著的淋巴组织过度增生诊断为淋巴瘤
- 在幽门螺杆菌性胃炎活检的所有标本中评估是否有肠上皮化生、萎缩、异型增生、腺癌和 MALT 淋巴瘤

---

1. 幽门螺杆菌的鉴定

组织病理学在幽门螺杆菌检测中具有十分重要的作用，但是与其他成本较低的检测方法（包括呼气测试、粪便抗原检测和抗幽门螺杆菌抗体的血清学检测）相比，这种"昂贵"的方法是否适宜目前尚存在很大的争议。通过活检标本检测幽门螺杆菌的一个常见原因是患者服用了质子泵抑制剂，此举增加了尿素酶呼气测试假阴性的可能性。但也有一些证据表明，幽门螺杆菌密度降低到能够影响尿素酶试验敏感性时，组织学检测的敏感性同样也会受到影响 [76]。目前，英国国家健康与临床卓越研究所（National Institute for Health and Care Excellence，NICE）的指南建议使用尿素酶呼气试验、粪便抗原试验或血清学来确定患者的幽门螺杆菌感染状态，并在适当的时间间隔重复尿素酶呼吸试验以监测治疗效果 [77]。但最近的英国胃肠病学会的立场表明作为非侵入性检测手段的尿素酶呼气试验或组织学检查均可以在就诊患者中确定幽门螺杆菌的感染状况 [78]。因此，不可避免地出现了大量的胃活检标本带着临床医生"是否存在幽门螺杆菌？"的疑问被送到病理科，而病理医生应该会运用适当的辅助手段来检测这些微生物（表 12-1）。

约 70% 的感染病例在常规 HE 染色中可检测到幽门螺杆菌[79]。在著者的实验室中，辅助检测手段仅限于那些具有典型幽门螺杆菌性胃炎形态特征且在常规 HE 染色（通常在根除治疗之后）中没有检出幽门螺杆菌的病例。与所有病例都进行辅助检测相比，这种策略得到了部分学者的支持，但仍然存在争议[80]。常用的辅助方法概述于表单 13-4。

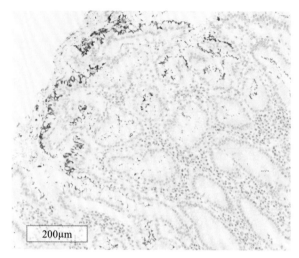

▲ 图 13-14　幽门螺杆菌的免疫组化染色

表单 13-4　活检组织中幽门螺杆菌的辅助检测方法

- 组织化学染色，如吉姆萨和 Warthin-Starry 染色，在条件简陋的实验室也可开展，成本低，操作简便，但敏感性和特异性不及免疫组化，在病原体稀少的情况下阅片耗时较长

- 免疫组化（图 13-14）属于敏感和特异的方法，当患者服用质子泵抑制剂时可以检测到深部泌酸腺内的菌体，也可以显示球状菌体。但如果对所有的胃活检均进行检查，显然是浪费资源

- 活检标本培养（随后可行抗生素敏感性测试）在治疗失败的情况下可能有用，但不适用于常规检测[81]

- 可以在新鲜组织或福尔马林固定的石蜡包埋样本上进行幽门螺杆菌的 PCR 检测[82]，但幽门螺杆菌 DNA 的检出与是否存致病性的病原体并不是完全对应

当存在典型的幽门螺杆菌性胃炎的炎性改变（表单 13-5），但没有检测到病原体时，需考虑到患者在活检前是否曾接受过抗幽门螺杆菌的治疗，或者是否已经在服用治疗其他疾病的抗生素过程中无意中被根除过[83]。一些反应性胃炎病例可由于发生溃疡而出现炎症改变，

但炎症程度通常比幽门螺杆菌性胃炎更轻。当然，反应性胃炎和幽门螺杆菌性胃炎可以共存，病理医生应始终考虑到两种疾病同时发生的可能性。

在免疫功能低下的宿主中，炎症可与幽门螺杆菌以外的其他许多感染性病原体有关，包括巨细胞病毒和 Epstein-Barr 病毒感染，应结合临床病史决定是否需要做进一步的工作。有一些证据表明在 HIV 阳性的患者中，幽门螺杆菌的致病性可能较低，这可能是因为幽门螺杆菌需要通过一个功能正常的免疫系统来实现与胃黏膜的相互作用[84]。

2. 其他类型的螺旋杆菌

除幽门螺杆菌之外，尚有其他类型的螺旋杆菌可导致胃炎，包括海尔曼螺杆菌、猫螺杆菌和猪螺杆菌。一般而言这些细菌单独感染（没有幽门螺杆菌混合感染）时炎症表现轻微。在常规的 HE 染色中可以识别出海尔曼螺杆菌，其长度是幽门螺杆菌的两倍，具有螺旋状结构，不附着于胃上皮细胞，在活检标本中的数量非常少（图 13-15）。用来检测幽门螺杆菌的组织化学和免疫组化染色同样也能检测出海尔曼螺杆菌，而且可与快速尿素酶试验等其他检测方法具有一定的交叉反应。治疗手段就是使用抗

表单 13-5　幽门螺杆菌性胃炎

一般情况

- 全球范围内的常见病
- 急性幽门螺杆菌感染通常是自限性的
  - 很少需要行内镜检查和活检
- 慢性感染的内镜检查
  - 胃窦部为著的红斑、结节、糜烂或溃疡

并发症

- 萎缩性胃炎
- 胃腺癌
- MALT 淋巴瘤

分布

- 通常为胃窦部病变为主
- 长期服用质子泵抑制剂的患者可表现为胃体部病变为主
- 全胃炎指的是胃窦和胃体同时受累，可伴有广泛的萎缩和更高的恶变风险

组织学

- 胃窦部浅表慢性活动性炎
- 固有层混合性炎性浸润，包括淋巴细胞、浆细胞、嗜酸性粒细胞和中性粒细胞
- 淋巴细胞聚集和淋巴滤泡常见
- 上皮内黏液缺失和上皮退变
- 幽门螺杆菌位于表面黏液中，并可附着在上皮表面

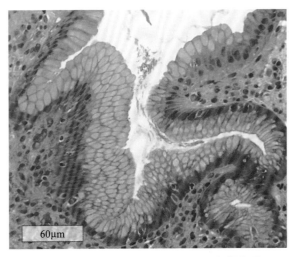

▲ 图 13-15　海尔曼螺杆菌明显大于幽门螺杆菌，且不附着于黏膜上皮细胞

检和手术标本检查的必要性。最近的两项研究表明，幽门螺杆菌和非幽门螺杆菌性胃炎在这类标本中很常见[86, 87]。对于术前活检或切除的标本而言，除了确定是否存在幽门螺杆菌外，并无其他特别的推荐检测。

（五）产气性胃炎

产气性胃炎是一种罕见且容易致命的疾病，由梭状芽孢菌、大肠杆菌、链球菌、肠杆菌和铜绿假单胞菌等产气细菌侵入胃壁所致[88]。患者可出现急腹症和全身中毒症状，亦可出现呕血和黑便，影像学可显示胃壁间气体成分。产气性胃炎可能是由于酗酒、摄入非甾体抗炎药或腐蚀性物质、近期腹部手术或胰腺炎之后继发的胃壁感染性病变，在免疫功能低下的患者中更为常见。目前尚不确定细菌是通过黏膜溃疡还是通过血源性播散进入胃壁。

大体上，触摸胃壁时由于胃壁内存在气体的缘故而出现捻发音。在组织学上，可出现溃疡、黏膜坏死、透壁性水肿、透壁性中性粒细胞浸润和大量因空气形成的空隙，伴或不伴巨细胞反应。在晚期病变中，整个胃壁可出现坏疽或坏死。治疗方法包括保守治疗或手术切除[89]。

生素，鉴于其他类型的螺杆菌感染经常与幽门螺杆菌感染共存，在很多时候其实并未被识别，抑或是在经验性抗生素治疗后已经被不知不觉的根除了[85]。

3. 幽门螺杆菌与减肥手术

随着袖状胃切除术越来越多地用于治疗肥胖患者，许多研究评估了这些患者术前内镜活

鉴别诊断包括胃积气以及胃蜂窝织炎（见下文）。胃积气即胃黏膜损伤（如呕吐、内镜检查或插入鼻胃管）或肺气肿时肺大泡破裂后导致气体进入胃壁，这种患者不会出现感染的征象，也不会有透壁性水肿和中性粒细胞浸润，预后良好[90]。胃蜂窝织炎的主要特征是黏膜下为主的水肿和中性粒细胞浸润，没有胃壁内气体。

（六）蜂窝织炎性胃炎

这是一种极其罕见的胃炎类型，为胃黏膜下层的化脓性细菌感染，通常具有致命性。最常见的病原体是溶血性链球菌。易感因素包括黏膜损伤（如内镜检查后）、糖尿病、慢性酒精中毒和免疫功能低下，但既往健康的人也可发生胃蜂窝织炎[91, 92]。患者可出现急性上腹疼痛、恶心和呕吐、发烧和败血症表现。偶尔可在患者的呕吐物中出现脓液，这对诊断具有特征性的提示意义[91]。影像学可显示胃壁弥漫增厚，内镜下可见黏膜皱襞增大或变平，并伴有明显的黏膜下水肿。

组织学上，黏膜通常完整，黏膜下层可见显著的水肿伴中性粒细胞浸润，同时可见微脓肿形成，革兰染色可显示黏膜下层的细菌成分。胃壁血管血栓形成可导致继发性缺血性坏死，表现为透壁性炎症和固有肌层坏死，有时可出现穿孔[93]。推荐的治疗手段包括保守治疗（使用抗生素）和（或）部分胃或全胃切除。胃蜂窝织炎与产气性胃炎的区别在于前者的胃壁内没有气体成分。

（七）病毒性胃炎

1. 巨细胞病毒

巨细胞病毒（CMV）感染是胃部最常见的病毒感染，可发生在幼儿和免疫功能低下的成年人（如 HIV 感染者或移植后，见第 4 章）。它也可并发于移植物抗宿主病，也可发生在免疫功能正常的个体中。患者可无症状，也可出现上腹痛、恶心呕吐或呕血。内镜下黏膜可表现正常，也可呈结节状或糜烂性胃炎和溃疡的表现。亦有报道显示可出现胃幽门梗阻、穿孔和胃结肠瘘[94, 95]。儿童可出现类似 Ménétrier 病的肥厚性胃病和蛋白丢失性肠病[96]。在组织学上，胃黏膜可表现正常，但偶尔可见到巨细胞病毒包涵体，也可出现明显的炎症和溃疡，并可见较多巨细胞病毒包涵体（图 13-16A）。巨细胞病毒包涵体可位于细胞核内（具有典型的枭眼样外观），也可位于胞质内（嗜酸性颗粒状），常规的 HE 染色和免疫组化染色提示这些病毒包涵体位于上皮细胞、内皮细胞（图 13-16B）或间质细胞内。

2. 单纯疱疹病毒性胃炎

单纯疱疹病毒性胃炎是一种罕见的疾病，发生于免疫功能低下的患者[97]。内镜下可见水肿性结节或溃疡。组织学表现为急慢性炎症伴溃疡形成。HE 染色或免疫组化染色可显示胃上皮细胞中的单纯疱疹病毒包涵体。

3. 带状疱疹病毒

带状疱疹病毒感染可发生于胃，可通过免疫组化或分子检测来证实[98]。

4. Epstein-Barr 病毒

Epstein-Barr 病毒（EBV）感染偶尔可发生于胃，并且有可能被误诊为淋巴瘤。急性 EBV 感染患者可没有消化道症状，也可出现上腹痛和恶心。内镜下可见明显的溃疡形成[99, 100]。组织学上可见溃疡及黏膜固有层扩张伴弥漫的非典型淋巴样细胞浸润，包括小到中等大小的淋巴细胞以及大的免疫母细胞样细胞。中性粒细胞少见，即使有溃疡时也是如此，通常没有淋巴滤泡或幽门螺杆菌感染。免疫组化染色可提示浸润的淋巴细胞主要是 T 细胞，其次是 B 细胞，没有 Kappa 与 Lambda 轻链表达限制性的现象。EBV 编码的小 RNA-1（EBER-1）原位杂交显示弥漫性阳性。EBV 感染性胃炎是一种

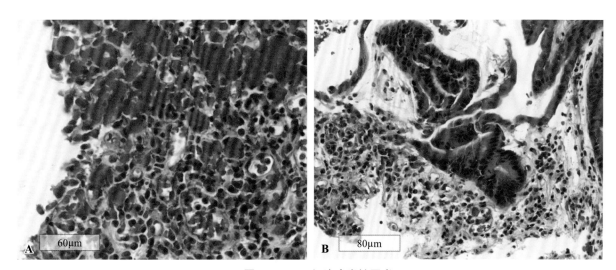

▲ 图 13-16　巨细胞病毒性胃炎

A. 肉芽组织内可见较多病毒包涵体。B. 内皮细胞内偶见包涵体

自限性的溃疡性胃炎，这一点也有助于与淋巴瘤进行鉴别。

（八）真菌性胃炎

胃的真菌感染罕见，感染可局限于胃或作为系统性感染播散的一部分。念珠菌是真菌性胃炎中最常见的病因，为免疫功能低下、慢性酒精中毒、营养不良、恶性肿瘤、重度萎缩性胃炎和胃酸缺乏患者中的机会性感染[101, 102]。念珠菌也可定植在免疫功能正常个体的慢性消化性溃疡中[103]。内镜下可见黏膜表面淡黄色／白色的膜状物、疣状结节或溃疡。在组织学上，真菌菌丝和孢子存在于溃疡表面的坏死脱落物内，菌丝亦可浸润至溃疡底部。菌丝亦可侵入血管壁，导致血栓形成或破裂出血。其他的胃真菌感染包括毛霉菌病（可见宽而无分隔的分枝菌丝侵入溃疡基底和血管壁[104]）（图 18-17）、组织胞浆菌病（菌体位于巨噬细胞中[105, 106]）（图 18-19）、新型隐球菌（图 4-2)[107, 108]和杰氏肺孢子虫（图 4-3)[109]。特殊染色可显示真菌成分，如 PAS-D 和六铵银染色可用于检出组织胞浆菌，Masson-Fontana 染色可用于显示隐球菌。

（九）寄生虫性胃炎

胃寄生虫感染患者可表现为非特异性慢性活动性胃炎或大量的黏膜内嗜酸性粒细胞浸润。隐孢子虫病（图 18-22）多发生在免疫功能低下的患者，胃黏膜中的隐孢子虫在腔缘最为明显，同时可见黏膜固有层炎症表现，胃窦受累比胃体受累更常见[110]。胃弓形虫病在免疫功能低下的患者中表现为播散性疾病的一部分[111]及单独的胃部感染[112]，感染者内镜下可表现正常，也可表现为皱襞增厚，其滋养体可位于上皮细胞、内皮细胞或间质细胞中。此外，胃部的异尖线虫（可能与肉芽肿性炎有关）、类圆线虫（图 18-26）、血吸虫（图 18-27 和图 22-8）和蛔虫感染（图 18-24）都曾有过报道。在十二指肠贾第鞭毛虫感染患者中，该寄生虫也偶尔可见于胃窦表面黏液中（图 13-17），胃黏膜形态正常或肠上皮化生[113]。

（十）结核病

肺结核或全身性结核累及胃部的情况很少见，而单独发生在胃部的结核则极为罕见[114]。胃结核病通常累及胃窦，可导致幽门梗阻及瘘管形成。患者可出现上腹痛、恶心呕吐或呕

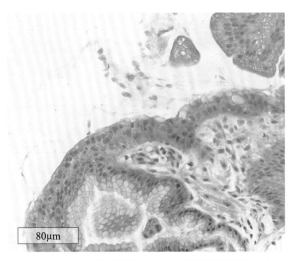

▲ 图 13-17　胃窦黏膜表面可见胃蓝氏贾第鞭毛虫

血。胃镜下可见胃窦部溃疡形成，胃壁可增厚。组织学上表现为肉芽肿性炎伴融合性肉芽肿，干酪样坏死可有可无（图 18-12，图 19-7，图 22-5，图 27-4）。抗酸和耐酒精的结核杆菌可通过特殊染色（如抗酸染色）或 PCR 协助检出，后者的优势在于其对病原体检出的特异性。

（十一）梅毒

胃梅毒极为罕见[115, 116]，患者可出现上腹痛和呕血。内镜下可见多发性糜烂和溃疡、黏膜皱襞肥厚或结节状黏膜等改变，胃窦是最常见的受累部位，也可累及幽门并出现梗阻。组织学上可见弥漫性浆细胞浸润伴有中性粒细胞浸润、淋巴细胞浸润、淋巴滤泡形成和腺体破坏，可出现形态不典型的肉芽肿。主要的鉴别诊断就是幽门螺杆菌性胃炎，可通过免疫组化或 PCR 鉴定梅毒螺旋体（图 22-3F），或通过血清学来诊断。

四、药物及其他治疗相关性胃炎

药物可对胃黏膜产生各种不同的影响，一些为特定药物所致的特异性改变，但绝大多数是非特异性改变，需要与其他类型的胃炎进行鉴别诊断（表 12-6）。药物相关性胃炎在停用

所怀疑的药物（或在临床状况不允许停药的情况下增加类固醇激素治疗）后临床症状的改善通常被认为是治愈的证据，而很少通过随访活检来进行确认。一些新型的免疫调节剂 / 免疫抑制剂属于例外，需要通过再次活检监测疗效或为临床试验收集相关的数据。

本节将讨论与各种常见胃炎类型相关的药物，包括几种主要的胃毒性药物（包括非甾体抗炎药）及小分子免疫治疗药物，后者看似正在形成消化病理中的一块新领地，病理医生在具有炎症表现的胃黏膜活检标本中应考虑到这类鉴别诊断的可能性。

实际上，任何一种组织学改变都有可能与药物有关，如果不考虑病史和临床医生的建议并排除其他致病因素，几乎没有线索可以协助诊断。常见的组织学特征包括小凹上皮增生、糜烂、溃疡、狭窄、药物成分 / 晶体沉积，以及类似于异型增生的反应性上皮改变（见第 5 章）。

（一）与药物成分 / 晶体沉积相关的胃炎，重点是铁剂相关性胃炎

口服铁剂疗法在缺铁性贫血患者中十分常用，尤其在老年人中应用得越来越普遍。由于吞咽和胃动力问题及未摄入足够的液体，使得老年和虚弱的患者容易出现药物成分附着于黏膜表面并产生相应的不良反应。药物残留于黏膜表面作为刺激性物质可导致黏膜产生一系列变化，包括糜烂、炎症和再生性变化，这些改变在内镜下可表现为明显发红的病变，不注意的话可被误认为是异型增生，包括食管在内的其他部位也会碰到类似的现象[117]。铁剂相关性胃炎的典型改变包括灶性糜烂和再生 / 反应性改变，同时伴有浅表黏膜中灰褐色结晶物质的沉积，该物质在组织化学染色上呈普鲁士蓝阳性（图 13-18）。在没有典型的病理改变或无法确定是否服用铁剂的情况下，需要重点与胃内

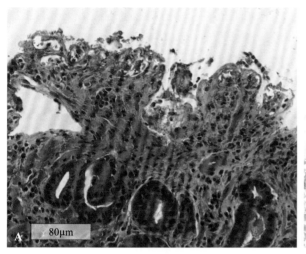
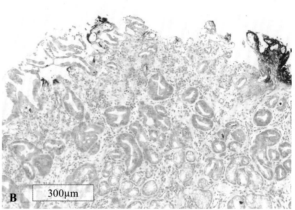

▲ 图 13-18　铁剂相关性胃炎（A）胃黏膜表面可见灰褐色结晶样物质（B）普鲁士蓝染色阳性

其他类型的铁沉积以及其他药物所致的类似改变进行鉴别诊断[118]。间质细胞内的铁质沉积通常与铁剂摄入或其他既往黏膜损伤伴陈旧性出血有关。铁在上皮细胞中的沉积且呈弥漫分布与血色素沉着症等系统性铁过载性疾病有关。此外，还有一些其他药物沉积可出现类似铁剂相关性胃炎的改变，而且值得注意的是，其中一些物质普鲁士蓝染色也可呈弱阳性。

最近有报道显示在服用 OsmoPrep（译者注：商品名，美国 Salix 制药有限公司生产）后可出现类似铁剂相关性胃炎的病变，该药是一种磷酸钠肠道准备制剂的片剂形式，用于同时接受上、下消化道内镜检查的患者。该药所致胃炎的特点是浅表黏膜中有紫色到黑色的颗粒状物质沉积，并伴有明显的上皮反应性改变，但这些沉积的物质普鲁士蓝染色阴性，von Kossa 染色阳性，细胞茜素红染色阴性，借此证实它们是磷酸钠的沉积，而不是铁质沉积[119]。

在接受高钾血症治疗的尿毒症患者中，曾有胃部（更常见的是下消化道）降钾树脂晶体沉积伴坏死的报道[120]。肾病患者及服用抗酸药和硫糖铝的患者可发生胃黏膜钙质沉着症[121]。胆汁酸螯合物及少见情况下的镧复合物（一种用于治疗低磷血症的稀土金属）亦可沉积于胃部[122]。

（二）非甾体抗炎药相关的胃炎

非甾体抗炎药（NSAID）通常用于治疗多种疾病且效果良好，但学者也认识到这种药物的使用会对消化道黏膜带来损害，特别是对胃黏膜造成的病理性改变（见第 5 章）。其组织学特征可从轻度反应性胃炎到糜烂和明显的溃疡不等，后者已被认为与致命性上消化道出血有关，但这些组织学改变并不特异[123]。关于非甾体抗炎药最有效的给药方式（包括是否应该与食物一起服用，是否需要额外的胃肠道保护药物，以及最合适的剂量和剂型等），以及非甾体抗炎药与并存的幽门螺杆菌感染之间是否存在关联尚存争议[124]。新兴的药物基因组学相关领域研究已成为业内的兴趣点，如代谢酶类的基因多态性与特定药物（如 NSAID）不良反应之间的关系[125]。上述这些方面都是临床上需要考虑的重要因素，但并不影响组织学改变的特点，感兴趣的读者可参考相关的文献报道。

（三）其他药物相关且具有胃黏膜特异性炎性改变的药物

1. 多西环素

这是一种四环素类抗生素，与上消化道溃疡有关。一些研究显示该药可导致特征性的损伤模式，包括黏膜浅层毛细血管变性并伴有血管周围水肿、血管内皮炎和纤维蛋白性微血栓，这些组织学改变在其他类型的溃疡者中还没有报道[126, 127]。

2. 奥美沙坦

这是一种用于治疗高血压的血管紧张素Ⅱ抑制药，该药似乎比其他同类药物更容易引起明显的胃肠道不良反应。病变通常位于十二指肠（类似胶原性口炎性腹泻 / 乳糜泻）或回结肠，偶见与淋巴细胞性 / 胶原性胃炎相关的报道[6, 40]。

（四）免疫抑制剂相关性胃炎

1. 吗替麦考酚酯

这是一种免疫调节药物，可用于多种情况，包括移植后的患者。这种药物在胃部可导致显著的反应性胃炎并伴有肉芽肿形成，但在胃黏膜中尚未发现该药在消化道其他部位所导致的 GvHD 样改变[128-130]。

2. 英夫利昔单抗

这是一种 TNF-α 抑制药，用于治疗不同类型的炎症性疾病，包括类风湿关节炎和克罗恩病，这种药物可导致淋巴细胞性胃炎和嗜酸性粒细胞性胃炎[131]。

（五）新型免疫调节剂相关性胃炎

一些针对如 T 细胞表面分子的新型靶向免疫制剂已普遍用于不同类型实体肿瘤的治疗，如恶性黑色素瘤和非小细胞肺癌。这些药物可导致不同类型的消化道黏膜损害，并经常出现腹泻的表现。虽然大部分文献都集中在下消化道的变化上，仍有一些小规模研究和病例报告描述了胃黏膜的变化，包括显著的中性粒细胞浸润以及在某些情况下出现的腺体脓肿（与伊匹单抗、帕博丽珠单抗和纳武利尤单抗相关）[132]、淋巴细胞性胃炎（帕博丽珠单抗和德瓦鲁单抗）[133]和急性出血性 / 糜烂性胃炎（纳武利尤单抗）[134]，一些病例中尚可见凋亡细胞数量增多[134a]。如果有这类药物的应用史，病理医生应始终考虑到胃黏膜病变与治疗相关的可能性。

（六）放化疗相关性胃黏膜损伤

食管癌或胰腺癌等上腹部肿瘤的放射治疗可导致胃部的损伤[135, 136]，其形式可表现为急性胃炎、急性深溃疡或慢性溃疡（见第3章）[137-140]。

急性放射性胃炎可在放疗后几天至几个月发生，以胃黏膜上皮退行性变、固有层水肿伴透明变性、毛细血管扩张和黏膜下水肿为特征，同时可见血管内皮细胞肿胀、血管腔缩小、黏膜凝固性坏死和浅表溃疡等表现。该现象通常在 2～3 个月随着黏膜再生而消失，但也可能有残留的萎缩、纤维化、不典型的放射性纤维母细胞和动脉内膜炎。

辐射暴露后 1～2 个月由于血管损伤所致的缺血可发生急性深溃疡，并伴有内皮细胞增生、纤维素样坏死和放射性纤维母细胞增生等改变。慢性溃疡可在辐射暴露后数月到数年发生，是血管纤维性闭塞引起缺血的结果。慢性溃疡类似消化性溃疡，多为单发，通常位于胃窦。镜下在间质中可出现玻璃样变性 / 透明变性、奇异的放射性纤维母细胞、毛细血管扩张、毛细血管内皮细胞非典型性改变和动脉壁玻璃样变性。

介入放疗（通过肝动脉将含有 ^{90}Y 的微球永久植入肝脏的原发性或继发性恶性肿瘤内）可导致多达 30% 的患者发生胃溃疡[141]。胃黏膜和黏膜下血管中的异位放射性 ^{90}Y 微球栓子可导致局部慢性缺血性损伤，进而产生溃疡。

5- 氟尿嘧啶（5-FU）这样的传统化疗药物也与一些黏膜损伤有关，甚至导致显著的溃疡形成，病变程度取决于药物类型和剂量，可出现退行性和再生性的变化，这些变化如果很显著的话有时与异型增生 / 恶性肿瘤的形态十分相似[142]。"放射召回性"胃炎即既往的放射疗法在后续化疗的时候会导致比预期更严重的损害。

（七）娱乐性毒品

与非法娱乐性毒品相关的文献非常稀少，可能是因为它们的影响没有引起医生的关注，也可能是因为它们对全身严重的影响远大过对胃的影响。吸入氯胺酮后可出现非特异的胃炎表现，停用后临床症状会随之消失[143]，而强效可卡因的使用与胃穿孔的相关性已有很多报道[144]。

第 14 章　十二指肠炎
Duodenitis

Lindsey Clarke　Roger M. Feakins　**著**

袁菲 **译**　李增山 **校**

一、概述

十二指肠活检的常见临床指征是排除乳糜泻 / 麸质敏感性肠病，除此之外，其他各种不同类型的炎症性和传染性疾病也可累及十二指肠，其中一些在内镜下的表现并不显著。十二指肠活检的指征与诸多上消化道内镜检查指征并无差别，包括慢性消化不良、不明原因的贫血、腹痛、腹胀、恶心和腹泻。

十二指肠炎症性病变的内镜表现多种多样，可以是正常表现，也可以表现为十二指肠球部轻度充血，重者可出现糜烂、严重充血、黏膜出血、黏膜接触性出血和管腔狭窄。

二、正常十二指肠黏膜

正常十二指肠黏膜包括绒毛和隐窝。绒毛短于空肠和回肠绒毛，在十二指肠降部到升部的绒毛：隐窝长度值约为（3～5）：1。对绒毛结构进行可靠评估的前提条件是需要看到 4 个连续的绒毛结构。绒毛内有血管和淋巴管，绒毛表面被覆柱状吸收上皮细胞（肠上皮细胞）和杯状细胞。细胞表面的微绒毛形成刷状缘，标本评估时应描述其存在与否（见第 9 章）。上皮内淋巴细胞数量正常，正常的上限值

约为 20/100 个肠上皮细胞。

在隐窝内，常见的细胞类型是柱状细胞、Paneth 细胞、杯状细胞和内分泌细胞。隐窝下 1/5 处还存在未分化的隐窝细胞。

固有层由结缔组织和炎细胞组成，后者包括淋巴细胞、组织细胞、肥大细胞、浆细胞和嗜酸性粒细胞，阅片时应评估是否存在正常的炎细胞组成，某种特定的炎细胞缺乏或过量可提示相应的炎性或免疫性疾病。

黏膜下布氏腺可见于取材充分且定位良好的十二指肠球部活检标本中，亦可见于十二指肠降部，但在降部以远则不太常见，这一点有助于确认活检的部位。此外，黏膜全层的评估对于准确的诊断轻度炎症改变也十分重要，因为轻度十二指肠炎时只出现轻微的浅表绒毛改变。

三、十二指肠活检取材

目前几乎没有关于十二指肠在内镜没有可见病变的情况下，如何进行活检的指南或标准，进而也导致内镜表现正常的十二指肠黏膜活检通常无法提供有效的诊断信息[1, 2]，只是偶尔可诊断临床未曾怀疑的乳糜泻或蓝氏贾第鞭毛虫病。当消化不良是内镜检查的唯一指征时，通

常并不会在表现正常的十二指肠进行活检。但是在免疫抑制和（或）移植后的情况下，则推荐常规进行活检以排除移植物抗宿主病和机会性感染[3]。

除了要考虑十二指肠黏膜活检的指征外，活检标本的部位和数量也是重要的考虑因素。十二指肠球部（十二指肠的第一部分）的活检可提供更多的诊断信息[4]，但是对于在十二指肠内分布均匀的蓝氏贾第鞭毛虫病，在任意部位进行少数活检就足够了，而其他疾病累及十二指肠时则表现出各异的分布特征，其中乳糜泻在十二指肠球部表现得比降部更为明显，也可以是相反的情况，因此通常会建议至少取4 块活检，并分别在十二指肠球部和十二指肠远端进行活检[5]。

四、临床信息

在评估任何组织学标本之前，拥有完整的临床信息是很重要的。理想情况下，十二指肠活检申请单应包括以下内容。

- 患者性别。
- 患者年龄。
- 内镜检查的指征，包括相关症状或已知肠道疾病史。
- 内镜下表现，包括胃部表现。
- 幽门螺杆菌（H. pylori）状态（如果已知）。
- 病史，包括用药史。
- 既往组织学诊断（如果相关）。

五、非特异性十二指肠炎／消化性十二指肠炎

十二指肠炎可发生在胃窦炎的情况下，特别是与幽门螺杆菌感染或胃酸所致的损伤有关。十二指肠炎与药物（特别是非甾体抗炎药）之间的关系尚未明确[6]。十二指肠球部是十二指肠炎最常发生的部位。

轻度十二指肠炎表现可以很轻微，不伴有绒毛改变，在实际工作中可能很难从大体和组织学上与正常十二指肠进行鉴别。较严重的十二指肠炎可出现绒毛变钝的改变（图 14-1A）。

在轻度十二指肠炎中，炎症改变可局限于固有层，表现为水肿及炎细胞（如浆细胞和嗜酸性粒细胞）的增加，但判断炎细胞增多与否仍具有主观性。上皮内中性粒细胞的浸润则属于更为客观的证据，事实上，许多专家需要通过上皮内中性粒细胞的浸润来明确十二指肠炎的诊断，并倾向于使用活动性十二指肠炎或糜烂性十二指肠炎等术语，而避免使用慢性十二指肠炎或消化性十二指肠炎等术语。究其原因是在一定程度上，固有层淋巴细胞浆细胞增多这一主观判断并不足以诊断十二指肠炎[6]。固有层中性粒细胞浸润通常提示异常表现，除非数量稀少，否则应该进一步寻找提示十二指肠炎的其他证据，特别是上皮内中性粒细胞的浸润情况。发生十二指肠炎时上皮细胞可出现不同的异常改变，如黏液缺失、绒毛扁平、胞质嗜碱性染色和细胞核呈再生性改变（表单 14-1），任何上述改变都可以是局灶性或不连续分布，在低倍镜检查中，绒毛改变和黏液缺失可提示该十二指肠活检的形态有异常。

胃黏膜上皮化生也很常见，而且与十二指肠炎密切相关（要点 14-1）。与其他部位相比，这种化生更常见于十二指肠球部，表现为灶性的胃小凹上皮细胞（图 14-1B 和图 9-22）。化生上皮细胞顶端的黏液在 PAS 染色中可显示的很清楚（图 14-1B），而邻近的正常十二指肠上皮中则没有这种现象。此外，胃黏膜上皮化生后就失去正常的十二指肠上皮刷状缘结构[7]。化生细胞常常与正常的十二指肠上皮细胞交错

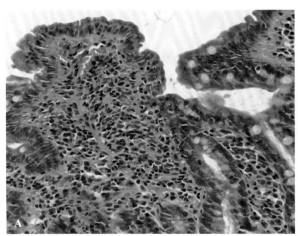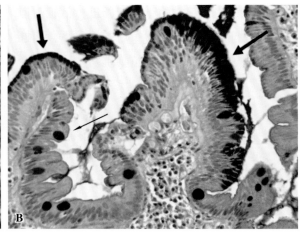

▲ 图 14-1　十二指肠炎

A. 绒毛变钝，可类似乳糜泻的表现，但没有上皮内淋巴细胞数量增多的表现。经常可见上皮内中性粒细胞浸润，有助于与乳糜泻的鉴别。B. 胃黏膜上皮化生在十二指肠炎中很常见（粗箭），与相邻的非化生吸收细胞和杯状细胞（细箭）相比，胃黏膜上皮化生时上皮顶端可见 PAS 阳性黏液成分

表单 14-1　十二指肠炎

特征

- 与胃窦炎相关，尤其是幽门螺杆菌相关性胃炎
- 十二指肠球部最常见

组织学

- 如果是轻度病变，炎症仅局限于固有层，组织学判定困难
- 上皮内中性粒细胞
- 绒毛变钝（中重度病变）
- 上皮内黏液缺失
- 胃黏膜上皮化生

十二指肠炎与乳糜泻的异同

- 可有相同的组织学特征，如绒毛变钝
- 上皮内淋巴细胞增多通常见于乳糜泻，而非十二指肠炎
- 上皮内中性粒细胞在十二指肠炎中比乳糜泻中更多见，数量也更多
- 如果十二指肠炎发生在球部远端或出现难以解释的十二指肠炎，应考虑进行乳糜泻相关的血清学检查

要点 14-1　胃黏膜上皮化生

特征

- 最常见于十二指肠球部
- 与十二指肠炎有关

组织学

- 灶性胃黏膜小凹型上皮
  - 上皮顶端 PAS 阳性黏液
  - 可有幽门螺杆菌定植
  - 刷状缘缺失
- 交错分布的正常十二指肠上皮细胞

与胃黏膜异位的区别

- 化生不会累及黏膜全层
- 化生不会出现壁细胞
- 化生常伴有临床十二指肠炎的表现和（或）组织学炎症表现和（或）幽门螺杆菌感染

分布，而幽门螺杆菌可定植于化生上皮所在的区域[8]。

在活检中区分胃黏膜上皮化生和胃黏膜异位（图 9-27A）是一件困难的事情，在一定程度上是因为两者的表面均为胃型的小凹上皮。一般而言，胃黏膜异位在内镜下是可识别的，并可形成包块状病变。胃黏膜上皮化生在内镜下可能无法观察到，而且分布更弥漫。与胃黏膜异位相比，胃黏膜上皮化生不会累及十二指肠黏膜的全层，也不会见到壁细胞，而且十二指肠炎和幽门螺杆菌感染更容易出现在胃黏膜上皮化生中。尽管也有一些学者认为十二指肠炎、胃黏膜上皮化生和胃黏膜异位之间存在逐步演进的关系，但实际上后者很可能并非后天形成，而是先天性的[6]。

"消化性十二指肠病"和"消化性十二指肠炎"这两个术语曾有不同的定义，并且具有一定的争议。有一种观点认为消化性十二指肠病可出现胃小凹上皮化生，但无活动性炎症，而消化性十二指肠炎既有胃小凹化生，又有活动性炎症。但这两种情况中均不会出现壁细胞或主细胞[6]。

十二指肠炎和乳糜泻可表现出相似的组织学特征，包括绒毛结构改变、上皮黏液缺失和上皮内中性粒细胞浸润（图 14-1A）。最重要的用于鉴别的组织学特征就是上皮内淋巴细胞数量，上皮内淋巴细胞数量的增多对于乳糜泻的诊断比绒毛萎缩更具有特异性，根据一些学者的观点，这也是通过组织学诊断乳糜泻的必要条件或提示因素。如果在十二指肠降段或以远部位的活检存在绒毛萎缩或炎症，也应考虑乳糜泻的可能。当十二指肠球部之外的部位出现消化性十二指肠炎表现或者难以解释的组织学改变，结合乳糜泻相关的血清学指标可对诊断有一定的帮助[9]。

六、十二指肠溃疡／消化性溃疡

十二指肠溃疡的患病率和严重程度在过去的四十年中有所下降，通常发生在老年人中，男性较女性更常见，但现在女性患者的比例比过去有所增高[10, 11]。与十二指肠溃疡相关的因素包括幽门螺杆菌感染、胃黏膜上皮化生、十二指肠炎、非甾体抗炎药和吸烟[12]，与克罗恩病和高胃泌素血症也有一定的关系。一个研究报道显示，十二指肠溃疡的独立预测因素包括幽门螺杆菌性胃炎和活动性十二指肠炎合并胃黏膜上皮化生[13]。如果成功根除幽门螺杆菌，十二指肠溃疡的复发率会大大降低。其他的复发危险因素包括吸烟、饮酒和使用非甾体抗炎药[14]。然而，幽门螺杆菌感染和胃酸水平与十二指肠溃疡之间的确切关系尚存在争议，非甾体抗炎药的作用也不确定[15]。此外，消化性溃疡一词也被用于不同的情况，其中包括继发于幽门螺杆菌感染的病例和（或）胃酸分泌异常所致的病例。

十二指肠消化性溃疡通常为单发，界限清楚，直径＜ 10mm，并距离幽门＜ 20mm。活检的目的通常是为了排除肿瘤性病变。组织学特征包括与邻近正常黏膜的陡然分界、胃黏膜上皮化生和慢性十二指肠炎，也可出现继发性绒毛改变，并伴有布氏腺增生。

七、上皮内淋巴细胞增多

"淋巴细胞性十二指肠炎"（或十二指肠上皮内淋巴细胞增多或显微镜下肠炎）的特征是上皮内淋巴细胞增多且肠黏膜结构正常（图 14-2）[16, 17]。使用上皮内淋巴细胞增多这种描述可能比"淋巴细胞性十二指肠炎"更合适，因为后者不是一种诊断，而是一种病变模式的描述。这种病变模式可能代表潜在的乳糜

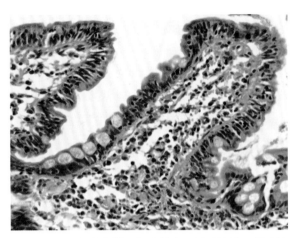

▲ 图 14-2　上皮内淋巴细胞增多，绒毛结构正常或接近正常。鉴别诊断包括乳糜泻（可能是潜在的病变）、感染、药物（特别是非甾体抗炎药）、系统性自身免疫疾病、自身免疫性肠病和炎症性肠病

泻（见第 15 章），因此，当看到这种形态学改变时，病理医生应建议行乳糜泻相关的血清学检查，然而并非所有的病例都能确定病因。有些病例是由幽门螺杆菌感染引起的，尤其是发生在十二指肠球部的病变。其他原因或相关因素包括非甾体抗炎药、其他药物、炎症性肠病和类风湿关节炎等自身免疫性疾病。

如果淋巴细胞数量的增多主要是在隐窝而不是表面上皮，则需要考虑自身免疫性肠病的可能性，其临床特征可表现为严重腹泻和吸收不良，且多见于儿童和婴幼儿（见第 22 章）。

如果结构正常的十二指肠黏膜上皮内淋巴细胞数量增多，且乳糜泻已被排除，则应描述其病变模式并建议结合临床信息进行判断。免疫组化在可疑肿瘤性病变的情况下可协助对上皮内淋巴细胞进行分型，但通常不会用于协助判断淋巴细胞的数量（见第 15 章）。

八、嗜酸性粒细胞性十二指肠炎

嗜酸性粒细胞在正常十二指肠黏膜的固有层中即可存在，偶尔会有少量嗜酸性粒细胞浸润隐窝上皮。在嗜酸性粒细胞性十二指肠炎中，嗜酸性粒细胞数量显著增多，可成簇分布，并广泛浸润隐窝上皮。一些学者建议将 > 50 个嗜酸性粒细胞 /HPF 作为显著增加的界值。嗜酸性粒细胞的脱颗粒也是病变特征之一，但嗜酸性脓肿并不常见。其他类型炎症细胞的数量也可增加，如同时伴有淋巴细胞和浆细胞浸润。可见绒毛萎缩和隐窝增生的改变。有时肠壁深层可受累，而且黏膜有可能没有病变。肠镜检查是建议多点活检，因为嗜酸性粒细胞通常并非弥漫连续分布。

在缺乏临床资料的情况下诊断嗜酸性粒细胞性十二指肠炎是不可能的，要作出诊断，必须有消化道症状、显著的嗜酸性粒细胞浸润且没有任何其他可导致嗜酸性粒细胞增多的疾病或状况[18]。排除寄生虫感染是必需的，其他可导致嗜酸性粒细胞增多的情况还包括系统性疾病（如哮喘和超敏反应）及药物（见第 2 章，第 7 章，第 13 章和表单 13-1）。

九、十二指肠炎症的感染性病因

（一）贾第鞭毛虫病

本病的病原体是肠贾第鞭毛虫（同义词为蓝氏贾第鞭毛虫和十二指肠贾第鞭毛虫），是一种有鞭毛的单细胞原虫，可通过粪便污染的水传播。英国的发病率为（7～8）/100 000[19]，其中 7% 与旅行有关[20]。该病原体可感染免疫功能正常或免疫抑制的个体，临床鉴别诊断包括病毒性胃肠炎（如诺如病毒）、乳糖不耐受、肠易激综合征、热带口炎性腹泻、炎症性肠病、隐孢子虫病等其他感染和乳糜泻[21]。诊断通常依靠粪便样本的检测，而不是活检[21]，细胞学涂片有时甚至可提供比活检更多的信息[22]。

低倍镜下观察时可见十二指肠黏膜并无或仅有轻微的结构扭曲现象，但可以出现轻度或更重的绒毛变钝表现，上皮内淋巴细胞数量正常或轻度增多，没有隐窝增生的表现，固有层常见炎细胞增多的表现。有时黏膜也可以完全正常[22]。

肠贾第鞭毛虫胞囊呈卵圆形，最大径为 8~14μm，与肠上皮细胞核大小相当。该微生物不会侵入上皮内，仅位于上皮的表面，通常在隐窝内或绒毛之间，外观呈特征性的泪滴状或梨形（图 14-3）。有时在胃、回肠或结肠中也可见到。极少数情况下可发生在非十二指肠部位，且没有十二指肠受累。吉姆萨染色和 CD117 免疫组化染色有助于检出或确认肠贾第鞭毛虫（表单 14-2）。

肠贾第鞭毛虫病在普通变异型免疫缺陷（CVID）或类似疾病患者中的发病率明显高过普通人群（见第 4 章，第 15 章，第 19 章，第 22 章）。尽管这些疾病很罕见，但却是病理医生发挥作用的好时机，原因是像 CVID 这种疾病可导致固有层浆细胞数量显著减少或浆细胞完全丢失，当存在肠贾第鞭毛虫时，可提示病理医生去观察固有层浆细胞的数量，进而可考虑相应的诊断。

（二）类圆线虫

粪类圆线虫是一种肠道线虫，通过接触含幼虫的土壤而传染，病例在全球范围内发生[23, 24]。在英国，最常见于曾在流行区域旅行的人群或来自流行区域的移居者，患者通常无临床症状，也可出现腹泻和吸收不良。类圆线虫感染可与其他疾病共存，尤其是恶性肿瘤和免疫抑制患者。

十二指肠黏膜活检中可见轻度的黏膜结构扭曲或绒毛变钝，严重感染时可发生深溃疡。在黏膜固有层内可见水肿和炎细胞数量增多，尤其是嗜酸性粒细胞，在严重感染时可见大量的嗜酸性粒细胞浸润，同时还有浆细胞、淋巴细胞和中性粒细胞，亦可见肉芽肿。类圆线虫在黏膜内以虫卵、幼虫或成年雌虫的形式存在[25]，成虫和幼虫特征性的尾部呈弯曲状，末端尖细或略呈锥形，可位于隐窝内或黏膜固有层中（图 18-26）。

（三）隐孢子虫

微小隐孢子虫是一种耐酸的单细胞原虫，其感染具有自限性，在免疫功能正常的个体中可导致水样腹泻，而免疫功能低下的患者症状则很严重。

组织学表现为十二指肠绒毛变钝，伴隐窝轻度增生，没有上皮内淋巴细胞增多现象，但

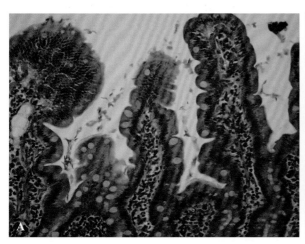
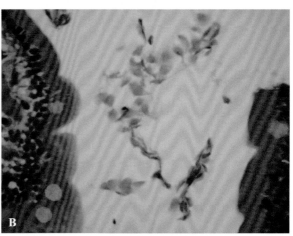

▲ 图 14-3　肠贾第鞭毛虫病

A. 中倍镜显示腔面"水流状"外观。B. 高倍镜下切面显示为拱形或新月形虫体结构，正面呈双核梨形外观

可以出现上皮内嗜酸性粒细胞浸润。黏膜固有层混合性炎细胞浸润。隐孢子虫呈球形，位于刷状缘的位置，吉姆萨和 PAS 染色阳性（图 18–22）。

表单 14–2　贾第鞭毛虫病

背景

- 可发生于免疫功能正常或免疫抑制的个体
- 流行区域旅行后风险更高
- 通常发生于十二指肠
  - 也可累及胃、回肠或结肠
  - 在十二指肠未受累的情况下，其他部位受累罕见

组织学

- 结构扭曲通常没有或轻微
- 绒毛可有变钝的表现
- 上皮内淋巴细胞数量正常或轻度增多
- 隐窝正常
- 固有层炎症表现

肠贾第鞭毛虫胞囊

- 横切面呈弓形 / 泪滴状，正面呈双核梨形
- 8～14μm，大小与肠上皮细胞核相似
- 无侵入性
- 位于黏膜上皮表面，隐窝内或绒毛之间可有可无
- 吉姆萨染色和 CD117 免疫组化染色有助于诊断

与普通变异型免疫缺陷的相关性

- 在 CVID 和其他免疫缺陷患者中贾第鞭毛虫病的患病率高于普通人群
- CVID 经常可见浆细胞数量减少或浆细胞缺失
- 贾第鞭毛虫病时可提醒病理医生对固有层浆细胞的情况进行仔细观察

（四）微孢子虫

微孢子虫中常见的致病类型是毕氏肠胞虫和小肠肠胞虫，且均为寄居于细胞内的原虫，最常见的临床表现就是慢性腹泻，尤其是在艾滋病患者或者其他类型的免疫抑制个体中更是如此[26]。可根据粪便检查和组织学检查的方式确认诊断。

十二指肠绒毛可表现出不同程度的变钝，同时伴有隐窝轻度增生和黏膜固有层内炎细胞数量轻度增加，没有上皮内淋巴细胞数量增多的表现（要点 14–2）。孢子位于肠上皮细胞中，且通常在绒毛顶端的上皮内，而不是隐窝上皮内（图 14–4），包括吉姆萨染色、Warthin-Starry 染色和改良三色等多种染色法均有助于协助识别病原体，一项研究显示改良三色染色是最敏感的，而 Warthin-Starry 染色有助于排除假阳性[27]。小肠肠胞虫也可累犯内皮细胞、巨噬细胞和纤维母细胞，这些情况下病原体就是位于固有层内而不是在上皮表面。微孢子虫不同种属的鉴别需要通过电镜（现在已很少使用）或分子检测来进行。

要点 14–2　微孢子虫病

- 绒毛变钝
- 隐窝轻度增生
- 黏膜固有层轻度炎症
- 无上皮内淋巴细胞增多
- 孢子位于肠上皮细胞内，通常在绒毛顶端
- 小肠肠胞虫也可感染内皮细胞、巨噬细胞和纤维母细胞
- 改良三色染色最敏感，其他染色方法包括 Warthin-Starry 染色和吉姆萨染色

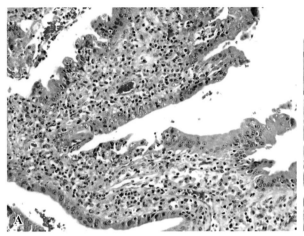

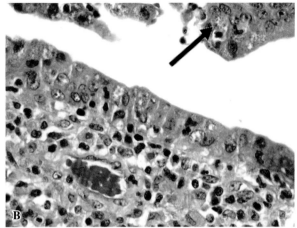

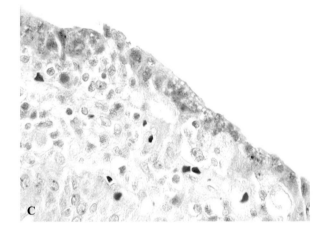

▲ 图 14-4 微孢子虫

A. 轻度绒毛变钝和固有层炎症。B. 上皮内微小的孢子，常位于绒毛顶端（箭）。C. 改良三色染色是检测孢子最敏感的方法（图片由 Dr Laura Lamps，University of Michigan，USA 提供）

（五）Whipple 病

Whipple 病极其罕见，其病原体是革兰阳性的 Tropheryma whipplei（既往称之为 Tropheryma whippelii），属于一种胞内放线菌，常出现全身感染，其中十二指肠受累最常见，患者多为 20—50 岁的男性，抗生素治疗非常有效。内镜下，黏膜外观可表现正常，也可表现为淡黄色外观或斑块状改变。由于病变分布并不均匀，所以建议在十二指肠近端和远端进行多处活检[28]。另外偶尔可见到病变仅局限于黏膜下层的特殊情况（见第 18 章和第 19 章）。

十二指肠黏膜活检中可见绒毛变钝的表现，隐窝结构正常，有时可见上皮内淋巴细胞数量增多（要点 14-3）。炎症改变从轻到重程度不等，并可出现糜烂性十二指肠炎表现[29, 30]。

最为显著的诊断特征就是固有层扩张，充之以饱满、淡染、泡沫状的巨噬细胞（图 19-11）。巨噬细胞占据的范围为5%～50%[28]，可见水肿和淋巴管扩张，亦可见肉芽肿形成[28, 31] 和多核巨细胞。

PAS-D 染色可显示巨噬细胞内的颗粒和杆状菌体结构，有时可充斥整个胞质，类似的 PAS 阳性巨噬细胞也常出现在其他部位。尽管文献中十分强调 PAS 染色的诊断价值，但其并不是非常特异或敏感。

一个重要的鉴别诊断就是细胞内鸟型分枝杆菌（Mycobacterium avium intracellulare，MAI），在巨噬细胞内可见类似的 PAS 阳性抗酸杆菌成分（图 18-13），同时十二指肠黏膜的结构特征与 Whipple 病也很相似，但没有上皮内淋巴细胞增多的现象。分枝杆菌的 Ziehl-Neelsen 染色或 Wade Fite 染色通常有助于区分分枝杆菌感染和其他感染。还有一些细菌和真菌也可出现 PAS 阳性着色，如马红球菌、蜡状芽孢杆菌、棒状杆菌和组织胞浆菌[28]。

PCR 比组织学具有更高的敏感性和特异性，但技术上更加复杂。而且有报道提出，在没有组织学异常的情况下，PCR 很少呈阳性结果[30, 32]。

要点 14-3　Whipple 病

一般情况

- 罕见
- 多系统病变
- 十二指肠病变多为斑片状或不连续分布

组织学

- 绒毛正常或变钝
- 炎症程度不等
- 可出现肉芽肿
- 可累及黏膜下层，有时甚至以黏膜下层为主
- PAS-D 阳性的泡沫状巨噬细胞
  - 黏膜固有层扩张
  - 特征性但非诊断性
  - 类似的表现亦可能是其他感染的结果
  - 胞内鸟型分枝杆菌需要排除

（六）结核

结核是由结核分枝杆菌所致的感染，消化道结核最常见的累及部位是回肠和盲肠[33]，其次是空肠，食管、胃和十二指肠很少受累。十二指肠病变占消化道结核病例的 2%～2.5%，原发于十二指肠的结核罕见。

十二指肠结核可出现显著的上消化道出血和疼痛，影像学可提示局部淋巴结肿大，病变进展期的病例内镜下可见严重的溃疡和狭窄。

十二指肠黏膜活检中可见严重的溃疡，肉芽肿结构十分常见，可位于黏膜内和黏膜下，典型的坏死性肉芽肿在消化道结核中并不常见，通常情况下肉芽肿并无坏死，也没有其他可与非结核性肉芽肿鉴别的特征（见第 18 章、第 19 章和第 22 章；图 18-12，图 19-10 和图 22-5）。黏膜和黏膜下肉芽肿的鉴别诊断非常多，包括克罗恩病、结节病、其他感染、异物和药物（见第 21 章）。抗酸染色有助于诊断，但敏感性较低，如果为阴性结果，应进一步行微生物学和血清学检测。有时，结核杆菌感染仅仅是出现相应的临床表现，而在活检标本中并无明确的证据。

十、病毒性十二指肠炎

（一）巨细胞病毒性十二指肠炎

巨细胞病毒性十二指肠炎在免疫功能低下的患者中更为常见，但也可发生在免疫功能正常的人群，儿童偶尔也会发生[34]。临床症状可以非常严重，包括广泛黏膜溃疡导致的危及生命的大出血[35]。

组织学表现为溃疡、水肿和出血，亦可见血管炎改变。固有层可见混合性炎细胞浸润，也可见显著的肉芽组织形成。邻近结构完整的黏膜中上皮内淋巴细胞数量可增多。内皮细胞、间质细胞或隐窝上皮细胞中可见核内包涵体或胞质嗜碱性包涵体（图 18-1，图 23-1 至图 23-6）。免疫组化染色对于 CMV 的诊断非常有用，特别是在已知免疫抑制患者的溃疡性病变中更是如此（见第 18 章和第 23 章）。

（二）轮状病毒

一般来说，这种常见的呼肠孤病毒科病毒感染并不需要进行活检（见第 19 章）。该病毒的传播途径是粪 - 口传播，症状通常为自限性腹泻，甚至可无症状。但也有可能在免疫抑制

的个体和幼儿中产生严重的影响。

在十二指肠黏膜活检中可出现绒毛变钝，也可出现化生性改变，以及正常的黏膜表面上皮细胞被低立方上皮细胞替代。此外，尚可见隐窝增生、上皮细胞凋亡和固有层炎细胞增多等表现，而且这些表现可为不连续分布，通常不会看到病毒包涵体结构。

十一、十二指肠非肿瘤性病变

（一）胃黏膜异位

十二指肠（球部和降部）是胃黏膜异位的常见部位，表现为境界清晰的胃型黏膜增生。内镜下为结节或息肉状[36]。通常没有临床症状，但也可出现腹泻或溃疡所致的出血。

异位的胃黏膜通常为胃底腺型黏膜，可见主细胞和壁细胞，并累及十二指肠黏膜全层（图 9-27）。鉴别胃黏膜上皮化生和胃黏膜异位有时并不容易（见上文）。

（二）胰腺异位

胰腺异位最常发生在胃部，十二指肠的胰腺异位多位于十二指肠壶腹部附近，内镜下呈结节状改变，直径为 2～40mm。临床通常并无症状，可见于多达 5% 的十二指肠或胰腺切除标本中[37]。如果有症状的话，多为上腹痛和梗阻性黄疸。典型的胰腺异位多位于黏膜下层，因此需要深挖活检才能诊断。

镜下异位胰腺可仅由胰腺导管、胰岛或腺泡中的一种成分构成，也可由上述的两个或三个成分共同组成（图 9-27），异位组织间常常可见穿插的宽大平滑肌束。胰腺异位需和包括高分化腺癌在内的肿瘤性病变鉴别，当然在少见情况下，异位胰腺本身也可发展为腺癌，但相关的报道比较少。必要时可行手术切除以明确病变的性质，特别是有临床症状的患者更应

如此。胰腺异位与胰腺囊性肿瘤和神经内分泌肿瘤之间的关系尚不明确。

（三）十二指肠假黑变病

十二指肠假黑变病是一种罕见的病变，其特征是内镜下十二指肠黏膜有黑暗的色素沉着，有时呈条纹状或斑点状分布。镜下可见绒毛顶端显著的棕色、深棕色或黑色色素沉积（要点 14-4）。色素主要位于巨噬细胞中，少部分位于间质中[38-40]，这种色素与贮积的铁质有关，主要源于口服摄入的铁剂，可能与黏膜内铁转运障碍有关，普鲁士蓝染色通常是弥漫或部分的阳性，而有些时候铁质沉积的程度并不是很显著。十二指肠假黑变病也可发生在没有口服铁剂的情况下，这时可与许多其他临床情况相关，包括慢性肾衰、血液透析、高血压和心衰[38]。有时十二指肠假黑变病在内镜下表现并不明显，而是通过组织学所识别，病理医生应在报告中有所描述。

要点 14-4 十二指肠假黑变病

- 内镜检查
    - 十二指肠黏膜黑暗色素沉着
    - 色素沉着可呈条纹状或斑点状
- 在内镜发现前组织学可识别
- 组织学
    - 褐色、深褐色或黑色色素
    - 通常在绒毛的顶端
    - 主要位于巨噬细胞
    - 普鲁士蓝染色弥漫阳性或部分阳性
- 与之相关的情况
    - 口服摄入铁剂
    - 慢性肾竭
    - 血液透析
    - 高血压
    - 心衰

第 15 章　乳糜泻

Coeliac Disease

Colan M. Ho-Yen　Fuju Chang　著

刘蔼安　译　袁菲　校

一、概述

乳糜泻（coeliac disease, CD），又称麸质敏感性肠病，是一种遗传易感个体在摄入含麸质饮食后发生的免疫介导的慢性疾病[1, 2]，在普通人群中的发病率约为1%[3]。

在进食小麦、大麦或黑麦后，麸质肽段可穿过细胞或通过细胞旁途径进入黏膜固有层[4]。麦醇溶蛋白会刺激肠道通透性调节因子连蛋白的释放[5]，进而会导致细胞骨架重组并打开细胞间的紧密连接，使得麦醇溶蛋白更容易通过细胞旁途径进入固有层[4]。在黏膜固有层中广泛存在的组织谷氨酰胺转氨酶（tissue transglutaminase, tTG）可使麦醇溶蛋白肽链上的谷氨酰胺残基脱酰胺化，借此增加了该肽段与表达HLA-DQ2/DQ8分子的抗原递呈细胞的结合能力[4, 6]，之后这些抗原递呈细胞可被麦醇溶蛋白特异性CD4+ T细胞识别，并产生获得性免疫应答，这种T细胞介导的炎症级联反应最终会导致乳糜泻特征性的黏膜病变[7]。

麸质来源的肽类亦可激发由白细胞介素−15（interleukin-15, IL-15）主导的固有免疫反应[8]。IL-15可诱导一种称之为MICA的肠上皮细胞应激分子的表达[9]，而MICA与上皮内淋巴细胞（intraepithelial lymphocyte, IEL）上的NKG2D受体相互作用导致了上皮细胞的毒性损害[9]。

乳糜泻的患者在临床上可出现腹泻和吸收不良的相关表现，即体重减轻、脂肪泻和贫血等[1]，其他临床表现还包括腹痛、舌炎、便秘、口腔溃疡、疱疹样皮炎、骨质疏松和精神障碍（包括精神分裂症），在儿童患者中可出现发育不良[1, 10]。

乳糜泻的常规治疗方法是无麸质饮食法（gluten-free diet, GFD），该治疗方法在大部分患者中仅需数周就可导致明显的症状缓解[1]。目前推荐的标准是乳糜泻患者的麸质日摄入量需 < 10mg[11]。无麸质饮食对乳糜泻的并发症［包括胎儿不良结局（adverse foetal outcome）和淋巴瘤］也有一定的预防作用[11]。严格遵循无麸质饮食在实际当中非常困难，目前有一些替代疗法正在进行临床试验[12, 13]，包括降低麸质免疫原性、调节肠道通透性和（或）调节免疫/炎症反应[12, 13]，从理论上分析，这些新的治疗思路为乳糜泻的治疗带来了曙光，但截至目前仍都处于临床试验阶段[11]。

二、诊断

乳糜泻的诊断需基于临床、血清学和组织

病理学表现做出[14]。

（一）乳糜泻的血清学和遗传学检测

如果可疑乳糜泻的诊断，血清学检查往往是评估患者过程中首先需要做的事情[12]。近些年逐渐出现了一些比传统用于乳糜泻诊断的抗麦醇溶蛋白抗体（anti-gliadin antibody，AGA）试验敏感性和特异性更高的抗体，包括抗组织谷氨酰胺转氨酶抗体 IgA（IgA-tTG）、抗肌内膜抗体（IgA-EMA）和抗脱酰氨基麦醇溶蛋白肽 抗 体 IgA/IgG（IgA/IgG de-amidated gliadin peptide antibody，DPG）[12]。这些新抗体的敏感性和特异性高于 90%[12]。目前，美国胃肠病学会（American College of Gastoenterology，ACG）的临床指南推荐使用抗 tTG 抗体对 2 岁以上人群进行乳糜泻的检测[15]。

对于有 IgA 缺乏症的患者，应使用 IgG-DPG 试验[15]。IgA-EMA 试验依然是敏感性最高的方法，但需要进行免疫荧光染色，因此也会在不同观察之间存在偏差[12, 16]。

超过 98% 的乳糜泻患者表达 HLA-DQ2 或 HLA-DQ8[17]。因此，HLA 分型可以帮助排除乳糜泻的诊断，尤其是那些无麸质饮食后症状无改善者或血清学/病理学诊断结果不明确者[11, 17]，但 HLA 分型并不能确认乳糜泻的诊断。

（二）组织病理学

尽管血清学的检查方法已经有了长足的进展，但十二指肠活检依然是乳糜泻诊断必不可少的手段[10, 11]。在系统评估十二指肠活检的形态学前有一些要点是需要关注的，详见后文。

在理想的情况下，患者进行十二指肠活检前应为含麸质饮食，但事实上患者常常已经长期或短期使用过无麸质饮食[10]，因此会存在一定程度的黏膜修复，这种情况下签发病理报告时需考虑到这一因素。乳糜泻的黏膜损伤在近

端小肠更为严重，并且病灶可为不连续分布，因此，各指南常推荐多点活检（4～6 个）[11, 18]。

虽然十二指肠球部的活检可出现胃酸所致损伤的相关特征，并且布氏腺的存在可能会影响对绒毛结构的判断，但对该部位的活检是十分有必要的，因为该部位对麸质引起的损伤尤为敏感[18]。活检标本的良好定位对于准确评估绒毛结构十分重要，病理医生在阅片时至少需要看到 3～4 个连续且结构清晰的隐窝 - 绒结构[18]。

乳糜泻最典型的形态特征就是绒毛萎缩、隐窝增生、上皮内淋巴细胞增多、黏膜固有层淋巴细胞浆细胞增多，以及肠上皮的形态变化（表单 15-1）[10]。

上皮内淋巴细胞（intraepithelial lymphocytes，IEL）增多并非是一个特异性的改变，但有可能是乳糜泻唯一的形态学变化（图 15-1）[19, 20]。近年来，随着十二指肠活检已经替代既往的空肠胶囊内镜活检成为乳糜泻诊断的标准手段[20-22]，一些研究小组对既往在空肠标本中使用的上皮内淋巴细胞界值提出疑问（译者注：既往空肠活检中上皮内淋巴细胞增多被定义为 > 40/100 个肠上皮细胞），相应的研究结果建议将（20～25）/100 个肠上皮细胞作为正常十二指肠黏膜的上限值[20-22]。CD3 免疫组化染色可协助得到更为精确的上皮内淋巴细胞计数（图 15-2）[20, 22]，但这一点还存在争议，有一些专家强烈反对使用 CD3 染色协助上皮内淋巴细胞的计数。事实上 CD3 的免疫组化染色并无必要作为常规手段，但是在上皮内淋巴细胞计数临近界值的时候可有所帮助。CD3 免疫组化染色后上皮内淋巴细胞计数在（25～29）/100 个肠上皮细胞时被认为是"临界"状态，> 30/100 个肠上皮细胞则被认为是"病理性的上皮内淋巴细胞增多"[20, 22]。

上皮内淋巴细胞计数依赖于良好的绒毛定

表单 15-1　乳糜泻的形态特点

- 上皮内淋巴细胞增多
  - 可能是仅有的组织学异常表现
  - ＞ 30/100 个肠上皮细胞被界定为异常
  - 在绒毛上皮中均匀分布（与正常情况下从基底到顶端的"递减模式"相比）
  - CD3 免疫组化染色可突显淋巴细胞，但并不需要常规应用
- 隐窝增生
  - 核分裂象增多
- 绒毛萎缩
  - 隐窝：绒毛高度比减小（正常比例为（5∶1）～（3∶1）
  - 分为轻度萎缩、中度萎缩和重度萎缩（无绒毛结构）
- 黏膜固有层炎症
  - 大部分是浆细胞和 T 淋巴细胞
  - 少量中性粒细胞、嗜酸性粒细胞和肥大细胞
- 表面肠上皮改变
  - 细胞高度降低（立方化）
  - 胞质嗜碱性改变
  - 胞质空泡变性
- 上皮下胶原带轻度增厚

引自参考文献 [1, 2, 19, 20, 22, 23]

位，并至少计数 300 个肠上皮细胞。最终的上皮内淋巴细胞计数值是每 100 个肠上皮细胞内淋巴细胞计数的平均值 [20, 22]。计数时应避开邻近淋巴细胞聚集区域的小肠绒毛，因为该区域的上皮内淋巴细胞计数会偏高。只有在基底膜上方的淋巴细胞才可以被计入上皮内淋巴细胞计数 [22]。

　　除了上皮内淋巴细胞计数以外，上皮内淋巴细胞的分布方式对乳糜泻的诊断也有意

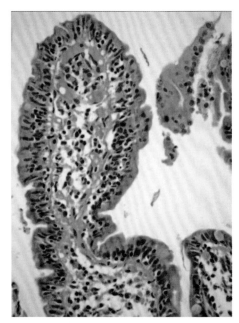

▲ 图 15-1　十二指肠活检显示正常绒毛结构背景下的上皮内淋巴细胞增多

注意绒毛全长范围及绒毛顶端都有上皮内淋巴细胞。正常绒毛上皮内淋巴细胞的递减模式消失。March-Oberhuber 1 级

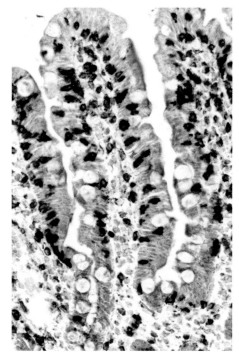

▲ 图 15-2　上皮内淋巴细胞 CD3 免疫组化染色阳性

用 CD3 染色比 HE 染色更容易识别这些细胞，在计数较困难或处于临界状态时，CD3 染色可有助于获得更准确的上皮内淋巴细胞计数

义。在正常的十二指肠远端黏膜活检标本中（图 15-3），上皮内淋巴细胞的密度从绒毛的中部到上 1/3 逐渐降低，表现出一种"递减模式"[23]。在一项 78 例患者的研究中，Goldstein 等发现了这种"递减模式"消失，代之以绒毛侧面到顶端平均分布的方式，这种现象在乳糜泻患者中更为常见（图 15-4）[23]。

乳糜泻中的上皮内淋巴细胞绝大多数为 CD3+ 的 T 淋巴细胞，且主要为 CD8+ 的细胞毒性 T 淋巴细胞（70%），少数为 CD4+ 的辅助性 T 细胞（5%～10%），约 1/5 的上皮内淋巴细胞既不表达 CD4 也不表达 CD8[1]。乳糜泻中 CD4：CD8 的值与正常黏膜类似。

除上皮内淋巴细胞计数外，绒毛萎缩和隐窝增生也是一些病理医生用来评估乳糜泻分级（见下文）的重要指标（图 15-5）[24-26]。绒毛萎缩 / 隐窝增生需在定位良好的活检标本进行评估，当绒毛高度与隐窝深度的比值低于（5：1）～（3：1）的正常比值时就属于绒毛萎缩或隐窝增生[1]。乳糜泻的另一特点是核分裂象增多（在正常情况下仅见于隐窝的下 1/3），可提示隐窝增生，即使在定位欠佳的标本中也可以观察到这一点[1, 19]。

黏膜固有层扩张并充以混合性炎细胞浸润，其中浆细胞和 T 淋巴细胞占主要成分，但也可见少量中性粒细胞、嗜酸性粒细胞和肥大细胞[19]。在一项针对 150 个初诊乳糜泻患者的研究中，Brown 等观察到 56% 的患者至少存在局灶的中性粒细胞浸润[2]，在约 1/4 的病例中可以观察到至少 20 个嗜酸性粒细胞 /HPF[2]。嗜酸性粒细胞和中性粒细胞的增多均与病变进展相关[2]。

乳糜泻还可见到一些表面肠上皮的形态学改变[1, 2, 19]。这些改变包括上皮立方化和上皮高度降低（导致核质比增大）、胞质嗜碱和空泡变性（图 15-6）[1, 2, 19]。另一种可能出现的黏膜改变是基底膜的轻度增厚，多达 45% 的乳糜泻活检中可以观察到至少为灶性分布的上皮下胶原带增厚现象（> 1.5μm）（见下文）[2]。

在临床实践中，如果看到无法用其他原因解释的上皮内淋巴细胞增多现象，即使绒毛结构正常或只是轻微异常，也提示存在乳糜泻的可能性。上皮内淋巴细胞计数 > 30/100 个肠上皮细胞被认为是异常表现，而（25～29）/

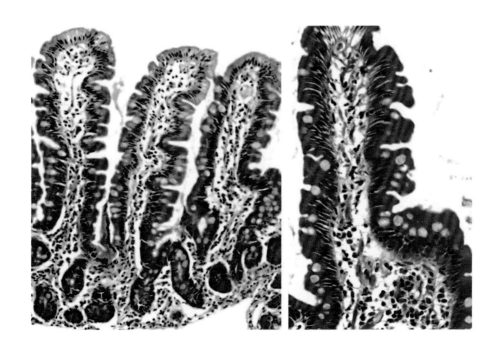

▲ 图 15-3　正常十二指肠黏膜

偶可见上皮内淋巴细胞并且其密度在绒毛中下 1/3 最高，在上 1/3 显著降低

100 个肠上皮细胞属于临界值并可能是异常的。病理报告应建议结合临床资料来排除乳糜泻的可能性，尤其是要进行血清学检查，报告中还应注明上皮内淋巴细胞增多也可由其他因素导致，特别是药物和感染（表单 15-2）。在没有上皮内淋巴细胞增多的情况下出现的不明原因的绒毛萎缩也很难解释，病理医生应首先考虑是否存在组织学假象，如活检组织定位不佳、内镜操作所致的机械性损伤等，或是来自十二指肠球部的活检标本（该部位形态可类似萎缩）。此外，需要考虑到除乳糜泻外还有许多其他因素可导致绒毛萎缩，包括感染、药物和非特异性（消化性）十二指肠炎。与上文中所述单纯出现上皮内淋巴细胞增多的情况一样，如果仅出现绒毛萎缩，也需结合临床和血清学排除乳糜泻，并注意相关的鉴别诊断。如果同时出现上皮内淋巴细胞增多和绒毛萎缩，且不能用其他原因解释，这时更需要建议排除乳糜泻，因为除乳糜泻外可以出现这种形态特征的疾病很少。

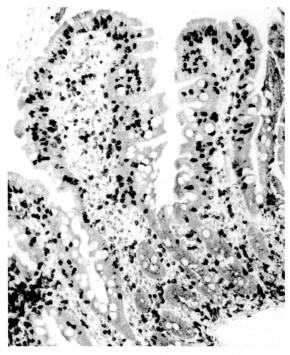

▲ 图 15-4　CD3 免疫组化染色突出显示上皮内淋巴细胞在绒毛的两侧和顶端增多，并且缺乏正常的"递减模式"

三、乳糜泻的亚型 / 特殊类型

（一）胶原性口炎性腹泻

胶原性口炎性腹泻（collagenous sprue，CS）是一种吸收不良性疾病，常见症状包括腹

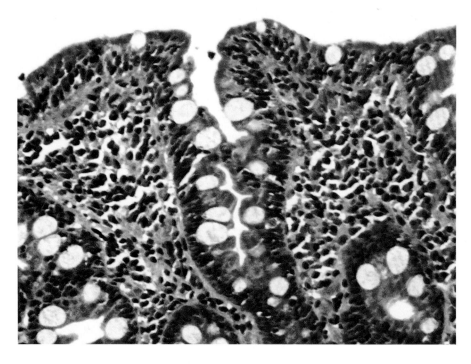

◀ 图 15-5　上皮内淋巴细胞增多、绒毛萎缩和隐窝增生是三个用于评价乳糜泻十二指肠黏膜受损严重程度的关键性指标。治疗无效的乳糜泻患者活检示显著的绒毛萎缩伴上皮内淋巴细胞增多和固有层慢性炎症（Marsh-Oberhuber 3b 级）

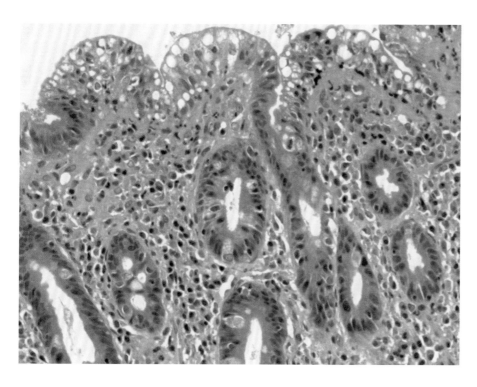

▲ 图 15-6　未经治疗的乳糜泻患者的十二指肠活检示表面上皮胞质空泡变性

表单 15-2　可导致上皮内淋巴细胞增多的原因

- 乳糜泻
- 感染（如幽门螺杆菌感染、贾第鞭毛虫病、弯曲杆菌感染）
- 药物（如非甾体抗炎药）
- 小肠细菌过度增殖
- 自身免疫性疾病（如自身免疫性肠病、结缔组织病、甲状腺炎）
- 炎症性肠病
- 结节病
- 食物蛋白不耐受
- 普通变异型免疫缺陷
- 显微镜下结肠炎
- 热带口炎性腹泻
- 特发性

引自参考文献 [69, 83]

泻、腹痛、体重减轻和（或）贫血[27]。胶原性口炎性腹泻主要累及近端小肠，但也可累及空肠远端[27, 28]。病灶可呈弥漫或不连续分布，黏膜病变轻重不等[27, 28]。

胶原性口炎性腹泻的镜下改变包括大部分或全部的绒毛萎缩、上皮内淋巴细胞增多、胞质空泡变性、上皮脱落、黏膜固有层炎症和中性粒细胞浸润[29]。顾名思义，胶原性口炎性腹泻标志性的改变就是上皮下胶原带的增厚（图 15-7），并可见陷入胶原带的毛细血管和其他黏膜固有层的细胞成分[27, 29]，上皮下胶原带的增厚并没有一个明确的界定，基于 60% 的乳糜泻患者活检中有少量上皮下纤维化（平均厚度为 3μm）这一现象，Vakiani 等将诊断胶原性口炎性腹泻的界值设定位 > 5μm[29]。

乳糜泻和胶原性口炎性腹泻的具体关系目前还不明确。根据两者在临床、血清学和病理学上的重叠表现，大多数观点认为两者可能存在一定的关联，并且有些学者认为胶原性口炎性腹泻可由乳糜泻进展而成[27, 29]。另一些学者则认为胶原性口炎性腹泻是一种独立的疾病种

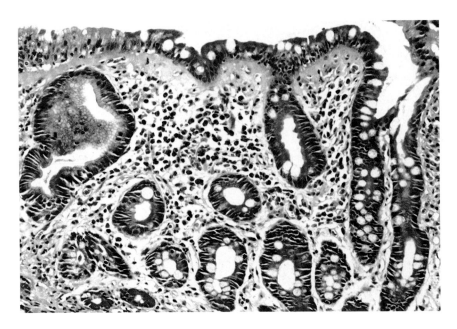

◀ 图 15-7　已确诊乳糜泻患者十二指肠活检示上皮下胶原带形成（胶原性口炎性腹泻），同时可见显著的绒毛萎缩、上皮内淋巴细胞轻度增多和局灶胃上皮化生

类，乳糜泻的血清学改变不会出现在"真正"的胶原性口炎性腹泻中[30]。亦有研究表明无麸质饮食法治疗无效的乳糜泻患者（难治性乳糜泻，见下文）其活检中也会出现胶原带增厚的现象，这使得两者间的关系变得更加复杂[31]。

有一项研究报道显示胶原性小肠炎（累及十二指肠或回肠，少数情况可同时累及两者）的患者发病年龄大，无乳糜泻相关抗体，并可与奥美沙坦、非甾体抗炎药、质子泵抑制剂和他汀类药物有关。尽管与乳糜泻有相似的 HLA 分型，但该研究者认为胶原性小肠炎并不是乳糜泻的一种亚型[32]。

从临床实践中的角度来看，只要出现胶原带增厚（尤其是 > 5μm 时）的情况，都应在病理报告注明，并提示有胶原性口炎性腹泻的可能。这些患者需要密切随访，因为无麸质饮食法对他们的治疗效果可能不如乳糜泻患者，此时有必要考虑如类固醇激素之类的其他治疗方法[30, 33]。

（二）乳糜泻在消化道其他部位的表现

乳糜泻还可与小肠以外的消化道炎症有关[2, 34, 35]。Lynch 等发现在 18 例现症淋巴细胞

性胃炎（上皮内淋巴细胞计数 > 25/100 个胃上皮细胞时诊断[35]）患者中有 4 例存在十二指肠或空肠绒毛萎缩及血清学 EMA IgA 阳性[34]，另外还有 2 例患者在使用无麸质饮食法后出现疾病缓解，其中 1 例患者反复的内镜检查均提示胃窦 / 胃体黏膜上皮内淋巴细胞数量没有出现明显的减少[34]。

在一项针对 70 例乳糜泻患者的研究中，Feeley 等发现有 7 例（10%）患者患有淋巴细胞性胃炎，并且患淋巴细胞性胃炎的风险与幽门螺杆菌感染与否无关[35]。另一项更新的研究发现超过 30% 的乳糜泻患者可同时患有淋巴细胞性胃炎，且与同时存在的十二指肠炎症的严重程度有关[2]。有意思的是，该研究还发现乳糜泻患者中分别有 31% 和 17% 的病例可同时患有淋巴细胞性结肠炎（图 15-8）和淋巴细胞性回肠炎，但该研究结果也显示上述部位的活检数量比较有限[2]。

乳糜泻和淋巴细胞性胃炎之间的联系会让人想到在乳糜泻背景上发生的淋巴细胞性胃炎可能只是弥漫性肠病主要累及小肠时在胃部可见的一种表现，而不是一种独立的疾病类型[34, 35]。

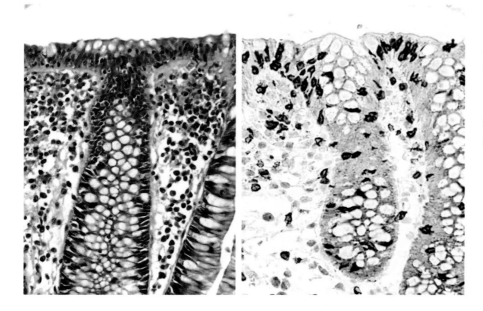

◀ 图 15-8 结肠活检示显微镜下淋巴细胞性结肠炎：固有层炎细胞弥漫增多伴上皮内淋巴细胞增多（左，HE 染色）。上皮内淋巴细胞 CD3 免疫组化染色阳性（右）

四、分级方案

乳糜泻黏膜病变主要有两种分级系统，即 Marsh-Oberhuber 分类法和 Corazza 分类法（表 15-1）[24-26]。最初的 Marsh 分类法将黏膜损伤分为 5 级：0 级（非浸润性）为正常；1 级（浸润性）为上皮内淋巴细胞的增多（图 15-1 和图 15-2）；2 级（增生性）除上皮内淋巴细胞增多外还存在隐窝增生；3 级（破坏性）为绒毛变平（图 15-5）[24]；4 级为萎缩性病变，提示疾病进入慢性期 / 终末期[24]。

在 Oberhuber 改良版中，3 级又被进一步分为 3a 级（图 15-9）、3b 级（图 15-5 和图 15-10）和 3c 级（图 15-11），分别对应绒毛轻度萎缩、显著萎缩和绒毛消失（黏膜扁平）[25]。这种进一步分类的目的是为了增加诊断的准确性，并使治疗后活检复查结果与治疗前的对比更准确[25]。

近期，Corazza 和 Villanacci 提出了一个新的分类标准，将 Marsh-Oberhuber 分类法中的 1 级和 2 级统一归为 A 级，3a 级和 3b 级统一归

表 15-1 乳糜泻的分级系统

Marsh 分级	Marsh-Oberhuber 分级	Corazza-Villanacci 分级
0 级：正常	0 级：正常	A 级：无萎缩 上皮内淋巴细胞增多伴或不伴隐窝增生
1 级：上皮内淋巴细胞增多	1 级：上皮内淋巴细胞增多	
2 级：上皮内淋巴细胞增多伴隐窝增生	2 级：上皮内淋巴细胞增多伴隐窝增生	
3 级：上皮内淋巴细胞增多伴隐窝增生和绒毛萎缩	3a 级：上皮内淋巴细胞增多、隐窝增生伴轻度绒毛萎缩	B1 级：轻度 / 显著绒毛萎缩
	3b 级：上皮内淋巴细胞增多、隐窝增生伴中度绒毛萎缩	
	3c 级：上皮内淋巴细胞增多、隐窝增生伴绒毛结构消失	B2 级：绒毛结构消失
4 级：萎缩 / 黏膜增生（罕见）	4 级：萎缩 / 黏膜增生（罕见）	

引自参考文献 [24-26]

为 B1 级，3c 级对应 B2 级[26]。他们认为这样可以将分类简化，分成非萎缩（A 级）和萎缩（B 级），并减少绒毛萎缩的分类，可使病理报告的一致性更好[26]。之后的研究表明这种分级方式（Kappa 系数平均值 0.55）比 Marsh-Oberhuber 分级法（Kappa 系数平均值 0.35）有更高的观察者间的一致性[36]。

这些分级法的缺点包括耗时、观察者间的差异，以及对临床诊疗贡献的不确定性。对隐窝增生和绒毛萎缩的评估和分类不可避免地具

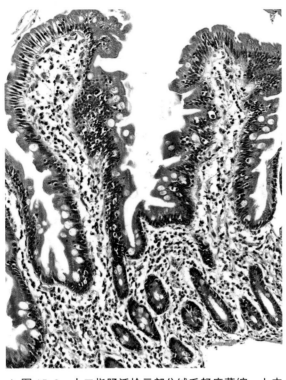

▲ 图 15-9　十二指肠活检示部分绒毛轻度萎缩、上皮内淋巴细胞增多、隐窝增生和固有层慢性炎。**Marsh-Oberhuber 3a 级**

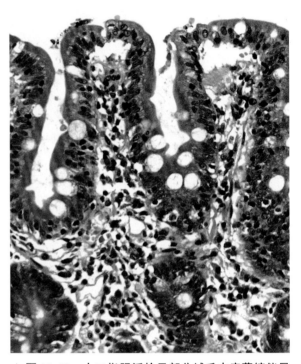

▲ 图 15-10　十二指肠活检示部分绒毛中度萎缩伴显著上皮内淋巴细胞增多（**Marsh-Oberhuber 3b 级**）

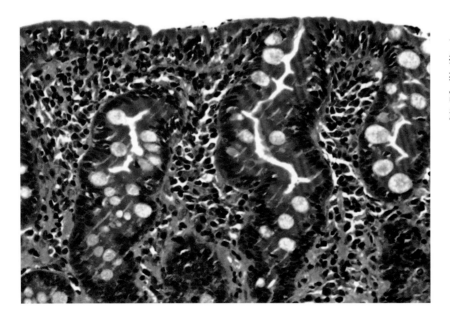

◀ 图 15-11　乳糜泻患者十二指肠活检示绒毛完全萎缩、显著的上皮内淋巴细胞增多、隐窝增生和固有层致密的炎细胞浸润（**Marsh-Oberhuber 3c 级**）

有主观性，淋巴细胞计数相对客观，但也存在观察者间的差异。目前这些分级法并没有在临床实践中得到广泛使用，而是更多用于临床研究工作中。在大多数情况下简单的对绒毛萎缩程度进行描述并计数上皮内淋巴细胞就可以满足临床及其他方面的需求。

五、乳糜泻的并发症

乳糜泻患者发生恶性肿瘤的风险增高，包括淋巴瘤和癌（表 15-2）[37]。肠病相关性 T 细胞淋巴瘤（enteropathy-assciated T-cell lymphoma，EATL）是一种非霍奇金淋巴瘤亚型，与乳糜泻尤为相关[38]。除此之外，有一些乳糜泻患者对无麸质饮食法并无持久性反应，被称为难治性乳糜泻（refactory coeliac disease，RCD）[39, 40]。免疫表型和分子研究提示有一部分 RCD 患者可发生隐匿性 EATL 或更早发生 EATL[41]。

（一）难治性乳糜泻（RCD）

当乳糜泻患者在严格遵循无麸质饮食法超过 12 个月后仍持续有症状，在排除其他可引起绒毛萎缩的原因后可以被诊断为 RCD[42]。研究报道中 RCD 的患病率数值不等，可能高达 9%[39]。荷兰一项比较近期的研究显示，6 年期间的累积发病率为 4%[42]。

RCD 有两种亚型，即 1 型 RCD（RCD1）的上皮内淋巴细胞为正常表型，2 型 RCD（RCD2）的上皮内淋巴细胞有异常的克隆性表型[43]。

1. RCD1

RCD1 的症状包括乏力、体重减轻、腹泻（有时与便秘交替出现）、脂肪泻、恶心和腹痛[31]。患者也可出现其他自身免疫疾病，如果并发感染和血栓栓塞，则会使病情变得更加复杂[44]。

RCD 患者的病理改变并不一定比 CD 患者更为严重，大部分 RCD1 患者的活检显示至少有部分的绒毛萎缩，符合 Marsh-Oberhuber 3 级病变[31, 43]。RCD1 中的上皮内淋巴细胞形态正常，在黏膜固有层可以看到中等密度的淋巴细胞和浆细胞浸润[45]。在一项针对 10 例 RCD1 患者的研究中，Olaussen 等在 4 例患者中发现了类似 CS 患者中会出现的上皮下胶原带[31]。另一项针对 RCD 的研究（未区分 RCD1 和

表 15-2　乳糜泻的并发症

类　型	形态特点	免疫组化染色	克隆性检测结果
RCD1	上皮内淋巴细胞增多；黏膜固有层慢性炎；绒毛萎缩；上皮下胶原带（有时）	上皮内淋巴细胞表达 CD3、CD8 和 TCRβ，CD3 为膜表达	多克隆 TCR
RCD2	与 RCD1 相同	上皮内淋巴细胞 CD3 胞质阳性；CD3 细胞膜阴性；CD4、CD8、TCR 阴性	单克隆 TCR
溃疡性空肠炎	溃疡；上皮内淋巴细胞增多；黏膜固有层慢性炎；绒毛萎缩	上皮内淋巴细胞表达 CD3；CD4/8 阴性	单克隆 TCR
Ⅰ型 EATL	中等大小的淋巴细胞，核仁显著，中等量胞质；有时可见多形细胞	淋巴细胞 TIA、CD3 和 CD7 阳性；CD4、CD8、CD5、CD56 阴性；多形细胞可表达 CD30	单克隆 TCR
Ⅱ型 EATL	单形性中等大小的淋巴样细胞，核深染，少量胞质	淋巴样细胞 TIA、CD3、CD8、CD56 阳性；CD4 阴性	单克隆 TCR
小肠腺癌	与发生在结直肠的腺癌相似	无特殊改变	不适用

引自参考文献 [31, 41, 43, 45, 48, 52, 56, 57, 60-63]
EATL. 肠病相关性 T 细胞淋巴瘤；RCD. 难治性乳糜泻；TCR.T 细胞受体；TIA.T 细胞内抗原

RCD2）发现 RCD 组与对照组相比而言黏膜变薄，隐窝下慢性炎症（炎细胞浸润至隐窝基底和黏膜肌层之间）更为常见[46]。除此之外，在 RCD 患者中还可见同时发生的胶原性 / 淋巴细胞性结肠炎、淋巴细胞性胃炎、急性炎症和胃上皮化生等非特异性改变[46]。

RCD1 患者的上皮内淋巴细胞的免疫表型和一般的乳糜泻相似，呈现 CD3、CD8 和 TCRβ 的膜表达方式（图 15-12）[31, 43]。一些学者坚持认为 RCD1 患者的 CD8/TCRβ 阳性上皮内淋巴细胞的比例应＞ 50%，如果低于该值，则提示有可能为 RCD2[43]。在 T 细胞受体基因重排研究中，大部分 RCD1 患者的上皮内淋巴细胞是多克隆的，但有小部分检测到克隆扩增现象[31, 47]。

2. RCD2

大部分 RCD2 患者有腹泻、腹痛、体重减轻和吸收不良的症状[43]。患者还可出现坏疽性脓皮病样的皮损，或者四肢和脸部的溃疡；可有长期的肺部 / 鼻窦感染或无明确诱因的发热[43]。与 RCD1 一样，大部分小肠活检结果为 Marsh-Oberhuber 3 级，有不同程度的绒毛萎缩[47]。

RCD2 与 RCD1 的关键鉴别点在于大多数上皮内淋巴细胞形态正常但免疫表型异常，并可被 TCR 重排证实为克隆性增生（图 15-13）[48]。RCD2 中异常的上皮内淋巴细胞 CD3 染色呈胞质阳性（图 15-14），而缺失 CD3 的胞膜表达，同时也缺失 CD4、CD8（图 15-14）和 TCR 的表达[48]。RCD2 患者的胃和结肠中也可发现异常的上皮内淋巴细胞，这一点和乳糜泻一样，说明 RCD2 可弥漫累及全消化道[49]。

RCD2 这种特征性的上皮内淋巴细胞可以在石蜡切片中用双抗体染色法进行识别[50]。Patey-Mariaud 等用 CD3 和 CD8 染色发现 67%～98% 的正常 / 乳糜泻对照组的免疫表型是 CD3+/CD8+[50]，而相对应的大部分 RCD2 患者活检中的上皮内淋巴细胞的免疫表型是 CD3+/CD8−[50]。有一些学者质疑用免疫表型识别 RCD2 患者的敏感性，他们认为 CD8 的表达缺失并非普遍现象[47]。不过根据著者的经验，CD3/CD8 双染是一种简便又实用的方法，可以帮助筛选出可疑的病例以便进一步用敏感性更高的 TCR 重排检测去证实有无克隆性增生[51]。

（二）溃疡性空肠炎

溃疡性空肠炎（Ulcerative jejunitis，UJ）是乳糜泻的另一个并发症。溃疡性空肠炎的特点

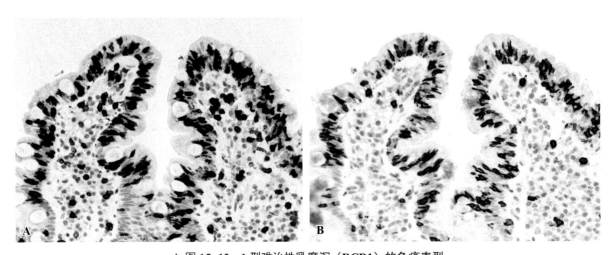

▲ 图 15-12 1 型难治性乳糜泻（RCD1）的免疫表型
十二指肠活检中上皮内淋巴细胞的免疫组化染色显示 CD3+（A）和 CD8+（B）

是好发生于近端空肠的溃疡，有时也会累及回肠（图 15-15）[52]。发病的平均年龄在 50 岁左右，常见症状包括腹泻、脂肪泻、体重减轻和腹痛[53]。患者还可出现发热、腹胀、杵状指和营养不良[53]。溃疡的并发症也并不少见，包括

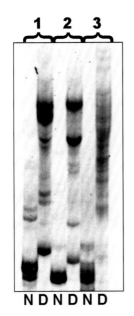

▲ 图 15-13　TCR Vc 基因重排的放射性标记聚合酶链反应（PCR）- 单链构象多态性（SSCP）分析

从两位 2 型难治性乳糜泻（RCD2）患者（标记为 1 和 2）的十二指肠福尔马林固定标本和一位健康对照个体的外周血淋巴细胞（标记为 3）中提取分离 DNA。每个 PCR 扩增产物以非变性（N）和变性（D）的形式进行 SSCP 凝胶电泳。在两个 RCD2 样本中均可观察到优势克隆（分离的条带），而在健康对照 DNA 中则呈现多克隆模式（弥散样）

梗阻、穿孔和出血[53]。

在显微镜下，溃疡往往深入到黏膜下 / 肌层，溃疡底部可见血管的改变（图 15-15）[54]。纤维化和肌层肥大可导致肠道狭窄，并且邻近的黏膜经常呈现平坦和绒毛萎缩（图 15-15）[54]，亦可见水肿和透壁性炎症。溃疡性空肠炎尚可出现与乳糜泻类似的一些组织学特征，如隐窝增生、上皮内淋巴细胞增多、固有层混合性炎细胞浸润（主要为浆细胞，也可有数量不等的嗜酸性粒细胞和中性粒细胞）和表面上皮细胞形态不规则[52]。上皮下胶原带和胃上皮化生也可以出现，化生的胃上皮可分泌胃酸，也是导致溃疡形成的因素之一[52, 55]。

溃疡性空肠炎结构完整的黏膜中上皮内淋巴细胞免疫表型与 RCD2 很类似（图 15-16），主要为 CD3[+]/CD4[-]/CD8[-] 表型[41, 56]。事实上，有研究发现溃疡性空肠炎中异常上皮内淋巴细胞的比例（88.6%）比 RCD2（72.6%）更高[56]。与 RCD2 不同的是，溃疡性空肠炎溃疡区域浸润的淋巴细胞为混合表型，并没有很多的异常 T 细胞，这可能提示该区域的 T 细胞为反应性增生[56]。基因重排研究的结果显示，在溃疡性空肠炎的溃疡区域和黏膜结构完整的区域均可检测到 TCRγ 的单克隆性重排[56, 57]。

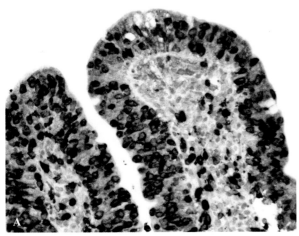
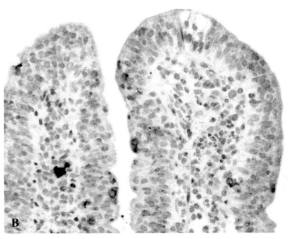

▲ 图 15-14　RCD2 患者的上皮内淋巴细胞

显著的上皮内淋巴细胞增多并且出现 CD3[+]（A）但 CD8[-]（B）的异常表现

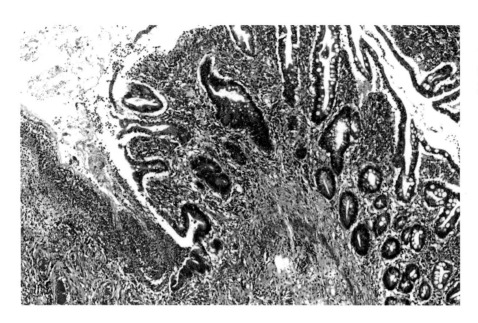

◀ 图 15–15 溃疡性空肠炎中的黏膜溃疡，相邻黏膜示绒毛萎缩

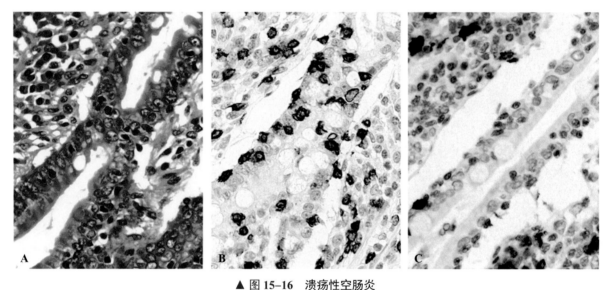

▲ 图 15–16 溃疡性空肠炎

A. 上皮内淋巴细胞增多且表型异常，免疫组化染色显示 CD3⁺（B），但大部分为 CD8⁻（C）

很显然，RCD2 和溃疡性空肠炎之间存在一定的重叠，并且有研究结果显示 RCD2 可以进展为溃疡性空肠炎[55]。这两种疾病都有异常克隆性增生的上皮内淋巴细胞，因此提示 RCD2 和溃疡性空肠炎都与 EATL 有直接的联系（见下文）[56]。

（三）肠病相关性 T 细胞淋巴瘤

肠病相关性 T 细胞淋巴瘤（EATL）是乳糜泻最常见的恶性并发症[58]，最常见的发病年龄是 50—60 岁，常伴有腹痛、厌食和乏力[59]。EATL 也可呈急性起病，表现为梗阻或穿孔[58, 60]。

EATL 有两个亚型：Ⅰ型（经典型）EATL 更为常见，占病例的 66%～90%（译者注：在我国因乳糜泻发病率很低，所以此型很少见。此外，目前 EATL 不再分为Ⅰ型和Ⅱ型，目前肠病相关性 T 细胞淋巴瘤对应的就是过去的Ⅰ型）；Ⅱ型（单型性）EATL，占病例的 10%～34%（译者注：此型目前称之为单形性嗜上皮性肠道 T 细胞淋巴瘤）[59, 61]。Ⅰ型 EATL 有乳糜泻的临床和（或）病理表现，但Ⅱ型常常没有[58, 61]。大部分Ⅰ型 EATL 患者具有与乳糜泻患者相同的 HLA-DQB1 基因型，而西方国家中Ⅱ型 EATL 患者具有和正常白种人种一样的 HLA-DQB1 基因型[61]。目前，WHO 认为两种亚型都属于 EATL，但鉴于上述的差别，有些学者建议将Ⅱ型 EATL 作为一个独立的类型[58]。有趣的是，近期有一个多中心研究发现Ⅰ型 EATL 和Ⅱ型 EATL 患者与乳糜泻病史相关性的数据并无统计学差异[59]。

在镜下，Ⅰ型 EATL 由中等大小、中等量嗜酸性胞质、核仁明显的淋巴样细胞构成（图 15-17 和图 15-18）[60]，在一些区域肿瘤细胞可表现出显著的多形性（图 15-18）。可以出现溃疡，并伴有组织细胞和嗜酸性粒细胞浸润[60]。在非淋巴瘤区域的黏膜可以看到乳糜泻的病理改变[59]。Ⅱ型 EATL 可见形态一致的、中等大小的淋巴样细胞，细胞核深染，胞质少且淡染[62]。

在免疫组化染色中，两种亚型都有 T 细胞胞内抗原 -1（TIA-1）的胞质颗粒状阳性[56]。Ⅰ型 EATL 肿瘤细胞的免疫表型为 CD3+/CD7+/CD4-/CD8-/CD-5/CD56-[56]。具有间变性大细胞形态的细胞可表达 CD30（图 15-18）[61]。邻近黏膜的上皮内淋巴细胞中大部分和 RCD2/溃疡性空肠炎一样为 CD4-/CD8- 表型[56]。Ⅱ型 EATL 肿瘤细胞的免疫表型为 CD3+/CD8+/CD56+/CD4-[56]，邻近黏膜的上皮内淋巴细胞只有少量为 CD4-/CD8-，而大部分为 CD3+/CD8+/CD56+[56]。EATL 患者的 TCR 重排结果显示在肿瘤区域和非肿瘤黏膜区域可检测到相同的 TCR 克隆性重排[63]。

（四）其他类型恶性肿瘤

除 EATL 外，乳糜泻患者还可发生其他类

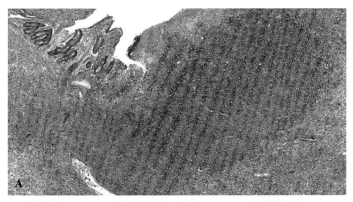
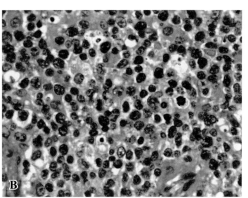
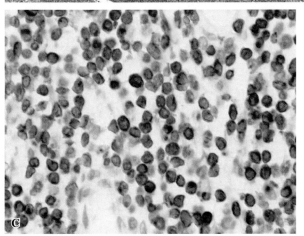

▲ 图 15-17　Ⅰ型肠病相关性 T 细胞淋巴瘤

A. 低倍镜下小肠黏膜和黏膜下层致密的肿瘤细胞浸润；
B. 高倍镜下示中等大小的淋巴样细胞，可见较多核分裂象；C. 肿瘤细胞 CD3+

型的淋巴瘤，包括肠道和肠道以外的 T 细胞淋巴瘤和 B 细胞淋巴瘤[64, 65]。瑞士一项包括 11 650 例乳糜泻患者的研究中，Smedby 等回顾了 56 例发生淋巴瘤的乳糜泻病例[65]，他们发现虽然 EATL 是最常见的诊断，但尚有相当一部分淋巴瘤并不是肠道的 T 细胞淋巴瘤，B 细胞非霍奇金淋巴瘤发生的风险也显著增高（标化发病率为 2.2）[65]。

乳糜泻患者也可发生上皮性肿瘤，尤其是小肠腺癌[66]。在英国，小肠原发肿瘤是很罕见的，但有筛查数据显示 13% 的小肠腺癌患者有乳糜泻的病史[66]。乳糜泻相关的小肠腺癌可以急症的形式表现，包括梗阻、穿孔，或是为慢性症状（包括腹痛和体重减轻）[66]。平均发病年龄是 62 岁，并且肿瘤常位于十二指肠 / 空肠[66]。肿瘤的大体和镜下形态与结肠腺癌类似[45]，背景黏膜可有乳糜泻的病理改变。乳糜泻相关腺瘤也有报道，因此也提示存在腺瘤 – 腺癌序贯发生的机制[67]。乳糜泻相关小肠腺癌在诊断时常常已经是晚期[67]，这可能是由于有些患者的症状被错误地归因于乳糜泻。乳糜泻患者中发生率较高的其他恶性肿瘤包括口咽癌、食管癌和肝癌[68]。

六、鉴别诊断

在没有其他病理改变的情况下，上皮内淋巴细胞增多（符合 Marsh-Oberhuber 1 级）在十二指肠活检中并不罕见[24, 25]。据一项研究表明，有 2.5% 的十二指肠活检在没有其他异常的情况下存在上皮内淋巴细胞计数 > 25/100 个肠上皮细胞[69]。上皮内淋巴细胞增多其实属

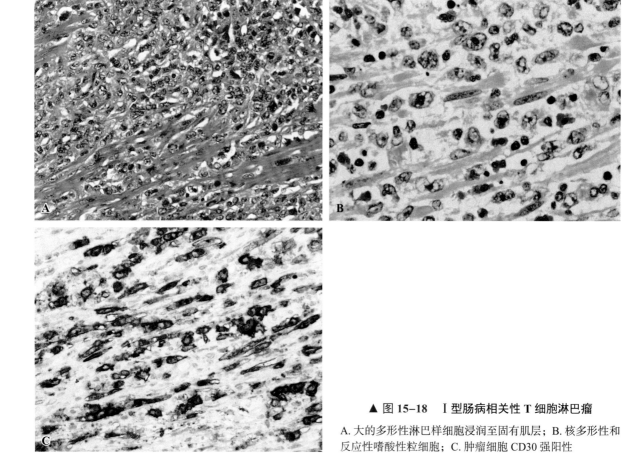

▲ 图 15–18　I 型肠病相关性 T 细胞淋巴瘤

A. 大的多形性淋巴样细胞浸润至固有肌层；B. 核多形性和反应性嗜酸性粒细胞；C. 肿瘤细胞 CD30 强阳性

于一种非特异性改变，除乳糜泻外还可见于许多其他疾病，如感染（包括幽门螺杆菌性胃炎和十二指肠炎）（图 15-19）、消化性十二指肠炎、食物蛋白质不耐受、自身免疫性疾病、炎症性肠病和热带口炎性腹泻（表单 15-2）（见 Chang 等的文献回顾[20]）。

对上皮内淋巴细胞分布模式的分析可有助于评估是否需考虑存在乳糜泻的可能，但在前文提到的 Goldstein 和 Underhill 的研究中，在"递减模式"消失的患者中，有 25% 并没有乳糜泻[23]。之后 Mino 和 Lauwers 也使用 CD3 免疫组化染色对比了绒毛顶端和底部的上皮内淋巴细胞在乳糜泻和非乳糜泻患者中的数量，证实了该现象缺乏特异性[70]。他们发现有 87.5% 的乳糜泻患者的顶端 – 底部上皮内淋巴细胞数量比值＞ 1.7，但有 12.5% 的非乳糜泻患者也存在这一现象[70]。

从实际操作角度来说，如果报告中提到"存在上皮内淋巴细胞增生"，并列出一些常见的鉴别诊断（包括乳糜泻），同时在注释中建议参考临床 / 血清学检查，如果临床还未进行相关检查，这种报告模式就可以提示临床医生完善进一步的检查工作。

十二指肠活检中如果出现黏膜结构改变并伴有上皮内淋巴细胞增多，则对乳糜泻更具有特异性；但病理医生需要注意尚有很多情况与绒毛萎缩相关，同时还应考虑到可能造成类似萎缩现象的人工假象（要点 15-1，表 15-3，图 15-20）[18]。如果不存在上皮内淋巴细胞增多，诊断乳糜泻要谨慎。

（一）自身免疫性肠病

自身免疫性肠病（autoimmune enteropathy，AIE）是非常少见的腹泻病因，与肠上皮细胞抗体相关[71]。AIE 常见于儿童，但也可发生于成人[71, 72]。在临床上，AIE 常表现为持续性腹泻和体重减轻[71, 73]，患者可有肠自身抗体（抗肠上皮细胞抗体和抗杯状细胞抗体）及其他抗体（如抗核抗体、抗麦醇溶蛋白抗体和抗细胞质抗体）阳性[71, 73, 74]。

AIE 的主要形态学特点是绒毛从轻到重程度不等的萎缩、隐窝增生、固有层和隐窝上皮内淋巴细胞浆细胞浸润，以及程度不等的上皮内淋巴细胞增多、隐窝上皮凋亡增加和中性粒细胞性隐窝炎 / 绒毛炎[71, 73]，可出现杯状细胞和 Paneth 细胞的缺失[71]。如果上皮内淋巴细胞仅为轻度增多、隐窝凋亡增加、显著的急性炎

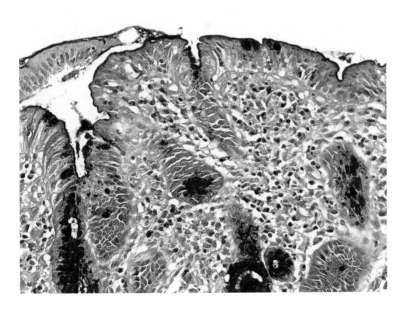

◀ 图 15-19　幽门螺杆菌相关性胃炎患者的十二指肠球部黏膜示十二指肠炎。活检示绒毛萎缩和胃上皮化生。局灶性上皮内淋巴细胞增多，但并非突出的特征（**AB-PAS 染色**）

要点 15-1　乳糜泻活检的判读方式

乳糜泻的诊断

- 需要综合临床表现、血清学和组织学表现
- 仅靠组织学不能诊断
- 有时疾病特征不典型，如血清学阴性、无临床症状、绒毛结构正常或以上情况兼有
- 诊断困难的病例可在无麸质饮食后再次活检，必要时可考虑在麸质饮食刺激后再次活检

上皮内淋巴细胞计数

- 计数每 100 个肠上皮细胞的上皮内淋巴细胞
- 在绒毛结构清晰的区域计数至少 300 个肠上皮细胞
- 仅计数基底膜之上的淋巴细胞
- 不宜计数邻近淋巴组织聚集部位的小肠绒毛
- > 30/100 个肠上皮细胞属于异常表现
- （25～29）/100 个肠上皮细胞属于临界值，并可能为异常表现

正常绒毛或轻度绒毛改变背景下的上皮内淋巴细胞增多

- 建议结合临床和血清学排除乳糜泻
- 注明有其他致病因素的可能（如药物和感染，见表单 15-2 和表 15-3）

不伴上皮内淋巴细胞增多的绒毛萎缩

- 排除人工假象，如活检标本定位不佳和黏膜损伤
- 排除十二指肠球部的活检（该部位绒毛更短）
- 如果绒毛萎缩无法用其他原因解释，建议结合临床和血清学检测排除乳糜泻（但有些学者认为乳糜泻的组织学诊断必须有上皮内淋巴细胞增多）
- 注明有其他致病因素的可能（如感染、药物和消化性十二指肠炎，见表 15-3）

上皮内淋巴细胞增多伴绒毛萎缩

- 强烈建议临床考虑乳糜泻

Marsh/Marsh-Oberhuber 分级法及其他类似分级系统

- 在某些医学中心使用
- 在常规临床实践中的价值尚不确定

症表现（尤其是隐窝脓肿），以及杯状细胞和 Paneth 细胞的缺失，那提示患者是 AIE 而非乳糜泻的可能性更大[71, 73]。肠道其他部位的活检也可对鉴别诊断有所帮助。AIE 中常见的胃、回肠和结肠的急慢性炎症及结肠上皮细胞显著凋亡等表现在乳糜泻中都很少见[73]。

有小部分的 AIE 病例与乳糜泻比较相似，这些病例会出现上皮内淋巴细胞显著增多和黏膜结构改变[73]。针对这些病例，可能需要结合乳糜泻血清学检查、肠道自身抗体检测结果，以及必要时进行的 HLA 基因型检测进行鉴别。另外，对于肠道自身抗体的检测在 AIE 诊断中的可靠性一直存在质疑，也有一些证据表明乳糜泻和 AIE 可以同时发生[71, 73]。

表 15-3 乳糜泻的鉴别诊断

疾病类型	与乳糜泻的形态学鉴别点	辅助检查
自身免疫性肠病	轻微的上皮内淋巴细胞增多、隐窝细胞凋亡增多、显著的急性炎症（包括隐窝微脓肿）；胃肠道其他部位的急性和慢性炎症	肠道自身抗体、乳糜泻血清学检查、HLA 基因分型
SIBO	轻至中度的绒毛萎缩、轻微上皮内淋巴细胞增多	氢气和甲烷呼气试验、乳糜泻血清学检查、HLA 基因分型
CVID	十二指肠黏膜固有层浆细胞缺失	CD138 免疫组化染色、乳糜泻血清学检查、HLA 基因分型
热带口炎性腹泻	小肠弥漫受累；轻度绒毛萎缩、轻微上皮内淋巴细胞增多；与乳糜泻鉴别非常困难	乳糜泻血清学检查、HLA 基因分型
消化性十二指肠炎	无/轻度上皮内淋巴细胞增多；广泛的胃上皮化生和显著的急性炎症	乳糜泻血清学检查、HLA 基因分型
克罗恩病	肉芽肿；黏膜节段性改变（同一活检内和不同活检中可见正常和病变区域同时存在）；黏膜深层中性粒细胞浸润、隐窝基底显著的慢性炎症	乳糜泻血清学检查、HLA 基因分型
胶原性口炎性腹泻	上皮下胶原带增厚＞ 5μm	乳糜泻血清学检查、HLA 基因分型 a

a. 有些学者认为胶原性口炎性腹泻可由乳糜泻发展而来
引自参考文献 [18, 27, 29, 30, 71, 73, 77, 79, 81-84, 86-88]
CVID. 普通变异型免疫缺陷；HLA. 人白细胞抗原；SIBO. 小肠细菌过度增殖

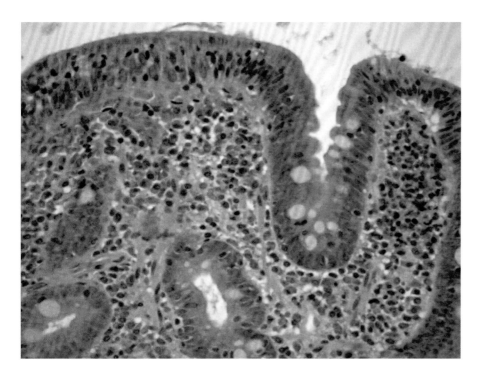

◀ 图 15-20 十二指肠活检示局灶上皮内淋巴细胞增多和中度绒毛变平。上皮内淋巴细胞增多和绒毛萎缩同时存在时首先需要排除乳糜泻的可能性。绒毛萎缩或上皮内淋巴细胞增多单独出现也可提示乳糜泻的可能性，但也可由其他因素引起。两者同时出现比单独出现更提示需排除乳糜泻

（二）小肠细菌过度增殖

小肠细菌过度增殖综合征（small intestinal bacterial overgrowth syndrome，SIBO）是一种患病率未知的吸收不良综合征，起病原因是肠道菌群的数量和（或）种类失衡[75]。有很多疾病都可以导致 SIBO，在某些病例中，还可有不止一种病因[76]。影响肠道动力的疾病（如肠道自

主神经病变、假性梗阻或硬皮病）或解剖结构异常性病变（如梗阻、瘘管和手术切除），以及可减弱人体抗菌防御能力的情况（如胃酸缺乏和胰腺功能不全）都可导致 SIBO[76]。

SIBO 的症状和体征多变，并有可能代表的是导致 SIBO 的基础疾病[76]。患者可无症状或表现为非特异性症状，如腹痛、胀气和腹泻；病情较严重的病例可出现吸收不良和营养不良的表现[76]。SIBO 的诊断可通过检测空肠内容物或更常用的氢气和甲烷呼气试验来进行[75, 76]。十二指肠活检对 SIBO 诊断的意义尚不是很明确，有关其组织学表现的报道也比较少[77]。

一项针对 67 例 SIBO 患者的研究发现绒毛萎缩是最常见的组织学形态异常改变（可见于 24% 的病例）；然而，SIBO 患者和对照组在其他形态特点上的差异并无统计学意义[77]，而且 52% 的 SIBO 活检的镜下表现都属于正常范畴[77]，即使存在绒毛萎缩，也往往是轻度或中度，上皮内淋巴细胞增多的表现并不显著或者很局限[77]。根据这些情况，作者认为如果十二指肠活检出现严重的结构改变和显著的上皮内淋巴细胞增多，最终诊断是 SIBO 的可能性并不大[77]。

（三）普通变异型免疫缺陷

普通变异型免疫缺陷（common variable immunodeficiency，CVID）是第二常见的原发性免疫缺陷性疾病，其特点是外周血的免疫球蛋白水平降低和免疫应答受损[78]。CVID 累及胃肠道十分常见（见第 4 章和第 22 章），患者通常会出现吸收不良的症状（慢性腹泻、体重减轻和脂肪泻）[78, 79]。

十二指肠活检中可以看到绒毛萎缩、上皮内淋巴细胞增多、淋巴滤泡增生和中性粒细胞浸润[79]。CVID 与乳糜泻最重要的鉴别点是前者黏膜固有层缺乏浆细胞，一项研究结果显示 17 位 CVID 患者中有 15 位的十二指肠黏膜固有层中缺乏浆细胞[79]，CD138 免疫组化染色对于判定有无浆细胞非常有用，CVID 患者通常呈阴性或很局灶的阳性[18]。

CVID 和乳糜泻可以同时发生，这使得诊断变得更加困难，而且因为缺乏正常免疫应答，所以乳糜泻的血清学检测几乎不会出现阳性结果[79]。在这种情况下，HLA 分型（用于排除乳糜泻）和评估患者对无麸质饮食法的反应可有助于鉴别诊断[79]。

（四）热带口炎性腹泻

热带口炎性腹泻（tropical sprue，TS）是一种病因不明的吸收不良综合征[80]。TS 可见于南亚 / 东南亚、中美洲和南美洲的居民和有该地区旅行史的人群[81]。虽然 TS 的病因尚不清楚，但很有可能是肠道感染引起的，因为卫生条件改善和抗生素的使用使得散发性 TS 发病率迅速下降[80]。

TS 患者的表现包括慢性腹泻、腹胀、腹部绞痛和体重减轻[80, 82]。旅行返回后发病的患者常表现为急性发热，之后出现慢性腹泻和体重减轻[80, 82]，也可出现营养不良的表现（如面色苍白、舌炎和口角炎）；有些患者可出现夜视障碍和神经系统症状，其原因分别为维生素 A 和维生素 B_{12} 缺乏[82]。

TS 患者的小肠活检在形态上和乳糜泻可以完全相同[81]，绒毛萎缩、隐窝增生和慢性炎症都很常见（图 15-21）[82, 83]。TS 通常会表现为小肠弥漫受累，而乳糜泻一般不会累及末端回肠[82]。这两种疾病的另一个鉴别点在于 TS 很少出现大部分 / 全部绒毛萎缩[80, 83]，有一项研究结果显示，只有 3.4% 的十二指肠活检会出现该现象[83]。该研究还提示绒毛萎缩（任何程度的）可见于 32% 的 TS 患者（乳糜泻患者为 72%），并且 TS 患者出现上皮内淋巴细胞增多的比例也更低（TS 患者为 51%，乳糜泻患者为 74%）[83]。

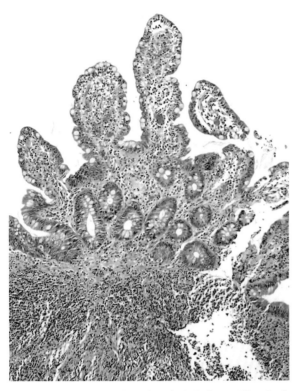

▲ 图 15-21 热带口炎性腹泻患者的小肠活检示轻度绒毛萎缩、隐窝增生、上皮内淋巴细胞增多和固有层慢性炎症。与乳糜泻不同的是，热带口炎性腹泻常累及回肠，并且很少能见到绒毛中-重度萎缩，但两者的组织学形态有时可十分相似

图片由美国密歇根大学 Laura Lamps 博士提供

（五）消化性十二指肠炎

消化性十二指肠炎（peptic duodenitis，PD）是指幽门螺杆菌相关的十二指肠黏膜炎症[84, 85]，其症状包括消化不良、胃灼热、上腹痛、恶心和呕吐[86]。

消化性十二指肠炎的特征包括十二指肠溃疡、慢性活动性炎症伴脓肿形成，以及胃上皮化生，但有些病例可出现绒毛萎缩，使其在形态上与乳糜泻有类似之处[84, 86]。对于难以鉴别的病例，可根据炎症和化生的程度鉴别两者[81, 84, 86]，尤其是上皮内淋巴细胞计数，具有很高的鉴别价值。有两项研究结果发现乳糜泻的上皮内淋巴细胞计数比消化性十二指肠炎高（消化性十二指肠炎的上皮内淋巴细胞计数通常

是正常的）[84, 86]。虽然乳糜泻也可出现中性粒细胞浸润和胃上皮化生，但一般都是局灶性分布，如果存在广泛的化生和重度的急性炎症，则更提示为消化性十二指肠炎[81, 84]。

（六）克罗恩病

克罗恩病（Crohn disease）（见第 16 章）在小肠的组织学表现是多种多样的[81]，绒毛萎缩、隐窝增生、慢性炎症、急性炎症、胃上皮化生和肉芽肿等表现都可见于克罗恩病患者的十二指肠活检中[87, 88]，虽然肉芽肿是提示克罗恩病的特异性改变，但有研究显示在 73 例克罗恩病患者的十二指肠活检中仅有 1 例能看到肉芽肿[87]。另一个可提示克罗恩病的特点就是病变呈节段性分布，包括在同一块活检组织中或不同的活检组织中同时存在正常和病变的区域，以及局灶性急性炎症（黏膜背景相对正常）[87, 88]。其他更常见于克罗恩病的特点包括中性粒细胞浸润黏膜固有层深部和隐窝底部而非浅表黏膜的慢性炎症[87, 88]。总之，如果没有肉芽肿存在时，想要明确诊断十二指肠克罗恩病往往是不可能的。

近期有研究发现相比普通人群，炎症性肠病更容易出现在乳糜泻患者中[89]。当两种疾病同时存在时，有必要行血清学检测和 HLA 分型以协助诊断或排除乳糜泻。

七、总结／诊断思路

十二指肠黏膜活检的组织学评估对乳糜泻的诊断是很关键的，需要进行充分的活检和正确的标本定位，这一点对于绒毛萎缩和上皮内淋巴细胞计数的评估来说尤其重要。此外，还有其他一些疾病可与乳糜泻具有不同程度的类似之处，如果能看到特异性的改变，如克罗恩病的黏膜节段性改变和肉芽肿、胶原性口炎性腹泻的上皮下胶原带增厚、CVID 固有层中浆

细胞缺失，以及 AIE、PD 和克罗恩病的显著急性炎症等，则更可能提示诊断并不是乳糜泻。

尽管不伴有结构异常改变的上皮内淋巴细胞数量增多是一个非特异性改变，但中至重度的绒毛萎缩伴显著上皮内淋巴细胞增多则更提示乳糜泻的诊断，这一现象在其他疾病中很少见。

结合血清学检查结果在任何情况下都是必要的，而且应在病理报告中提及这一点。当活检结果为非特异性改变或者是不明确的表现，或有同时并发其他疾病时，血清学和基因型检测对诊断的助益更甚。

在遵从无麸质饮食法（并有临床和血清学的支持）后仍存在黏膜异常的患者可能患有难治性乳糜泻，在这种情况下，其他辅助手段（CD3/CD8 染色和 TCR 克隆检测）可有助于发现早期 T 细胞淋巴瘤（图 15-22）。

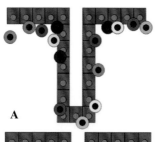

A. 1 型难治性乳糜泻
- 对无麸质饮食法无反应
- 与乳糜泻有相似的组织学形态
- ＞ 70% 的上皮内淋巴细胞 CD3 和 CD8 膜阳性（蓝色细胞）
- ＜ 30% 的细胞有异常的 $CD3^+/CD8^-$ 表型（黄色细胞）
- TCR 重排检测提示为多克隆

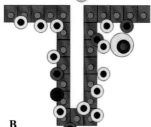

B. 2 型难治性乳糜泻
- 对无麸质饮食法无反应
- 黏膜损伤符合 Marsh 2 级或 3 级伴上皮内淋巴细胞增多
- 大部分上皮内淋巴细胞为异常的 $CD3^+/CD8^-$ 表型，正常 $CD3^+/CD8^+$ 表型的细胞少见
- TCR 重排检测提示为单克隆

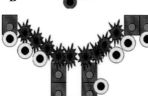

C. 溃疡性空肠肠炎
- 黏膜溃疡伴相邻黏膜绒毛萎缩和上皮内淋巴细胞增多
- 大部分病例有异常的上皮内淋巴细胞，即 $CD3^+/CD8^-$
- TCR 重排检测提示为单克隆

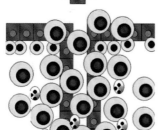

D. 肠病相关性 T 细胞淋巴瘤
- 中等大小或大的多形性淋巴样细胞浸润
- 肿瘤细胞 $CD3^+$，大细胞亚型（大的黄色细胞）$CD30^+$
- 背景黏膜上皮内淋巴细胞大部分有异常表型，即 $CD3^+/CD8^-$（小的黄色细胞）和 TCR 重排检测提示为单克隆

●●● 多克隆上皮内淋巴细胞，CD3 和 CD8 膜阳性
◉ 异常上皮内淋巴细胞，$CD3^+/CD8^-$
◑ 大细胞多形性淋巴样细胞，$CD3^+$ 或 $CD30^+$

▲ 图 15-22　1 型和 2 型难治性乳糜泻、溃疡性空肠炎和肠病相关性 T 细胞淋巴瘤的组织学和免疫组化特点模式图

经 John Wiley & Sons 许可转载，改编自 Rooney 和 Dogan（2004）

第 16 章　炎症性肠病在上消化道的表现
Inflammatory Bowel Disease and the Upper Gastrointestinal Tract

Roger M. Feakins　著

邓仕杰　译　　袁菲　校

一、概述

在克罗恩病患者中经常可见回肠 / 空肠的病变，小肠病变的影像学表现有助于区分克罗恩病和溃疡性结肠炎（ulcerative colitis，UC）。而一小部分克罗恩病患者（14%～32%）在发病时病变仅局限于结肠[1]。克罗恩病也是引起食管、胃和十二指肠炎症的原因之一，但是很少在没有空肠或结肠病变的情况下发生，也很少会因此而被诊断。有限的证据表明克罗恩病累及上消化道与较差的预后相关，如较高的手术率[2]。

溃疡性结肠炎是一种结直肠疾病，典型者累及直肠并向近端结肠延伸，呈连续性分布。溃疡性结肠炎中回肠末端远端的受累可能是由于肠道内容物的"倒灌"，而不是溃疡性结肠炎本身所导致，但部分学者质疑这一观点，并认定回肠病变是真正的回肠溃疡性结肠炎[3]。溃疡性结肠炎的病变除在结直肠连续性分布，还有其他一些变异型，包括直肠豁免（尽管这种情况在临床上很少见），以及阑尾周边与盲肠的"斑片"状炎症，且与远端的病灶不连续。因此，在一些情况下溃疡型结肠炎的病灶是可以不连续的。自 20 世纪 90 年代以来，人们逐渐认识到炎症性肠病累及上消化道并不仅限于克

罗恩病，发生于溃疡性结肠炎患者的十二指肠炎、胃炎也许提示是真正的上消化道型溃疡性结肠炎[4, 5]。

认识到炎症性肠病可能累及上消化道的组织学模式能够提高病理医生对不明原因的上消化道病变的诊断能力。此外，上消化道病变的组织学评估有助于疑似炎症性肠病病例的确诊，并区分溃疡性结肠炎和克罗恩病。

内镜表现

与上消化道克罗恩病相关的大体改变包括口疮样溃疡、其他类型的溃疡、糜烂和狭窄[6–8]。胃和十二指肠可出现红斑和水肿，也可出现十二指肠狭窄[9, 10]。胃部糜烂可能提示为受累后的组织病理学改变，而溃疡、狭窄和红斑则可能与更高的肉芽肿检出率有关[9]。

二、炎症性肠病的上消化道活检

炎症性肠病累及上消化道：总体思路

病理医生在作出或支持上消化道炎症性肠病的诊断时有如下几个考虑因素（表单 16–1）。

1. 通常需排除其他常见的上消化道炎症原因，然后才考虑炎症性肠病。这些疾病包括反流性食管炎、幽门螺杆菌相关性胃炎、化学性

表单16-1　炎症性肠病与上消化道：
总体思路

- 诊断炎症性肠病累及上消化道需要事先排除引起上消化道炎症的常见原因，如 GORD、幽门螺杆菌胃炎和反应性胃炎
- 肉芽肿是支持炎症性肠病累及上消化道最有力的组织学特征
  - 克罗恩病背景下的上消化道肉芽肿可能提示克罗恩病累及上消化道
  - 出现原因不明的新发上消化道肉芽肿应排除克罗恩病
  - 上消化道肉芽肿的其他可能原因包括幽门螺杆菌、分枝杆菌、异物、隐窝破裂和结节病
- 除肉芽肿外，仅有上消化道的炎症性改变几乎不足以作出炎症性肠病的诊断
- 上消化道炎症可能有助于作出炎症性肠病的倾向性诊断
- 上消化道炎症性改变可能有助于溃疡性结肠炎或克罗恩病的鉴别诊断
  - 肉芽肿强烈提示克罗恩病，而不是溃疡性结肠炎
  - 总体而言，克罗恩病累及上消化道可能比溃疡性结肠炎更常见
- 炎症性肠病累及上消化道不同部位的概率不同，如炎症性肠病相关肉芽肿在胃比在食管或十二指肠更常见
- 炎症性肠病累及上消化道似乎在儿童中比成人中更常见
  - 与炎症性肠病相关的上消化道肉芽肿在儿童中比成人中更常见
  - 与炎症性肠病相关的食管肉芽肿可能只发生在儿童

性/反应性胃炎（通常继发于使用非甾体抗炎药物）和"消化性"十二指肠炎。所有这些都可能发生于炎症性肠病患者。此外，局灶性或斑片状胃炎也可能反映为幽门螺杆菌感染，并不一定都提示克罗恩病。因此如果有不明原因的胃炎，幽门螺杆菌的染色是很重要的。然而值得注意的是，如果幽门螺杆菌相关性胃炎和其他疾病与炎症性肠病并存，会使得炎症性肠病组织学变化的评估变得十分困难[11]。

2. 尽管许多关于上消化道炎症性肠病的研究试图明确能够提示炎症性肠病的组织学模式或特征，但肉芽肿仍然是目前最有用和最具鉴别性的特征。如果已知有克罗恩病的病史，则肉芽肿强烈提示为炎症性肠病累及而非其他原因[10]。事实上，许多学者认定肉芽肿是上消化道克罗恩病的唯一证据[9]。虽然肉芽肿在上消化道中的诊断价值已被接受，但在已确诊克罗恩病中所报道的发生率差异很大，如胃肉芽肿的发生率为 0%~83%[11, 12]。这一情形部分取决于研究的设计。在一项儿童病例的对照研究中，克罗恩病患者胃肉芽肿的发生率高于幽门螺杆菌阴性对照组（$P < 0.01$）[12]。相比于内镜表现正常的情况，上消化道肉芽肿在内镜检查提示异常时更容易见到[13]，并且可发生在没有结肠肉芽肿的克罗恩病患者中[12]。即使上消化道肉芽肿发生于已被确诊为炎症性肠病的患者，诊断上消化道炎症性肠病也需要排除其他原因，如药物、分枝杆菌感染、幽门螺杆菌胃炎、异物和结节病。

3. 炎症性肠病与其他原因导致的回肠炎或结肠炎有时很难区分，多部位多点消化道活检可能有助于区分。总体而言，由炎症性肠病引起的上消化道炎症可能比其他类型的结肠炎或回肠炎所引发的更常见，这可能有助于区分炎症性肠病与其他类型的回肠炎/结肠炎。根据一项研究，上消化道活检的炎性改变在克罗恩

病的回肠炎患者中比在非克罗恩病的回肠炎患者中更为常见[14]。

4. 回结肠克罗恩病与溃疡性结肠炎的区分有时很困难，但上消化道组织学改变的存在、类型和分布可有助于区分两者。如前所述，肉芽肿更加提示克罗恩病而不是溃疡性结肠炎，几乎可以作为前者的诊断依据。上消化道炎症本身通常被认为是克罗恩病的特征，而不是溃疡性结肠炎，这一点多数情况下是正确的[5]。然而，随着人们逐渐认识到溃疡性结肠炎也能够引发上消化道炎症，所以需要对此更加谨慎。因此，将炎症性肠病患者诊断为克罗恩病而不是溃疡性结肠炎不应仅仅或主要依赖于上消化道炎症的存在[15]。

5. 炎症性肠病的初次诊断很少是基于上消化道炎症性病变做出的[16]，但肉芽肿例外，它的出现提示了克罗恩病的可能性。某些上消化道组织学类型可与炎症性肠病相关或提示为炎症性肠病。例如，"淋巴细胞性食管炎"和"局灶增强性胃炎"（focally enhanced gastritis，FEG）在儿童炎症性肠病中可具有提示作用，但不同的研究报道中结果并不一致[17]。

6. 炎症性肠病累及上消化道似乎在儿童中比成人中更常见。临床医生诊断儿童上消化道炎症性肠病比成人更容易的原因之一是胃食管反流和幽门螺杆菌胃炎等其他炎症性疾病不太常见于儿童。此外，一项研究报告显示，儿童在最初诊断和随访时都比成人更有可能进行上消化道内镜检查（和全面回肠结肠镜检查）。例如，儿童与成人克罗恩病患者分别有 100% 和 54% 需要内镜检查[14]。许多研究表明，在炎症性肠病患儿中上消化道组织学改变的发生率确实更高（表 16-1）。特别是上消化道肉芽肿在儿童中更常见。也有一项研究显示，在儿童与成人回肠克罗恩病患者中上消化道病变的发生率相等，但食管肉芽肿仅发生在儿童（33%），

淋巴细胞性食管炎在儿童中比在成人中更常见（41% vs. 2%）[14]。上消化道（食管、胃和十二指肠）肉芽肿在儿童中可能更常见[14]。

7. 在克罗恩病中，组织学改变比临床症状或内镜异常都更加常见[9]，但统计数据不一。此外，上消化道炎症性肠病和其他上消化道疾病无论是内镜、临床还是组织学都是难以鉴别的。例如，一项对新发炎症性肠病的研究显示，在排除非甾体抗炎药和幽门螺杆菌感染的因素后，上消化道改变如下[10]。

- 32% 的克罗恩病患者出现临床症状。
- 55% 的克罗恩病及 0% 的溃疡性结肠炎患者出现内镜异常。
- 54% 的克罗恩病与 23% 的溃疡性结肠炎患者出现局灶增强性胃炎。
- 28% 的克罗恩病和 0% 的溃疡性结肠炎患者出现肉芽肿。

总体而言，由于以下几个原因，很难确定炎症性肠病累及上消化道的真实患病率。

- 鉴别炎症性肠病累及上消化道与其他类型上消化道炎症非常困难。
- 除肉芽肿外，很少有上消化道组织学特征是炎症性肠病、溃疡性结肠炎或克罗恩病所特有的。
- 炎症性肠病患者，特别是儿童，上消化道炎症性病变无论是否为炎症性肠病累及，其发生率可能高于一般人群[7]。
- 上消化道内镜检查率和活检率在不同中心和不同年龄组之间存在差异，并受到临床特征的影响[9]。

在一项研究中，诊断已知克罗恩病患者累及上消化道最特异性且最具预测性的特征是胃或十二指肠的局灶性急性炎症、十二指肠表面上皮内中性粒细胞浸润、十二指肠深部急性炎症和肉芽肿[11]。

表 16-1　部分上消化道组织学特征在克罗恩病与溃疡性结肠炎中的发生率

	克罗恩病（%）			溃疡性结肠炎（%）			对照组（%）
	全部	儿童	成人	全部	儿童	成人	
上消化道							
肉芽肿	24～48	24～78	27	0			0
食管							
所有改变 / 食管炎	46～60	62	57	15～72			54～91
肉芽肿	0～20	2～33	0			0	
淋巴细胞性食管炎	12	41	2	4			14
胃							
所有病变	60～68	81	59	77	58		65
肉芽肿	6～34	12～37	21	0			
局灶增强性胃炎	12～54	44	14	12～23	21～30		19
中 - 重度胃炎		27			0		0
十二指肠							
所有病变	43～53	48	40	17		19	
肉芽肿	0～11	4～7	2	0			
绒毛萎缩		11			15		
表面上皮淋巴细胞增多	13～22	22	4				17
中 - 重度十二指肠炎		11			15		0

数据引自参考文献 [5-7, 9-12, 14, 27]

三、炎症性肠病与食管

在诊断炎症性肠病累及食管时需先排除食管炎的常见原因（表单 16-2）。胃食管反流病（gastro-oesophageal reflux，GORD）在人群中十分常见，当然也能够波及炎症性肠病患者 [5, 12]。一份研究显示，72% 的克罗恩病患儿和 50% 的溃疡性结肠炎患儿患有各种原因引起的食管炎 [12]。

（一）炎症性肠病中的食管肉芽肿

一些克罗恩病患者会出现食管肉芽肿，通常位于上皮下的固有层（图 16-1A）[18]。在一项儿童病例研究中，这一比例为 20% [12]，在另一项回肠克罗恩病患儿的研究中，这一比例为 33% [14]。在成人中，这一比例似乎要低得多，甚至可能为 0%。在实际工作中，如果患者有克罗恩病或炎症性肠病的病史，肉芽肿的出现强烈提示食管克罗恩病。反之，除非有肉芽肿，否则不能作出克罗恩病累及食管的明确诊断 [18]。在没有炎症性肠病病史的患者中，儿童的食管肉芽肿会增加诊断为炎症性肠病的可能性，但需排除肉芽肿的其他常见原因，如感染和异物 [18]。

（二）淋巴细胞性食管炎

"淋巴细胞性食管炎"（lymphocytic oesophagitis，LO）的模式可能与克罗恩病有关，但

表单 16-2　食管与炎症性肠病

- 在诊断为炎症性肠病累及食管之前需要排除非炎症性肠病性炎症，尤其是 GORD。
- 与克罗恩病相关的食管肉芽肿可能发生在儿童克罗恩病患者，但几乎从不发生在成人克罗恩病患者中。
- 只有在出现肉芽肿的情况下，才能肯定地诊断为食管克罗恩病。
- 淋巴细胞性食管炎的模式可能与克罗恩病有关，尤其是在儿童中，但这种模式的定义即不一致也不明确。
- 食管肉芽肿可能代表新发克罗恩病，但也需要排除其他原因，特别是感染和异物。
- 溃疡性结肠炎患者的食管炎似乎没有对照组那么常见。
- 食管溃疡性结肠炎很难确认，而且可能非常罕见。

尚有争议[19]。所有对淋巴细胞性食管炎的定义都要求显著的淋巴细胞浸润，通常以乳头为中心，伴有相对较少的中性粒细胞或嗜酸性粒细胞（图 16-1B 和图 11-6）[19-21]。然而，对淋巴细胞性食管炎的定义因作者而异（见第 11 章）。淋巴细胞性食管炎与炎症性肠病的关系并不十分肯定，如在一项研究中显示，在 40% 的儿童病例中，淋巴细胞性食管炎可提示炎症性肠病，另一项研究认为淋巴细胞性食管炎在克罗恩病患儿中比溃疡性结肠炎及对照组更常见，但在之后的另一项研究则认为，淋巴细胞性食管炎与炎症性肠病没有显著相关性[19-21]。在克罗恩病患者中，有 44% 的儿童和仅 2% 的成年人出现淋巴细胞性食管炎[14]。另一项研究显示，4% 的溃疡性结肠炎和 14% 的对照组存在淋巴细胞

性食管炎[5]。这些证据表明，淋巴细胞性食管炎在克罗恩病中比在溃疡性结肠炎或其他疾病中更常见，且在克罗恩病患者中，淋巴细胞性食管炎在儿童中比成人中更常见。但并不能通过淋巴细胞性食管炎可靠地提示炎症性肠病或克罗恩病。如此看来，淋巴细胞性食管炎似乎在克罗恩病的儿童中很常见，但其重要性很难在单个病例中确定，因为反流也可能是食管黏膜淋巴细胞浸润的原因（图 16-1C）。

（三）溃疡性结肠炎相关的食管炎

在溃疡性结肠炎累及上消化道的研究中，46% 的溃疡性结肠炎和 54% 的对照组有食管异常改变，0% 的溃疡性结肠炎有食管溃疡，而 17% 的对照组有食管溃疡，看起来并没有更多见于溃疡性结肠炎的组织学改变模式[5]。另一份研究报告显示，儿童溃疡性结肠炎患者的食管炎患病率低于对照组，且溃疡性结肠炎的食管炎症评分低于对照组（$P < 0.01$）[12]。这些证据表明，提示溃疡性结肠炎明确累及食管的证据很难令人信服，真正的溃疡性结肠炎性食管炎非常少见[12]。

四、炎症性肠病与胃

胃的异常表现（表单 16-3）在溃疡性结肠炎和克罗恩病患者中可能比对照组更常见，但数据各不相同[12]，使得炎症性肠病患者中幽门螺杆菌性胃炎的发病率差异很大。例如，在克罗恩病中有 11%～33%，在溃疡性结肠炎中高达 47%[11, 22]，而在一些研究中炎症性肠病患者的发病率反而比对照组低[5]。某些组织学特征在非克罗恩病相关胃炎中可能比在克罗恩病相关性胃炎中更常见，如淋巴组织聚集或淋巴滤泡形成、胃小凹或黏膜固有层浅层中性粒细胞浸润，可能因为这些是幽门螺杆菌感染的特征

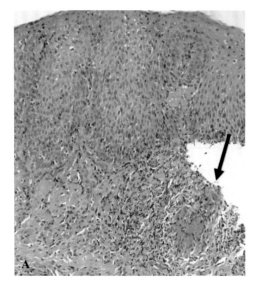

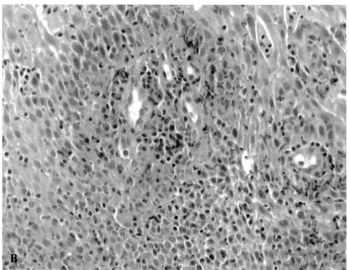

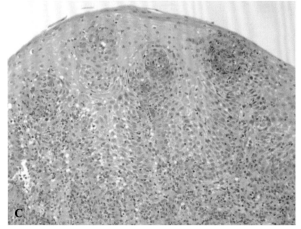

▲ 图 16-1 炎症性肠病累及食管

A. 食管肉芽肿（箭）。这是唯一可靠的鉴别特征，相较于其他原因所引发的食管炎，肉芽肿的出现更有助于已确诊炎症性肠病累及食管的诊断。肉芽肿通常位于上皮下固有层，如图所示。B. 明显的乳头周围炎症，主要是淋巴细胞性食管炎，符合一些作者对"淋巴细胞性食管炎"的定义。这种模式在克罗恩病中可能比对照组更常见。C. 克罗恩病患儿的活检显示食管炎症和上皮增生性改变，这可能代表克罗恩病，但也有其他可能的原因，特别是胃食管反流病

性病变[11]。胃小凹增生在克罗恩病中可能比对照组更常见[5, 11]。

（一）炎症性肠病中的胃肉芽肿

与其他部位一样，肉芽肿是诊断炎症性肠病累及胃的最可靠的组织学指标，尤其是对克罗恩病累及胃部的诊断（图 16-2）。胃部的肉芽肿在克罗恩病中的发生率始终高于对照组[12]，尽管不同研究之间的结果差异很大，这在一定程度上取决于研究设计与患者入选标准[6, 9, 11, 12, 14, 23]。肉芽肿发生率在远端胃高于近端胃[6]，儿童和年轻人高于老年人[9]。

在那些没有既往诊断的人中，胃肉芽肿或"肉芽肿性胃炎"增加了诊断为克罗恩病的可能性，尽管还有许多其他可能的原因。一份报道

显示，大约 50% 的肉芽肿性胃炎患者在经充分检查后诊断为克罗恩病[24]，但其他研究则显示并没有这么高的比例。另一份报道则显示幽门螺杆菌是肉芽肿的重要原因[25]。还有一项研究则表明，局灶活动性胃炎合并肉芽肿的患者比有肉芽肿而没有局灶活动性胃炎的人更有可能被诊断为克罗恩病[11]。

（二）局灶增强性胃炎

最初的局灶增强性胃炎（focally enhanced gastritis，FEG）报道显示，这种模式是幽门螺杆菌阴性克罗恩病的特征[26]。它在组织学上呈现为混合的淋巴细胞、浆细胞、巨噬细胞和中性粒细胞浸润于胃腺体及小凹上皮周围（图 16-3A 和 B），并伴有程度不同的上皮炎症

表单 16-3　胃与炎症性肠病

- 克罗恩病中的肉芽肿
  - 胃远端可能比近端更常见
  - 在儿童和年轻人中比老年人更常见
  - 可能代表克罗恩病性胃炎，但也可以是其他原因
- 儿童中重度胃炎在克罗恩病中比在溃疡性结肠炎中或对照组更常见
- 局灶增强性胃炎
  - 在无炎症性肠病病史的患儿中有一定提示作用
  - 在克罗恩病中比在溃疡性结肠炎中更常见但不够特异
- 局灶增强性胃炎的发生率
  - 幽门螺杆菌阴性的溃疡性结肠炎为 12%
  - 幽门螺杆菌阴性对照组为 19%
  - 溃疡性结肠炎为 21%
  - 新发溃疡性结肠炎为 23%～30%
  - 新发克罗恩病为 54%～55%
- 溃疡性结肠炎中胃炎的模式
  - 显著的局灶性胃炎
  - 基底、斑片状混合性炎症
  - 浅表浆细胞增多

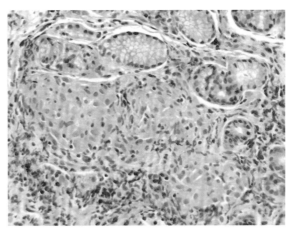

▲ 图 16-2　已知为克罗恩病患者的胃肉芽肿

克罗恩病累及胃部是最可能的解释。如果没有已知的炎症性肠病病史，胃肉芽肿的鉴别诊断范围要大得多，但也包括克罗恩病

和上皮损伤。然而，FEG 在溃疡性结肠炎、幽门螺杆菌感染和其他胃炎中也会发生，尽管概率较低 [8, 27, 28]。

据报道，FEG 的发生率在幽门螺杆菌阴性的溃疡性结肠炎中是 12%；在幽门螺杆菌阴性的对照组中是 19%；在溃疡性结肠炎中占 21% [27]；在溃疡性结肠炎 / 不确定性结肠炎中占 13% [29]；新发溃疡性结肠炎中占 23% [10]；新发克罗恩病中则占 54% [10]。一项研究显示，在 < 21 岁的患者中，FEG 出现在 30% 的新发溃疡性结肠炎和 55% 的新发克罗恩病中，在溃疡性

结肠炎中显然多于克罗恩病 [8]。克罗恩病中伴发包括类似 FEG 在内的各种类型的急性局灶性炎症的比例为 27%～81% [11]，而儿童克罗恩病患者出现胃黏膜急性炎症的概率要高于对照组 [12]。

在实际工作中，FEG 可对诊断儿童炎症性肠病具有提示作用 [17, 27]。在排除常见的胃炎病因后，出现 FEG 或类似的模式支持克罗恩病累及胃部的诊断。在鉴别溃疡性结肠炎或克罗恩病这两种类型的炎症性肠病时，FEG 发生率和程度的价值有限。在儿童克罗恩病中，FEG 的出现预示着回肠活动性炎和消化道其他部位肉芽肿的发生率较高 [8]。

（三）溃疡性结肠炎相关的胃炎

一项对溃疡性结肠炎相关胃炎的详细研究记录了在排除所有其他胃炎原因后在溃疡性结肠炎中比对照组更常见的 3 种炎症模式 [5]。

1. 显著的局灶性胃炎（见于 29% 的病例），表现为固有层内任何部位的淋巴细胞、中性粒细胞和巨噬细胞的局部聚集，至少围绕一个胃小凹或腺体，儿童多于成人，这一点与 FEG 类似。

2. 基底部斑片状混合性炎症（见于 22% 的病例），其特征是深部固有层浆细胞与淋巴细

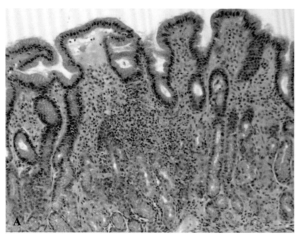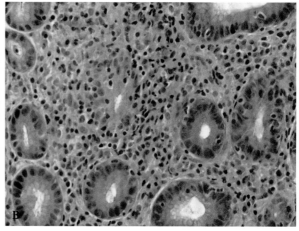

▲ 图 16-3　克罗恩病的胃炎症

A. 斑片状固有层炎症。B. 在高倍镜下，炎细胞主要由淋巴细胞和少量的嗜酸性粒细胞、浆细胞和组织细胞组成，围绕并浸润小凹上皮，上皮可有不同程度的破坏。这种模式类似于局灶增强性胃炎，是克罗恩病的特征，但不具特异性

胞、嗜酸性粒细胞和肥大细胞松散混合。

3. 浅表浆细胞增多（见于 20% 的病例），固有层上部出现一条浆细胞带（图 16-4）。这种模式类似于幽门螺杆菌感染的胃炎，但没有中性粒细胞浸润，也没有病原体结构。

五、炎症性肠病与十二指肠

与其他上消化道部位相同，炎症性肠病的病史与肉芽肿的出现提示炎症性肠病累及十二指肠，尤其是克罗恩病，然而十二指肠新发不明原因肉芽肿则需要排除克罗恩病。据目前对克罗恩病的分析显示，在十二指肠发生肉芽肿的概率低于胃，为 1.4%～11.4% [6, 7, 9, 11, 12, 14]。十二指肠球部前的发生率要高于球部后 [6]，儿童高于成人（表单 16-4）。

在一小部分结肠切除术后的溃疡性结肠炎患者中，十二指肠会特征性地表现为慢性弥漫性固有层炎症，表现为浆细胞与提示活动性炎的中性粒细胞浸润、隐窝结构异常，类似于溃疡性结肠炎在结直肠的表现（图 16-5）[4]。这种模式似乎与储袋炎的形成密切相关，并可能是结肠切除术后发生储袋炎的预测指标 [5]。

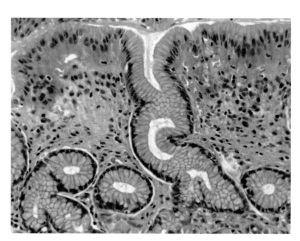

▲ 图 16-4　溃疡性结肠炎相关的胃炎

其特征性模式包括浅表富含浆细胞的带状炎细胞浸润（如此例溃疡性结肠炎患者的胃镜活检标本所示）、局灶增强性胃炎模式和基底片状混合性炎症模式。在诊断时需排除幽门螺杆菌性胃炎

其他十二指肠组织学改变的鉴别诊断价值有限。一项儿童病例研究显示，十二指肠炎发生于 23% 的溃疡性结肠炎、33% 的克罗恩病和 9% 的对照组 [12]。克罗恩病比溃疡性结肠炎更容易发生十二指肠隐窝炎（图 16-6），十二指肠上皮内淋巴细胞增多（图 16-6）在溃疡性结肠炎中比在克罗恩病中更常见 [12]，而十二指肠溃疡或绒毛萎缩的发生率没有差异 [11]。另一项研究显示，幽门螺杆菌阴性的克罗恩病肠黏膜

表单 16-4　十二指肠与炎症性肠病

- 克罗恩病中的肉芽肿
  - 十二指肠球部前比球部后可能更常发生
  - 胃可能比十二指肠更常发生
- 少数情况下，溃疡性结肠炎患者会发生组织学表现类似溃疡性结肠炎的弥漫性十二指肠炎
- 儿童病例中十二指肠隐窝炎在克罗恩病中可能比在溃疡性结肠炎中更常见

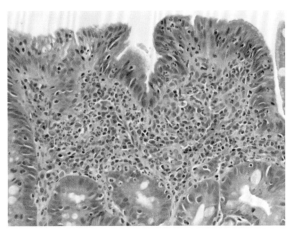

▲ 图 16-6　已知为克罗恩病患者的十二指肠炎，表现为中性粒细胞性隐窝炎和上皮内淋巴细胞增多

在目前已知的炎症性肠病研究中，该特征的出现频率及与其他十二指肠炎症的鉴别诊断价值报道不一。实际上，在诊断炎症性肠病累及十二指肠之前，需要排除感染和药物等其他原因，尤其是在溃疡性结肠炎的患者

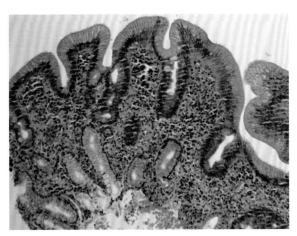

▲ 图 16-5　溃疡性结肠炎累及十二指肠

少见但有特征性的十二指肠绒毛萎缩和炎症性改变，类似溃疡性结肠炎的组织学改变。在本例中，还可见广泛的表面小凹上皮化生。其他原因引起的十二指肠炎也需要排除

表面及深部固有层中的中性粒细胞显著多于非克罗恩病相关十二指肠炎[11]。

六、其他相关问题

（一）炎症性肠病累及上消化道：炎症的严重性

此外，炎症的严重程度也可以为临床提供一些信息。一份报道显示，27% 的克罗恩病患儿发生了中度至重度胃炎，而在溃疡性结肠炎

或对照组患者中未发生[12]。在对炎症严重程度进行评分后，可发现克罗恩病患者的胃炎评分高于溃疡性结肠炎或对照组。中度或重度十二指肠炎见于 11% 的克罗恩病、15% 的溃疡性结肠炎和 0% 的对照组患者[12]。相比之下，轻度胃炎和十二指肠炎的特异性较低。

这些观察表明，严重的胃炎与更高的克罗恩病的可能性相关，严重的十二指肠炎与更高的炎症性肠病可能性相关。

（二）新发上消化道病变对已有溃疡性结肠炎诊断的影响

治疗后或长期的溃疡性结肠炎患者出现无明显诱因的上消化道炎症时，应回顾既往的活检或切除标本以排除克罗恩病。当溃疡性结肠炎的病变出现非经典的分布方式，如斑片状分布、直肠未受累或盲肠斑片状病变时，同样应再进行复核。当然，若要根据不寻常的分布模式将溃疡性结肠炎诊断修正为克罗恩病诊断之前，需彻底排除溃疡性结肠炎异常分布的可能性[4]。此外，正如本章所讨论的，溃疡性结肠炎也可能累及上消化道。

七、总结

表单16-5归纳了病理医生诊断炎症性肠病累及上消化道时的主要考虑因素。表16-1列出了儿童和成人溃疡性结肠炎和克罗恩病中几种上消化道组织学特征的出现频率。

表单16-5　上消化道与炎症性肠病：总结

- 在确诊或疑诊的炎症性肠病病例中上消化道活检标本的评估需谨慎，因为上消化道炎症性疾病还有许多其他常见原因
- 确诊炎症性肠病病例中的上消化道肉芽肿
    - 是炎症性肠病累及上消化道的重要提示
    - 在克罗恩病比在溃疡性结肠炎中更常发生
- 在新发上消化道疾病中，肉芽肿的出现增加了诊断炎症性肠病的可能性
- 对于上消化道肉芽肿，尤其是胃肉芽肿，除炎症性肠病外还有其他许多病因
- 在炎症性肠病患者中，儿童比成人更有可能发生上消化道病变，并且更有可能进行上消化道诊察
- 总之，克罗恩病比溃疡性结肠炎在显微镜下更常见上消化道炎症
- 局灶性上消化道改变，虽然能让人联想到结直肠克罗恩病，但往往不够特异
- 淋巴细胞性食管炎在炎症性肠病中是一个较常见的症状，可能与儿童克罗恩病相关
- 局灶增强性胃炎对儿童炎症性肠病有一定提示作用，在克罗恩病中比在溃疡性结肠炎中更常见
- 儿童的十二指肠隐窝炎可能提示克罗恩病
- 儿童中度至重度十二指肠炎在炎症性肠病中可能比在对照组中更常见，中度至重度胃炎在克罗恩病中比溃疡性结肠炎中更常见

第 17 章　正常下消化道黏膜
Normal Lower Gastrointestinal Mucosa

Roger M. Feakins　著

刘坦坦　译　　李增山　张丽英　校

一、概述

"下消化道"这个名称并不准确，从内镜的角度来看，包括末端回肠、阑尾、结肠、直肠和肛门，上消化道则是指食管至十二指肠，空肠和回肠近端究竟属于上消化道还是下消化道并无定论，甚至有观点认为这些部位并不属于"上/下消化道"的其中一部分。

回肠远端即回肠末端，是结肠镜检查时所能探及的下消化道最近端部分。有时内镜医生为了确认内镜已经过全结肠而在此处取活检，但一些指南并不赞成这一做法。回肠末端在回盲瓣处与盲肠相延续，内镜医生也可以在盲肠处对阑尾开口的部位进行识别和活检。结直肠从近端到远端包括盲肠、升结肠、肝曲、横结肠、脾曲、降结肠、乙状结肠和直肠（图 17-1）。"直乙"（rectosigmoid）这一名称含义模糊，除非加以限定，如直乙交界。

了解结直肠不同部位的正常结构和形态学变异十分重要，可以降低一些炎症性病变和肿瘤性病变过度诊断的风险。

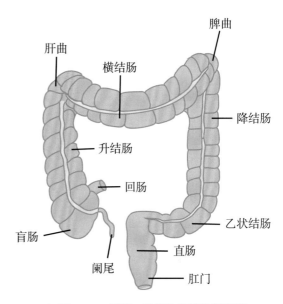

▲ 图 17-1　回肠、结肠和直肠的解剖图

二、回肠

（一）回肠黏膜

回肠黏膜类似于十二指肠和空肠黏膜（见第 9 章），由绒毛和隐窝构成（图 17-2）。隐窝/绒毛的比例通常为 4:1 或更高。上皮细胞类型包括吸收细胞（图 17-3A）、杯状细胞、Paneth 细胞（图 9-23A 和图 17-3B）和内分泌细胞（图 17-3C）。吸收细胞呈高柱状，胞质嗜酸性，细胞核卵圆形，位于基底部。在吸收细胞下面有一层薄的基底膜，具有固定细胞的作用，由胶原蛋白、蛋白聚糖、纤维连

接蛋白和层粘连蛋白构成[1]。微绒毛刷状缘位于细胞表面，在显微镜下呈现为细线状结构（图 17-3A），其表面富含多糖 - 蛋白质复合物（又称糖萼），PAS（periodic acid-Schiff，PAS）染色和阿尔辛蓝（alcian blue，AB）染色阳性。杯状细胞很容易被识别，其在回肠远端的密度高于回肠近端（图 17-3A）[1]。Paneth 细胞在回肠黏膜隐窝内数量较多。

与十二指肠黏膜相比，回肠黏膜杯状细胞更加丰富，没有布氏腺，且淋巴组织更加明显和丰富。另外，回肠的绒毛较短且扭曲，导致活检标

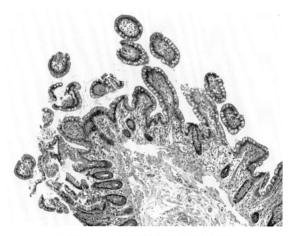

▲ 图 17-2　回肠黏膜的低倍镜图像

与十二指肠相同，回肠黏膜具有绒毛和隐窝结构。与十二指肠相比，回肠绒毛短且扭曲，切片中多为不同角度的横切面，而完整的绒毛结构则较为少见。杯状细胞数量较多，但绝不会出现布氏腺

本中更多见到的是绒毛横切面，而较少显示完整的绒毛结构（图 17-2）[1]。如果见到布氏腺则基本可以排除回肠黏膜，其他用以区分回肠和十二指肠的特征通常并不可靠（表 17-1）。

回肠的内分泌细胞（图 9-23B 和图 17-3C）与十二指肠类似，包含 S 细胞（产生促胰液素）、K 细胞（GIP）、I 细胞（CCK）、L 细胞（PYY，GLP-1/GLP-2）和 N 细胞（神经降压素），但无 X/A 样细胞。回肠黏膜同样含有其他消化道普遍存在的内分泌细胞，包括 D 细胞（分泌生长抑素）和 EC 细胞（分泌 5- 羟色胺）。同十二指肠相比，回肠黏膜中 S、K、I、D 和 EC 细胞的分布可能更为稀疏，但是不同部位某种内分泌细胞是否存在，以及数量在不同的文献报道中并不一致，而在实际工作中，病理医生几乎没有必要去区分这些细胞类型。

（二）回肠固有层和炎症细胞（表单 17-1）

固有层位于绒毛内及隐窝之间，含有胶原和弹力蛋白网及黏多糖和非胶原蛋白（如纤维连接蛋白、层粘连蛋白、黏合素和蛋白多糖），固有层中可见少量纵行的平滑肌束，位于绒毛内和隐窝周围。固有层的其他成分包括纤维母细胞、细小动脉、细小静脉、毛细血管、淋巴管和神经纤维，以及浆细胞、嗜酸性粒细胞和

表 17-1　十二指肠和回肠黏膜的区别

	十二指肠	回肠
布氏腺	活检中可见 近端更多见，降部以远少见	不存在
杯状细胞	数量少于回肠	数量多于十二指肠
绒毛高度	较高	较短
绒毛结构	扭曲程度较轻	扭曲程度明显，切片中绒毛的横切面更多见
隐窝 / 绒毛比例	至少 3∶1	至少 4∶1
上皮内淋巴细胞数量	（2～25）/100 个上皮细胞	平均（3.8～13.9）/100 个上皮细胞
上皮内淋巴细胞构成	大多数为 CD8+ T 细胞	大多数为 CD8+/CD4- T 细胞
淋巴细胞聚集和淋巴滤泡	可能有，但不多见	数量众多且显著，尤其是回肠远端。可以发生融合，形成 Peyer 斑，也是以远端为著

（续表）

表单 17-1　回肠黏膜内的炎细胞

肠道相关性淋巴组织（GALT）

- 广泛存在
- 局灶性和弥漫性的分布方式
  - 局灶性：淋巴细胞聚集、淋巴滤泡
  - 弥漫性：上皮内淋巴细胞和固有层淋巴细胞

淋巴滤泡

- 成分：边缘区、套区和滤泡生发中心
- Peyer 斑由融合的淋巴滤泡构成
- 避免过度诊断为淋巴瘤

上皮内淋巴细胞

- 绒毛上皮内数量＞隐窝上皮内数量
- 绒毛基底部数量＞绒毛上部数量
- 大多数为 $CD8^+ CD4^-$ T 细胞
- ＞ 25/100 个上皮细胞提示乳糜泻，利用十二指肠标本评估比回肠标本更加可靠

固有层淋巴细胞

- T 细胞＞B 细胞
- T 细胞：65% 为 $CD4^+$ T 细胞，35% 为 $CD8^+$ T 细胞

浆细胞

- 回肠黏膜基底部出现浆细胞是正常现象
- 基底部浆细胞增多不是诊断回肠慢性炎症的可靠指标

滤泡相关性上皮

- 覆盖于滤泡上方
- 与其他类型的上皮相比，杯状细胞更少
- 不宜评估上皮内淋巴细胞数量

肥大细胞

- 正常数量不确定
- 出现簇状分布则提示肥大细胞疾病

表单 17-1　回肠黏膜内的炎细胞

中性粒细胞

- 固有层中性粒细胞
  - 通常不存在
  - 亦可少量存在，但应寻找其他的炎症证据
- 上皮内中性粒细胞
  - 通常不存在
  - 亦可少量存在，尤其是邻近淋巴细胞聚集的区域

淋巴细胞等炎症细胞（图 17-3 和图 17-4）[1]。

消化道是"机体最庞大的淋巴器官"。肠道相关淋巴组织（gut-associated lymphoid tissue, GALT）有助于保护机体免受微生物的侵害（见第 19 章）[2]。小肠内淋巴组织丰富，呈局灶性和弥漫性分布。局灶性分布方式包括淋巴细胞聚集、淋巴滤泡和 Peyer 斑，而弥漫性方式则表现为固有层和上皮内的 T 和 B 淋巴细胞。亦有观点认为肠系膜淋巴结也是 GALT 的组成部分。肠道相关的免疫增强机制包括 IgA 的分泌、淋巴细胞对抗原的反应和肠上皮细胞的保护功能。

回肠黏膜内淋巴细胞聚集和淋巴滤泡的大小不一，常常发生融合（形成 Peyer 斑），在儿童比成人更明显，并可与黏膜下层的淋巴细胞相延续。与近端回肠相比，远端回肠的淋巴组织聚集和 Peyer 斑往往体积更大，更易发生融合。淋巴滤泡上方毗邻滤泡相关性上皮（follicle-associated epithelium, FAE）（图 17-5A 和 B）。淋巴滤泡的生发中心主要由 B 细胞组成，并可见少量可染小体。生发中心周围为含有树突状细胞的滤泡旁 T 细胞区。在接近黏膜表面的滤泡顶部区域可见巨噬细胞。这些淋巴滤泡无被膜，也无输入或输出淋巴管[2]。

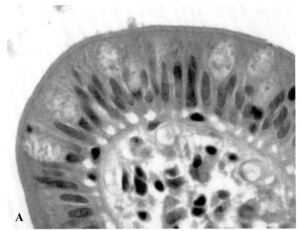

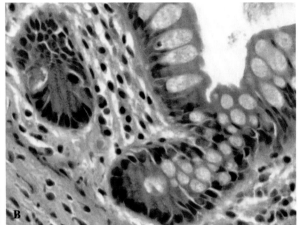

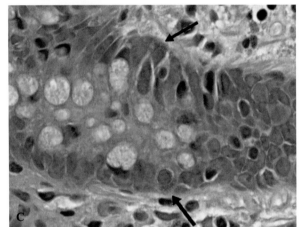

▲ 图 17-3　回肠黏膜主要的上皮细胞类型

A. 绒毛和隐窝中可见杯状细胞和高柱状吸收细胞，前者含有显著的黏液空泡，而后者细胞核呈卵圆形，位于基底部。与十二指肠类似，回肠黏膜上皮表面可见由微绒毛和多糖 - 蛋白质复合物（糖萼）组成的刷状缘。B. Paneth 细胞具有显著的位于核上的嗜酸性颗粒状胞质，回肠黏膜内可有较多的 Paneth 细胞。C. 内分泌细胞。与 Paneth 细胞相比，内分泌细胞（箭）体积通常更小，核位于上部而非基底部，其胞质内嗜酸性颗粒（若有）色泽并不鲜亮。一些内分泌细胞有透明的核周空晕或淡染的细胞质成分。
D. 回肠黏膜示意图

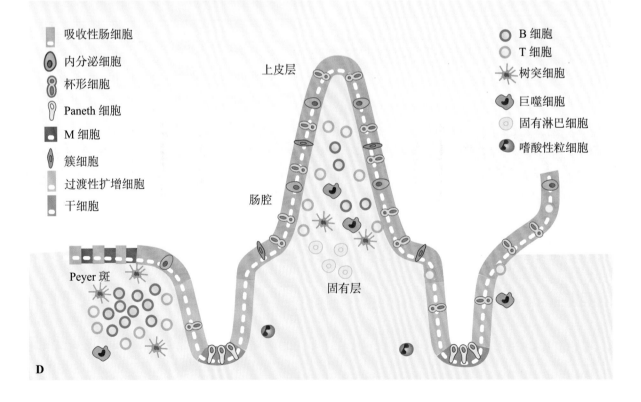

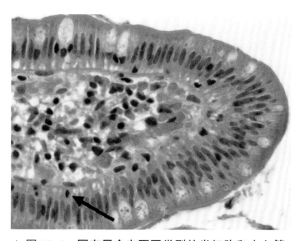

▲ 图 17-4　固有层含有不同类型的炎细胞和小血管。绒毛内可见少量上皮内淋巴细胞（箭），表面上皮内淋巴细胞则更为稀疏，上皮内淋巴细胞往往位于细胞的基底部。总的来说，回肠的上皮内淋巴细胞比十二指肠的少

淋巴细胞聚集和淋巴滤泡可以非常密集，有时被误认为慢性炎症或者淋巴瘤（图 17-5C）。致密或者广泛的淋巴组织，抑或是局灶性的淋巴细胞聚集，都有可能提示淋巴瘤，因此需要明确有无其他支持肿瘤性病变的证据，如淋巴细胞核的异型性、淋巴细胞不成熟的程度和提示破坏性改变的淋巴上皮病变（边缘区淋巴瘤的特征）（见第 19 章）。免疫组化对鉴别诊断很有帮助，如 Kappa 和 Lambda 轻链及特定类型淋巴瘤的标志物。

绒毛上内皮淋巴细胞比隐窝上皮细胞多，其在绒毛基底部比绒毛上半部更为密集（图 17-4 和图 17-5D）。上皮内淋巴细胞在回

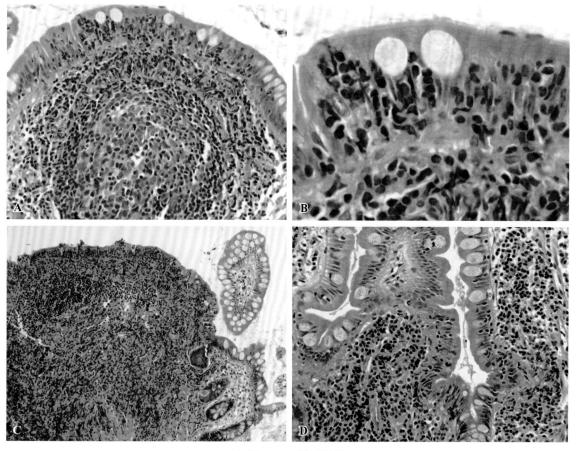

▲ 图 17-5　淋巴组织
A. 回肠内淋巴滤泡众多，可以很大，并且融合。B. 与其他区域的上皮相比，覆盖在淋巴滤泡上方的滤泡相关上皮（FAE）杯状细胞数量较少，而上皮内淋巴细胞较多。C. 较大的淋巴细胞聚集和淋巴滤泡是可以接受的，并不足以诊断淋巴瘤。D. 隐窝上皮内淋巴细胞多于绒毛的上皮内淋巴细胞（译者注：与正文中"绒毛上内皮淋巴细胞比隐窝上皮细胞多"的描述相互矛盾）

肠黏膜的数量通常少于十二指肠，并且随着年龄的增长而减少[3]。据一篇文献报道显示，回肠黏膜平均每 100 个上皮细胞存在 3.8 个淋巴细胞（范围为 0～9 个），而另一研究则显示平均每 100 个上皮细胞存在 13.9 个淋巴细胞[3, 4]。上皮内淋巴细胞几乎全部都是 T 淋巴细胞，其中大多为都为 CD8+CD4- 的抑制性 / 细胞毒性 T 细胞表型，但滤泡相关的上皮内淋巴细胞主要表达 CD4（见下文）。上皮内淋巴细胞常位于上皮细胞的基底部或稍靠上的位置，并通过不同的方式与上皮细胞互相作用。上皮内淋巴细胞可能的功能有以下几个方面，包括调节上皮细胞的增殖，影响免疫球蛋白抗原的应答，释放细胞因子，降低上皮的屏障功能、离子转运和氯离子分泌，参与细胞溶解[1]。

回肠黏膜的上皮内淋巴细胞计数在乳糜泻诊断中并没有十二指肠黏膜的上皮内淋巴细胞计数那么可靠，但如果出现计数增加的表现，亦可提醒病理医生和临床医生考虑此病的可能性。一份研究显示，回肠末端上皮内淋巴细胞计数超过阈值（即每 100 个上皮细胞中淋巴细胞的数目超过 25 个），则诊断乳糜泻的敏感性为 45%，特异性为 97.8%[4]。

固有层中 T 淋巴细胞多于 B 淋巴细胞。与上皮内淋巴细胞不同，大约 2/3 的固有层 T 淋巴细胞表达 CD4（辅助 T 细胞表型），1/3 表达 CD8，也就是说，CD4+ 淋巴细胞更多见于固有层[3]。

衬覆于淋巴滤泡或 Peyer 斑之上的滤泡相关上皮（fFollicle-associated epithelium，FAE）其杯状细胞少于周围上皮。FAE 内可含有成簇的淋巴细胞[1]，事实上有些淋巴细胞并不在上皮内，而是被下面的淋巴滤泡推挤到邻近上皮的位置（图 17–5A 至 C）。FAE 下方的淋巴滤泡边缘区含有 CD4+ T 淋巴细胞、浆细胞和巨噬细胞。在边缘区下方是薄的套细胞区，围绕在滤泡中心周围[1]。FAE 也含有少量的无微绒毛结构的 M 细胞，其在超微结构上与吸收细胞不同，但在常规显微镜下二者没有明显的区别[1]。在黏膜炎症性病变中，M 细胞数量增加，可占 FAE 细胞的 24%。在慢性回肠炎中，上皮损害时 M 细胞可发生碎裂和坏死，使得淋巴细胞到达肠腔内，而肠腔内容物亦可进入淋巴组织，这一过程可能是口疮样溃疡形成的基础[1]。

固有淋巴细胞（innate lymphoid cell，ILC）在 GALT 中发挥一定作用，它们位于黏膜屏障部位，其功能为对各种微生物应答、影响如损伤修复等其他过程、释放细胞因子以应答感染或细胞损伤。ILC 缺乏特异性的 T 和 B 细胞受体，其细胞因子表达谱与辅助性 T 细胞类似[5, 6]。

浆细胞是正常小肠黏膜的组成成分，与结肠黏膜不同，浆细胞梯度不是回肠黏膜的特征。事实上浆细胞经常位于正常小肠黏膜固有层的基底部，特别是回肠末端。因此，浆细胞梯度丧失和黏膜基底部浆细胞增多的概念不适用于回肠。此外，回肠慢性炎症的评估需谨慎，不能是基于对炎症细胞增多与否的主观判断，其结果并不可靠（见第 19 章）。浆细胞主要表达 IgA[1]。

固有层中尚存在肥大细胞，通常在隐窝周围，少数情况下位于上皮内，具有 IgE 受体，CD117 免疫组化染色阳性。关于肥大细胞在正常黏膜中的密度的相关报道不多。肥大细胞成簇分布是肥大细胞增生性疾病的线索，但仅仅根据肥大细胞的数量和密度作出判断并不可靠[7, 8]。

巨噬细胞在黏膜固有层中数量很多，除非含有色素、黏液或细胞碎片，否则难以识别。一些巨噬细胞位于表层上皮的下方，有时可聚集成团，胞质内可见吞噬的核碎片和色素。

中性粒细胞在固有层中可少量出现，但在表面上皮内非常罕见，表面上皮内即便是出现个别的中性粒细胞，也提示应去寻找相关炎症的其他证据。

回肠的慢性炎症可表现为结构的改变，包括绒毛变钝、变宽、变短，隐窝萎缩或分枝，以及幽门腺化生（见第 19 章）[1]。然而，显著的异常隐窝分枝或隐窝萎缩在小肠黏膜并不常见，这一点与炎症性肠病或其他慢性炎症在结直肠的表现有所不同。

（三）回肠黏膜下层

黏膜肌层是一层横向分布的薄层平滑肌细胞（译者注：黏膜肌层也具有与固有肌层类似的内环外纵两层结构），其将黏膜和黏膜下层分开。回肠黏膜下层由疏松结缔组织构成，可有淋巴细胞聚集 / 淋巴滤泡和脂肪组织[1]。一项针对回肠和结肠黏膜下脂肪形态学分析研究显示，在回盲瓣处有明显的脂肪沉积，在回肠和结肠的其他部位脂肪组织多少不等，且与体重或 BMI 之间没有相关性[9]。黏膜下层可见神经节细胞，黏膜内亦可存在节细胞，但很少见（图 23-5）。

三、结肠和直肠

（一）结直肠黏膜上皮

结直肠黏膜没有胃或小肠黏膜那么复杂，主要成分是表面上皮、隐窝上皮和固有层。上皮细胞的类型包括柱状吸收细胞、杯状细胞、Paneth 细胞、内分泌细胞和簇细胞，不同类型细胞的数量因解剖部位而异（表单 17-2）。

吸收细胞是表面上皮的主要组成部分。吸收细胞呈高柱状，核位于基底部或邻近基底部，胞质含有黏液，但在常规 HE 染色切片中不易被识别（图 17-6A）。表面上皮下是一层菲薄的胶原带，厚度为 3～7μm（图 17-6B）。有时，表面上皮的细胞核位于细胞基底部的上方，导致核下胞质形成带状结构，易被误认为增厚的上皮下胶原带（图 17-6C）。

表单 17-2　结直肠黏膜的特征

正常黏膜或非慢性炎症时可出现隐窝扭曲的情况

- 直肠黏膜
- 肛门直肠交界处
- 盲肠
- 活检定位不佳
- 无名沟
- 邻近隐窝脓肿、淋巴细胞聚集或淋巴滤泡的部位

慢性炎症时的细胞成分

- 对慢性炎症的识别主要是基于对浆细胞的评估，特别是固有层基底部浆细胞增多（浆细胞梯度丧失）
- 正常的盲肠和升结肠中可缺乏浆细胞梯度
- 病理性淋巴细胞聚集与正常的淋巴细胞聚集形态相似

上皮内淋巴细胞

- 正常：（2～5）/100 上皮细胞
  - 正常的盲肠和升结肠中数量可能更多
- $CD4^+ > CD8^+$
- 异常：> 15/100 上皮细胞

胶原带

- 定位不佳（斜切）可形成胶原带厚度增加的假象
- 表面上皮中细胞核位置上移可形成上皮下胶原带增厚的错觉

隐窝是由表面上皮向下凹陷形成，并延伸至黏膜肌层。在定位良好的活检标本中，正常隐窝彼此平行排列，从黏膜表面延伸至黏膜肌层（图 17-6A 和图 17-7A）。无名沟为两组隐窝之间的交界处。分枝状隐窝是判断黏膜慢性损害的有用标记，但有些

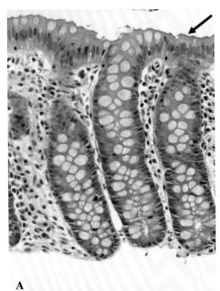

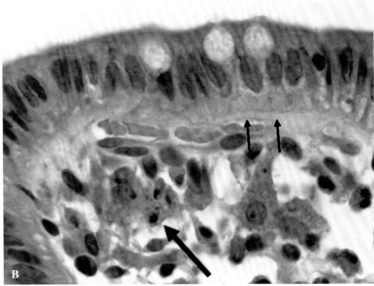

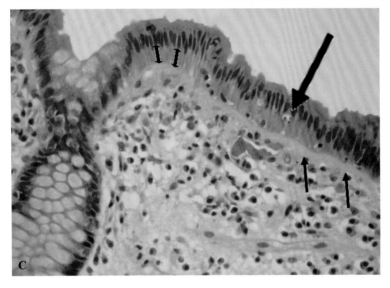

▲ 图 17-6　正常结直肠黏膜

A. 表面上皮细胞呈高柱状，细胞核位于基底部或紧邻基底部，黏液成分不明显（箭），杯状细胞含有显著的黏液空泡。B. 表面上皮下有一层薄的胶原带（小箭）。在表面上皮下的固有层可有小灶聚集的吞噬碎片的巨噬细胞（大箭），固有层亦可见到明显的嗜酸性粒细胞。C. 表面上皮细胞的细胞核位置偏高，低倍镜观察时，会导致上皮下胶原带增厚的假象（双头箭）。但在高倍镜观察时，真正的上皮下胶原带（小箭）则显示的十分清晰。上皮内可见凋亡细胞，但数量很少（大箭）

情况会导致对隐窝分枝的过度解读，散在的隐窝分枝可以忽略不计，特别是在无名沟处存在的分枝状隐窝，其属于正常现象（图 17-7 B）[10, 11]。活检组织定位不佳可造成隐窝扭曲或缩短等错误印象。正常的直肠黏膜可表现为隐窝缩短和隐窝形态不规则，尤其是在肛肠交界处附近（图 17-7C）。盲肠黏膜也可有轻微的隐窝结构改变。不宜在淋巴细胞聚集区域周围三个隐窝的范围内评估黏膜结构是否有改变，其结果并不可靠（图 17-7D）。

杯状细胞含有大的卵圆形黏液空泡，细胞核体积小，位于基底部（图 17-6A 和 B）。在结直肠黏膜中，杯状细胞数量比吸收细胞少，但所占的体积更大。与结直肠其他部位相比，杯状细胞在直肠和乙状结肠的数量更多，且在黏膜上部比下部更丰富。表面或邻近表面的杯状细胞有时会因黏液释放而表现得不太明显（图 17-6A）。杯状细胞黏液 AB 染色呈强阳性。

吸收细胞和杯状细胞黏蛋白的免疫组化染色差异不大，MUC1、MUC3 和 MUC4 在两种细胞中均有表达。但杯状细胞表达 MUC2，而吸收细胞不表达 MUC2。MUC2 已经被一些研究者用于识别食管柱状上皮化生 / 巴雷特食管中杯状细胞的前体细胞[12]。

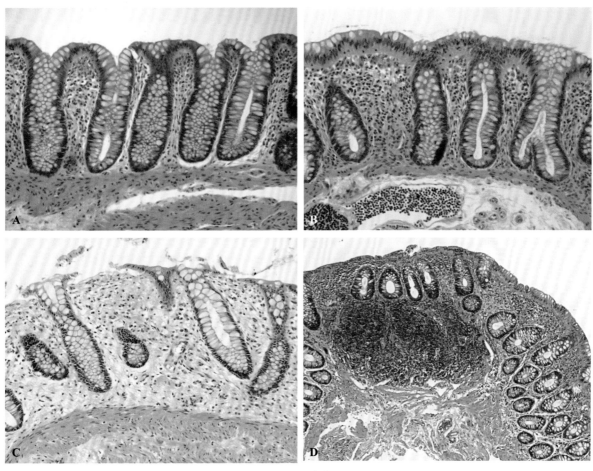

▲ 图 17-7　隐窝结构

A. 在定位良好的活检标本中，隐窝相互平行，从黏膜表面延伸至基底，形似试管。B. 少量隐窝出现分枝或扭曲是可以接受的，但也提示应寻找慢性炎症的其他证据。C. 直肠黏膜和盲肠黏膜的隐窝可比其他部位的隐窝间隔更宽、更短，可类似于萎缩性隐窝，这一表现在盲肠的程度相对较轻。此外，直肠隐窝可比其他部位更不规则。图中还显示固有层中纤细的平滑肌束。D. 邻近淋巴滤泡的隐窝结构可不规则，本例尚表现出隐窝上皮黏液减少和类似异型增生的特征

　　结直肠黏膜上皮的更新需要 3～4 天。隐窝底部的细胞分裂最活跃，而隐窝上 1/4 的细胞不分裂。吸收细胞、杯状细胞和簇细胞向上迁移到表面。隐窝底部的干细胞在镜下无法识别。

　　干细胞在肿瘤生物学中的研究已得到广泛的关注，特别是其在结直肠癌的发病机制和进展中的作用。令人困惑的是，尽管肿瘤干细胞与肠道干细胞有一些共同的特征，如类似的信号通路[13]，但肿瘤干细胞并不一定来源于肠道干细胞。虽然结直肠癌很常见，但对肠道干细胞的研究大多局限于小肠，而对结肠干细胞的研究结果相对较少[13]。结直肠干细胞与小肠干

细胞的区别在于缺乏 Paneth 细胞、+4 位干细胞（干细胞假说之一，即干细胞位于从隐窝底部算起的第 4 个细胞位置），以及 BMI1+ 细胞[13]。

　　细胞凋亡碎片可存在于表面上皮，正常黏膜中隐窝上皮细胞也可见少量凋亡。在一些疾病状态下，细胞凋亡的数量会增加。

　　结直肠黏膜上皮中内分泌细胞数量稀少，多位于隐窝中上 1/3，而非隐窝底部[14]，内分泌细胞形似锥形，尖部朝向隐窝腔面，宽的底部与基底膜平行[14]。一些研究显示，内分泌细胞约占肠隐窝上皮细胞总数的 1%，平均每个隐窝有 4 个内分泌细胞[15, 16]。直肠神经内分

泌细胞的密度高于结肠，但整个结肠的分布密度相似，在不同地域和种族的人群中会有所不同[17]。嗜铬素、突触素或其他神经内分泌标志物的免疫组化染色可很好的显示这些细胞。神经内分泌细胞分泌多种物质，包括 5- 羟色胺、胰高血糖素、生长抑素、胰腺多肽和 YY 多肽（PYY）。神经内分泌细胞类型包括消化道共有的 EC 细胞（5- 羟色胺 /5-HT）和 D 细胞（生长抑素），以及小肠特异性的神经内分泌细胞，如 I 细胞、L 细胞（PYY）和 N 细胞[14, 17, 18]，每种物质都有对应的免疫组化标志物。在疾病状态下神经内分泌细胞的数量和密度可发生改变，如炎症性肠病和肠易激综合征[14, 17]。

Paneth 细胞遍布小肠，在结直肠中相对较少见，盲肠数量最多，升结肠和右半横结肠次之，脾曲远端稀少甚至没有[19]。远端结肠和直肠出现 Paneth 细胞化生则提示有慢性炎症和（或）损伤。

簇细胞存在于隐窝上部，以微绒毛的存在为特征，用常规显微镜下无法将它们与吸收细胞区分开来。这些细胞参与 2 型免疫反应，特别是肠道寄生虫感染[20]。胰腺和呼吸道也有类似的细胞。隐窝周围的纤维母细胞 / 肌纤维母细胞与固有层其他的纤维母细胞相似（图 17–8）。

（二）结直肠黏膜：固有层和淋巴组织

固有层位于隐窝之间，由含网状纤维的结缔组织和不同数量的淋巴细胞、浆细胞、巨噬细胞、肥大细胞和嗜酸性粒细胞组成。与结直肠其他部位相比，直肠固有层细胞成分通常更为丰富，有时会造成此处隐窝间距增大和腺体萎缩的印象（图 17–7C）。平滑肌束即便存在也很稀少（图 17–7C），可从黏膜肌层向上伸至表面上皮下的胶原带。

正常结直肠黏膜内有一定数量的浆细胞和

淋巴细胞，从儿童到成人数量逐渐增多。固有层的淋巴细胞、浆细胞并不代表慢性炎症，"生理性慢性炎症"并非一个合适的名词。浆细胞通常表达 IgA，较少表达 IgG 或 IgM。慢性炎症时对细胞密度的评估主要是指浆细胞，而非淋巴细胞，因为浆细胞更容易识别和量化[21, 22]。此外，正常结直肠黏膜具有明显的"浆细胞梯度"，浆细胞的密度在黏膜上 1/3 处最高，而在黏膜基底部最低（图 17–8）[11, 23]。浆细胞梯度丧失导致"黏膜基底部浆细胞增多"，是慢性炎症的客观指标和炎症性肠病的典型特征。

结直肠依解剖位的不同而具有不同的浆细胞和淋巴细胞密度和分布[23]，盲肠和升结肠固有层浆细胞和淋巴细胞的数量高于其他部位，而在直肠数量较少[11, 23]。此外，盲肠和升结肠

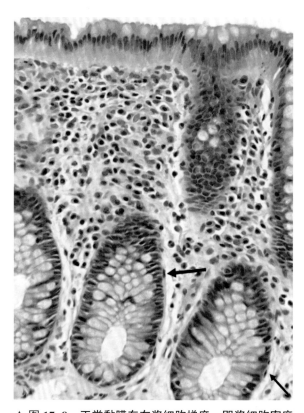

▲ 图 17–8　正常黏膜存在浆细胞梯度，即浆细胞密度从固有层的上 1/3 到下 1/3 是逐渐下降的。如果这种梯度丧失，则称为黏膜基底部浆细胞增多，是慢性炎症的客观指标。在隐窝上皮周围可以看到具有细长核的纤维母细胞（箭）

可缺乏正常的浆细胞梯度（图 17-9）。因此，在盲肠或升结肠活检以及在部位不明的活检中诊断慢性炎症和（或）"黏膜基底部浆细胞增多"时需谨慎。

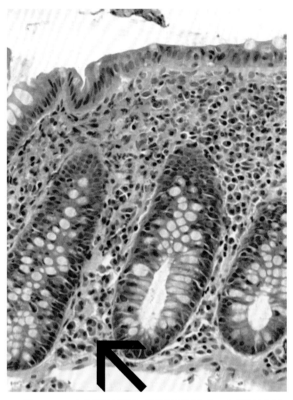

▲ 图 17-9　在正常盲肠和升结肠黏膜中，可能并不存在浆细胞梯度消失的现象。本例盲肠活检中，黏膜基底部的浆细胞密度（箭）与上 1/3 处的浆细胞密度相似

淋巴细胞聚集在结直肠黏膜中很常见，并可以延伸至黏膜下层，为 B 和 T 淋巴细胞混合存在（图 17-7D 和图 17-10A）。与结直肠其余部位相比，直肠中的淋巴细胞数量更多更显著（图 17-10B）[24]，此外，盲肠的淋巴细胞聚集现象也很显著。少数结直肠黏膜淋巴细胞聚集的中心可见淡染的生发中心结构，故此时用淋巴滤泡一词更为恰当。淋巴细胞聚集 / 淋巴滤泡位于黏膜的基底部并可跨越黏膜肌层延伸至黏膜下层（图 17-10A），可呈现为圆顶状（淋巴腺复合体），表面被覆及周围的上皮与其他部位的上皮有所不同，此处上皮黏液含量相对较少，细胞排列更紧密，并且存在 M 细胞（见上文）。慢性炎症时可出现淋巴聚集的大小和数量增加，由于形态与正常的淋巴细胞聚集很相似，所以这种判断实际上很主观。

上皮内淋巴细胞在结直肠比小肠的数量少（大约每 100 个上皮细胞有 2~5 个上皮内淋巴细胞）[25]。表面上皮中上皮内淋巴细胞超过 15/100 个上皮细胞通常被认为是异常的，也是淋巴细胞性结肠炎诊断的必要条件，亦可见于其他不同的情况（如药物、HIV、感染、炎症性肠病、移植物抗宿主病和乳糜泻）。显微镜下

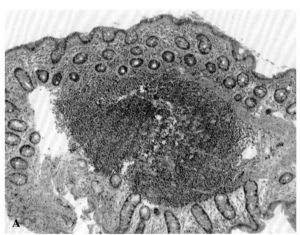
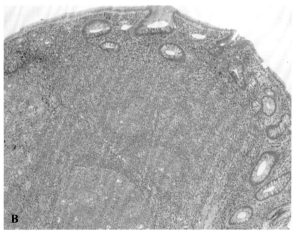

▲ 图 17-10　结直肠黏膜内淋巴细胞聚集
A. 正常的淋巴细胞聚集并延伸至黏膜下层。B. 直肠标本中可见一个大的淋巴滤泡。淋巴组织在直肠可非常显著，可提示既往感染或其他类型的炎症。覆盖在滤泡上的隐窝呈扭曲改变

结肠炎的"交界性"形态已得到越来越多的关注，即当上皮内淋巴细胞计数在（7～15）/100个上皮细胞时可诊断"少细胞性"或"不完全性"淋巴细胞性结肠炎，但这仍是一个有争议的话题（见第 20 章）。在盲肠和近端结肠会有较多的上皮内淋巴细胞，因此，对这些部位评估上皮内淋巴细胞密度并不可靠。结直肠上皮内淋巴细胞主要是 T 淋巴细胞[25]。与小肠相比，CD4+ 淋巴细胞多于 CD8+ 淋巴细胞，还有一大部分既不表达 CD4 也不表达 CD8（双阴性）[25]。与小肠一样，上皮内淋巴细胞的特征与外周血淋巴细胞并不相同[25]。

黏膜固有层中小血管通常十分显著，且更多位于固有层的上部，在一些情况下可出现扩张的改变。

（三）结直肠黏膜：组织细胞 / 巨噬细胞

组织细胞存在于固有层中，但很难识别，除非它们含有黏液（吞噬黏液的巨噬细胞）（图 17-11A）、色素（结肠黑变病，图 17-11B）、碎片或其他物质时才被识别[11, 26]。吞噬黏液的巨噬细胞在直肠较其他部位更常见，属于黏膜的正常组成部分。然而，它们需要与其他形态类似的细胞相鉴别，如非典型分枝杆菌感染和 Whipple 病（尽管后者极为罕见）中的淡染巨噬细胞[27]。吞噬黏液的巨噬细胞中黏液染色阳性，抗酸染色（Wade Fite 或 Ziehl-Neelsen）阴性。黑变病也属于一种正常表现，可能是对药物治疗后的反应，表现为固有层巨噬细胞中含有多少不等的脂褐素成分（图 17-11B），通常情况下，这些细胞很容易被识别，但如果需要的话，Perl 铁染色可有助于鉴别。

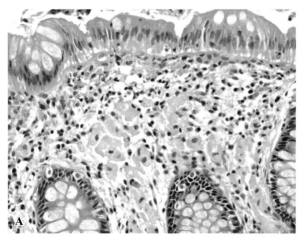
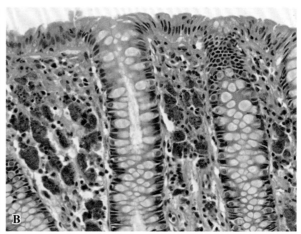
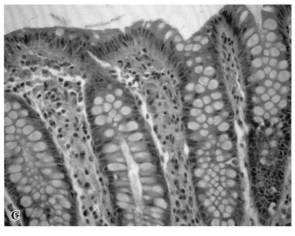

▲ 图 17-11 **A.** 固有层中可见吞噬黏液成分的巨噬细胞，胞质嗜酸、淡染或透亮，散在或簇状分布，这种现象属于正常表现，且在直肠更容易见到。**B** 和 **C.** 结肠黑变病，表现为固有层中富含脂褐素的巨噬细胞

表面上皮下少量含有碎屑和色素的巨噬细胞聚集也属于正常现象（图 17-6B）。

（四）结直肠黏膜：中性粒细胞

正常结直肠黏膜固有层内不含中性粒细胞，固有层内出现个别中性粒细胞的临床意义有限，但可以提示病理医生寻找有无上皮内中性粒细胞。上皮内出现中性粒细胞通常是异常的，但如果在没有其他炎症证据的情况下，每个活检中有 1～2 个中性粒细胞是可以接受的，特别是在邻近淋巴滤泡或淋巴细胞聚集的地方。肠道准备也可导致上皮内或固有层出现极少量中性粒细胞[10]。事实上只要出现上皮内中性粒细胞，病理医生都应进一步寻找其他炎症性改变和其他组织学异常表现，并且要和临床病史相结合[11]。

（五）结直肠黏膜：嗜酸性粒细胞

嗜酸性粒细胞是正常固有层的组成部分（图 17-6B），也可少量出现在表面上皮和隐窝上皮[11]，但其正常数量阈值和临床上显著增加的阈值尚未统一[28]，大多数研究显示，右半结肠比左半结肠的嗜酸性粒细胞密度高[7]，也有一份研究显示盲肠和乙状结肠的数量最多。在一项研究中，右半结肠黏膜内嗜酸性粒细胞的平均密度（+/-SD）为 36.59/mm^2（+/-5.50），左半结肠为 8.53/mm^2（+/-7.83）[29]。同样，隐窝上皮内的嗜酸性粒细胞在右半结肠比左半结肠中更为常见[30]。此外，黏膜内嗜酸性粒细胞的数量会因地域[28]和季节[30]而异。除非嗜酸性粒细胞数量有显著地增加，否则对嗜酸性粒细胞密度或数量的评估价值是有限的，但也有些学者曾试图确定诊断嗜酸性粒细胞明显增加的阈值[31, 32]（表 17-2 和表 17-3）。

（六）结直肠黏膜：凋亡

隐窝上皮内可见细胞凋亡，但在正常情况

表 17-2　消化道不同部位黏膜内嗜酸性粒细胞的数量

	平均值（范围）/HPF	平均值（范围）/mm^2
食管	0.01（0～0.6）	0.07（0～2.52）
胃	3（0～10）	12.2（0～39.6）
十二指肠	8（3～14）	33.5（12.6～56.4）
回肠末端	10.5（2.5～40）	42（11～120）
右半结肠	9（4～14）	37（17～56）
左半结肠	2（0～6）	8.5（0～24）

经许可改编自 Matsushita et al.[29]

表 17-3　结直肠黏膜内嗜酸性粒细胞数量

	正常值（平均值 /HPF）	正常值（每 4 个连续隐窝的平均值）	嗜酸性粒细胞增多的推荐阈值（数量 /HPF）
右半结肠 / 升结肠 / 盲肠	4～17[7, 29, 32]	30～45[30]	> 50[32]
横结肠	5～13[32]		> 35[32]
左半结肠 / 降结肠	0～10.7[7, 29, 32]	7～22[30]	> 25[32]
直肠 – 乙状结肠	12.4[7]		

下，凋亡细胞的数量很少，约 0.94/100 个隐窝[33]。如果数量较多，应考虑病理性因素，如感染、药物和移植物抗宿主病（见第 21 章和第 22 章）。核碎片在巨噬细胞或表面上皮细胞内很常见，可能是正常黏膜的一个表现，也可能提示感染、药物或其他因素所造成的损伤。

（七）继发于肠道准备或活检的改变

与肠镜操作相关的改变包括假性脂肪瘤病（图 17-12A）、间质或上皮内出现少量的中性粒细胞、黏液缺失、表面上皮损伤、轻度出血（图 17-13）、隐窝基底部上皮细胞凋亡[34]和水肿[11]。内镜检查时进入的空气可导致假性脂肪瘤病，通常并不具有特殊的临床意义[35]，少数情况下可导致肠壁内出现气体，称之为肠积气[35]。少量出血可视为正常情况或肠镜操作所致的继发性改变，但也应寻找有无其他异常的情况，因为缺血、感染或其他疾病同样可导致出血。表面上皮受损所致的上皮细胞脱落或缺失并不一定代表溃疡，溃疡发生时除了上皮缺失以外，还会出现炎症反应和肉芽组织。黏液

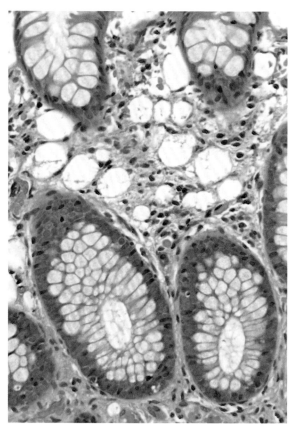

▲ 图 17-12 假性脂肪瘤病表现为固有层中出现多个类似脂肪细胞的空泡结构，可能是由于内镜操作过程中空气进入所致。内镜医生通常可以识别并取材，但基本没有临床意义

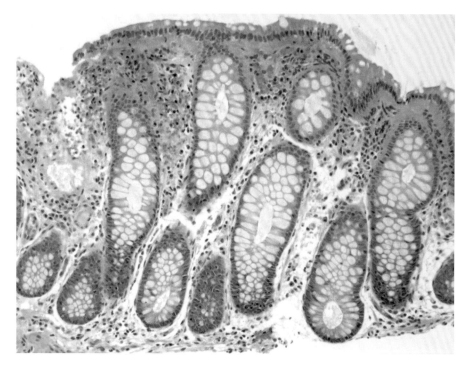

◀ 图 17-13 出血可能是由内镜操作所致，大多并无实际的临床意义，但也提示应寻找有无其他异常表现

减少可见于许多病理性条件下，特别是溃疡性结肠炎，亦可见于克罗恩病、感染和缺血，这种情况下应该去寻找是否有其他伴发的异常改变。

（八）结直肠黏膜肌层和黏膜下层

黏膜肌层将固有层与黏膜下层分隔（图 17-14），包含内环和外纵两层。黏膜下层由结缔组织组成，含有网织纤维、弹力纤维、血管和少量神经纤维（图 17-15），可见神经节细胞，但数量很少。确认是否存在神经节细胞，以及排除神经节细胞缺乏症需要进行连续切片。

黏膜下层同样也存在神经组织（Meissner 神经丛），利用免疫组化可以很好地的显示。黏膜下层亦可见脂肪组织，而区分脂肪瘤和正常脂肪有时可能很困难。

（九）胃黏膜异位

结直肠可发生胃黏膜异位，通常位于直肠而非结肠亦称为出口斑，但比十二指肠要少见得多。大体上可表现为息肉、溃疡、红斑，也可能出现在憩室内 / 痔疮内。泌酸型黏膜较胃窦 / 贲门型更为常见，并发症包括幽门腺腺瘤、异型增生和腺癌[36]。

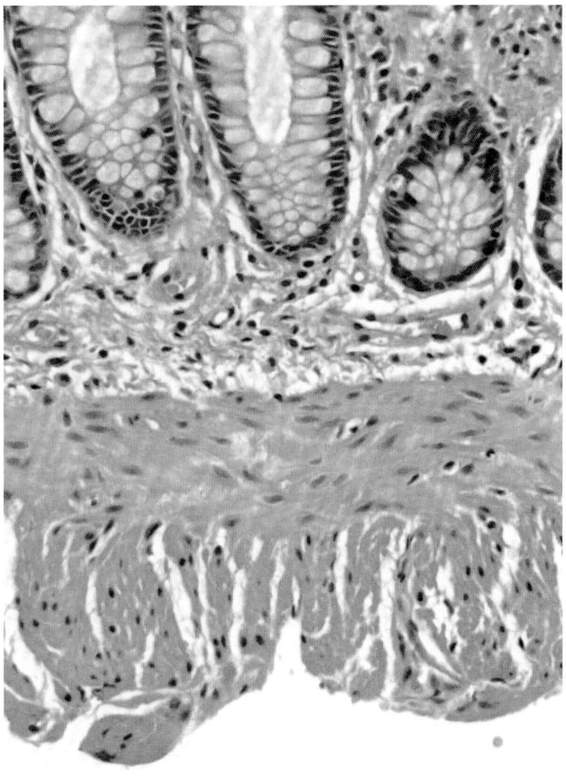

▲ 图 17-14　黏膜肌层分为内环和外纵两层平滑肌结构

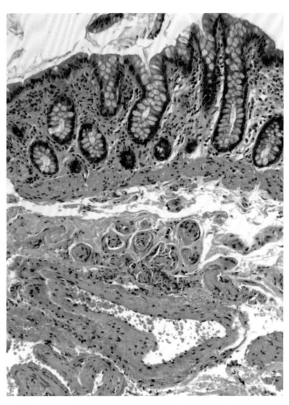

▲ 图 17-15　黏膜下血管的多少和大小不同。如本例所示，某些区域可见血管数量较多，并可见较大的血管

第 18 章 下消化道感染性疾病

Infectious Disorders of the Lower Gastrointestinal Tract

Nicole C. Panarelli **著**

陈 玲 **译** 李增山 **校**

一、概述

感染性肠炎是全球发病和死亡的一个主要原因。一些感染性疾病无处不在，而另一些表现出特征性的地域分布或与卫生和饮食条件有关，还有一些则好发于免疫功能低下的患者和年幼或年长者，或作为其他疾病的合并症。微生物检测技术的进步使人们对其引起的病理变化有了更多地了解，使得病理医生对肠道感染患者进行评估时发挥了更大的作用。本章将介绍常见和新出现的下消化道感染性疾病，包括损伤模式、可明显存在于组织中的微生物的形态学特征，以及帮助外科病理医生识别的辅助检查技术。

二、病毒性肠炎

病毒性肠炎是全球范围内常见的疾病之一。腺病毒、轮状病毒、肠道病毒、冠状病毒、星状病毒和诺瓦克病毒是人类最常见的致病病原体，同时新类型的病毒也正在不断地被发现[1]。大多数感染是自限性的，这类患者很少来就诊；仅有很少数的病例需要通过黏膜活检评价或需要手术切除，而这些情况通常都为并发症，尤其见于免疫功能低下的患者。本文将重点介绍在活检和切除标本中有诊断学表现的病毒感染。

（一）巨细胞病毒

巨细胞病毒（cytomegalovirus，CMV）是免疫抑制患者的主要致病性病原体之一，包括 HIV/AIDS、器官移植受体和影响免疫功能的疾病（如糖尿病、慢性肾脏疾病）[2]。CMV 感染很常见，在 > 50 岁的成年人中血清阳性率高达 60%[3]，它引起原发感染后可终身潜伏，感染可被重新激活。尽管如此，CMV 很少使免疫功能正常者致病[4]。CMV 结肠炎患者可出现血性或水样腹泻、腹痛、发热和体重减轻[5]。CMV 结肠炎亦可并发于克罗恩病和溃疡性结肠炎，尤其是类固醇激素抵抗的病例[5]，在这种情况下，穿孔和急诊结肠切除是潜在的严重并发症。

大体所见包括多发浅表溃疡和界限清晰的深凿溃疡，大小可达 10cm[2]，溃疡通常发生在出血黏膜的背景下。CMV 相关结肠炎也可产生类似恶性肿瘤的炎性包块或类似难辨梭状芽孢杆菌感染中的伪膜[6]（表单 18-1 和要点 18-1）。

炎症反应取决于患者的免疫状态，范围包括轻度中性粒细胞浸润伴有散在隐窝炎和隐窝脓肿到溃疡形成，以及黏膜和肠壁黏膜坏死。

完整的黏膜可见隐窝上皮细胞凋亡、衬覆萎缩扁平上皮的受损隐窝、隐窝上皮脱失和残存的神经内分泌细胞巢（图 18-1A）。CMV 感染可致细胞核和胞质体积增大和包涵体。包涵体通常位于内皮细胞、间质细胞和巨噬细胞中，很少位于上皮细胞中。因此，在富含肉芽组织的溃疡基底部活检标本中最容易诊断这种感染。核内包涵体呈双嗜性，周围有稀疏的染色质带，呈"枭眼"状，而细胞质内包涵体呈颗粒状，嗜酸性（图 18-1B）。严重的 CMV 血管炎可引起血管坏死和血栓形成，导致节段性缺血[7]。病毒所致的细胞形态学改变在 HE 染色切片中十分明显，巨细胞病毒免疫组化染色可协助判断，特别是在炎症和反应性改变掩盖了特征性形态的情况下[8, 9]。在类固醇激素抵抗的炎症性肠病活检标本中，一些作者建议常规行 CMV 免疫组化染色[10, 11]。

表单 18-1　巨细胞病毒

临床特征

- 通常仅限于免疫功能低下的患者
- 血性或水样腹泻、发热、体重减轻
- 血管炎可引起缺血
- 可加重炎症性肠病的病情

大体改变

- 界限清晰的溃疡
- 炎性包块
- 缺血性改变伴伪膜

镜下改变

- 隐窝炎、隐窝脓肿、溃疡
- 免疫功能低下患者中炎症表现轻微
- 凋亡、隐窝损伤和隐窝上皮脱失
- 内皮细胞和间质细胞中的包涵体
  - 核内"枭眼"样包涵体
  - 细胞质内颗粒状嗜酸性包涵体

巨细胞病毒：鉴别诊断

- 移植物抗宿主病
  - 炎症程度通常比 CMV 轻
- 麦考酚酯诱导的损伤
  - 用于器官移植受体的免疫抑制剂
  - 标本中可见更多的嗜酸性粒细胞，神经内分泌细胞巢较少[12]
- 其他病毒（表 18-1）

要点 18-1　巨细胞病毒

- 在包涵体少见或重度炎症掩盖病毒所致的形态学改变时，多切面观察或免疫组化染色可有助于 CMV 感染的诊断

腺病毒：鉴别诊断

- 其他病毒（表 18-1）
- 非特异性退行性核改变

（二）腺病毒

腺病毒是一种 DNA 病毒，超过 50 种血清型可感染人体，其中一些具有嗜消化道黏膜的特性[13]。腺病毒感染是儿童腹泻的主要原因，而且是肠套叠的一个危险因素[14]。免疫功能正常的成人中急性感染通常是自限性的，但亦可呈无症状的持续感染状态[15]。免疫抑制者可发生肾炎、肠炎、肝炎、肺炎和脑炎，其中任何一种均可致死[16-19]。

腺病毒结肠炎可致细胞排列紊乱、杯状细胞极向消失和退行性改变，尤其是表面上皮细胞。细胞核内病毒包涵体见于杯状细胞和吸收细胞中，呈双嗜性，并取代整个细胞核，呈新月形或靶环形（图 18-2）。免疫组化染色有助于识别（要点 18-2）。

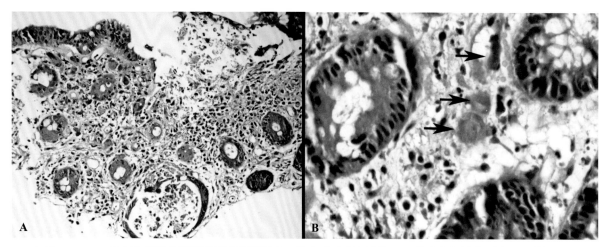

▲ 图 18-1　A. 巨细胞病毒性结肠炎显示隐窝损害，腔内可见凋亡碎片。B. 核内包涵体周围有一层稀疏的染色质；胞质内包涵体呈红色颗粒状（箭）

图片由 James Pullman, MD, PhD. 提供

要点 18-2　腺病毒

- 腺病毒可与移植物抗宿主病共存，并引起类似的退行性改变
- 腺病毒包涵体如果不仔细寻找就可能被忽略

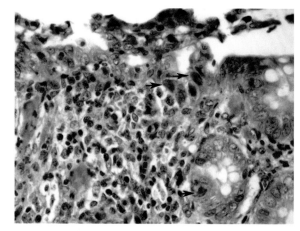

▲ 图 18-2　双嗜性腺病毒包涵体取代细胞核（箭）

图片由 Kathryn Tanaka, MD 提供

表 18-1　常见病毒性消化道感染的病理学特征

特　征	巨细胞病毒	腺病毒	单纯疱疹病毒
感染细胞类型	内皮、间质、偶见于腺上皮	腺上皮	鳞状上皮
包涵体部位	核内、胞质内	核内	核内
包涵体形态	• 核内：双嗜性，"枭眼"样外观 • 胞质内：嗜酸性颗粒状	• 双嗜性，取代细胞核，新月体或靶环样外观	• 单核或多核细胞 • Cowdry A 型包涵体：毛玻璃状，嗜酸性 • Cowdry B 型包涵体：粉尘状、嗜碱性、染色质边集 • 两种包涵体可见于同一细胞中
其他相关改变	• 溃疡、坏死、隐窝上皮细胞凋亡、隐窝上皮脱失	• 上皮细胞排列紊乱 • 炎症轻微或不明显	• 显著的中性粒细胞浸润和溃疡

（三）单纯疱疹病毒

单纯疱疹病毒（herpes simplex virus，HSV）可引起慢性和终身感染，可通过性传播或任何其他黏膜接触传播，可发生于免疫功能正常和免疫功能低下者。大多数肛门直肠 HSV 感染病例归因于 HSV2，但 HSV1 感染在该部位也越来越常见，两者的感染在组织学上难以区分[20]。在男性同性恋患者中，HSV 是仅次于衣原体和淋病的直肠炎病因[21]。HSV 暴发性感染引起肛门直肠疼痛和全身症状，包括发热、淋巴结肿大和感觉异常。直肠镜检查显示完整和（或）破裂的肛周水疱，以及远端直肠黏膜弥漫性溃疡[22]。

HSV 直肠炎的组织学特征包括溃疡伴中性粒细胞浸润和隐窝脓肿。病毒包涵体最常见于脱落的肛门鳞状上皮细胞或溃疡边缘的鳞状上皮细胞。可见两种类型的包涵体：Cowdry A 包涵体为嗜酸性，周围可见透亮染色质形成的空晕；Cowdry B 包涵体为均质弱嗜碱性毛玻璃样包涵体，外周为边集的染色质（图 18-3）。感染细胞常为多核，并可见核挤压现象（表单 18-2）。

（四）人类免疫缺陷病毒

HIV/AIDS 肠病属于 HIV 阳性患者发生的无其他明确感染原因的腹泻。可能的病因包括隐匿性感染、HIV 对消化道黏膜的直接作用，以及局部免疫异常的间接效应。小肠远端发生绒毛变钝、隐窝增生和细胞凋亡[23]。这是一个有争议的疾病分型，因为类似的变化可见于无症状的 HIV 感染患者，而一些腹泻患者的黏膜形态并无异常[24, 25]。

三、细菌性肠炎

（一）细菌性肠炎的损伤模式

细菌性肠炎可根据组织的损伤模式进行分类（表 18-2）。许多表现为急性自限性结肠炎（acute self-limited colitis，ASLC）模式，其特征为固有层中性粒细胞浸润、隐窝炎、隐窝脓肿和糜烂（图 18-4）。腹泻患者通常在病变早期不会进行结肠镜检查，如果在早期行肠镜检查，病变通常是散在片状或局灶性分布，在消退期，可见固有层浆细胞增多，仅有轻度隐窝炎或上皮内淋巴细胞增多，酷似炎症性肠病或淋巴细胞性肠炎。炎症性肠病中隐窝结构扭曲和基底淋巴细胞浆细胞增多的特征有助于其与 ASLC 的鉴别[1, 7]。其他可出现隐窝结构变形和固有层淋巴细胞浆细胞浸润的感染性疾病可类似炎症性肠病，一些出现透壁性炎症伴肉芽肿的情况可能与克罗恩病难以区分。一些感染可出现缺血型改变，看起来与其他血管损伤所致的改变类似。最后还有一些感染可没有或仅有轻微的组织学变化。

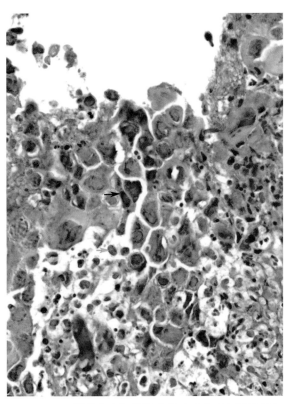

▲ 图 18-3　鳞状上皮细胞核中的疱疹病毒包涵体呈红色（黑箭）或蓝色，周边染色质边集（绿箭）

表单 18-2　单纯疱疹病毒

临床特征

- 性传播性直肠炎
- 免疫功能正常和免疫功能低下者均可患病
- 终身感染伴周期性暴发

大体改变

- 肛周水疱破裂或完整
- 直肠炎伴溃疡

镜下改变

- 隐窝炎、隐窝脓肿、溃疡
- 鳞状上皮细胞中的核内包涵体
- 多核细胞，核挤压现象

单纯疱疹病毒：鉴别诊断

- 其他病毒（表 18-1）
- 带状疱疹病毒感染
  - 组织学上与 HSV 难以区分，可通过免疫组化染色进行鉴别

---

1. 霍乱弧菌及相关菌种

弧菌属是在咸水环境中发现的革兰阴性杆菌[26]，所以感染是因为食用污染的海产品而致。霍乱是由霍乱弧菌 O1 和 O139 两个毒性血清型所致，曾数次造成致命性胃肠炎的全球大流行。临床表现为大量水样腹泻和呕吐，有时超过 1L/h，无疼痛或发热是其特征。水样腹泻中含有斑点状的脱落黏膜形成特征性的"米泔水样便"。大量液体丢失可导致严重脱水和电解质失衡。

弧菌属属于非侵袭性微生物，因此结肠镜检查通常无明显异常，组织学变化也极轻微，可见小肠上皮黏液缺失、固有层淋巴细胞浆细胞增多和上皮细胞排列紊乱[27]。由霍乱弧菌的

非 O1 菌种和其他弧菌属成员〔副溶血弧菌、创伤弧菌、溶藻弧菌（V. alginolyitcus）〕所致的感染多表现为 ASLC 模式[28]。

2. 弯曲杆菌属

弯曲杆菌是革兰阴性杆菌，是全球范围内感染性腹泻的主要原因[29]，最常见的是空肠弯曲菌[30]。弯曲杆菌主要寄生于鸟类，也包括鸡。因此，其通过食用未煮熟的家禽和交叉污染的食物或水而致感染。感染后 1~5 天出现症状，包括发热、腹痛和水样或血性腹泻；部分患者会发生酷似急性阑尾炎的肠系膜淋巴结炎。感染后并发症包括格林 - 巴利综合征、反应性关节病和溶血性尿毒症综合征[31]。感染弯曲杆菌的患者，尤其是空肠弯曲菌和简明弯曲菌，会增加患炎症性肠病的风险[32]。结肠镜表现从正常到出血和黏膜糟脆伴浅溃疡形成等均可见[33, 34]。组织学表现为明显的 ASLC 模式，偶见隐窝结构扭曲[33]。

3. 耶尔森菌病

耶尔森菌属中有肠炎耶尔森菌和假结核耶尔森菌两种肠道致病病原体[35]，属于革兰阴性杆菌，存在于熟食、猪肉、鸡肉、牛肉、鱼和生乳中。肠炎和肠系膜淋巴结炎在感染后 4~7 天发生，可持续 1~3 周。右侧腹痛常见，临床上可酷似阑尾炎。并发症包括结节性红斑、多发性关节炎和心内膜炎[36]。冬季感染多见，儿童更易感[37]。接受铁螯合剂治疗的铁过载患者和免疫功能低下的个体有发生菌血症的风险[35, 38]。

远端回肠和右半结肠增厚，呈结节状。镜下可见透壁性炎症、线状或串珠样淋巴组织增生和口疮样溃疡，在回肠、阑尾和肠系膜淋巴结中可见特征性的伴有淋巴套、中央坏死和化脓性炎症的上皮样肉芽肿（图 18-5）[39-41]。孤立性肉芽肿性阑尾炎被认为与耶尔森菌感染相关（表单 18-3）。

表 18-2　细菌性肠炎的病理学特征

炎症模式	病原体	疾病分布	其他病理学特征
急性自限性结肠炎	• 弯曲杆菌属 • 沙门菌属，非伤寒菌株 • 志贺菌属感染的早期阶段 • 产气单胞菌属	• 回盲部、阑尾、肠系膜淋巴结 • 回肠末端、右半结肠 • 从直肠向近端延伸 • 节段性全结肠炎	• 偶见隐窝结构变形 • 偶见隐窝结构变形 • 后期出现炎症性肠病样模式，见下文 • 偶见隐窝结构变形
炎症性肠病样	• 耶尔森菌属 • 伤寒沙门菌 • 志贺菌属，晚期 • 结核分枝杆菌 • 胞内鸟型分枝杆菌复合体 • 梅毒螺旋体（梅毒） • 沙眼衣原体	• 回肠末端、阑尾、右半结肠、肠系膜淋巴结 • 回肠末端、右半结肠 • 斑片状分布 • 回盲部、肠系膜淋巴结 • 十二指肠、直肠 • 肛门直肠 • 肛门直肠	• 上皮样肉芽肿伴淋巴细胞套和中心化脓性炎症和坏死 • 深溃疡，巨噬细胞浸润反应性淋巴滤泡，缺乏肉芽肿 • 偶见伪膜 • 大的融合性肉芽肿，中央坏死；最常见于黏膜下层 • 坏死性肉芽肿（免疫功能正常者）、弥漫性组织细胞浸润，细胞内大量病原体（免疫功能低下者） • 少见、形态不典型的肉芽肿，免疫组化染色显示螺旋体位于鳞状上皮下方 • 少见、形态不典型的肉芽肿
缺血性结肠炎	• 肠出血性大肠杆菌 • 难辨梭状芽孢杆菌 • 败血梭状芽孢菌 • 产气荚膜梭菌 • 产酸克雷伯菌	• 升结肠和横结肠 • 全结肠炎，远端更严重 • 回肠末端、右半结肠 • 空肠、回肠 • 升结肠和横结肠	• 纤维蛋白性血栓，伪膜 • 伪膜、凋亡 • 伪膜，无中性粒细胞 • 肠壁积气 • 通常缺乏伪膜
轻微改变	• 霍乱弧菌 • 短螺旋体属（螺旋体病）	• 小肠 • 结肠任何部位	• 上皮细胞黏液缺失，上皮退行性变、固有层单核细胞增多 • 黏附的微生物在黏膜表面产生嗜碱性条纹状结构

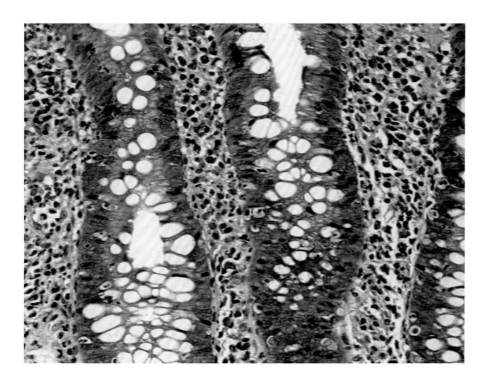

◀ 图 18-4　急性自限性结肠炎表现为中性粒细胞性隐窝炎、固有层中性粒细胞浸润和正常的黏膜结构

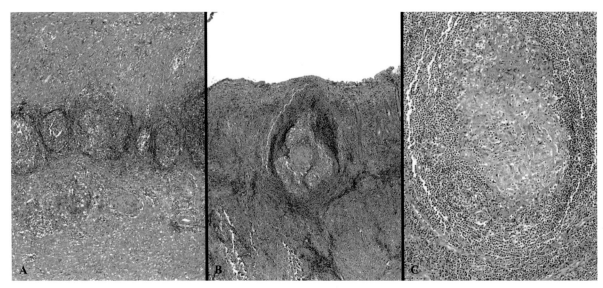

▲ 图 18-5　**A.** 耶尔森菌病患者的淋巴组织聚集酷似克罗恩病。**B.** 口疮样溃疡下的肉芽肿。**C.** 肉芽肿含有上皮样组织细胞，周围有淋巴细胞套

图片由 Laura W. Lamps，MD 提供

表单 18-3　耶尔森菌病

临床特征

- 腹泻、酷似阑尾炎的右侧腹痛

大体改变

- 远端回肠和右半结肠增厚、水肿和结节状
- 溃疡位于增生的集合淋巴小结表面
- 阑尾肿大
- 肠系膜淋巴结肿大

镜下改变

- 透壁性炎症、淋巴组织增生
- 伴有淋巴细胞套的化脓性肉芽肿

4. 沙门菌属

　　沙门菌属为革兰氏阴性杆菌，是全球食源性疾病导致死亡的主要原因，尤其是在非洲和东南亚 [29]。人类疾病多是由肠道沙门菌亚种引起的，该亚种包括伤寒（S. typhi，S. paratyphi）和非伤寒（S. typhimuriμm，S. enteritidis）两个血清型（表单 18-4）[42]。

耶尔森菌病：鉴别诊断

- 克罗恩病
  - 肉芽肿缺乏中央炎症 / 坏死
  - 克罗恩病的隐窝结构扭曲、黏膜肌层肥大和神经纤维肥大更明显
- 分枝杆菌感染
  - 抗酸染色、培养和 PCR 检测有助于鉴别耶尔森菌和分枝杆菌感染

　　（1）伤寒沙门菌（伤寒）：伤寒可导致菌血症、发热、呕吐、头痛和胸部"玫瑰疹"。腹泻在数日后发生，最初为水样，但随后为血性。老年、婴幼儿及体弱多病者易感。抗生素可以治愈，但如果发生中毒性巨结肠和肠穿孔，则可能导致死亡 [43]。人类是伤寒沙门菌的唯一宿主，可能形成终身无症状感染，而胆囊是常见的细菌繁殖和储存部位。

　　伤寒沙门菌感染好发于右半结肠和回肠末端，这是由于该区域有丰富的淋巴组织。其特征性表现为增生的回肠集合淋巴小结被覆被炎

症累及的表面上皮（图18-6A）。黏膜显示口疮样溃疡，并最终演变为伴有肠壁坏死的深溃疡，反应性淋巴滤泡最终被巨噬细胞浸润和破坏（图18-6B），亦可见显著的隐窝结构扭曲。

伤寒：鉴别诊断

- 其他感染
  - 耶尔森菌病
  - 志贺菌病
- 炎症性肠病

非伤寒沙门菌感染：鉴别诊断

- 其他原因所致的急性自限性肠炎

（2）非伤寒肠道沙门菌：非伤寒沙门菌血清型感染可在感染后12～72h出现水样腹泻、恶心、呕吐、发热、腹部绞痛。感染通常为自限性，病程4～7天。全身感染通常仅限于免疫力低下的患者。内镜表现无特异性，包括红斑、糜烂和渗出。组织学则为ASLC模式（图18-7）。

5. 志贺菌病

志贺菌是革兰阴性杆菌，通过粪口途径传播。经过1～4天的潜伏期后可出现发热、水样腹泻、痉挛和肌痛等症状，2～3天后变为黏液血便伴里急后重。大多数病例在5～7天内消退。痢疾杆菌感染通常是最严重的一种，该菌产生志贺毒素，在发展中国家、婴幼儿和男性同性恋者中常见。宋内志贺菌和福氏志贺菌感染通常为轻度或无症状，在发达国家较常见。志贺菌感染的并发症包括败血症、肠穿孔、中毒性巨结肠、反应性关节炎和溶血性尿毒症综合征[44]。

志贺菌病好发于远端结肠，从直肠向近端

表单18-4 沙门菌病

临床特征

- 伤寒
  - 菌血症、头痛、玫瑰疹等全身表现
  - 腹泻，先水样便后带血
  - 中毒性巨结肠、穿孔
- 非伤寒沙门菌病
  - 自限性水样腹泻、呕吐、痉挛

大体改变

- 伤寒
  - 右半结肠、回肠末端增厚
  - 肠系膜淋巴结肿大
  - 增生的集合淋巴小结导致黏膜呈结节状
  - 口疮样溃疡
- 非伤寒沙门菌病
  - 红斑和糜烂

镜下改变

- 伤寒
  - 集合淋巴小结增生，并最终被浸润的巨噬细胞取代
  - 隐窝结构紊乱，类似炎症性肠病
- 非伤寒沙门菌病
  - ASLC

延伸，呈连续性分布，也可见到直肠豁免的全结肠炎[45]。恢复期病变呈不连续或斑片状分布[46]。肠镜下特征从轻度水肿、红斑、点状出血、血管网减少消失到弥漫性出血，以及溃疡和类似伪膜的渗出程度不等。早期感染可表现为ASLC模式（图18-8A）。在后期，以淋巴细胞和浆细胞浸润为主，并可见隐窝结构扭曲变形（图18-8B）[47]。偶见黏膜坏死、黏液和炎性碎屑，形态类似难辨梭状芽孢杆菌感染（图18-8C和表单18-5）。

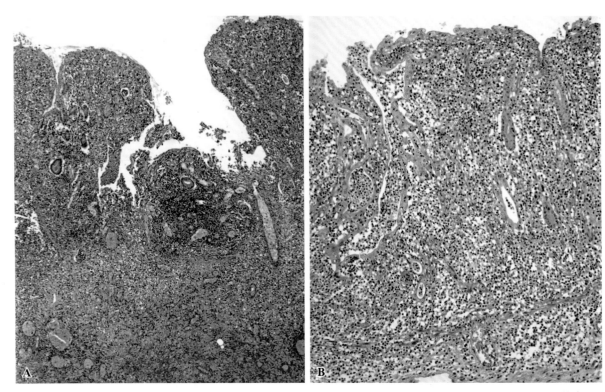

▲ 图 18-6 **A.** 在一个伤寒病例中，可见淋巴组织聚集并伴有周围黏膜炎症和糜烂。**B.** 巨噬细胞是主要的炎细胞成分

图片由 Laura W. Lamps, MD 提供

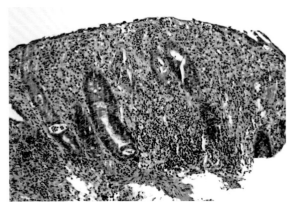

▲ 图 18-7 非伤寒沙门菌病的特征是 ASLC 模式

图片由 Laura W. Lamps, MD 提供

6. 大肠杆菌

大肠杆菌是经食物传播的革兰阴性杆菌，是全球范围内细菌相关性腹泻最常见的原因[29, 48]。牛是大肠杆菌的最大宿主，通过动物接触或摄入被粪便污染的食物或水而传染给人。肠致病性大肠杆菌（enteropathogenic E. coli，EPEC）和产肠毒素大肠杆菌（enterotoxigenic E. coli，ETEC）是一类非侵入性微生物，通过定植于小肠引起分泌性腹泻、发热和腹痛。ETEC 是发展中国家儿童和前往发展中国家旅行者腹泻的最常见原因[49]。EPEC 是发展中国家婴儿胃肠炎高死亡率的主要原因[50]。肠侵袭性大肠杆菌与志贺菌属密切相关，存在于污染的水和奶酪中，通常会引起旅行者水样腹泻。肠黏附性大肠杆菌（enteroadherent E. coli，EAEC）最近被认识到是全球几次腹泻暴发的原因[51, 52]。免疫功能低下的患者由于 EAEC 感染有持续腹泻的风险。结肠黏膜表现为轻度炎症改变，肠上皮表面有细菌附着（图 18-9）[53]。

7. 肠出血大肠杆菌

肠出血性大肠杆菌（enterohemorrhagic E. coli，EHEC）是一组产志贺毒素的细菌，可引起严重的痢疾样改变。特别是 O157 菌株可引

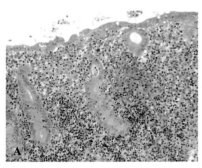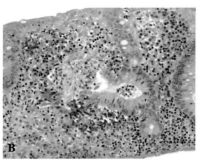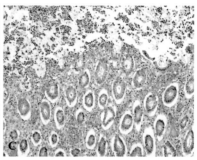

▲ 图 18-8　**A.** 早期志贺菌感染类似于其他原因所致的 **ASLC**。**B.** 持续感染伴结构变形，类似炎症性肠病。**C.** 部分病例可出现伪膜

图片由 Laura W. Lamps, MD 提供

表单 18-5　志贺菌病

临床特征

- 腹痛、发热
- 腹泻，先水样便后带血
- 可导致溶血性尿毒症综合征

大体改变

- 累及远端结肠和直肠，连续分布
- 出血、溃疡、渗出、肠壁增厚
- 可存在伪膜

镜下改变

- 早期感染
  - ASLC
- 后期阶段
  - 淋巴细胞浆细胞为主的炎症
  - 黏膜结构紊乱

志贺菌病：鉴别诊断

- 感染早期
  - 其他原因所致的急性自限性肠炎
- 感染晚期
  - 炎症性肠病
- 存在伪膜时需与难辨梭状芽孢杆菌感染鉴别

起严重的腹泻和肾脏损害。EHEC 通常引起腹痛和腹泻，腹泻在 1~4 天后变为血性，通常无发热[54]。大约 15% 的感染者在发病后 5~13 天内发生溶血性尿毒症综合征（hemolytic uremic syndrome，HUS）。HUS 是肾衰竭的重要原因，尤其是儿童[55]。血栓性血小板减少性紫癜（thrombotic thrombocytopenic purpura，TTP）是 EHEC 感染的另一种潜在并发症。

肠出血性大肠杆菌感染好发于升结肠和横结肠，可致黏膜出血和纵行溃疡，有时产生伪膜。结肠黏膜显示急性炎症和浅表出血性坏死，深层无受累。隐窝"枯萎"和固有层透明变性等表现可类似缺血性改变（图 18-10A）。通常可见小到中等大小血管坏死伴管腔内纤维素性血栓形成（图 18-10B，表单 18-6，要点 18-3）[56, 57]。

8. 产酸克雷伯菌

在接受青霉素及其衍生物治疗的正常患者中，产酸可引起抗生素相关性腹泻。抗生素应用史和粪便中毒素的检测有助于对这种感染进行确诊[58]。从健康人的粪便中亦可分离出产酸克雷伯菌，因此在未使用抗生素治疗时可能不致病。患者在开始抗生素治疗后 3~7 天出现血便和腹部绞痛。大多数患者在抗生素停药后约 4 天完全恢复。

结肠镜检查显示除直肠以外的节段性出血性结肠炎。右半结肠易受累，但疾病可延伸至

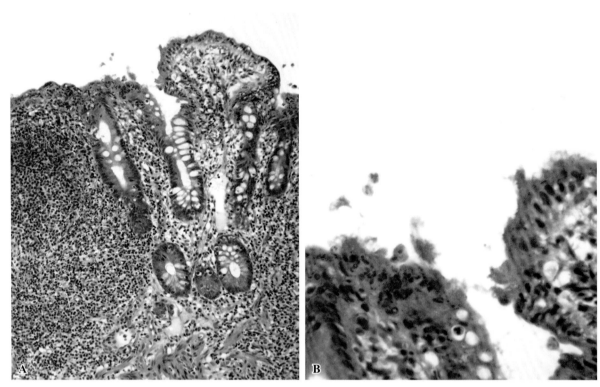

▲ 图 18-9　A. EAEC 感染中黏膜内炎细胞轻度增加。B. 表面可见明显的病原体附着

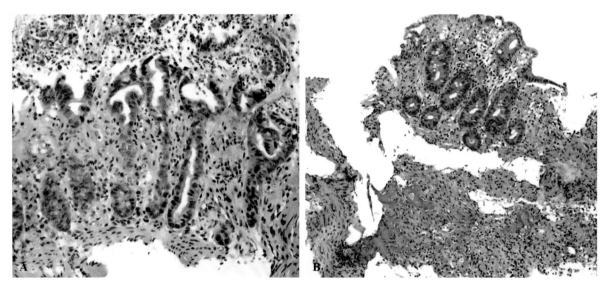

▲ 图 18-10　A. 缺血型损伤伴隐窝枯萎和固有层透明变性是 EHEC 感染的特征。B. 黏膜血管内有纤维素性血栓

图片由 Laura W. Lamps, MD 提供

横结肠和降结肠。黏膜水肿、糜烂和纵行溃疡也是典型改变，但通常没有明显的伪膜。组织学表现为缺血性结肠炎，包括隐窝"枯萎"伴核分裂增加、隐窝缺失和凋亡，以及黏膜出血，没有显著的炎症表现。

（二）肠道梭状芽孢菌病

梭状芽孢杆菌中有几种类型属于肠道病原体。这类产生孢子的厌氧杆菌感染可引起严重的组织损伤，导致肠穿孔、败血症和死亡。

表单 18-6　肠出血性大肠杆菌

临床特征

- 血便、腹痛，通常无发热
- 溶血性尿毒症综合征
- 血栓性血小板减少性紫癜

大体改变

- 近端结肠多受累
- 黏膜出血、纵行溃疡

镜下改变

- 黏膜坏死和出血，表面更严重
- 缺血特征
- 黏膜血管中的纤维素性血栓
- 可有伪膜

肠出血性大肠杆菌：鉴别诊断

其他原因的缺血

- 血管炎、低血容量和高凝状态
  - 根据供血区域而分布：脾曲和直肠乙状结肠

其他感染

- 难辨梭状芽孢杆菌
- 产酸克雷伯菌

---

1. 败血梭状芽孢菌

　　败血梭状芽孢菌可引起中性粒细胞减少性肠炎（俗称"盲肠炎"），尤其易出现在接受化疗的患者中。败血梭状芽孢菌感染和恶性肿瘤之间存在较强相关性，> 50% 的病例与消化道癌相关[59]。患者可突发消化道出血、发热、腹痛、腹胀以及腹泻，穿孔是一种潜在的严重并发症。免疫功能正常患者可见透壁性炎症、弥漫的单个核细胞浸润和溃疡基底部中性粒细胞碎屑成分，而中性粒细胞减少的患者炎细胞可

要点 18-3　肠出血性大肠杆菌

- 通过培养检测肠出血性大肠杆菌需要在山梨醇麦康凯琼脂上铺板，因此，该琼脂应用于培养血便

产酸克雷伯菌：鉴别诊断

- 血管炎、低血容量和高凝状态
- 肠出血性大肠杆菌（EHEC）
  - 相似的组织学表现，培养结果有助于区分
  - EHEC 与抗生素使用无关

显著缺乏[59]。肠壁积气、肌坏死和机化性浆膜脂肪坏死等表现提示败血梭状芽孢菌感染的可能性。革兰染色可在溃疡中发现革兰阳性杆菌。

2. 产气荚膜梭菌

　　产气荚膜梭菌（Clostridium perfringens）可导致一种少见的危及生命的坏死性肠炎。在巴布亚新几内亚曾因食用了被猪肠污染未充分煮熟的猪肉而发生最大规模的暴发（在该地区产气荚膜梭菌感染被称为"pigbel"，意为食用猪肉后的腹痛）[60]。本病在第二次世界大战后曾在欧洲短暂流行，由于当时一些人在长时间饥饿后大量食用肉类所致[61]。随后发达国家仅有少数病例报道，且大多发生于糖尿病患者[62-66]。

　　切除的小肠段呈暗红色，浆膜面有渗出。黏膜面可见伪膜。镜下可见透壁性坏死伴出血以及黏膜和黏膜下积气。革兰染色可发现黏附在坏死黏膜上的棒状革兰阳性菌[67]。

3. 难辨梭状芽孢杆菌

　　难辨梭状芽孢杆菌是一种院内感染病原体，在抗生素所致的肠道天然菌群变化后可在肠道

中增殖[68]。感染通过孢子在人与人之间传播，症状通常在孢子被摄入后 4 周内开始[69]。表现从轻度腹泻到中毒性巨结肠、结肠穿孔和死亡。难辨梭状芽孢杆菌感染主要发生于住院的老年患者，但社区获得性感染的发病率在原本健康的年轻患者中有所增加，这可能部分归因于高毒力菌株 NAP1 的出现，该菌株已在门诊和社区的无症状携带者中被检测到[70, 71]。难辨梭状芽孢杆菌感染还可使得已有的炎症性肠病病情更加复杂，并与复发和病情加重相关[72, 73]。疑似感染病例通常通过酶联免疫吸附试验（enzyme-linked immunosorbent assay，ELISA）或聚合酶链反应（PCR）检测粪便中毒素 A 和 B 而得到证实[74]。

整个结肠通常受累，但分布可呈片状或节段性，可累及阑尾和小肠。伪膜在远端结肠中更密集，表现为融合的黄绿色至灰色斑块，破裂后可见出血。结肠壁明显变薄以及色泽暗红至黑色则提示中毒性巨结肠。少数情况下，难辨梭状芽孢杆菌感染在内镜下没有明显的伪膜形成[75]。

镜下可见结肠黏膜隐窝扩张，充满富含中性粒细胞的黏液成分，衬覆上皮变薄（图 18-11A）。上皮细胞可脱落入隐窝腔或黏膜表面，类似印戒细胞癌（图 18-11B）。严重者黏膜全层坏死，伪膜呈"蘑菇状"或"火山状"，由黏液、纤维素、炎细胞和黏膜表面脱落的上皮混合而成（图 18-11C 和 D）。轻度或早期病例可表现为非特异性改变，如活动性隐窝炎和隐窝脓肿（表单 18-7）。

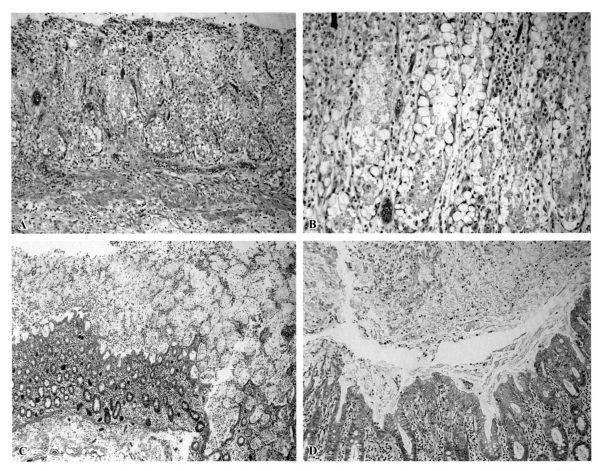

▲ 图 18-11　A. 难辨梭状芽孢杆菌结肠炎时可见隐窝扩张并充满炎性碎屑。B. 受损的上皮细胞呈现印戒样外观。C. 表面覆盖伪膜，形似火山爆发。D 伪膜由黏液、脱落的上皮细胞和炎细胞组成

表单18-7 难辨梭状芽孢杆菌

临床特征

- 通常为接受抗生素治疗的住院患者
- 社区获得性疾病正在增加
- 表现从轻度腹泻到中毒性巨结肠不等

大体改变

- 通常为全结肠炎
- 伪膜在远端结肠更致密
- 中毒性巨结肠表现为肠壁变薄、色黑红

镜下改变

- 扩张、充满黏液的隐窝，上皮细胞萎缩变薄
- 假膜有黏液、纤维素、炎细胞和脱落的上皮混合而成
- 黏膜和肠壁坏死

难辨梭状芽孢杆菌：鉴别诊断

- 其他产生伪膜的感染
  - 志贺菌属
  - 肠出血性大肠杆菌
- 缺血性肠炎
- 粪便毒素检测对确定诊断至关重要

结核分枝杆菌：鉴别诊断

- 肉芽肿性回结肠炎的其他感染性致病因素
  - 耶尔森菌属
  - 免疫正常个体中的胞内鸟型分枝杆菌复合体
- 克罗恩病
  - 跳跃性病变、铺路石样黏膜、裂隙状溃疡和瘘管在克罗恩病中较常见
  - 通常为非坏死性肉芽肿

胞内鸟型分枝杆菌复合体：鉴别诊断

- 免疫功能正常的个体：其他类型的肉芽肿性结肠炎
  - 克罗恩病
  - 耶尔森菌属感染
  - 荚膜组织胞浆菌感染
- 免疫功能低下的个体：可致组织细胞弥漫浸润的其他原因
  - 杜氏利什曼原虫感染
- 荚膜组织胞浆菌感染
  - Whipple病（上消化道）

4. 肠道分枝杆菌

肠结核是结核杆菌感染最常见的肺外表现之一。贫困、营养不良、居住环境拥挤，以及合并 HIV 感染均有助于结核分枝杆菌的传播。感染 HIV 的患者更易患肺外结核[76]。肠结核可能是原发感染或肺部播散所致，推测感染是通过痰液吞入、肺部病变血行播散或邻近器官直接播散而发生[77]。食用未经巴氏消毒的牛奶是牛型分枝杆菌所致人畜共患结核病的致病因素[78]。肠结核可表现为腹痛、右下腹肿块、排便习惯改变和出血，有时酷似结肠腺癌或炎症性肠病。

回盲部及相应的肠系膜淋巴结最常受累。回盲瓣变形、开放，内镜下表现包括结节状黏膜伴环形溃疡、包块和狭窄。结核分枝杆菌感染可致大的、融合的、中心坏死的上皮样肉芽肿，外周常有淋巴细胞浸润，肉芽肿可集中于黏膜下层（图 18-12）。陈旧性肉芽肿可出现透明变性或钙化。肠壁可见或深或浅的溃疡。随着时间的推移，可发生肠壁纤维化。在大多数情况下，病原体很少，即使使用抗酸染色也可能无法检出。结核杆菌为杆状，外观呈"串珠状"形态。透壁性炎症、淋巴组织增生、纤维

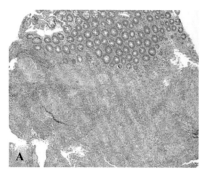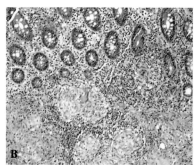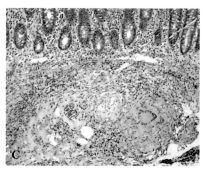

▲ 图 18-12　**A.** 结核分枝杆菌感染患者的大的融合性肉芽肿。**B.** 肉芽肿由上皮样组织细胞和巨细胞及周围淋巴细胞组成。**C.** 可呈透明变性改变

图片由 Laura W. Lamps, MD 提供

化和结构紊乱等形态学改变可与炎症性肠病相似，尤其是克罗恩病[79]。事实上，两者可同时存在，因为接受 TNF-α 治疗的患者存在潜伏性结核分枝杆菌感染再激活的风险（表单 18-8）[80, 81]。

播散性胞内鸟型分枝杆菌复合体感染的发生率随着艾滋病的流行而急剧增加，并与高死亡率相关，但随着高效抗反转录病毒治疗的应用而下降[82, 83]。十二指肠是消化道胞内鸟型分枝杆菌复合体感染的最常见部位，其次是直肠。患者可出现腹痛、体重减轻和发热。常见并发症包括溃疡、瘘管、腹腔内脓肿和出血[84, 85]。

最常见的内镜表现是隆起的黄白色结节[86]。免疫功能正常个体感染后以坏死性肉芽肿为特征，病原体通常很少，抗酸染色可能无法检出。免疫缺陷个体感染后的标本表现为固有层中大量的巨噬细胞浸润（图 18-13A）。巨噬细胞内大量病原体的存在使得胞质呈条纹状，在 HE 染色中呈淡蓝色外观（图 18-13B），抗酸染色和 PAS-D 染色阳性（图 18-13C 和 D）[87]。

（三）螺旋体

1. 梅毒性直肠炎

梅毒的病原体是梅毒螺旋体，为性传播性结直肠炎的重要病因，且更容易累及 HIV 阳性的男同性恋者[88]。患者表现为直肠出血、肛门疼痛、里急后重和液体流出。

下疳（圆形、硬结、触痛性损害）是一期梅毒的典型表现，而二期梅毒可见扁平湿疣（隆起、湿润、光滑的疣体，可分泌黏液）和腹股沟淋巴结肿大，但不同阶段的表现有重叠（图 18-14A）。梅毒性直肠炎表现为直肠黏膜溃疡和肿块形成，后者可造成恶性肿瘤的临床印象[89, 90]。活检可见致密的淋巴细胞组织细胞浸润，并伴有显著的浆细胞浸润和淋巴组织聚集、轻度急性炎症、隐窝扭曲变形，以及很少出现的不典型的肉芽肿（图 18-14B），这些特征可类似于炎症性肠病[91]。显著的血管内皮细胞增生伴血管周围浆细胞浸润（增殖性小动脉内膜炎）是诊断的组织学线索。梅毒螺旋体的免疫组化染色可有帮助，但在大多数病例中为阴性。如果染色阳性，则可见螺旋体聚集在肛门鳞状上皮和固有层的交界处（图 18-14C，要点 18-4）。

2. 肠螺旋体病

肠螺旋体病是由白色短螺旋体或毛囊短螺旋体感染所致，在发展中国家的患病率较高，目前认为是通过接触感染的动物或污染的水源而传播[92]。在发达国家，感染好发于 HIV 阳性的男同性恋者[93]。最常见的表现是腹泻和腹痛，然而大多数病例并无症状，使得一些人认为这种微生物的检出仅仅是一个意外的发现，而并非导致腹泻的病原体[94, 95]。此外也有一些

表单 18-8　分枝杆菌疾病

临床特征

- 结核分枝杆菌
  - 腹痛、排便习惯改变、出血、可触及肿块
- 胞内鸟型分枝杆菌复合体
  - 腹痛、体重减轻、发热
  - 溃疡、瘘管、腹腔内脓肿

大体改变

- 结核分枝杆菌
  - 病变位于回盲部
  - 黏膜结节状改变、环形溃疡、包块、狭窄
- 胞内鸟型分枝杆菌复合体
  - 十二指肠、直肠
  - 隆起的黄白色结节

镜下改变

- 结核分枝杆菌
  - 大的融合性中心坏死性肉芽肿，淋巴细胞套
  - 黏膜结构紊乱
  - 肠壁淋巴组织增生、纤维化
  - 病原体稀少
    - 呈"串珠状"外观的杆状抗酸染色阳性病原体
- 胞内鸟型分枝杆菌复合群
  - 免疫功能低下的个体
    - 充满固有层的巨噬细胞
    - 大量丝状病原体
    - 抗酸染色和 PAS-D 染色阳性
  - 免疫功能正常的个体
    - 坏死性肉芽肿，病原体稀少

梅毒性直肠炎：鉴别诊断

- 性病性淋巴肉芽肿（沙眼衣原体）
- 淋病奈瑟菌
  - 培养、PCR 和血清学检测是鉴别诊断的关键因素
- 溃疡性直肠炎
  - 炎症性肠病中可见更显著的活动性隐窝炎、隐窝结构扭曲和黏膜基底炎症等表现

要点 18-4　梅毒性直肠炎

- 血清学检测，包括快速血浆反应素试验、性病研究实验室试验，或荧光密螺旋体抗体吸收等手段通常是确诊所必需的
- 与溃疡性结肠炎存在大量形态学的重叠，因此强调病理医生获取 HIV 感染和性行为等临床病史的必要性

肠螺旋体病与结肠增生性息肉、腺瘤和肠易激综合征之间相关性的报道[96, 97]。

结肠活检显示螺旋体附着于黏膜表面上皮，形成嗜碱性条纹，形似小肠刷状缘（图 18-15A）。黏膜除此之外无其他异常表现，因此，在阅片时螺旋体很可能被忽视。事实上，大多数炎症表现显著的患者往往合并其他类型的感染[94]，可以通过银染或免疫组化染色的方法协助检出病原体（图 18-15B）[98]。

（四）其他性传播细菌性直肠结肠炎

1. 衣原体

沙眼衣原体 L_1、L_2、L_3 血清型引起的性病性淋巴肉芽肿是最常见的细菌性性传播疾病[99]（译者注：衣原体并非细菌）。典型表现为腹股

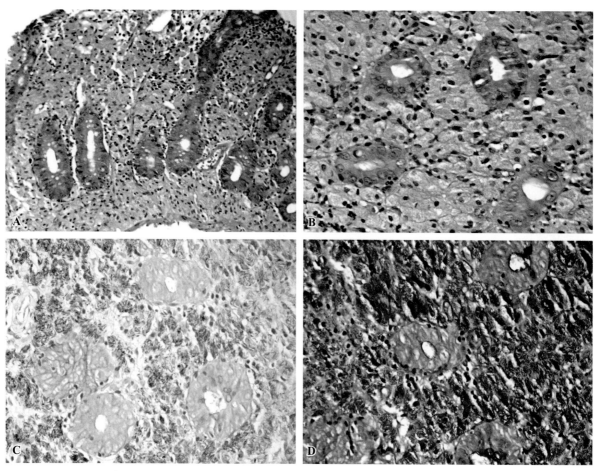

▲ 图 18-13　A. 胞内鸟型分枝杆菌感染者固有层弥漫巨噬细胞浸润。B. 巨噬细胞胞质内大量病原体使得胞质色调偏蓝，抗酸染色（C）和 PAS（D）染色可显示病原体

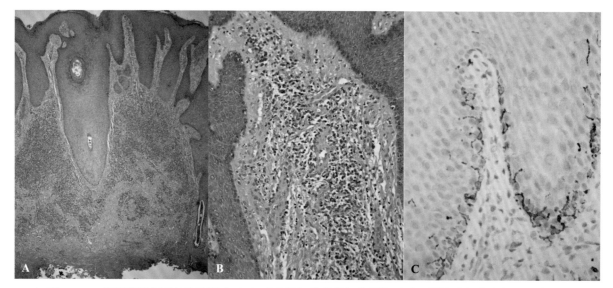

▲ 图 18-14　肛门梅毒患者的扁平湿疣（A）富含浆细胞的炎细胞浸润（B）。螺旋体免疫染色显示病原体聚集在鳞状上皮和上皮下组织的交界处（C）

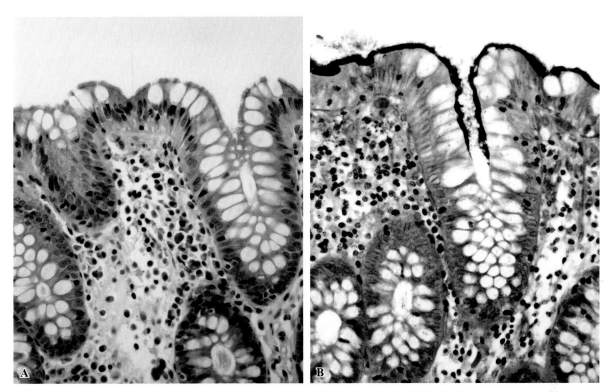

▲ 图 18-15　肠螺旋体病在结肠黏膜表面表现为嗜碱性缘状结构

A. 注意没有炎症反应。B. Warthin-Starry 染色可显示病原体成分

沟淋巴结肿大和生殖器痛性溃疡，尚可出现肛门直肠疼痛、出血、脓性或黏液样排泄物和便秘[100, 101]。曾有报道显示性病性淋巴肉芽肿暴发于与梅毒相似的地域人群中[102]。组织学特征包括致密的淋巴细胞、组织细胞浸润伴显著的浆细胞和淋巴滤泡，同时可见轻到中度活动性炎症和隐窝结构变形，偶见肉芽肿[89, 103]。这些特征与炎症性肠病和梅毒性直肠结肠炎有很大的重叠（见第 22 章）[104]。直肠拭子培养、直接免疫荧光和核酸检测等辅助检查究可协助确诊（表单 18-9）[99]。

2. 淋病

淋病奈瑟菌（又称为淋球菌）是一种革兰阴性双球菌，是淋病的病原体。淋病是第二常见的细菌性性传播感染，淋球菌性直肠炎是通过肛交而感染，常见于男性同性恋者[99]。病变的特征是轻度中性粒细胞浸润伴斑片状隐窝炎，肛门分泌物革兰染色可见革兰阴性双球菌。

四、下消化道真菌感染

（一）丝状真菌（要点 18-5）

1. 曲霉菌属

曲霉菌是普遍存在的环境真菌，存在于水和土壤中，悬浮的孢子定植于上呼吸道，可引起局部肺部疾病或播散，特别是在免疫功能低下的宿主中。最常分离到的菌种是烟曲霉菌，其次是黄曲霉菌、土曲霉菌和黑曲霉菌[105]。消化道病变是侵袭性曲霉菌病不常见的肺外表现，但在约 50% 的病例中是致命的[106-108]。肠壁通常表现为以含有真菌菌丝的血管为中心的缺血性梗死。菌丝在形成血栓的血管中呈放射状排列，炎症反应可以很轻微，亦可见中性粒细胞和肉芽肿。曲霉菌菌丝有分隔，细胞壁平行分布，呈锐角分枝（图 18-16）。与所有真菌一样，可利用 GMS 和 PAS-D 染色协助判断。

表单 18-9　　性传播性直肠结肠炎

病原体

- 梅毒螺旋体、沙眼衣原体、淋病奈瑟菌

临床特征

- 通过肛交传播
- 在 HIV 阳性人群中常见
- 肛门疼痛和排泄物，直肠出血

大体改变

- 直肠溃疡、黏膜红斑
- 梅毒性直肠炎中可见肿块形成，类似恶性肿瘤

镜下改变

- 梅毒
  - 淋巴细胞、组织细胞浸润，可见浆细胞和淋巴细胞聚集
  - 黏膜结构变形
  - 不典型的肉芽肿
  - 增殖性小动脉内膜炎
  - 梅毒螺旋体免疫组化染色可显示鳞状上皮下方的病原体
- 衣原体感染
  - 与梅毒相似
- 淋病
  - 中性粒细胞浸润，肛门排泄物涂片革兰染色可显示革兰阴性双球菌

2. 毛霉菌病

毛霉菌病（早先称接合菌病）是指毛霉菌目真菌感染[109, 110]。这些真菌在免疫功能低下的宿主中引起急性血管侵袭性感染（图 18-17A）。仅 2%～10% 的毛霉菌病患者有消化道受累，但消化道受累的病例死亡率可达 50%[111]。毛霉菌分隔少见，细胞壁不规则，有"丝带状"皱襞，并呈任意角度分枝，横切面呈透明状（图 18-17B）[112]。

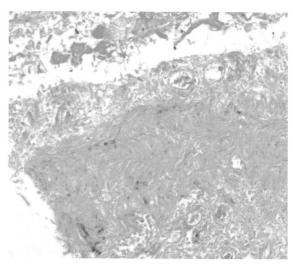

▲ 图 18-16　曲霉菌侵入结肠壁。菌丝呈锐角分枝
图片由 Laura W. Lamps, MD 提供

曲霉菌病：鉴别诊断

- 见表 18-3

毛霉菌病：鉴别诊断

- 见表 18-3

（二）蛙粪霉菌病

蛙粪霉菌存在于土壤和腐烂的有机物中，历史记录表明，感染仅限于热带和亚热带地区，通常表现为慢性皮下硬结[113]。最近，在美国西南部，其被认识到是一种新出现的消化道病原体[114]，并报道了结肠和小肠受累的病例[115]。该菌的感染可形成包块，类似恶性肿瘤或炎症性肠病[115]。切除标本中可见肠壁增厚和透壁性色黄结节。坏死性肉芽肿可见于肠壁全层（图 18-18A）。特征性的形态为菌丝少隔膜、薄壁、宽大，周围常有放射状嗜酸性物质（Splendore-Hoeppli 征）（图 18-18B），也可见明显的夏科 – 雷登结晶。

表 18-3　下消化道丝状真菌感染的鉴别诊断

菌　属	形态学特征	病变分布	宿主反应
曲霉菌属	具有平行壁和分隔的菌丝 锐角分枝	血管侵袭性；可见菌丝在血栓形成的血管中放射状分布	肠壁缺血性梗死、炎症表现轻微（免疫功能低下）、中性粒细胞和肉芽肿（免疫功能正常）
毛霉菌病	"带状"褶皱、分隔少见的菌丝 不规则壁 任意角度分枝	与曲霉菌属相似	与曲霉菌属相似
林蛙粪霉菌	菌丝薄壁、宽、少隔膜	透壁性侵袭，非血管侵袭	肠壁广泛坏死性肉芽肿，嗜酸性粒细胞增多，夏科 – 雷登结晶，Splendore-Hoeppli 征

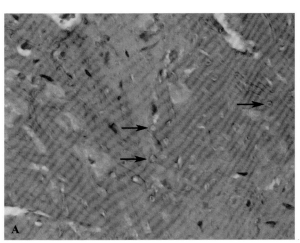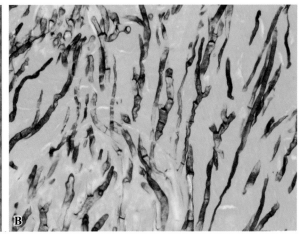

▲ 图 18-17　毛霉菌存在于坏死血管壁

A. 某些方向的菌丝可见中央透亮表现（箭）。B. GMS 染色显示有分隔且随机分枝的菌丝

蛙粪霉菌病：鉴别诊断

● 见表 18-3

要点 18-5　丝状真菌

● 石蜡包埋组织切片中丝状真菌的形态学特征可因抗真菌治疗或缺血而发生改变，因此培养是诊断金标准。

（三）酵母菌

1. 荚膜组织胞浆菌

荚膜组织胞浆菌在美国俄亥俄州和密西西比河谷，以及墨西哥和中南美洲地区流行[116]，一般通过吸入小孢子而发生感染，所以最常见的感染部位是肺和纵隔[117]。健康人感染后并无症状，无活性的病原体可在肉芽肿内终身存在。在免疫功能低下的宿主中，组织胞浆菌病可通过血行播散至肝、脾、消化道和骨髓[118]，菌体为卵圆形，2～4μm，可见窄基出芽，周围有"空晕"（图 18-19A）。免疫受损的宿主通常无法产生肉芽肿反应，因此病原体通常存在于巨噬细胞中（图 18-19B 和表 18-3）。

2. 马尔尼菲青霉菌

马尔尼菲青霉菌是一种双相型真菌，流行于东南亚、中国南部地区[119]。马尔尼菲青霉菌已逐渐成为免疫功能低下患者侵袭性真

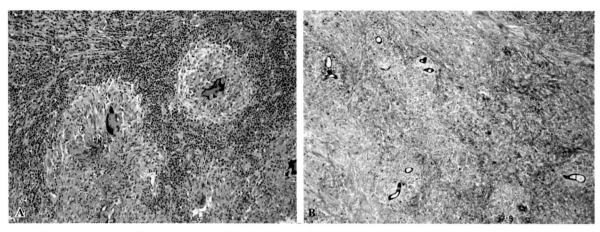

▲ 图 18–18　A. 蛙粪霉菌病显示肉芽肿伴巨细胞和致密的嗜酸性粒细胞浸润。B. GMS 染色显示薄壁、宽大、少隔膜的菌丝

图片由 Laura W. Lamps, MD 提供

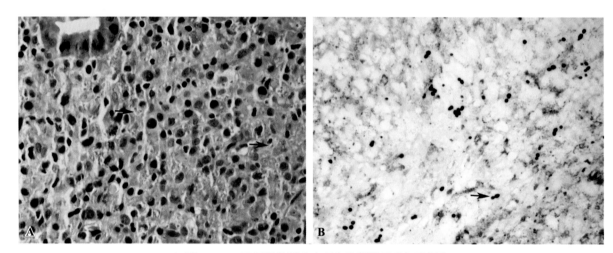

▲ 图 18–19　组织胞浆菌病表现为弥漫性巨噬细胞浸润

A. 病原体外周的透明荚膜（箭）。B. GMS 染色显示卵圆形菌体，尖端可见出芽现象（箭）。（图片由 Kathryn Tanaka, MD 提供）

菌病的病因[120]。感染通常累及肺和肝，其次是消化道。消化道感染患者可出现腹部绞痛和水样或血性腹泻。该病传播迅速，并可致命。

整个消化道均可在内镜下出现异常表现，包括溃疡、糜烂、瘀点和占位性病变[121]。大多数病例显示弥漫性巨噬细胞浸润，巨噬细胞肿胀，胞质内充满 2～5μm 的菌体成分，有时可见伸长且有中央分隔的菌体（胶囊状），长度可达 20μm。马尔尼菲青霉菌通过裂变繁殖，没有出芽现象[122]。

组织胞浆菌病：鉴别诊断

- 见表 18–4
- 杜氏利什曼原虫
  - 特征性动基体；GMS 染色阴性

五、下消化道寄生虫感染

（一）原虫

肠道阿米巴病

溶组织阿米巴是一种原虫，主要见于发展

中国家，可通过性接触和污染的饮食传播。症状表现为从轻度腹泻至严重的腹痛和坏死性结肠炎伴出血和穿孔，肠阿米巴病在临床和内镜下可与炎症性肠病类似（见第 22 章）。阿米巴结肠炎主要累及盲肠和右半结肠，肠镜可见多发点状溃疡，直径可达 10mm[123]，一些溃疡潜掘破坏邻近组织，产生典型的口小底大的烧瓶状溃疡[124]。少数病例因肉芽组织而形成肿块样病变（阿米巴瘤），大体可类似腺癌[125]。当溃疡渗出液或结肠壁中检出滋养体时即可确诊（图 18-20A）。滋养体呈圆形，胞质呈泡沫状，核圆形、偏心，含有吞入的红细胞，Masson 三色和 PAS 染色阳性（图 18-20B）。

（二）鞭毛虫

1. Chagas 病

Chagas 病是由克氏锥虫感染所致，克氏锥虫由食虫椿象科家族的昆虫传播，在拉丁美洲数有百万人感染[126]。消化系统受累部位主要在食管和结肠，前者可导致假性贲门失弛缓症和巨食管，后者则表现为巨结肠。其发病机制为 T 细胞介导的神经节破坏导致肠神经系统损伤。组织学表现包括平滑肌纤维化，肌间神经丛和黏膜下神经丛周围淋巴细胞浸润和纤维化，神经节细胞数量减少

（图 18-21）[127, 128]。

2. 内脏利什曼病

内脏利什曼病由感染杜氏利什曼原虫感染所致，由感染的白蛉传播[129]，流行于地中海国家、亚洲、非洲和南美洲。本病可引起发热、体重下降、咳嗽、腹泻、肝脾肿大、多发淋巴结肿大。在小肠黏膜固有层巨噬细胞中可见到具有诊断特异性的无鞭毛体，直径为 2～4μm，含有单个细胞核，核仁明显，邻近有杆状动基体，该病原体 GMS、黏液卡红和 PAS-D 阳性。

（三）隐孢子虫和相关病原体

隐孢子虫和相关病原体早先被认为属于一组称为球虫的单细胞原虫，最近经过新的种系分类，将隐孢子虫归为簇虫，是一组与球虫密切相关的原虫[130]。微孢子虫既往认为其属于寄生虫，现在明确为真菌[131]。而贝氏囊等孢子虫和卡氏环孢子虫仍被认为是球虫[132]。上述这些病原体所感染的人群、感染后的临床表现和组织学变化均有很大的重叠，因此本文将它们一起讨论，以便于比较它们的病理学特征。值得注意的是，这些病原体中大部分主要感染上消化道，而隐孢子虫感染可见于近端小肠和下消化道。

隐孢子虫

隐孢子虫是全球范围内水样腹泻的重要病

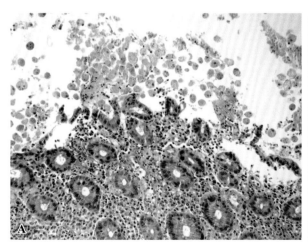
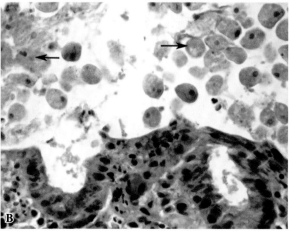

▲ 图 18-20　A. 黏膜糜烂内的阿米巴滋养体。B. 泡沫状胞质、单个偏心性核和吞入的红细胞（箭）

因[133]。免疫功能正常的个体表现为自限性感染，但免疫功能低下的患者可发生持续性水样腹泻，导致脱水和消瘦。本病的传染源是牛，其粪便中可含有卵囊[134]。孢子体为嗜碱性、2～5μm球形小体，位于上皮细胞顶端胞质外的纳虫空泡中。在十二指多位于肠表面上皮，在结肠则位于较深的隐窝区域（图18-22）。背景黏膜显示反应性上皮细胞改变、散在凋亡小体和轻度活动性炎症，伴或不伴绒毛变钝[135]。吉姆萨染色可突出显示隐孢子虫及相关单细胞病原体。

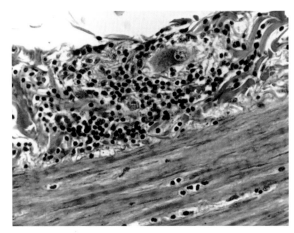

▲ 图18-21　Chagas病患者远端结肠肌间神经丛的淋巴细胞浸润性炎症

图片由 Shiela Adad, MD 提供

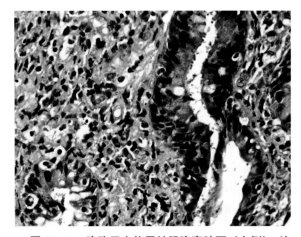

▲ 图18-22　隐孢子虫位于结肠隐窝腔面（右侧）。注意相邻隐窝中有较多凋亡上皮细胞（左）

<table>
隐孢子虫：鉴别诊断
</table>

- 其他可致水样腹泻的细胞内原虫
- 通常见于近端小肠，很少见于下消化道
  - 卡氏环孢子虫：2～3μm球形裂殖体和5～6μm的新月形裂殖子位于黏膜上1/3上皮细胞顶端胞质外的纳虫空泡中，GMS、PAS、革兰染色和Masson三色染色阳性
  - 微孢子虫属：细胞内孢子2～3μm，Masson三色染色、银染色、吉姆萨染色、革兰阳性，可导致上皮细胞排列紊乱和胞质空泡化
  - 贝氏囊等孢虫：15～20μm，无性型表现为新月形裂殖子或裂殖体；有性型呈圆形，核明显，可见于纳虫空泡中，可见细胞和细胞核排列紊乱，GMS染色可突出显示病原体（图18-23）

六、蠕虫

（一）线虫

1. 蠕形住肠线虫（蛲虫）

人类是蛲虫的主要传染源，也是全球最常见的蠕虫感染[136, 137]。蛲虫在人消化道中成熟，雌性迁移至肛门，之后产卵并死亡。最常见的表现症状是肛门瘙痒。感染与急性阑尾炎有关，但也有一些证据表明，在急性阑尾炎切除的阑尾标本中，蛲虫很可能只是个"旁观者"，因为它们通常与炎症并无关系[138]。

雌虫长达10mm，雄虫长约3mm。它们有突出的外侧翼和易识别的内脏器官。从肛周或粪便中得到的虫卵呈卵圆形，一侧扁平，有双层折光卵壳。黏膜可表现为以中性粒细胞和嗜酸性粒细胞为主的混合性炎细胞浸润和肉芽肿，极少数病例可与克罗恩病相似[139]。

2. 似蚓蛔线虫

似蚓蛔线虫（蛔虫）是热带和亚热带地区最常见的蠕虫感染[140]。人通过摄入土壤中的虫卵而感染，之后幼虫在进入消化道前迁移至肝脏和肺。蛔虫病可引起腹胀、吸收不良、梗阻或肠扭转。虫体也可迁移到胆管中，导致胆管炎、胰腺炎和肝脓肿。蛔虫可在小肠内生活数年，成虫的长度可达 20cm，并可产下数千个虫卵（图 18-24）。

3. 毛首鞭形线虫

毛首鞭形线虫（鞭虫）的虫卵被吞入后发育成幼虫，并移行至盲肠，在大约 12 周内成熟。成虫长 30～50mm（图 18-25）。虫体前端嵌入结肠黏膜，肠腔内可见到后端的 "鞭状结构"[140]。附着部位的炎症可导致慢性腹痛和腹泻，类似炎症性肠病或痢疾样综合征[141]。

表单 18-10 归纳了蠕虫的特征。

4. 类圆线虫病

类圆线虫病是由粪类圆线虫感染所致，偶

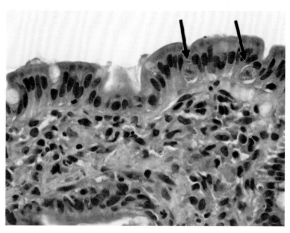

▲ 图 18-23　小肠黏膜表面上皮中贝氏囊等孢虫的有性型（箭）

注意显著的细胞核和虫体外周的空泡结构（图片由 Laura W. Lamps, MD 提供）

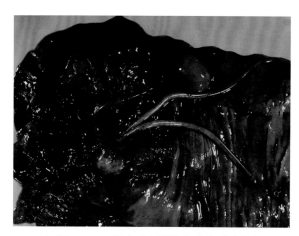

▲ 图 18-24　蛔虫成虫附着在溃疡型腺癌上

图片由 George F. Gray, Jr., MD 提供

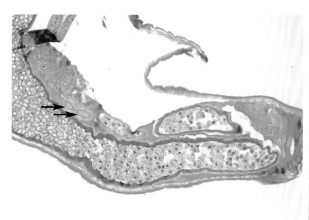

A

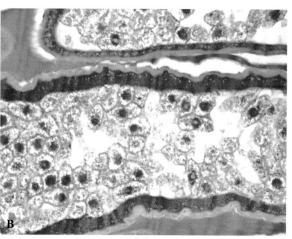

B

▲ 图 18-25　A. 雌性成年毛首鞭形线虫（鞭虫）的肠（箭）和子宫。B. 高倍镜显示充满虫卵的子宫

图片由 Kathryn Tanaka, MD 提供

尔也可由弗氏类圆线虫引起，为热带和亚热带地区的地方性传染病，在温带气候地域中零星发生[142]。感染的途径为幼虫穿透皮肤并移行至肺部，随后引发咳嗽和吞入。吞入后的幼虫可进入肠隐窝，之后成熟并释放虫卵，进而开始一个新的自体感染循环[143]。健康个体可有轻微症状，而免疫功能低下的患者，特别是 HIV 患者，会出现失控性的增殖（重度感染）和危及生命的幼虫内脏器官播散[144]。重度感染尤其与伴发的人类嗜淋巴细胞病毒 1 型（HTLV-1）感染有关[145]。

蛔虫和鞭虫：鉴别诊断

- 钩虫（十二指肠钩虫、美洲钩虫）
    - 几乎仅见于近端小肠
    - 见表单 18-10

表单 18-10　蛔虫、鞭虫、钩虫

临床特征

- 出血、吸收不良、腹泻
- 蛔虫可引起腹胀、肠梗阻
- 钩虫可引起贫血
- 儿童生长迟缓和认知缺陷

大体改变

- 蛔虫：长达 20cm
- 钩虫：1cm
- 鞭虫：长 3～5mm，鞭样尾部
- 组织损伤的大体改变可与克罗恩病类似

镜下改变

- 蛔虫所致的组织损伤主要发生在附着部位
- 钩虫引起的炎症反应轻微，偶可见嗜酸性粒细胞浸润
- 鞭虫附着部位可见混合性炎细胞浸润和隐窝脓肿

内镜下表现包括不规则、增大的黏膜皱襞和小肠溃疡。偶尔可见重度的结肠损害，包括溃疡和假息肉，类似溃疡性结肠炎[146, 147]。成虫和幼虫前端较宽，尾部尖锐，有时尾部弯曲，通常位于隐窝腔（图 18-26）。相关的炎症反应包括大量的嗜酸性粒细胞浸润、中性粒细胞性隐窝炎和肉芽肿（表单 18-11）。

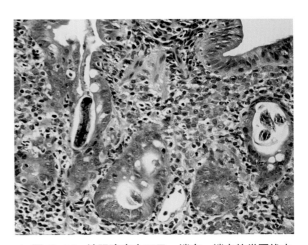

▲ 图 18-26　结肠隐窝中可见一端宽一端窄的类圆线虫

表单 18-11　类圆线虫

临床特征

- 腹泻、恶心、呕吐、体重减轻、吸收不良、出血
- 皮疹、嗜酸性粒细胞增多、荨麻疹、瘙痒和肺部症状
- 许多患者无症状
- 可在免疫功能低下的患者中发生播散，引起致死性病变

大体改变

- 黏膜皱襞增大、溃疡、假息肉
- 可类似于炎症性肠病

镜下改变

- 隐窝腔中可见尖尾的病原体
- 富含嗜酸性粒细胞的炎细胞浸润、肉芽肿

（二）吸虫目

血吸虫病

肠道血吸虫病最常见的虫种是曼氏血吸虫和日本血吸虫，但也可见到湄公血吸虫、闰血吸虫和埃及血吸虫，后者偶尔可引起阑尾炎[148]。血吸虫在非洲和阿拉伯半岛，以及加勒比、南美洲和中美洲的许多国家呈地方性流行。在钉螺繁殖的水域无性尾蚴通过穿透皮肤感染人类。随后虫体迁移到肺和肝，成虫在这里交配并将虫卵释放到门静脉循环中。虫卵可沉积于肝脏和结肠，并导致血便等宿主反应，结肠任何部位均可受累，内镜下可见红斑、颗粒状结构、溃疡和点状出血，可类似炎症性肠病或缺血性结肠炎[149]。大量的炎性息肉可类似于息肉病综合征。活检标本中在黏膜固有层或静脉内可见虫卵结构（图18-27A），呈卵圆形，有侧棘和一个锥形尾端，深嗜碱性（图18-27B）。感染可致富于嗜酸性粒细胞的炎症反应和以虫卵为中心的肉芽肿。长期感染的特征是固有层纤维化和异物巨细胞（表单18-12）。

表单 18-12　血吸虫病

临床特征

- 血便、贫血、体重减轻、蛋白丢失性肠病
- 梗阻、穿孔、肠套叠、直肠脱垂

大体改变

- 红斑、颗粒状、溃疡
- 炎性假息肉

镜下改变

- 固有层和黏膜静脉分支中可见卵圆形虫卵，常发生钙化
- 嗜酸性粒细胞浸润、肉芽肿

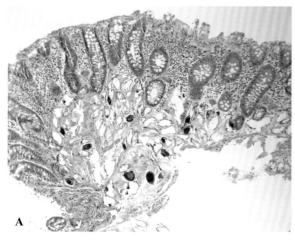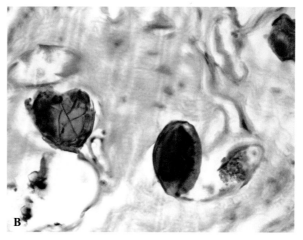

▲ 图 18-27　A. 血吸虫卵充满固有层的小血管，并使管腔扩张。B. 虫卵嗜碱性，具有折光性

第 19 章　空肠炎和回肠炎
Jejunitis and Ileitis

Karel Geboes　Anne Jouret-Mourin　著
杨　丽　译　　李增山　张丽英　校

一、概述

小肠为管状器官，从幽门括约肌延伸至回盲瓣，包括三个部分，即十二指肠、空肠和回肠。这三个部分在解剖和组织学上相似，但其黏膜层的形态还是有一些重要差别。

十二指肠是小肠最近端、最短且最为固定的部分，位于腹膜后。十二指肠跨过主动脉后，向上并向前弯曲与空肠相连，称之为十二指肠空肠曲。空肠约占小肠的 2/5，回肠约占小肠的 3/5，两者在外观上没有明确的界限，但回肠管壁比空肠更薄、更窄，回肠肠系膜脂肪含量更多，两者肠系膜的血管结构略有不同，回肠比空肠血管襻更多，直小血管（直动脉）更短。

总的来说，小肠黏膜是个复杂的微观世界，由多种细胞组成一个与其功能相适应的动态的有机整体，包括分泌、吸收和防御。不同类型的细胞因其功能不同而分布于不同区域，包括黏膜表面和隐窝的上皮细胞、固有层中的淋巴细胞、单核 / 巨噬细胞、嗜酸性粒细胞、肥大细胞、间质细胞、血管和神经纤维，正常情况下不会见到中性粒细胞，上述大部分细胞都处于一个持续更新的状态中。

回肠黏膜及其与十二指肠和空肠黏膜的比较

与近端小肠相比，回肠黏膜有几个明显的特征，包括表面上皮杯状细胞更多、绒毛更短，以及出现 Peyer 斑，在回肠活检标本中应注意这些特征。与十二指肠不同，空肠和回肠黏膜下层没有布氏腺，回肠黏膜有 Peyer 斑，但十二指肠和空肠没有。

回肠绒毛通常比近端小肠绒毛短，越靠近结肠，绒毛逐渐缩短直至消失，因此，回肠末端活检与其他部位小肠组织结构并不相同。

Peyer 斑是位于黏膜的淋巴组织（图 19-1），集中分布于回肠末端 25cm，并可以向近端延伸约 200cm，它们最多在回肠末端 10~15cm，并形成了淋巴环。靠近端的 Peyer 斑呈椭圆形，位于肠系膜对侧，且分布不规则。Peyer 斑是肠道相关淋巴组织（gut associated lymphoid tissue，GALT）的重要组成部分，是免疫反应诱导发生的部位。每个 Peyer 斑包含数目不等的淋巴小结，少则 3~5 个，多则达数百个，向外可突向肠腔，向下可穿过黏膜肌层。Peyer 斑的深部或回肠的固有层常可见棕黑色的色素颗粒，这些色素颗粒多聚集于巨噬细胞，可来自于空气或者食物。Peyer 斑的淋巴组织可取代绒

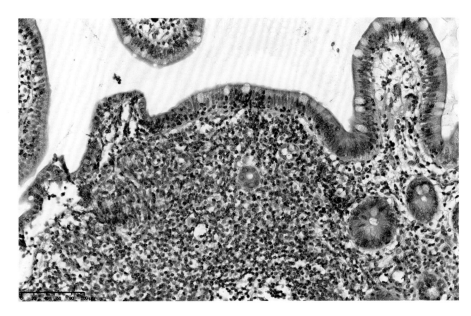

淋巴细胞聚集，表面被覆的立方上皮细胞构成淋巴滤泡相关上皮

毛和隐窝结构。

根据结构，Peyer 斑分为四个区域，即淋巴滤泡、滤泡顶端、滤泡间区及滤泡相关上皮[1]。

Peyer 斑的淋巴滤泡包含由 B 细胞为主构成的生发中心，其内可有少量 CD4$^+$ T 细胞和巨噬细胞，生发中心周围为套区。滤泡顶端是淋巴滤泡和被覆上皮之间的区域。Peyer 斑的滤泡相关上皮（follicle-associated epithelial，FAE）细胞包括特化的低立方细胞和扁平的肠上皮细胞，即 M 细胞（M 意指膜或微皱褶），该细胞有助于抗原和淋巴细胞的相互作用。肠腔内抗原被 M 细胞摄取后进入胞饮囊泡中，而 M 细胞也可表达其他抗原呈递细胞所具有的组织蛋白酶 E，并发挥相应的作用。M 细胞选择性的内吞抗原后，将抗原转运到上皮内巨噬细胞和淋巴细胞，然后再迁移到淋巴结。免疫反应的启动发生在淋巴结，在此过程中形成的免疫效应细胞向表面迁移并到达表面上皮细胞内，形成上皮内淋巴细胞（intraepithelial lymphocyte，IEL）。在正常的回肠，每 100 个上皮内最多有 4 个淋巴细胞。婴儿和儿童的 Peyer 斑通常比成人更明显。

回肠的黏膜上皮层与小肠其他部分的区别不仅是因为 M 细胞的存在，而且在表面上皮含有比近端小肠更多的杯状细胞（图 19–2）。此外，回肠上皮细胞可表达回肠胆汁酸转运体（IBAT）蛋白等特殊分子，但在常规显微镜下无法观察到这一特征[2]。

小肠黏膜上皮通常由五种细胞构成，包括柱状肠上皮细胞、杯状细胞、神经内分泌细胞、Paneth 细胞和干细胞。数量最多的细胞是柱状肠上皮细胞，该细胞在近端十二指肠的主要功能是对食物成分进行终末消化，在十二指肠和空肠则是由该细胞顶部微绒毛对营养物质进行吸收。

杯状细胞产生并分泌黏液，以在细胞表面形成一个黏液保护层，这一功能在远端小肠更为重要。杯状细胞的更新时间与柱状肠上皮细胞相似，因此，在回肠活检标本中杯状细胞丢失提示上皮的近期损伤。

神经内分泌细胞以内分泌和旁分泌的方式释放激素，主要为产生 5- 羟色胺的细胞，亦可有分泌 P 物质、血管活性肠肽和生长抑素的细胞。这些细胞释放的激素可调节回肠的分泌、吸收、运动和黏膜上皮细胞的增殖。

Paneth 细胞位于隐窝基底部，分泌防御素

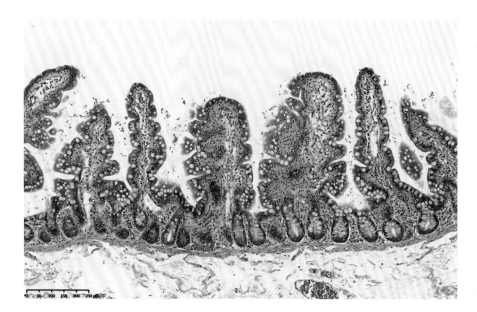

◀ 图 19-2　正常回肠黏膜

和其他抗菌肽，如隐窝素和溶菌酶，以保持隐窝无菌状态、保护肠上皮细胞和干细胞[3, 4]，其同样也来自于干细胞。

干细胞的标志物是 Wnt 靶基因 LGR5（leucine-rich-repeat-containing G-protein coupled receptor 5，富含亮氨酸含有重复 G 蛋白耦联受体 5）[5]，该受体表达于隐窝底部自我更新的多潜能干细胞，对这些细胞的不可逆标记显示其他四种上皮细胞类型（柱状细胞、杯状细胞、Paneth 细胞和神经内分泌细胞）均来自这些细胞。Olfactomedin 4（也称为 OLFM4、hGC1 或 GW112）是表达 LGR5 干细胞的另一特异性标志物。成人回肠黏膜干细胞可能与其他部位干细胞不同，譬如可诱导表达 IBAT 蛋白并促进胆汁酸摄取[6]。

二、空肠和回肠活检的作用

对空肠（小肠镜检查）和回肠末端（回肠结肠镜检查）进行活检的主要指征是内镜或通过其他影像技术发现有病变存在。对外观正常的黏膜进行活检得到的诊断信息非常有限。长期以来，小肠一直被认为是一个很少发生问题

的部位，内镜下活检主要是在十二指肠和空肠上段，用于诊断消化性溃疡、乳糜泻和蓝氏贾第鞭毛虫病等感染性疾病。

胶囊内镜的出现使得对于空肠的评估成为可能，而这项技术及其对病变的可视化也对进一步研发可进行小肠病变活检和非外科处置的小肠镜系统提出了需求，推进式小肠镜和术中小肠镜的适应证包括吸收不良、不明原因的腹泻、近端小肠影像学异常的探究和小肠肿瘤[7]。

双气囊小肠镜是一种安全有效的评估小肠狭窄的检查方法，不但可以进行直接观察并进行取材，也可以进行球囊扩张治疗。在一项对 71 例小肠狭窄患者的回顾性研究中，外科病理报告其可能的病因包括非甾体抗炎药相关肠炎（32%）、非特异性肠炎（21%）、克罗恩病（21%）、放射性肠炎（9%）、肿瘤（10%）、吻合口（4%）、乳糜泻（1%），以及术后粘连（1%）[8]。

小肠镜检查目前尚未被广泛应用，而回肠结肠镜检查已成为腹痛、腹泻或排便习惯改变患者的主要诊断工具。如今回肠是最常见的内镜下活检部位之一，然而其适应证需要仔细评估。在西欧人群中腹泻的发生率约为 5%，是

肠道异常的主要原因之一，约 1% 的患者需要专科检查，包括内镜检查和（或）住院治疗。

腹泻起因于下消化道时，鉴别诊断包括肠易激综合征和各种可能影响回肠和结肠的炎症性疾病，如感染、特发性炎症性肠病（包括溃疡性结肠炎和克罗恩病）、淋巴细胞性和胶原性结肠炎、缺血性肠炎和药物性肠炎。由于治疗手段不同，必须区分炎症和非炎症的原因及识别炎症性肠病。最终诊断通常要综合临床资料、实验室检查、微生物检查、影像学检查、内镜检查和组织学检查的结果，其中任何一项检查结果均有可能对诊断做出很好的提示。在实际工作中，消化科医生非常依赖内镜检查和组织学检查，然而活检并不是总能解决问题。

总的来说，大约 18% 的腹泻患者通过回肠活检可以明确诊断。在一项连续 414 例患者的回顾性研究中，作者评估了 2 年内接收的所有回肠末端的活检，并记录了回肠镜检查的指征和内镜检查结果，以及每次内镜检查时活检的数量。所有患者至多只有一组活检，活检指征包括已知或高度可疑炎症性肠病（38%）（克罗恩病 20%、溃疡性结肠炎 16% 和未分类炎症性肠病 1.4%）、其次为腹泻（33%）、贫血/便血（15%）、腹痛（6%）和影像学异常（5%）。内镜下回肠末端表现正常者 81%，组织学表现正常者占 82%。活检所能提供的提示信息因指征的不同而异，对于已知或怀疑克罗恩病的患者而言比例最高（40%），而溃疡性结肠炎（17.6%）、腹泻（10.4%）和腹痛（4.3%）则比例较低。组织学病变最有可能出现在内镜下回肠炎（84%）或溃疡/糜烂（69%）的标本中[9]。总的来说，对于一个昂贵又耗时的检查手段来说，仅有 18% 的患者可以通过活检获得阳性结果，而且该研究是在一个大型学术医疗中心进行的，因此也并不能代表其他医疗单位的情况。尚有其他研究表明，在未筛选的患者

中检测到回肠大体和（或）镜下异常的比例为 1.8%～7.4%[10, 11]，在该项研究中，19% 的炎症性肠病患者可以获得阳性的回肠组织学结果。因此，回肠末端活检组织学诊断在炎症性血便的患者中最有价值（要点 19-1）。

要点 19-1　回肠活检的作用

- 在慢性非血性腹泻 + 回肠镜表现正常的情况下活检的诊断价值有限
- 在炎性血便中的诊断价值最高
- 回肠活检诊断率[9]
  - 已知或疑似克罗恩病：40%
  - 溃疡性结肠炎：17.6%
  - 腹泻：10.4%
  - 腹痛：4.3%
  - 内镜下回肠炎：84%
  - 内镜下溃疡或糜烂：69%
  - 总体：18%

根据现有资料来看，因临床症状、家族史、腹部症状和（或）影像学异常而怀疑为克罗恩病的患者，需要进行回肠末端活检。对于影像学诊断回肠末端炎症性疾病的患者，如果回肠活检正常并且内镜检查正常，则有助于排除对克罗恩病的怀疑[12]。回肠末端活检在某些特定的临床情况下也特别有用，包括左半结肠炎及临床鉴别诊断困难的重度活动性炎症的患者。其他指征包括儿童腹泻、炎症性疾病的初始阶段和免疫功能低下的患者。在活动性全结肠炎患者中，回肠末端活检可有助于区别克罗恩病和溃疡性结肠炎的"倒灌性"回肠炎[13, 14]。

对于出现非血性、非炎症性腹泻的患者，情况则有所不同。在一项 508 个病例的研究中，26 例（5%）有内镜表现异常，而其中的 13 例则仅有回肠的异常表现。158 例回肠镜检查正

常的患者均无具有临床意义的组织学异常改变。其他研究也证实了这个结果，仅在 0.6% 的慢性腹泻和回肠镜表现正常的患者可出现具有诊断意义的病理学改变。因此，对于慢性非血性腹泻和回肠镜表现正常的患者进行常规回肠末端活检的价值有限，但如果伴有贫血和腹痛等其他表现时则另当别论[15-17]。

对于影像学诊断回肠末端炎症性疾病但内镜表现正常的患者，正常的回肠活检有助于排除对克罗恩病的怀疑。

三、回肠炎和空肠炎的组织学特征

组织学改变从轻度（肠上皮细胞改变、微绒毛缩短）到重度（溃疡、绒毛萎缩、上皮内淋巴细胞增多和活动性炎症）不等，病变可以仅累及空肠或回肠，也可弥漫分布并累及十二指肠。空肠炎和回肠炎的病因学因素多种多样，如感染、药物和系统性炎症性疾病[18]，除了炎症，这些病因尚可导致其他一些更为明显的形态学改变。

病因学或炎症类型的诊断取决于不同镜下特征的综合分析，包括上皮细胞和固有层细胞成分的改变。上皮细胞的变化包括表面上皮细胞的改变、隐窝和表面结构的改变及化生。

固有层发生的变化并不是单纯的炎细胞数量增多问题，还包括炎细胞程度不等的分布变化，因此固有层可出现炎细胞的种类、密度和分布特征不同的情况，所以最好同时评估细胞数量和分布的变化。

上皮细胞的变化包括细胞类型的改变、表面上皮细胞形态和大小的改变，以及细胞缺失并进而导致糜烂和溃疡（图 19-3）。如前所述，回肠黏膜的特征是绒毛上皮内有较高比例的杯状细胞，但事实上并没有一个杯状细胞与柱状肠上皮细胞的确切比例，现有数据显示每 100

个上皮细胞中杯状细胞的数量为（37±5）～50 个。如果杯状细胞比例超过 50%，则称之为高分泌状态（又称杯状细胞增生），可见于克罗恩病，但也可能见于其他疾病（图 19-4）。杯状细胞增生发生在实验性感染和动物感染模型中，并与 Th2 型反应有关[19]。与之相反，一些研究

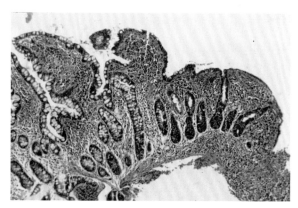

▲ 图 19-3　回肠糜烂
绒毛部分消失，图片右侧表面被覆扁平细胞，突然出现于坏死的边缘，固有层内炎细胞数量增多

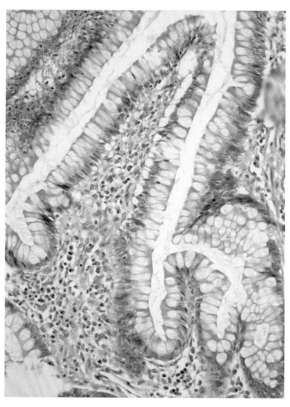

▲ 图 19-4　绒毛几乎完全由黏液分泌细胞构成，提示"高分泌"状态

者也描述了杯状细胞减少的情况，称之为空肠化，表现为立方状和（或）扁平细胞，提示为修复性改变，是一个恢复表面上皮连续性的过程。邻近受损区域具有修复功能的细胞通常位于隐窝的上部，其细胞骨架可出现重塑，形成细胞表面的凸起，并松解其与周围间质的连接，这使得它们能够迁移并扩散到受损区域。这个过程可在损伤后的几个小时发生，而更严重的损伤则会导致糜烂或溃疡。

在空肠炎和回肠炎中，隐窝可出现反应性改变，包括核分裂象数目轻度增加及再生性改变，表现为隐窝底部的细胞变长、核增大，这些改变提示上皮的再生以及损伤后的修复，亦可在隐窝上皮内见到凋亡细胞。此外，Paneth细胞的分布可变得不规则[16]。

小肠黏膜结构变化包括绒毛大小和形状的改变，如缩短、增宽（鼓槌状）、不规则和消失（图 19-5）。隐窝可出现分枝和缩短，隐窝间距变得不规则。隐窝结构的扭曲或"试管架外观"的丧失是慢性回肠炎的主要特征[20]。

回肠可发生两种类型的化生性改变：表面胃小凹上皮化生，多见于十二指肠（见第 9 章和第 14 章，图 9-22 和图 14-1）、假幽门腺或幽门腺化生（表单 19-1）。幽门腺化生，也称为假幽门黏液腺、黏液样化生或溃疡相关的细胞改变，特点是黏膜深部出现小而圆的腺体，通常紧邻溃疡。组织学上，腺体类似于胃的幽门腺，这种现象可能是代表愈合过程的结果，且与溶菌酶等抗菌肽的分泌增加有关[3, 4]。幽门腺化生不是克罗恩病特有现象，也可发生在其他肠道炎症性疾病中（图 19-6）。通常发生于胃的解痉多肽表达化生也是一种与之类似的现象。

固有层的改变包括淋巴细胞和浆细胞密度增加，常常伴有组织细胞和嗜酸性粒细胞数量增加。嗜酸性粒细胞数量的增多有时只是伴随着其他类型细胞数量的增多，而有时却呈现出压倒性的优势，并伴有上皮内浸润的现象。炎细胞的类型发生改变，特别是固有层和表面及隐窝上皮细胞中出现中性粒细胞，多提示活动性炎症。

并非局限于空肠或回肠的轻微的镜下改变（肠上皮细胞微绒毛改变和上皮内淋巴细胞数量改变），且缺乏大体可见的改变，称之为"显微镜下肠炎"（表单 19-2）。然而，这样的诊断名词本身是不够的，需进一步探究以明确病因，

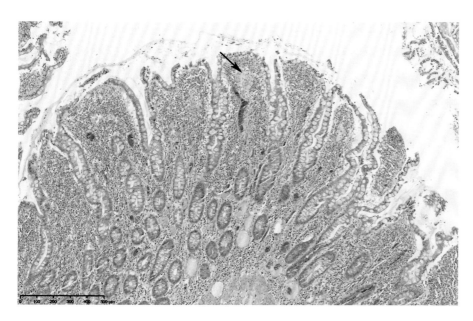

◀ 图 19-5　克罗恩的回肠活动性炎：绒毛不规则并增宽，表面上皮扁平伴部分缺失；固有层炎细胞细胞数量增加，成分混杂，淋巴管扩张；在一个绒毛的顶部可见微小肉芽肿（箭）

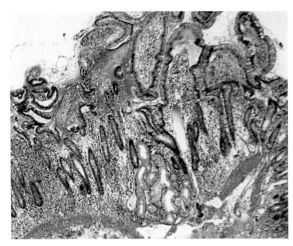

▲ 图 19-6　小肠活检显示在固有层深部可见幽门型腺体

包括仔细的询问病史和全面的临床和实验室检查指标评估[18]。

固有层单核细胞/巨噬细胞可导致肉芽肿的形成，定义为单核细胞聚集，细胞体积大，具有丰富淡染嗜酸性的胞质和一个大而卵圆形细胞核，同时可伴有其他炎细胞浸润，多成簇分布。肉芽肿可见于很多种疾病中，包括细菌感染（分枝杆菌、耶尔森菌、麻风和梅毒）、寄生虫感染（曼氏血吸虫）、真菌感染（念珠菌）和其他一些未知的或知之甚少的病因，如结节病或克罗恩病；药物也是需要考虑的病因学因素之一。在许多国家，肉芽肿是克罗恩病的一个重要组织学特征，但在非洲和东南亚许多地区结核病仍然是一个主要的鉴别诊断（图 19-7）。见到肉芽肿中央的坏死或典型的干酪样坏死时，应高度怀疑结核病。然而，肠道结核肉芽肿很少出现干酪样坏死，肠道结核病更常见的特征是存在多个融合性非坏死性肉芽肿。作者的原则是当出现多发性肉芽肿时，要做 Ziehl-Neelsen 染色，但是阳性率很低。对于结核病仍然很常见的国家和地区，结核病在鉴别诊断时总是要作为首要考虑。

回肠炎的间质改变包括表面上皮下的基底膜增厚、纤维化、黏膜肌层不规则增厚和绒毛

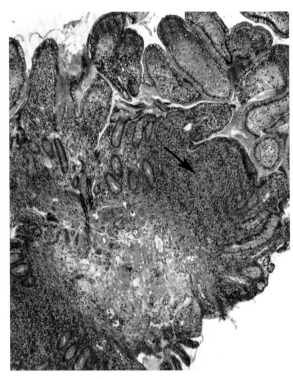

▲ 图 19-7　回肠活检：绒毛增宽，右侧固有层炎细胞密度增加，可见肉芽肿（箭），该活检来自一个柬埔寨的患者，该临床背景高度提示结核病

表单 19-1　回肠的化生改变

- 假幽门腺或幽门腺化生
  - 同义词
    - ➢ 假幽门黏液腺体
    - ➢ 黏液样化生
    - ➢ 溃疡相关的细胞改变
    - ➢ 解痉多肽表达化生（发生于胃而非小肠）
  - 黏膜深部小而圆的腺体，类似于胃窦黏液腺体
  - 通常邻近溃疡
  - 愈合过程的结果
  - 是克罗恩病的特征但不具有特异性
- 胃（小凹）上皮化生

一般特征

- 可累及十二指肠、空肠和（或）回肠
- 可出现微量营养元素的缺乏
- 并非一个特异性诊断
- 需进一步探究病因学因素

镜下改变的程度

- 轻度，仅有肠上皮改变、微绒毛变短
- 重度，可出现溃疡、活动性炎、绒毛萎缩、上皮内淋巴细胞增多

可能原因

- 感染
- 药物
- 系统性炎症性疾病

纤维血管轴心的淋巴管扩张。

支持慢性（复发性）炎症性疾病的特征是绒毛和隐窝的结构改变、幽门腺化生、杯状细胞增生、黏膜表面胃小凹上皮化生和炎细胞密度增加以及分布改变（要点 19-2）。"活动性"炎的诊断取决于是否存在中性粒细胞，活动性可分为轻度、中度、重度[21]。

要点 19-2　提示慢性回肠炎的特征

- 绒毛结构的改变
- 陷窝结构的改变
- 假幽门腺化生
- 杯状细胞增生
- 表面上皮的胃小凹上皮化生
- 固有层炎细胞增多，同时伴有炎细胞分布的改变

四、空肠炎和回肠炎：病因

最常见的病因是感染、化学物质 / 药物、克罗恩病和溃疡性结肠炎中所谓的"倒灌性回肠炎"、强直性脊柱炎相关的回肠炎，以及与显微镜下结肠炎相关的回肠炎。其他少见的情况包括嗜酸性粒细胞性肠炎、缺血性肠炎、血管炎引起的肠炎、子宫内膜异位症相关的肠炎、系统性肥大细胞增多症引起的回肠炎、放射性肠炎和移植物抗宿主病。

感染性致病因素包括病毒（尤其在儿童）、细菌，少数情况下为真菌和寄生虫。污染的食物和水是主要的致病因素。病毒感染常发生于近端小肠，而细菌感染则常累及结肠和回肠。化学性致病因素包括非甾体抗炎药在内的化学药品和可卡因等毒品，尚有些病例属于特发性[22]。回肠炎的主要病因归纳于表 19-1。

（一）急性肠炎

1. 感染

急性肠炎通常为感染性肠炎，可以只累及小肠，但更常见的是胃和近端小肠同时受累，包括十二指肠和空肠，亦可累及结肠和回肠。组织学检查一般情况下并无必要，而且对诊断也无帮助。大部分肠道感染的病程有限，水样或带血的腹泻时间持续一周左右。如果为超过 30 天且每天有 3 次或以上稀便的慢性腹泻，很可能是病毒感染（轮状病毒、巨细胞病毒和腺病毒）和细菌感染（弯曲杆菌、难辨梭状芽孢杆菌、产气单胞菌、大肠杆菌、沙门菌和耶尔森菌）的结果（表单 19-3）。

病毒性胃肠炎（表单 19-4）最常见于儿童。轮状病毒和诺如病毒感染通常仅局限于小肠。轮状病毒感染几乎会发生于所有 2—3 岁以前的儿童，且症状性感染主要发生于 7—15 月龄的幼儿，2 岁左右儿童感染后会出现更严重的症

表 19-1　末端回肠炎的病因

感染	耶尔森菌（小肠结肠炎型、假结核病型）
	沙门菌
	难辨梭状芽孢杆菌
	分枝杆菌（结核病、鸟型）
	异尖线虫病
	巨细胞病毒
	荚膜组织胞浆菌
	中性粒细胞减少性小肠结肠炎（盲肠炎）
炎症性肠病	克罗恩病
	溃疡性结肠炎引起的倒灌性回肠炎
脊柱关节病变	强直性脊柱炎
	反应性关节炎
皮肤病变	银屑病
与显微镜下结肠炎相关的回肠炎	
药物相关	非甾体抗炎药相关性肠病
	其他：氯化钾片剂、非口服金剂治疗、口服避孕药、麦角胺碱、地高辛、利尿药、降压药
小肠缺血	
血管炎	系统性红斑狼疮
	结节性多动脉炎
	Henoch-Schönlein 紫癜
	其他血管炎
白塞病	
放射性肠炎	
细胞浸润性疾病	嗜酸性粒细胞性肠炎
	系统性肥大细胞增多症
淀粉样变性	
子宫内膜异位症	
淋巴组织增生	
肿瘤	原发小肠恶性肿瘤（淋巴瘤、腺癌、神经内分泌肿瘤）
	转移癌

表单 19-3　慢性感染性腹泻

定义

- 每日≥ 3 次的稀便，且＞ 30 天

病毒性病原体

- 轮状病毒
- 巨细胞病毒
- 腺病毒

细菌性病原体

- 弯曲杆菌
- 难辨梭状芽孢杆菌
- 产气单胞菌
- 大肠杆菌
- 沙门菌
  - Peyer 斑增生
  - 淋巴组织内可见大而深染的巨噬细胞，胞质内可见病原体（伤寒细胞或 Mallory 细胞）
- 耶尔森菌
  - 四个阶段：淋巴细胞增生、组织细胞增生、上皮样肉芽肿形成和肉芽肿中心出现坏死

状，而新生儿和成人相对具有免疫力，通常只有轻微的症状。诺如病毒与医院和老年社区的暴发性腹泻密切相关。腺病毒和星状病毒引起的腹泻最常影响幼童，但也可见于较大的儿童和成人，成人的症状通常轻微。肠病毒可在免疫缺陷患者中引起严重的胃肠炎，但也存在于无症状携带者中。

大多数病毒性胃肠炎的症状仅持续几天，因此患者通常不需要就医，也没有必要取活检。镜下多为非特异性改变，因此组织学并非是确诊所需的手段。然而，医生有必要了解其主要特征，因为随着内镜的广泛使用，病理医生可能会遇到来自急性患儿的活检，理论上有可能

表单 19-4 病毒性胃肠炎

一般特征

- 儿童 ≫ 成人
- 通常为短期病程
- 很少活检
- 组织学无特异性

轮状病毒：组织学

- 病变通常为斑片状
- 绒毛不同程度的缩短
- 隐窝延长
- 固有层中度慢性炎症
  - 靠近腔面的炎细胞密度更高
- 早期改变
  - 核上胞质内空泡化
  - 绒毛顶端肠上皮细胞脱落
  - 类似于无 β 脂蛋白血症，但病变不连续

腺病毒：组织学

- 黏膜内轻度混合性炎细胞浸润
- 隐窝上皮细胞凋亡略有增加
- 表面上皮细胞极向消失
- 杯状细胞退变
- 免疫组化可显示上皮细胞核内包涵体

诺如病毒：组织学

- 绒毛变宽、变钝、不规则
- 表面肠上皮排列不规则，胞质内空泡形成
- 表面和隐窝上皮细胞凋亡增多
- 上皮内淋巴细胞增多（每 100 个肠上皮细胞可高达 60 个）
- 固有层中性粒细胞和单核细胞增多

其他病毒

- 冠状病毒：可与婴儿坏死性小肠结肠炎有关
- 巨细胞病毒：原发性感染很少发生在免疫力正常的人群

见到各种不同的病变。

轮状病毒是一种裂解性病毒，致使肠上皮细胞刷状缘的酶类（双糖酶、乳糖酶等）减少和小肠绒毛上皮细胞破坏，进而引起腹泻。病毒可以通过受体介导的内吞作用进入细胞，然后在细胞内复制。急性轮状病毒（A 型）肠炎可出现不同程度的绒毛缩短、固有层淋巴细胞数量增多和隐窝延长。在感染早期，HE 染色切片中可见肠上皮细胞核上胞质内空泡，以及绒毛顶端上皮细胞脱落现象（图 19-8）。细胞的形态学改变类似于无 β 脂蛋白血症（偶尔也见于幼年营养性巨幼细胞贫血），但在病毒感染中受累细胞更多为不连续分布。炎细胞更多分布于固有层上部近肠腔侧，呈现黏膜浅层高密度炎细胞浸润的现象，病变通常分布并不均匀。电镜下在绒毛和隐窝上皮内可见病毒颗粒。

腺病毒感染多表现为轻度增多的混合性炎

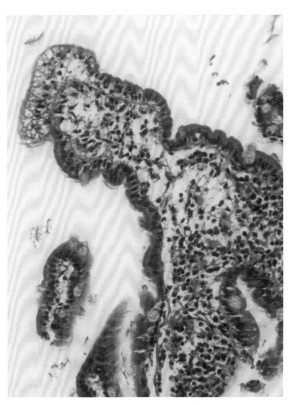

▲ 图 19-8 表面上皮细胞可见核上空泡形成，可能是病毒感染（抑或是药物引起的损伤）

细胞浸润和和隐窝细胞凋亡。表面上皮细胞极性消失伴杯状细胞退变可提示感染，表面上皮细胞或隐窝上皮细胞核内包涵体则很容易通过免疫组化染色得到证实。

诺如病毒感染的组织学改变包括绒毛变宽、变钝、不规则和表面肠上皮细胞空泡化，绒毛改变可导致绒毛表面积减少近 50%。此外，表面上皮细胞排列紊乱的现象也很明显。亦可见到表面和隐窝上皮细胞凋亡增加和隐窝上皮增生。隐窝上皮细胞凋亡这一表现与移植排斥反应中所见并无差别，因此，小肠移植后发生的感染可表现出与同种异体排斥反应重叠的特征。Occludin、claudin-4 和 claudin-5 等紧密连接蛋白的表达降低，上皮内淋巴细胞数量增多（可高达 60/100 个肠上皮细胞）。固有层中粒细胞、淋巴细胞等炎细胞数量增多，且与症状的轻重相关。四种不同血清型的冠状病毒与婴儿坏死性小肠结肠炎有关[23, 24]。

小肠的原发性 CMV 感染在免疫正常的个体中罕见，通常并无症状，但也可以出现类似于许多急性病毒性感染所致的非特异性症状，甚至可导致出血或消化道穿孔（可因缺血所致）等更严重的情况[25]。

最常见的细菌性病原体是志贺菌、沙门菌、弯曲杆菌、难辨梭状芽孢杆菌、耶尔森菌、大肠杆菌和产酸克雷伯菌。一些细菌会引起小肠和结直肠的感染，如耶尔森假结核菌、空肠弯曲杆菌和沙门菌属，而另一些细菌的感染更容易位于回肠、阑尾和右半结肠，如伤寒沙门菌和耶尔森菌。志贺菌、伤寒沙门菌和耶尔森菌可通过回肠的 M 细胞入侵，小肠结肠炎耶尔森菌和假结核耶尔森菌可以引起末端回肠炎和局限性肠系膜淋巴结炎，伴有并回肠末端增厚和局部淋巴结肿大（图 19–9），而阑尾受累则很少见。临床证据表明，弯曲杆菌感染的部位通常是回肠和空肠，而不是结直肠[26]。

细菌性肠炎的镜下特征变化很大（要点 19–3）。这取决于参与免疫反应的成分、患者的免疫状态和疾病的持续时间，大多数情况下，没有特定的病变模式。镜下表现可以为正常黏膜，也可以仅有水肿，也可见到程度轻重不等的中性粒细胞浸润，暴发性病例可出现肠壁坏死，标本中仅能见到残存的病变组织。大多数患者中回肠的炎症病变往往与与结肠的炎症是相关的，最终诊断是通过结合不同部位的组织病理学特征以及病变在结肠的分布特征作出的。

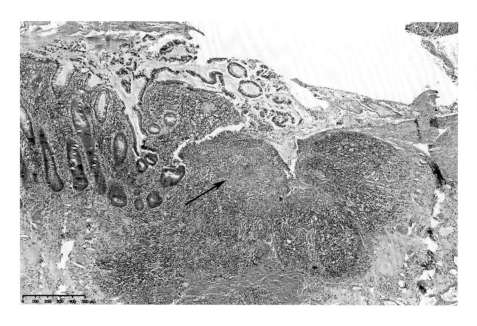

◀ 图 19–9 经培养证实耶尔森菌感染患者的回肠活检，显示溃疡伴明显坏死（箭）

要点 19-3　细菌性肠炎的镜下特征

- 组织学表现变化多端
- 回肠病变通常与结肠病变相关
- 组织学表现取决于病原体类型、患者的免疫状态和疾病持续的时间
- 镜下特征的谱系
  - 正常
  - 仅可见水肿
  - 伴有中性粒细胞的急性炎症，可能轻微或严重
  - 伴有肠壁坏死的暴发性疾病
  - 残留病变组织
  - 大多数没有特定的模式

有些细菌病原体可以在组织切片中明确的识别出来，或引起特定的形态学特征，从而能得出一个明确的镜下诊断。例如，假膜形成（难辨梭状芽孢杆菌、肠出血性大肠杆菌）、肉芽肿结构（结核分枝杆菌、免疫正常患者的鸟型分枝杆菌、耶尔森菌）、弥漫性组织细胞浸润（如马红球菌、免疫缺陷患者的鸟型分枝杆菌、组织胞浆菌和 Whipple 病）、显著的淋巴细胞和组织细胞浸润（如鼠伤寒沙门菌）或病毒包涵体（如巨细胞病毒感染）（图 19-10 和图 19-11）。

耶尔森菌病，尤其是由假结核耶尔森菌，其感染后的病变特征是急性炎症叠加于慢性组织细胞性和肉芽肿性炎症，而小肠结肠炎耶尔森菌感染的病变中肉芽肿结构并不明显。上述情况中肉芽肿性炎可能与低毒力菌株有关，而化脓性炎症则与高毒力菌株有关。疾病可呈现四个阶段：淋巴组织增生、组织细胞增生、上皮样肉芽肿形成，以及最后肉芽肿中央出现坏死[27, 28]。

在沙门菌感染所致的"伤寒热"中，大量的细菌可导致 Peyer 斑淋巴组织增生和肠系膜

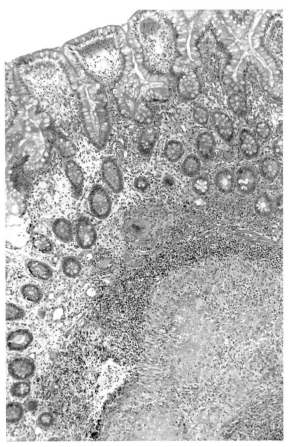

▲ 图 19-10　回肠的坏死性肉芽肿性炎伴有其上方的小肉芽肿，该患者被证实为结核病

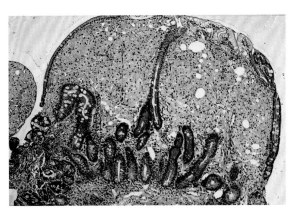

▲ 图 19-11　Whipple 病的特征是固有层（和黏膜下层）可见数量不等的泡沫样巨噬细胞和空白区

淋巴结炎，除了浸润的淋巴细胞和浆细胞外，尚可见大的、深染的巨噬细胞浸润，胞质内含有细菌成分，即所谓的伤寒细胞或 Mallory 细胞，中性粒细胞少见。细菌的内毒素可导致黏膜组织坏死，并可蔓延至固有肌层，亦可见血

管内血栓形成。整个回肠和结肠均可受累，呈现广泛的充血性改变，溃疡主要出现在回肠，但也可见于结肠。

在不同类型的真菌性回肠炎中，念珠菌和毛霉菌病主要发生在免疫缺陷人群中，而前者在大宗样本中是极其少见的[16]。

2. 非感染性病因

病程较长且症状持续存在可能是不同类型非感染性肠炎的一个特征，其中克罗恩病是最常见的一种可能性[29]。有些疾病在组织学上也不一定表现出明显的慢性特征。

显微镜下结肠炎可累及小肠，在大约15%的淋巴细胞性和胶原性结肠炎患者中可以出现回肠末端的异常表现，包括绒毛缩短、表面上皮细胞扁平和上皮内淋巴细胞增多（图19-12）（要点19-4）。也有少数报道显示显微镜下结肠炎患者可同时伴有更大范围的回肠绒毛萎缩，而且其中至少有一些还是以小肠病变为主[30, 31]。以回肠为主的绒毛萎缩其特征是仅有回肠绒毛萎缩而不伴有十二指肠空肠绒毛萎缩。能导致上述改变的其他可能的病因有放射、普通变异型低γ球蛋白血症（普通变异型免疫缺陷）、泻药滥用、克罗恩病、移植物抗宿主病和α重链病。

以嗜酸性粒细胞浸润为主的消化道炎症多种多样（表单19-5），包括原发性（特发性）和继发性。继发性嗜酸性粒细胞增多性疾病包括感染（特别是寄生虫感染）、血管炎、炎症性肠病、结缔组织病、过敏（药物）、乳糜泻和肿瘤。

原发性嗜酸性粒细胞性胃肠炎（primary eosinophilic gastro-enterocolitis，EG）少见，最常累及胃，其次是小肠。原发性嗜酸性粒细胞性消化道疾病（primary eosinophilic gastrointestinal disorders，EGID）可根据病变部位分类，也可依据消化道浸润的深度，分为黏膜型、肌层型和浆膜型。自1937年Kaijser首次描述原发性

嗜酸性粒细胞性胃肠炎以来，目前大约报道了300例[32]。原发性嗜酸性粒细胞性肠炎（空肠炎或回肠炎）又称特发性或过敏性肠病，临床极为少见，包括特应性、非特应性和家族性等几种亚型。

原发性和继发性嗜酸性粒细胞性胃肠炎的

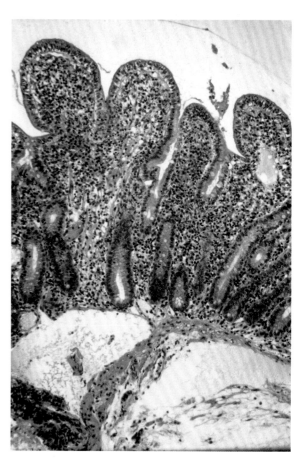

▲ 图 19-12 显微镜下结肠炎（淋巴细胞型）可累及回肠。绒毛稍变短，表面上皮细胞变平，上皮内淋巴细胞数量增多

要点 19-4 显微镜下结肠炎与小肠病变的关系

末端回肠受累占 15%

- 绒毛缩短
- 表面上皮细胞扁平
- 上皮内淋巴细胞增多
- 少数情况下可见显著的绒毛萎缩

原发性嗜酸性粒细胞性空肠炎或回肠炎

- 极为罕见
- 也称为特发性或过敏性肠病
- 亚型：特应性、非特应性和家族性
- 病变可分布不均

无论是原发性还是继发性，嗜酸性粒细胞性胃肠炎的诊断是困难的

- 嗜酸性粒细胞在胃和肠道黏膜是正常存在的，在食管黏膜极少见
- 不同的解剖部位嗜酸性粒细胞数量不等

原发性嗜酸性粒细胞性胃肠炎的取材

- 全面内镜检查，不同部位充分活检
- 如果黏膜没有病变，则需要行全层活检

嗜酸性粒细胞性胃肠炎的组织学

- 固有层嗜酸性粒细胞增多，常 > 50 个嗜酸性粒细胞 /HPF
- 尚无明确的下限值，通常建议是 ≥ 20 个嗜酸性粒细胞 /HPF
- 数量随解剖部位而变化
- 支持诊断的表现
  - 上皮内嗜酸性粒细胞
  - 嗜酸性粒细胞性隐窝炎
  - 嗜酸性粒细胞性隐窝脓肿
  - 黏膜下层嗜酸性粒细胞浸润
- 黏膜结构通常保持完好
- +/- 隐窝增生
- +/- 绒毛变钝或萎缩
- +/- 上皮细胞坏死伴糜烂或溃疡
- +/- 弥漫性肠炎
  - 绒毛丢失
  - 黏膜下水肿
  - 肠壁深层浸润
  - 纤维化
- +/- 细胞外蛋白的沉积

诊断都比较困难。正常情况下，食管黏膜几乎见不到嗜酸性粒细胞，但其他部位可以见到或多或少的嗜酸性粒细胞，数量因解剖部位不同而异。嗜酸性粒细胞性胃肠炎的诊断需要全面的内镜检查并行活检。然而，病变分布的不均一性在某种程度上会影响活检组织学的结果，因此，为减少因取材而导致的误判，建议对不同区域进行充分的活检。另一个诊断的陷阱就是病变仅累及肌层或浆膜层而黏膜表现正常的情况，在这种情况下，如果想确诊就必须进行全层活检。

镜下可以很容易明确固有层内嗜酸性粒细胞数量的增加，通常 > 50 个嗜酸性粒细胞 /HPF。局限性的嗜酸性粒细胞浸润可导致隐窝增生、绒毛变钝、上皮细胞坏死伴糜烂或溃疡。亦可见到弥漫性病变，并可导致绒毛结构完全消失、黏膜下水肿、肠壁深层嗜酸性粒细胞浸润和纤维化。但大多数情况下，黏膜结构并无异常。另一个镜下的特征是细胞外较多主要碱性蛋白（major basic protein，MBP）和嗜酸性粒细胞性阳离子蛋白沉积。明确诊断所需的最低嗜酸性粒细胞的数量很难确定，目前尚无共识，一些研究使用 20 个嗜酸性粒细胞 /HPF 作为界值，其不合理之处在于没有考虑到消化道不同部位正常数量的不同。还有一个很重要的镜下特征就是上皮内出现嗜酸性粒细胞和（或）固有层中出现大量嗜酸性粒细胞并扩散到上皮内（嗜酸性粒细胞性隐窝炎 / 隐窝脓肿）和黏膜下层[33, 34]。

（二）慢性回肠炎

当回肠炎表现为慢性炎症的组织学特征（要点 19-2），无论是否伴有右半结肠炎，都需要考虑以下鉴别诊断，包括药物、肠结核和西方国家常见的克罗恩病（要点 19-5）。患者年龄（如服用 NSAID 的年长患者）、个人史（旅

要点 19-5　慢性回肠炎

可伴有右半结肠炎

较常见病因

- 药物，特别是 NSAID
- 结核病
- 克罗恩病
- 溃疡性结肠炎

较少见病因

- 子宫内膜异位症
- 转移性肿瘤
- 胃肠道间质瘤
- 原发性神经内分泌肿瘤
- 系统性肥大细胞增多症

提示病因的线索

- 年龄（年老且与服用 NSAID 相关）
- 个人史（移居、旅行）
- 地域

表单 19-6　引起回肠炎的一些药物

NSAID

- 常见
- 回肠黏膜破坏 / 溃疡（8.4%～55%）
- 活检诊断困难
- 活检特征包括
  - 黏膜口疮样溃疡
  - 散在嗜酸性粒细胞
  - 固有层多少不等的纤维化条带，可延伸至黏膜表面
- 患者的年龄和临床病史是重要的线索
- 与克罗恩病相比，上消化道和结直肠在孤立性 NSAID 相关的回肠炎患者中多为正常表现

奥美沙坦

- 用药 1～2 年后出现回肠炎
- 上皮内淋巴细胞增多
- +/− 胶原沉积增加（"胶原性腹泻"）
- +/− 上皮损伤

伊匹单抗

- 结肠炎≫回肠炎

吗替麦考酚酯

- 可累及整个消化道
- 结肠炎＞回肠炎
- 隐窝上皮凋亡为典型改变
- +/− 隐窝扩张并伴有嗜酸性粒细胞和中性粒细胞

行和移居史）或地域（东南亚、南非）等因素都有助于临床医生和病理医生做出正确的诊断[34]。

　　尽管 NSAID 是导致中老年患者发生回肠炎的常见原因，但其他药物亦可导致回肠炎（表单 19-6），如奥美沙坦酯（olmesartan medoxomil），这是一种血管紧张素 Ⅱ 受体拮抗药（在一组 12935 例患者的研究中出现 25 例，比例为 0.19%），病变通常是在药物使用 1～2 年后开始出现，女性稍多于男性。在十二指肠或回肠活检时，可见胶原沉积现象，亦可出现类似胶原性腹泻的表现（见第 20 章）。该药物也能引起上皮内淋巴细胞增多，伴或不伴上皮损伤（图 19-13）[35]。用于治疗胃肠道间质瘤的药物甲磺酸伊马替尼也与回肠炎有关，但属于很少见的并发症。

　　用于阻滞细胞毒性 T 淋巴细胞抗原 4（cytotoxic T-lymphocyte antigen 4，CTLA-4）的

人源性单克隆抗体伊匹单抗也可导致小肠病变，但实际上结肠炎更为多见。其作用机制是作为 T 细胞抗肿瘤反应的负反馈调节物，是肿瘤疫苗治疗的辅助手段，目前越来越多的用于恶性肿瘤的治疗，包括恶性黑色素瘤、卵巢癌、肾癌和前列腺癌。

　　吗替麦考酚酯（Mycophenolate mofetil，MMF）

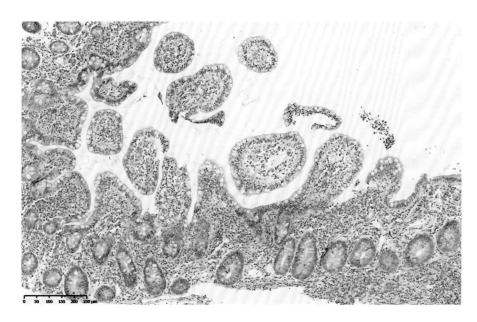

◀ 图 19-13　奥美沙坦和其他药物可引起上皮损伤，以及上皮内淋巴细胞增多，病变呈弥漫性分布

是一种免疫抑制剂，用于预防实体器官移植后的同种异体移植排斥反应。MMF 诱导的损伤可累及整个消化道，组织学上典型的损伤模式就是出现显著的隐窝上皮细胞凋亡，但这一特征也可见于移植物抗宿主病和感染。另外，经常可以见到隐窝扩张伴嗜酸性粒细胞和中性粒细胞浸润。MMF 和前述的伊匹单抗最常影响结肠，但也可见到小肠和结肠同时受累[36, 37]。

　　肠结核主要由结核分枝杆菌引起，少数是由牛型分枝杆菌引起，由于对牛奶进行了巴氏杀菌，后者在西半球不太常见。在西方国家肠结核很少见，但也呈现出逐步增长的趋势，部分原因是来自结核病流行地区的移民。在英国的一项研究中，84% 的肠结核病例出现在移民中，特别是来自南亚地区[35]。结核分枝杆菌和牛型分枝杆菌感染均好发于小肠，尤其是回肠末端。镜下区分结核病和克罗恩病的主要特征是肉芽肿体积大、相互融合、数量多（每个活检部位 10 个或更多）、干酪样坏死、溃疡周边衬覆聚集的上皮样组织细胞、较轻的黏膜下炎症、缺乏黏膜下水肿、浆膜面结核结节，以及裂隙状溃疡少见。肠结核的镜下改变在疾病的不同阶段表现有所不同，在疾病进展至慢性的

阶段，病理改变以致密的纤维化为主，在长期的慢性病变中，肉芽肿可出现透明变性，直至最终消失，这种情况下仅可见少量的淋巴细胞聚集和显著的纤维化改变，有时可见肉芽肿的"残影"[38-40]。

　　小肠克罗恩病的镜下表现多种多样，有时甚至看不到所谓的重要组织学特征，这可能与疾病的自身特点或治疗相关，或两者皆有之。因此，由于缺乏典型特征，基于内镜活检的评估对于明确诊断而言十分困难。内镜活检在诊断中的作用是评估是否存在炎症的不连续性、绒毛结构异常、肉芽肿和微小肉芽肿（图 19-14）。多处活检对于发现病变的多灶性分布十分必要，但内镜医生可能很难在小肠的某些部位取到很多块活检。此外，需要认识到，在高达 50% 的小肠克罗恩病活检中可能无法检出肉芽肿，这一点非常重要。正常黏膜背景下的局灶性炎症是小肠克罗恩病的一个典型且十分常见的特征。最早期的病变表现为小片状上皮细胞坏死和炎症，且通常位于聚集的淋巴组织表面，之后发展为典型的口疮样溃疡。伴有中性粒细胞脱入腔面的隐窝底部溃疡（之后演变为所谓的山峰溃疡）是另一个特征性改变。绒毛异常包括绒

毛大小和形状各异、鼓槌样外观、绒毛轴心淋巴管扩张和显著炎症背景下表面上皮细胞依旧含有黏液成分，隐窝基底部 Paneth 细胞分布不规则的现象也很常见。其他黏膜变化，特别是所谓的假幽门腺化生，可提示早先（或当下）的溃疡形成[41-43]，这种改变在 2%～27% 的克罗恩病患者的回肠活检中可以见到，在回肠切除术中就更容易见到了，治疗后这一改变可消失（图 19-14 和图 19-15，表单 19-7）。

在 10%～20% 的溃疡性结肠炎患者中炎症可以扩展或累及到回肠末端，且常见于广泛结肠炎的患者，但主要累及回肠黏膜而盲肠没有病变的情况也可发生[41]。"倒灌性回肠炎"这一名词并不合适，因为并无明确的"倒灌"证据，而且亦可见于右半结肠并无炎症的患者[44]。在一组 50 例患者的研究中，结果显示 38 例内镜下回肠末端正常，4 例表现为倒灌性回肠炎，8 例为非倒灌性回肠炎（定义为盲肠正常的回肠炎）。上述 4 例伴有倒灌性回肠炎的病例均为全结肠炎，8 例非倒灌性回肠炎中有 4 例（50%）为全结肠炎，而 38 例没有回肠炎的病例中仅有 4 例（11%）出现全结肠炎[45]。倒灌性回肠炎在儿童和成人中一样常见，在一组 18 例儿童新诊断的溃疡性结肠炎病例研究中，39% 的病例可见回肠红斑，不伴糜烂或溃疡，镜下为非特异性炎症改变[46]。溃疡性结肠炎中回肠炎的组织学可表现为绒毛轻度变钝、常常出现的弥漫性表面上皮损伤、隐窝再生现象，以及上皮和固有层有少量中性粒细胞浸润，与克罗恩病的区别可能比较困难（表单 19-8）[46, 47]。

回肠末端或回盲部的子宫内膜异位症虽不常见，但仍是重要的鉴别诊断考虑[48, 49]，且可能与克罗恩病相关。内镜活检标本中可仅表现为慢性回肠炎，而子宫内膜异位症的病变因为通常多位于黏膜下层或更深部位，因此在活检标本中有可能无法见到（图 19-16）（见第 22

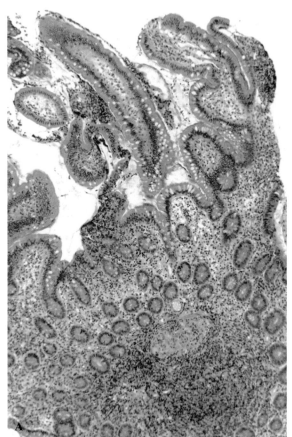

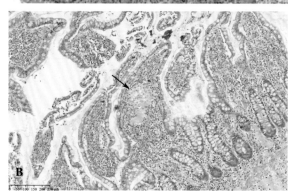

▲ 图 19-14　回肠活检，伴有孤立性微肉芽肿（A）和淋巴管扩张相关的微肉芽肿（B）

章和第 26 章）。

同样，慢性回肠炎的组织学改变亦可见于其他深部占位性病变的情况下，如转移性肿瘤、胃肠道间质瘤或回肠末端原发性神经内分泌肿瘤。后者通常是一种纵深穿透性病变，可导致"梗阻性回肠炎"的表现，这种改变一方面有可能是由于占位本身所致，另一方面也可能是由于血管侵犯后所致的肠壁灌注不足和继发性局

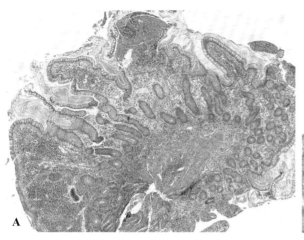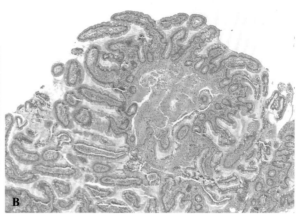

▲ 图 19-15　克罗恩病的特征是出现不规则、有时增厚的绒毛，表面上皮细胞保存良好，固有层细胞密度不均（**A**），该形态学改变可在药物治疗后恢复正常（**B**）

表单 19-7　克罗恩病中的回肠炎

一般特征

- 回肠炎在克罗恩病中很常见
- 可能没有典型的组织学特征
- 明确的组织学诊断可能是困难的

早期镜下特征

- 早期病变：局部上皮坏死和炎症，通常位于淋巴细胞聚集的表面
- 之后演变为口疮样溃疡

绒毛异常

- 大小和形状的变化
- 鼓槌样外观
- 淋巴管扩张

其他特征性改变

- 肉芽肿和微小肉芽肿
  - 最具特征性改变
  - 近 50% 的活检中无法检出
- 正常黏膜背景下可见局灶性炎症
- 隐窝底部溃疡，中性粒细胞进入腔面
- 表面上皮的黏液即使在炎症存在的情况下仍然保留
- 假幽门腺化生（2%～27%）
- Paneth 细胞不规则分布

表单 19-8　溃疡性结肠炎中的回肠炎

一般特征

- 发生于 10%～20% 的溃疡性结肠炎
- 儿童和成人患者均可发生
- 常伴有广泛的结肠炎
- 可不伴盲肠受累
- "倒灌性回肠炎"可能并不是一个合适的术语

组织学

- 轻度绒毛变钝，常为弥漫性改变
- 表面上皮损伤
- 隐窝再生改变
- 上皮和固有层轻度中性粒细胞浸润

与克罗恩病的回肠炎的鉴别可能比较困难

部缺血所致。这种联合作用导致局限且界限相对清晰的缺血性肠炎和溃疡形成，而周围则毗邻外观相对正常的黏膜（图 19-17）。

系统性肥大细胞增多症（systemic mastocytosis，SM）是另一种少见的异质性疾病，具有不同的生物学和临床特征，预后和治疗方法也不相同。消化系统受累多见于小肠、结肠和肝脏。内镜下异常肠段活检的 HE 染色切片

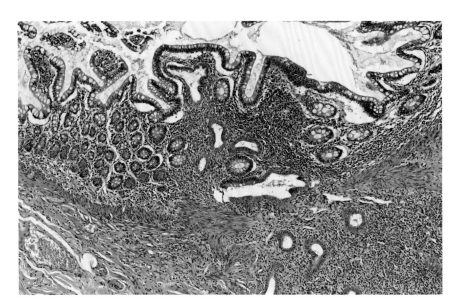

◀ 图 19-16　子宫内膜异位症可导致黏膜炎症性改变

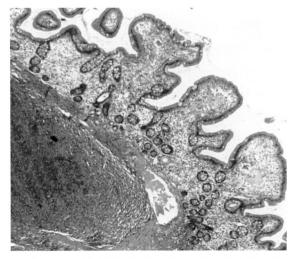

▲ 图 19-17　绒毛结构异常、绒毛变宽、淋巴管扩张、炎症反应等改变可出现于占位性病变表面的黏膜，如图所示本例为黏膜下胃肠道间质瘤

中可见固有层内体积大且胞质丰富淡染的组织细胞样细胞呈多灶性聚集。这些细胞 PAS、Ziehl-Neelsen、Giemsa 和甲苯胺蓝染色呈阴性（图 19-18），其免疫表型是 CD68[+]、c-kit/CD117[+] 和肥大细胞类胰蛋白酶（+）[50]。

（三）孤立性回肠炎

当病变局限于回肠末端时，诊断可能更加困难。回肠最常见的炎症是急性非特异性末端回肠炎，更贴切的名词应该是局灶活动性回肠

炎或孤立性活动性回肠炎。回肠末端口疮样溃疡或小溃疡的患者在不伴有结肠或回盲瓣病变（孤立性回肠末端溃疡，isolated terminal ileum ulceration，ITIU）的情况下可能有或无临床症状[51]。在一组 28 个伴有轻度排便习惯改变和回肠孤立性口疮样糜烂的病例的研究中，有 8 个患者在平均间隔 3.5 年后发展为典型的克罗恩病，而最初的活检仅表现为局灶性固有层水肿、轻度活动性炎症和隐窝紊乱，也有 4 名患者是在服用 NSAID 期间出现上述表现[52]。最终发展为克罗恩病的患者，与那些没有发展为克罗恩病的患者其最初的病变是一样的。在另一项 40 例孤立性回肠炎患者的研究中，33 例（82%）被确认有近期服用 NSAID 史，组织学表现包括局灶浅表中性粒细胞浸润、水肿、黏膜出血、淋巴管扩张和黏膜肌层增生[53]。

病理医生对于评估内镜表现异常的回肠活检标本应保持谨慎态度，因为遇到的可能是克罗恩病，也有可能是肠结核的早期阶段。病变在间隔一段时间后的重复活检中出现明显加重的概率并不高，有许多患者在随访中病变消失或保持不变。病变即使最终演变为明显的克罗恩病，也需要相对较长的时间。在一组 63 例患

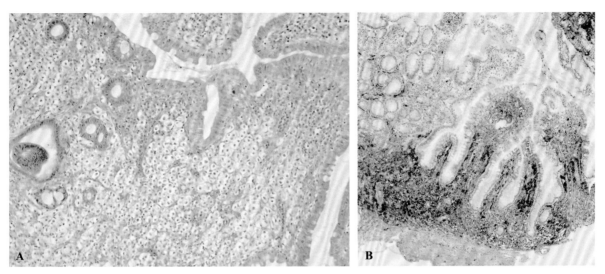

▲ 图 19-18 肥大细胞增多症的特征是（A）固有层中存在大的透亮细胞（HE×50），（B）类胰蛋白酶（tryptase）免疫组化染色阳性

者的研究中，有 43 例经反复的内镜检查，其中 6 例（14%）最终为明确的克罗恩病，18 例（42%）内镜和组织学检查均为正常表现，11 例（26%）表现为持续的活动性回肠炎。克罗恩病的血清学标志物（ANCA、ASCA 和抗 OMPc）分析显示在孤立性活动性回肠炎患者和正常对照组之间上述血清抗体标志物水平无显著差异。需要注意的是克罗恩病的高风险人群通常是年轻人或青少年[54, 55]，同时，家族史也可以为临床是否随访观察提供有价值的信息。

在许多患者中回肠炎确实与 NSAID 的使用有关[56]，在尸检研究中发现，服用 NSAID 的人群中有 8.4%～55% 的个体可见回肠黏膜破损和溃疡形成，而在未服用 NSAID 的人群中这个比例仅为 0.6%～7%[29]。浅表黏膜的活检对于诊断而言十分困难，在一些病例中可见黏膜口疮样溃疡伴有散在分布的嗜酸性粒细胞和固有层中延伸至黏膜表面的不规则胶原束，而患者的年龄和临床病史对于诊断而言也有很好的提示作用。此外，与克罗恩病相比，在继发于 NSAID 的孤立性回肠炎患者中，上消化道和结直肠的表现大多是正常的。

五、小肠局灶性和狭窄性病变的活检

对于胶囊内镜观察到的局灶微小轻微炎症性病变或黏膜红斑，内镜活检的诊断价值有限。对于这些患者，临床随访可能比立即进行内镜活检更有意义。相比而言，小肠溃疡和狭窄活检标本的病理诊断则具有很大的挑战性（表 19-2），病变可以是单发或多发，病因多种多样，包括药物、炎症性肠病、手术创伤后的继发改变、其他原因的创伤和肿瘤[8]。这其中炎症性疾病似乎是最常见的病因，研究发现在 159 例患者中有 87 例为炎症性疾病，而回肠则是炎症性疾病最常见的部位[57]。

在一项 90 例日本患者的研究中，可导致小肠狭窄的疾病有克罗恩病（$n=36$）、小肠结核病（$n=24$）、淋巴瘤（$n=9$）、缺血性肠炎（$n=6$）、NSAID 溃疡（$n=5$）、放射性肠炎（$n=2$）、外科手术都吻合口（$n=2$）和其他异常（$n=6$）[58]，其他异常可包括既往腹部钝性创伤、腹腔内血肿、血管炎、嗜酸性粒细胞性肠炎和转移性肿瘤（表单 19-9）。

炎症性狭窄的病因在不同地域和年龄的患

表 19-2　小肠溃疡的病因

- 药物（非甾体抗炎药、麦考酚酯、其他免疫抑制剂）
- AIDS
- 缺血
- 阻塞的近端
- 医源性：外科手术
- 坏死性肠炎
- 栓塞
- 其他疾病继发所致
- 系统性疾病
- 血栓性疾病
  - Degos 病
  - 骨髓增殖性疾病
  - 抗凝血酶Ⅲ缺乏
  - 血管炎
- 感染
- 炎症性肠病
- 肿瘤
- 特发性

者中也有所不同，如肠结核在美国和西欧较其他地方少见，而在儿童病例中，纤维化可能是既往新生儿坏死性肠炎的结果。

尽管在双气囊小肠镜下获得的内镜活检样本通常很小，但有时可提供明确的诊断[8, 59]，对于炎症性病变，活检也有助于区分其与纤维化性病变。

嗜酸性粒细胞性肠炎可表现为多发性狭窄[60]。多发性狭窄也可以在 NSAID 引起的病变中看到，并可表现为"横膈病"，其当然也是少见的"隐源性多灶性溃疡性狭窄性肠炎"的特征[61-63]。

在克罗恩病中，药物治疗可改善炎症的表现，但是对于大部分不伴炎症的纤维性狭窄则无效，甚至抗纤维化的药物也难以奏效。克罗恩病患者内镜活检的另外一个目的是明确是否存在异型增生[64]。

活检并不足以区分炎症性狭窄和肿瘤性狭窄。如果怀疑为恶性肿瘤，活检阴性并不能排除诊断。另外，大部分活检是浅表的，只能显示表面的肿瘤成分，而无法提供有关黏膜下浸润的信息，这种情况下，病理医生应建议再次

表单 19-9　小肠狭窄

病因

- 克罗恩病
- 结核病
- 缺血
- NSAID
- 辐射
- 外科吻合术
- 既往腹部钝性损伤
- 血管炎
- 嗜酸性粒细胞性肠炎
- 既往新生儿坏死性肠炎
- 原发性肿瘤
  - 恶性淋巴瘤
  - 神经内分泌肿瘤
  - 腺癌
  - 胃肠道间质瘤
- 转移瘤
  - 黑色素瘤
  - 肺癌
  - 乳腺癌
  - 结肠癌
  - 肾癌

多发狭窄

- 通常为炎症性而非肿瘤性
- 病因包括
  - 嗜酸性粒细胞性肠炎
  - NSAID 诱发的肠炎
  - 隐源性多灶性溃疡性狭窄性肠炎
  - 恶性肿瘤，例如淋巴瘤

一般特征

- 狭窄的病因与地域和患者年龄相关

进行深部位的活检。当然，如果能进行手术，也不失为一种选择。

多灶性狭窄通常是炎症性的，但恶性病变也需要排除。因为非特异性的临床症状、体征，以及检查方法的局限性，原发性小肠恶性肿瘤很容易被误诊。当然，慢性炎症本身也是恶性肿瘤的高危因素，特别是长期的克罗恩病（风险是正常人群的 86 倍）、乳糜泻、放疗、储袋手术、回肠造瘘术、息肉病综合征和梅克尔憩室。事实上，与乳糜泻相关的淋巴瘤也可引起多灶性狭窄[63]。小肠淋巴瘤占所有小肠肿瘤的 17%～20%，其中最多见的部位就是回肠（占所有病例的 57%）。

腺癌是小肠最常见的恶性肿瘤（占所有恶性肿瘤的 32%～47%），其中十二指肠（38.5%）较空肠（11%～25%）和回肠更常见（19.7%）。

内分泌 / 神经内分泌肿瘤是第二常见的小肠恶性肿瘤（19%～35%），而回肠则是消化道神经内分泌肿瘤（GI-NET）最好发的部位（占所有小肠 NET 的 83%，占 NET 的 50%）[16, 65]。病变多表现为黏膜结节状病灶，可通过黏膜钳夹活检取样。镜下的诊断特征为形态单一的多角形肿瘤细胞排列成岛状、小梁状、腺泡状或实性，胞质嗜酸性、颗粒状，核染色质呈点状。免疫组化可协助明确诊断。在溃疡部位取材则有可能导致阴性结果或挤压变形的细胞被误诊为腺癌。

胃肠道间质瘤（GIST）也常见于小肠，并且可以是多发。发病率不及胃部，但却占所有小肠肿瘤的 11%～14%，大部分肿瘤位于深部，因此表面黏膜活检时常常无法检出肿瘤组织。

小肠也是继发性肿瘤可以出现的部位，主要是转移性恶性黑色素瘤、肺癌、乳腺癌、结肠癌和肾癌。这些肿瘤转移到小肠比消化道其他部位更常见，但是由于病变往往位于深部，所以活检诊断往往是阴性结果。

六、淋巴组织增生与淋巴瘤的鉴别

淋巴组织增生是一种良性反应性过程，也称为假性淋巴瘤、淋巴组织结节样增生或淋巴组织增生性末端回肠炎。对于正常或生理性淋巴组织向增生或病理状态转化尚无定义及明确标准。淋巴组织增生经常为结肠镜活检标本或结肠切除标本中的偶然发现，尤其是在回肠末端的最后几厘米。

回肠末端淋巴组织增生可见于所有年龄组，但最多见于儿童。极少数情况下可导致末端回肠炎和狭窄出现。克罗恩病则属于必须要考虑鉴别诊断。在一个病例报道中，一个 13 岁的男性患儿对类固醇治疗无反应，之后病变被切除，组织学表现为局灶淋巴组织增生，并没有克罗恩病的特征[66]。回肠末端淋巴组织增生时大体可表现为回肠末端管壁增厚、管腔狭窄和多发溃疡。组织学表现为体积小、分化成熟的淋巴细胞浸润和具有较大生发中心的淋巴滤泡结构。黏膜层和黏膜下均可见到具有活跃生发中心的淋巴滤泡。在外科切除标本中，局部淋巴结亦可表现为体积增大和反应性增生（图 19-19）[67]。

淋巴组织增生原因多种多样，如蓝氏贾第鞭毛虫感染需要考虑，少数情况下免疫缺陷也可导致淋巴组织增生，一些患者 IgA 和 IgM 水平低下或缺乏、IgG 水平下降、易感染，出现伴或不伴有脂肪泻的腹泻。儿童的淋巴组织增生常常与病毒感染有关。

回肠末端显著的淋巴滤泡增生可能与 B 细胞 Lambda 轻链限制性有关，尤其是儿童，但也可以发生于较大年龄组[68]，形态学可类似于弥漫大 B 细胞淋巴瘤。总而言之，在内镜活检中鉴别反应性淋巴组织增生和淋巴瘤有时可能会比较困难，诊断淋巴瘤的前提是必须在常规 HE 染色切片中看到单一形态的淋巴细胞

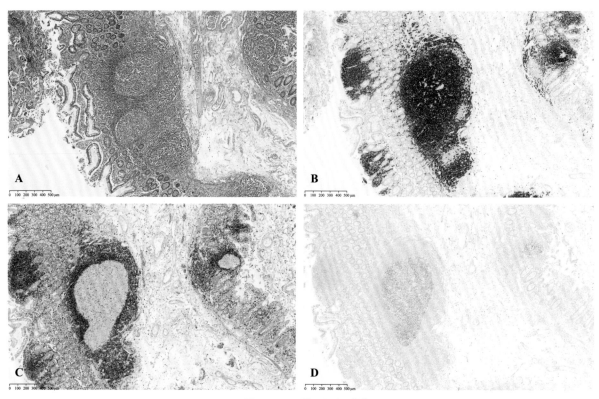

▲ 图 19–19　淋巴组织增生

A. HE 染色显示增大的淋巴滤泡并伴有明显的生发中心；B. CD20 染色；C. 生发中心 Bcl-2 染色阴性；D. 生发中心 Bcl-6 染色阳性

增生。

　　在可疑淋巴瘤的情况下，需要进行辅助检查，如利用免疫组化和基因重排等手段来协助诊断（表 19–3），但上述手段并非绝对可靠。在一组 66 例显示淋巴组织增生和异常"淋巴瘤样"形态的末端回肠活检研究中，发现 4 例有异常免疫组化结果和克隆性免疫球蛋白基因重排，提示为淋巴瘤复发，其余的 62 例患者中，并无明确的淋巴瘤证据。因此，如果免疫组化结果有异常表现，则需要利用基因重排检测协助证实是否为克隆性增生[69]。仅仅出现异常的免疫组化表达或免疫球蛋白基因克隆性重排，并不一定是淋巴瘤。作者得出的结论是，临床高度提示淋巴瘤，以及令人信服的免疫组化结果是确诊淋巴瘤所必需的，也只有在这种情况下才有必要进行 B 细胞克隆性检测。对有疑问的病例，常需要重复活检，在不同活检样本中

如果基因重排结果并不相同，且临床上亦无提示淋巴瘤的其他证据，则基本可以排除淋巴瘤的诊断[69]。

　　小肠的 B 细胞淋巴瘤有大 B 细胞型（弥漫大 B 细胞淋巴瘤）和小 B 细胞型，后者的鉴别诊断包括 MALT 型 / 边缘区淋巴瘤（发生于小肠的少见，胃部更多见）、套细胞淋巴瘤和滤泡性淋巴瘤。

　　出现以下特征时可提示低级别 MALT 淋巴瘤，包括滤泡间大量密集的淋巴细胞浸润、伴或不伴透亮胞质的不典型中心样细胞、肠壁深层浸润、破坏性的淋巴上皮病变和腺体结构扭曲变形、上皮细胞胞质嗜酸性变等。组织形态学如果怀疑 MALT 淋巴瘤时，需要通过免疫组化确认（包括 Kappa 或 Lambda 免疫球蛋白轻链限制性）和其他辅助检查，包括 PCR 检测免疫球蛋白重链单克隆性重排和荧光原位杂交

（FISH）检测是否存在 t（1；14）或 t（11；18）基因易位，只有当上述特征大部分或全部具备时，才可做出明确的诊断。

套细胞淋巴瘤几乎可以累及消化道的任何部分，典型表现为多发性息肉样病变（淋巴瘤性息肉病）。套细胞淋巴瘤的特征是由单一的小淋巴细胞构成，免疫组化标记表达 CD20、CD5和 Cyclin D1。Cyclin D1 过表达代表特征性的

t（11；14）易位并激活 CCND1 基因，大多数套细胞淋巴瘤都有这一分子遗传学改变。

在淋巴组织增生和淋巴瘤间最困难的鉴别诊断就是滤泡性淋巴瘤。滤泡性淋巴瘤在女性比男性更常见。十二指肠病变比远端小肠更常见，后者更可能表现为肠梗阻，并需要手术切除。CD20、CD10、Bcl-2 和 Bcl-6 阳 性（图 19-20），80% 的病例有 t（14；18）基因易位。

表 19-3　免疫组化在鉴别淋巴组织增生和"结节状"小 B 细胞淋巴瘤中的作用

	Bcl2	Bcl6	CD10	CD5	Cyclin D1	Kappa 或 Lambda 的限制性
淋巴组织增生	–	+	+	–	–	–
滤泡性淋巴瘤	+	+	+	–	–	–
套细胞淋巴瘤	+	–	–	+	+	–
黏膜相关淋巴组织淋巴瘤	+	–	–	–	–	+/–

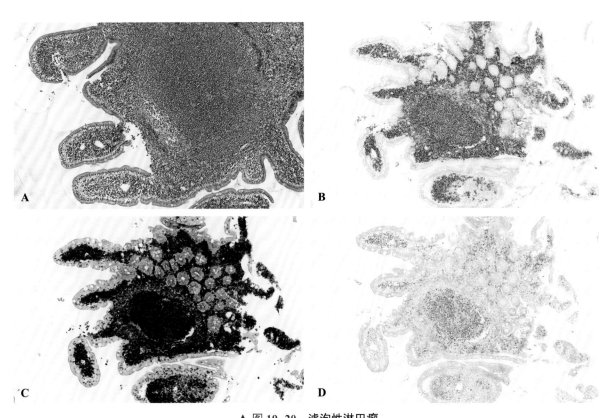

▲ 图 19-20　滤泡性淋巴瘤

A. HE 染色；B. CD20 染色阳性；C. Bcl-2 染色阳性，与增生相反；D. Bcl-6 染色阳性

七、结论

空肠和回肠的活检比过去明显增多，而且涉及的疾病多种多样，对于诊断而言具有一定的挑战，这也是消化道病理学中的重点和难点之一，因此为消化道病理学中的一个重要的课题。然而，相比于其他部位而言，单纯小肠的疾病并不是很常见，这也是病理医生通常都不太熟悉小肠活检的原因之一，空肠和回肠末端病变的鉴别诊断包括急性炎症（常是感染性疾病）、慢性炎症性疾病和恶性肿瘤，多点活检常可以有效揭示病变的异质性，进而可以提供更多的诊断信息（图 19-21）。

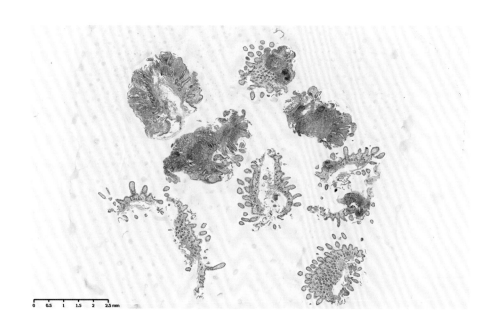

◀ 图 19-21　回肠活检，图片底部的四块组织是正常的，而左上方的两块组织为炎症性病变

第 20 章　显微镜下结肠炎
Microscopic Colitis

Maurice B. Loughrey **著**

颜临丽 **译**　李增山　张丽英 **校**

一、概述

显微镜下结肠炎作为一个诊断术语，指两种临床上具有一定重叠特征的独特疾病类型，即胶原性结肠炎和淋巴细胞性结肠炎。两者共同的临床特征为慢性病程、非血性水样腹泻，以及内镜下结直肠黏膜表现为正常或接近正常，镜下可见具有诊断性的组织学特点（表单20-1）。显微镜下结肠炎和肠易激综合征的鉴别需要通过内镜活检进行。随着临床认识程度的提高，显微镜下结肠炎的发病率在过去二十年中有所上升，它现在是导致慢性腹泻的一个主要原因，尤其是在老年女性中。

表单 20-1　显微镜下结肠炎诊断三联征

- 慢性、非血性腹泻
- 内镜检查正常 / 接近正常
- 特征性的组织病理学

本章首先将介绍上述诊断术语的由来及显微镜下结肠炎相关的流行病学特征，并阐述可能的发病机制和常见的临床特征。接下来将详细描述胶原性结肠炎和淋巴细胞结肠炎的镜下特征及不同的特殊类型，探讨一系列相关的临床和病理鉴别诊断、有助于鉴别诊断的关键组织学特征，以及避免诊断陷阱的技巧。之后会讨论显微镜下结肠炎和炎症性肠病之间的关系，以及显微镜下结肠炎小肠受累的特征。最后，将对治疗和自然病程进行简要的讨论。

二、显微镜下结肠炎的历史

1976 年，Lindstrom 首次将"胶原性结肠炎"一词应用于一例中年女性的病例报告中，其临床表现为慢性水样腹泻，直肠活检发现上皮下胶原带[1]。随后，类似的报道接踵而至，但这个诊断术语却久久未被接受。1980 年，Read 等首次使用"显微镜下结肠炎"一词，用于诊断一系列包括内镜在内的各种手段均未能提示诊断的慢性腹泻患者[2]。1982 年，Kingham 等首次将"显微镜下结肠炎"作为一个诊断术语用于一系列表现类似的患者，并且对其组织学特征进行了更为详尽的描述和说明[3]。后来，显微镜下结肠炎逐渐演变成一个分类名词，包括胶原性结肠炎和淋巴细胞性结肠炎两种类型[4]。

三、流行病学

最近一项基于欧洲和北美人群的系统性回

顾和 Meta 分析研究显示，胶原性结肠炎和淋巴细胞性结肠炎每年的发病率分别为 4.14/100 000 和 4.85/100 000 [5]。大多数相关研究都显示其发病率在逐渐增加，最近也有一些研究显示发病率进入了一个平台期 [5]。发病率的明显增加与内镜检查普及率的增加有关，同时因特定临床背景下临床医生更容易考虑到显微镜下结肠炎的可能性，并更多的对正常结肠黏膜进行常规活检 [6]，此外，与人口老龄化和药物使用增加等导致显微镜下结肠炎的因素也有一定关系。

胶原性结肠炎和淋巴细胞性结肠炎主要但并不完全发生于老年女性。胶原性结肠炎和淋巴细胞性结肠炎的男女发病率比例分别为 3.05∶1 和 1.92∶1 [5]。两者诊断时的中位年龄为 60—65 岁。显微镜下结肠炎在儿童时期非常罕见，但有 25% 的患者发病年龄 < 45 岁，因此，不同年龄范围和性别均有诊断考虑的可能性（表单 20-2）[7, 8]。

表单 20-2　疾病的人群分布特征

- 诊断时中位年龄为 60—65 岁
- 25% 的病例诊断时年龄 < 45 岁
- 男女发病比例
  - 胶原性结肠炎 3.05∶1
  - 淋巴细胞性结肠炎 1.92∶1

关于导致显微镜下结肠炎发生的环境危险因素的相关信息并不多，但一些报道明确其与吸烟有关 [9, 10]。两种类型的显微镜下结肠炎还与一系列自身免疫性疾病相关，包括乳糜泻、糖尿病、甲状腺功能低下、银屑病和类风湿性疾病。一项大宗研究发现 4.3% 的乳糜泻患者伴有显微镜下结肠炎 [11]，其中淋巴细胞性结肠炎较胶原性结肠炎而言与乳糜泻有更强的相关性，高达 25% 的淋巴细胞性结肠炎患者伴有乳

糜泻 [12-15]。因此，欧洲指南提倡对所有诊断为显微镜下结肠炎的患者进行乳糜泻相关检查，尤其是淋巴细胞性结肠炎的患者 [16]，而对那些具有吸收不良症状（包括体重显著减轻），以及对于常规治疗无效的显微镜下结肠炎患者进行乳糜泻检查也尤为重要 [17]。

四、发病机制

显微镜下结肠炎的发病机制尚不清楚，易感宿主对各种肠腔内未知抗原的异常免疫反应是可能性之一，但免疫功能失调的主要原因并不明确。部分研究认为一些特定的肠道感染性病原体是某些显微镜下结肠炎的潜在诱因，但这一点尚未得到充分证实 [18, 19]。

五、药物诱导的显微镜下结肠炎

一些药物可引起或加重显微镜下结肠炎 [17]，非甾体抗炎药（NSAID）是最早疑似有这种作用的药物之一 [20, 21]，但是证明药物与疾病的因果关系却是一件耗时费力的事情，需要考虑服用药物到症状出现之间的时间、停药后症状是否缓解，以及恢复用药后的临床表现。

药物相关的显微镜下结肠炎其最明显的临床线索就是症状突然开始，通常在开始服用相关药物后几个月内开始出现，亦有可能需要更长的时间。一项回顾性研究利用上述因素制订了相应的评分系统，并借此明确了那些极有可能诱发显微镜下结肠炎的药物 [17]。这些药物包括阿司匹林、其他非甾体抗炎药、兰索拉唑（质子泵抑制剂）、雷米替丁、舍曲林和噻氯地平。尚有许多针对药物的病例对照研究，但并未建立明确的因果关系 [22, 23]，事实上这些药物中有许多是常用药，至今为止很少发现药物的使用和显微镜下结肠炎的发生之间有联系，因此也

提示药物的不良反应可能就是一种特殊的超敏反应[24]。

六、临床特征

显微镜下结肠炎以慢性、水样或非血性腹泻为主要症状，偶尔也会有包括腹痛在内的其他症状，如果不进行活检，临床上很难与肠易激综合征区分开[25]。仅依靠临床症状并不能有效地区分胶原性结肠炎和淋巴细胞性结肠炎，与慢性特发性炎症性肠病相比，体重减轻的现象并不常见。

七、内镜下特征

正如显微镜下结肠炎这一名词所示，大多数胶原性结肠炎或淋巴细胞性结肠炎患者没有明显的内镜下异常表现。但是随着认识的深入，发现部分患者有一些细微的内镜改变，包括黏膜血管结构异常（图 20-1）、红点或结节，以及程度不等的被称为黏膜撕裂的改变，后者包括所谓的"猫抓结肠"、溃疡、纵行裂隙，以及薄厚不等的黏膜瘢痕样脊状结构[26-28]。胶原性结肠炎相关的溃疡可与非甾体抗炎药物有关系[29]。

胶原性结肠炎和淋巴细胞性结肠炎均可见到黏膜异常改变，但在前者中更为常见[27]。一项大宗研究显示 37% 的胶原性结肠炎患者和 25% 的淋巴细胞性结肠炎患者可出现黏膜异常[27]。随着对内镜下异常改变的认识不断提高，也使学者对显微镜下结肠炎这一术语的适用性提出了质疑。

大多数大体改变提示黏膜脆性增加和弹性降低，这可能是胶原性结肠炎中上皮下胶原沉积的结果，但在淋巴细胞性结肠炎中也出现类似表现的原因并不清楚。事实上没有哪种内镜

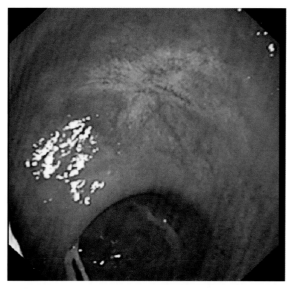

▲ 图 20-1　一名 53 岁女性患者的横结肠结肠镜检查图像，显示有轻度黏膜水肿和红斑，活检提示胶原性结肠炎。对显微镜下结肠炎患者出现轻微内镜异常表现的认识日益增加

异常表现是显微镜下结肠炎所特有的，因为这些表现也可以见于正常结肠（可能是结肠镜下过度充气造成的气压伤）和其他一些情况[30, 31]。因此，显微镜下结肠炎的诊断很大程度上依赖于组织学。

八、显微镜下特征

胶原性结肠炎和淋巴细胞性结肠炎的镜下特征有明显的重叠，但也有重要的区别。它们有以下共同特点。

- 整体黏膜结构正常，有规则、极向良好、平行分布的管状隐窝，无明显扭曲或萎缩。
- 固有层炎细胞增多。评估这一特征必须考虑活检的解剖部位，因为右半结肠本身的炎细胞含量多于左半结肠[32]。
- 表面上皮内炎细胞增多，通常但不完全是淋巴细胞，这一特征也在一定程度上取决于解剖位置。

胶原性结肠炎和淋巴细胞性结肠炎的关键区别在于胶原性结肠炎中存在上皮下胶原带，而淋巴细胞性结肠炎没有这一特征。对上述这些特征的评估需要进一步考虑以下方面的内容（表单 20-3 和表单 20-4）。

表单 20-3 胶原性结肠炎的关键病理学特征

- 黏膜结构正常
- 病变部位固有层炎细胞增多
- 上皮下胶原带

表单 20-4 淋巴细胞性结肠炎的关键病理学特征

- 黏膜结构正常
- 病变部位固有层炎细胞增多
- 表面上皮内淋巴细胞增多

在胶原性结肠炎和淋巴细胞性结肠炎中，尤其是在淋巴细胞性结肠炎中，低倍镜下常可见固有层扩张，增多的细胞成分主要是淋巴细胞，低倍或中倍镜下呈现出"蓝色"的外观，这通常是首先看到的异常表现（图 20-2）。胶原性结肠炎的上皮下胶原带明显时在低倍或中倍镜下也可见到，并伴有固有层扩张的现象（图 20-3）。高倍镜下显示固有层浸润的混合性炎细胞成分，其中以淋巴细胞为主，嗜酸性粒细胞常常也很明显，少量中性粒细胞浸润的现象也不少见（图 20-4）。一项大宗研究结果显示高达 1/3 的胶原性结肠炎或淋巴细胞性结肠炎患者存在少量的隐窝炎和（或）隐窝脓肿[33]，但这种活动性炎症通常是轻微和散在分布的，如果十分明显，则不太可能诊断为显微镜下结肠炎。在胶原性结肠炎和淋巴细胞性结

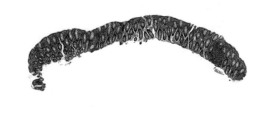

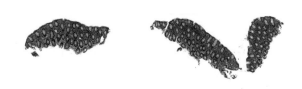

▲ 图 20-2 淋巴细胞性结肠炎
降结肠黏膜活检的低倍镜观察显示正常的隐窝结构，但固有层细胞成分增多，呈现"蓝色"外观

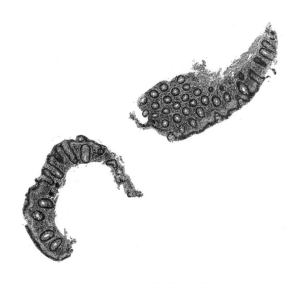

▲ 图 20-3 胶原性结肠炎
在这个放大倍数下可见隐窝结构保留，固有层扩张，甚至可见局部的上皮下胶原带

肠炎中黏膜结构不规则的现象少见，表面溃疡则更为少见[33]。

正常上皮下胶原层的平均厚度约为 3μm[34]，对于诊断胶原性结肠炎所需的胶原带的最小厚度目前还没有达成共识，但至少需要局部胶原带的厚度 > 10μm（图 20-4）[16]。胶原沉积通常是表面上皮的下方最明显，一般不会扩展至隐窝上皮周围。黏膜的不同位置胶原沉积程度不等也是胶原性结肠炎的一个常见特征[35]。因此，

对不同解剖部位进行充分的结肠黏膜活检对于诊断而言十分重要。胶原沉积的性质和量一样重要，胶原带形态并不规则，可见陷入其中的固有层浅层毛细血管，上述特征通常在 HE 染色的切片中可以被很好地识别，如果胶原带形态不明显，可利用 Masson 三色或 van Gieson 等胶原染色（图 20-5）协助判断（要点 20-1）。

胶原沉积导致表面黏膜脱失这一人为假象是诊断胶原性结肠炎的有用线索（图 20-5）。当然，如果要评估表面上皮内炎症，则需要看到完整的或至少是局部的表面上皮。仅有胶原

带而不伴有表面上皮和（或）固有层炎症则不足以诊断胶原性结肠炎，而是应该考虑其他的鉴别诊断（见"鉴别诊断"）。在诊断显微镜下结肠炎时，需认识到固有层炎症对诊断的必要性，这样也会避免将表面上皮核下带状嗜酸性胞质或增厚的基底膜误认为胶原性结肠炎中的胶原带。

如前所述，淋巴细胞性结肠炎与胶原性结肠炎有许多共同的镜下特征，但其缺乏明显的上皮下胶原沉积。淋巴细胞性结肠炎中少量胶原沉积（＜ 10μm）是可以接受的，而且不会有陷入的毛细血管。表面上皮内淋巴细胞增多是诊断的必要条件，这通常在淋巴细胞性结肠炎中比在胶原性结肠炎中更为突出（图 20-6）。上皮内淋巴细胞通常小而圆，周围有一个特征性的"空晕"，通常会伴有相应的

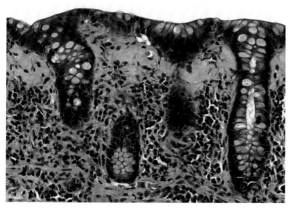

▲ 图 20-4　胶原性结肠炎

一层厚厚的上皮下胶原带包绕固有层浅层的毛细血管，并伴有混合性炎细胞浸润，主要为淋巴细胞浆细胞和嗜酸性粒细胞

要点 20-1　辅助染色

- 显微镜下结肠炎的诊断通常不需要辅助染色，如果 HE 染色切片诊断处于不确定状态或标本不理想时可使用辅助染色

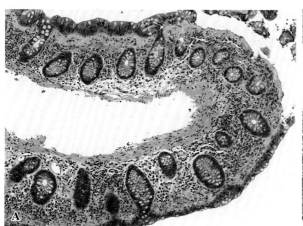

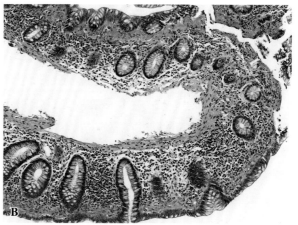

▲ 图 20-5　胶原性结肠炎

A. 上皮下胶原沉积的程度不等，有时甚至在一块活检中也是如此。注意人为因素造成的黏膜表面上皮脱失。B. 胶原的组织化学染色（van Gieson 染色呈粉红色）可协助判断

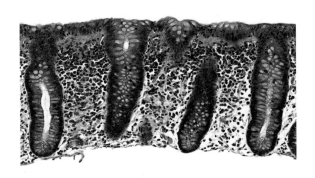

▲ 图 20-6　淋巴细胞性结肠炎

隐窝结构正常，固有层浅层扩张伴淋巴细胞浆细胞浸润和弥漫的表面上皮内淋巴细胞增多

上皮退变现象，如上皮扁平、黏液缺失或胞质空泡化[36]。目前普遍认同淋巴细胞性结肠炎的诊断需要看到表面上皮内弥漫的淋巴细胞数量增加，数值应＞ 20/100 个上皮细胞[16]，且应该在 HE 染色切片中进行评估，如 CD3 等 T 淋巴细胞标记物的免疫组化染色可有助于临界状态病例的判断，但对于常规病理的诊断并非必须（图 20-7）。利用免疫组化方法评估表面上皮内淋巴细胞计数时对于正常值的上限还未达成共识，但应该显著＞ 20/100 个上皮细胞。黏膜淋巴滤泡表面被覆的正常上皮本身就含有较多的上皮内淋巴细胞，因此该部位不适合评估淋巴细胞数量[36]。

　　胶原性结肠炎或淋巴细胞性结肠炎偶尔会出现典型特征的变异（表单 20-5），了解这些变异十分重要，将有助于避免误诊[37]。表面黏膜脓性渗出物聚集形成的假膜偶尔会见于胶原性结肠炎，并称之为"伪膜性胶原性结肠炎"[38]。仅有少数病例同时存在难辨梭状芽孢杆菌感染（假膜最常见的原因），其发病机制通常与叠加的感染无关。伪膜性胶原性结肠炎的临床表现与经典型胶原性结肠炎相似，因此，如果出现假模，在确诊为伪膜性结肠炎之前，病理医生应先行寻找胶原性结肠炎的特征。

　　两种类型的显微镜下结肠炎在少数情况下

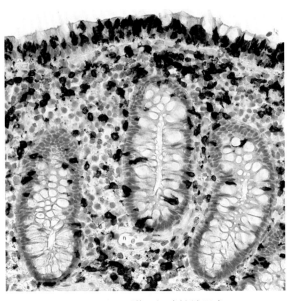

▲ 图 20-7　淋巴细胞性结肠炎

CD3 免疫组化染色显示弥漫的表面上皮内 T 细胞

表单 20-5　显微镜下结肠炎的变异型

- "伪膜性胶原性结肠炎"
  - 假膜
  - 同时有胶原性结肠炎的典型特征
- 伴有巨细胞的显微镜下结肠炎
  - 可能是胶原性或淋巴细胞性结肠炎的一个特征
- 伴有肉芽肿的显微镜下结肠炎
  - 可能是胶原性或淋巴细胞性结肠炎的一个特征
- "隐窝性淋巴细胞性结肠炎"
  - 上皮内淋巴细胞增多现象局限于隐窝，而表面上皮内淋巴细胞没有增多

可出现固有层的多核巨细胞（图 20-8）或非坏死性肉芽肿[39, 40]。在所有报告的病例中，临床和内镜表现均为典型的显微镜下结肠炎，随访后没有一例发展为克罗恩病[39]。鉴于此类病例报道的数量极少，显微镜下结肠炎固有层出现这种现象的临床意义还有待于进一步明确。

在一些淋巴细胞性结肠炎的病例中，上皮内淋巴细胞在隐窝上皮中可能比在表面上皮中更明显（图 20-9），尚有一小部分病例其上皮内淋巴细胞增多的改变仅仅出现在隐窝，而无表面上皮内淋巴细胞增多[41]。这种情况适合使用"隐窝性淋巴细胞性结肠炎"这一名词，而这些病例都应该属于典型的淋巴细胞性结肠炎，这些患者并无乳糜泻病史，后续也未发展为乳糜泻，因此，除表面上皮外，观察隐窝上皮内淋巴细胞数量是否增多也很重要。

（一）病变部位

胶原性结肠炎和淋巴细胞性结肠炎的组织

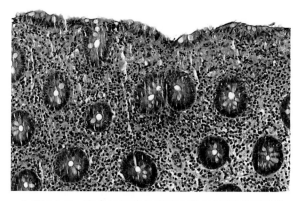

▲ 图 20-8　富含巨细胞的淋巴细胞性结肠炎变异型
除了淋巴细胞性结肠炎的典型特征外，上皮下巨细胞几乎呈线性带状分布。此病例有典型的显微镜下结肠炎的临床表现

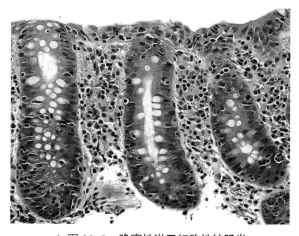

▲ 图 20-9　隐窝性淋巴细胞性结肠炎
隐窝上皮内淋巴细胞增多现象比表面上皮更明显

学表现在结直肠的不同部位并非均匀一致，这也就意味着在疑似显微镜下结肠炎的患者中行结肠镜或乙状结肠镜检查并活检时，需要考虑如何能更好地取到病变组织（要点 20-2）。

要点 20-2　不同解剖学部位之间的差异

- 虽然胶原性结肠炎和淋巴细胞性结肠炎的组织学改变在结肠不同部位通常是一致的，但也可能有一些差异
- 内镜下分别从升结肠或横结肠，以及降结肠活检可以比较准确的诊断或排除显微镜下结肠炎
- 直肠活检无诊断意义

许多研究表明，在直肠活检中通常不会出现显微镜下结肠炎的表现，因此，不建议通过直肠活检评估或排除诊断[42, 43]。也有一些研究表明，显微镜下结肠炎的特征（特别是胶原性结肠炎）在远端比在近端结肠黏膜中更不明显，这表明近端结肠活检对于可靠地排除显微镜下结肠炎的诊断是必要的[35, 44]。而一项关于胶原性结肠炎的研究发现，只有 66% 的直肠乙结肠标本具有诊断特征，横结肠部位具有诊断特征的标本所占比例最大（83%），而左半结肠以及其余右半结肠的标本中具有诊断特征的数量偏少[35]。

最近更多较大规模的研究报道显示，在诊断胶原性结肠炎和淋巴细胞性结肠炎时，左半结肠和右半结肠活检组织学的一致性比既往报道的要好很多[45-47]。在其中一项研究中，95% 的胶原性结肠炎患者和 98% 的淋巴细胞性结肠炎患者在右半结肠和左半结肠样本中都可见到显微镜下结肠炎的诊断特征[47]，但是在所有显微镜下结肠炎中，左半结肠活检中胶原沉积的程度不及右半结肠[43, 47]。因此，仅通过评

估左半结肠活检标本对于诊断显微镜下结肠炎而言是可行的，但可能会导致某些胶原性结肠炎的病例被误认为是淋巴细胞性结肠炎。尽管胶原性结肠炎和淋巴细胞性结肠炎的治疗方法相似，但其病因学和临床行为可能还是有所不同。

通过乙状结肠镜或结肠镜获得的降结肠黏膜活检通常足以确定或排除显微镜下结肠炎的诊断，但对于慢性腹泻患者，最好还是通过结肠镜对全结肠进行评估，以确定是否还有其他病变。因此，问题不只是慢性腹泻本身，而是如果内镜检查正常或接近正常的情况下，需要什么样的标本来排除显微镜下结肠炎呢？[48]。如前所述，直肠活检的作用有限，常见于乙状结肠且与憩室病相关的非特异性炎症性有时也可出现与胶原性结肠炎中上皮下胶原带类似的改变。因此，鉴于显微镜下结肠炎的特征在乙状结肠可能不如近端结肠明显，仅限于乙状结肠的活检可导致假阴性或假阳性诊断。鉴于这些原因，用于排除显微镜下结肠炎的乙状结肠镜取材应尽可能在镜身所能探及的最近端结肠进行，通常也就是降结肠的位置[44, 49]，如果所取的活检对于显微镜下结肠炎而言只是具有提示性而非诊断性的特征，或者是对于显微镜下结肠炎的分型模棱两可，应在病理报告中建议行全结肠镜检查并活检。

考虑到已有充分证据提示显微镜下结肠炎的组织学特征在不同的解剖部位具有一定的差异性，新近的美国和英国的指南均推荐所有接受结肠镜检查的慢性腹泻患者应至少从右半结肠和左半结肠分别取活检，以排除显微镜下结肠炎[49, 50]。考虑到右半结肠和左半结肠黏膜之间固有层细胞细胞密度的不同，必须要对不同部位的标本进行单独标记[32]。从整个结肠随机活检，并置入同一个容器中且没有部位的标记，会给病理医生的诊断造成极大的困难，并极有可能拿到一份模棱两可的报告，导致反过来还需要进一步检查。

（二）不完全性显微镜下结肠炎

在一些病例中，临床特征提示显微镜下结肠炎，组织学特征提示但无法确诊为胶原性结肠炎或淋巴细胞性结肠炎，因此这就出现了如何报告此类病例的问题。通常来说，这些病例显示正常的黏膜结构和固有层的炎症成分增多，但上皮下胶原的沉积在特征和厚度上不足以诊断胶原性结肠炎，或上皮内淋巴细胞增多的程度不足以诊断淋巴细胞性结肠炎（如 < 20 个淋巴细胞 /100 个上皮细胞）。

这些病例的诊断名词包括不完全性显微镜下结肠炎和乏细胞性淋巴细胞性结肠炎[47, 51-54]，而目前在这些术语中，不完全性显微镜下结肠炎看来更被认同[8, 47, 55]，但其在日常的病理诊断中仍然是一个有争议且很少使用的名词，这其中有两个原因，首先，显微镜下结肠炎组织学特征在不同部位表现为不均一性（见上文），导致任何一例不完全型显微镜下结肠炎都有可能是因为取材的局限性所致，因此，只有在广泛的取材后才能诊断不完全性显微镜下结肠炎。其次，不完全性胶原性结肠炎或不完全性淋巴细胞性结肠炎的最低诊断标准尚不明确，因此可能会导致过度诊断和过度治疗。一项研究显示，在没有充分证据的情况下，除了固有层炎症外，不完全性胶原性结肠炎的诊断应该需要胶原带厚度 > 5μm，不完全淋巴细胞性结肠炎的诊断应该需要上皮内淋巴细胞 > 10/100 个上皮细胞[55]。

"显微镜下结肠炎，非特指型"一词可指介于淋巴细胞性结肠炎和胶原性结肠炎之间的病例和（或）难以归类为淋巴细胞性或胶原性结肠炎的病例。

九、鉴别诊断

很多可以导致慢性腹泻的疾病都可以没有肠黏膜的组织学异常改变，如肠易激综合征、胆盐吸收障碍和胰腺功能不全等。如果能排除显微镜下结肠炎的诊断，正常的结肠组织学会提示其他病因的可能性，然后需要根据临床情况进一步明确。因此，在显微镜下结肠炎的鉴别诊断中，首要的一个情况就是正常黏膜。最常见和相关的问题见要点 20-3。

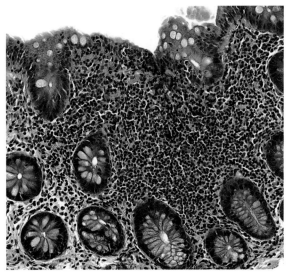

▲ 图 20-10　黏膜淋巴细胞聚集附近不宜评估表面上皮内淋巴细胞数量，此处正常情况下上皮内就有较多淋巴细胞

要点 20-3　结肠黏膜活检是否正常

- 固有层的炎症成分是否与相对应的解剖部位相一致
- 是否有明显的上皮内淋巴细胞增多
- 是否有明显的上皮下胶原沉积
- 黏膜结构是否在正常范围之内

要点 20-4　降低过度诊断上皮内淋巴细胞增多的风险

- 薄切片（4μm）
- 避免计数淋巴滤泡表面被覆的上皮区域

评估结肠各个解剖位置固有层的正常细胞组成需要积累足够数量正常和异常活检的经验，以作出可靠的判断。简而言之，右半结肠黏膜固有层内的细胞数量多于左半结肠[32]。

"显著的"淋巴细胞增多和上皮下胶原沉积已在前述中描述。通常不需要进行 T 细胞标记物 CD3 的免疫组化染色，但在不确定的病例中会有帮助，尤其是在标本量很少的情况下更是如此。评估淋巴细胞是否增多时应避开黏膜内淋巴细胞聚集表面被覆的上皮细胞区域，因为这个区域的上皮内通常显示局灶性淋巴细胞增多（图 20-10）。较厚的切片也可造成上皮内淋巴细胞增多的印象，而这种情况下一个重要的线索就是上皮细胞的核会排列拥挤。在这种情况下，需重新在薄切片（4μm HE 染色切片）中证实为正常黏膜，CD3 免疫组化染色可能也会有帮助（要点 20-4）。

通常不需要组织化学染色来协助评估胶原沉积情况，但是在鉴别真正的胶原带和表面上皮细胞核下嗜酸性胞质时会有帮助（图 20-11）。其实如果病理医生熟悉这种现象的话，这种差别在 HE 染色切片中通常是很明显的。此外，增厚的基底膜也可类似于胶原性结肠炎的胶原带，但与胶原性结肠炎不同的是，增厚的基底膜会保持线状结构，而且不会出现胶原性结肠炎中固有层浅层毛细血管陷入的现象，而且缺乏诊断显微镜下结肠炎的其他特征也有助于判断。

如果组织方向定位有问题或对正常组织的不同形态认识不足，对评估正常结肠黏膜隐窝结构会有一定困难。正常结肠黏膜的典型表现为平行排列的"试管"样隐窝结构，在极向良好的切片中可表现为完整的管状结构，或者在水平或斜切面上显示为圆形或卵圆形结构（图 20-11 和图 20-12）。无论切面的方向如何，隐窝排列均匀和形态一致均提示为正常的黏膜形态。

然而，正常结肠黏膜组织学的一些变异可能会被误判为结构异常（要点 20-5）。首先，正常结肠黏膜表面的起伏或褶皱会导致管状隐窝的正常平行排列方式消失，而且在这些起伏或褶皱的底部会出现明显的隐窝分支（图 20-12）。其次，隐窝结构和隐窝间距的轻微改变在直肠黏膜中很常见，不应过度解读。最后，在黏膜内淋巴组织聚集的附近，隐窝结构的变形是常见的（图 20-10），但如果标本取自毗邻淋巴组织聚集的区域，而切片中并未见到淋巴组织聚集，解释起来就有些困难了。上述这些情况均有可能被误判为结构变形，进而被诊断

> **要点 20-5　结直肠黏膜容易被过度判读为异常的陷阱**
>
> - 正常结肠黏膜褶皱
> - 直肠隐窝结构的正常变异
> - 邻近正常黏膜内淋巴滤泡区域的取材

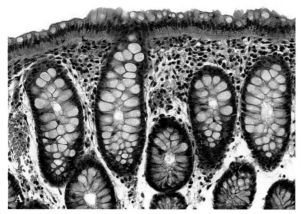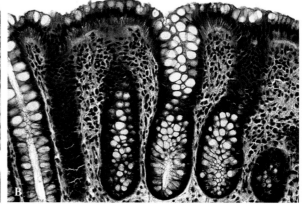

▲ 图 20-11　**A.** 表面肠上皮细胞内的核下胞质对于缺乏经验的病理医生而言类似于胶原带，但缺乏胶原性结肠炎的特征性炎症改变，认识到这一点就可避免误诊，在高倍镜下观察很容易做出鉴别。**B.** 当诊断困难时，胶原染色有助于识别

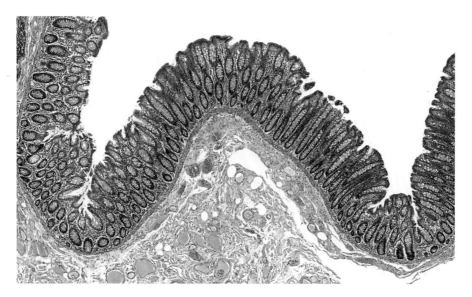

◀ 图 20-12　正常的结肠黏膜起伏和皱褶会改变经典的管状隐窝平行排列结构，尤其是在活检标本，会被误判为慢性黏膜损伤

为慢性炎症。当这种现象出现在显微镜下结肠炎的背景中时，可能会误诊为炎症性肠病。因此认识到这些潜在的陷阱，并识别出类似结构变形的正常结构可以有效防止过度诊断。

另一个常见的问题是区分肠道准备（内镜检查前口服高渗制剂）所致改变与真正的异常表现，肠道准备制剂相关的黏膜改变包括固有层水肿、出血、偶见的中性粒细胞浸润、凋亡数量增加和表面黏膜退行性改变。局部黏膜出血也可由检查过程中的内镜创伤引起。上述这些改变不应被解释为病理性改变。当然，这些改变与显微镜下结肠炎的特征并无明显重叠，而是更容易被误诊为急性、感染性结肠炎。

（一）胶原性结肠炎的鉴别诊断

如果 HE 染色切片中显示上皮下胶原带，就足以提示胶原性结肠炎的诊断，同时需要排除几种相关的鉴别诊断（要点 20-6）。

急性或亚急性缺血性结肠炎在组织学上与胶原性结肠炎最为相似，其所出现浅表固有层纤维素沉积或透明变性可与胶原性结肠炎的胶原带十分类似，这种情况下黏膜结构可以是正常的，并且在固有层内可出现与表面上皮损害相伴随的炎症改变（图 20-13）。然而，较胶原性结肠炎而言，上述透明变性的物质通常不是带状分布的，而是在固有层中更广泛的分布。水肿和出血经常出现，也常常能看到隐窝上皮萎缩和角化现象。最后，临床表现会有所不同，腹痛和血便是急性缺血性肠炎的特征性临床表现，但在显微镜下结肠炎中很罕见。

放射相关的黏膜损伤可与慢性缺血性结肠炎和胶原性结肠炎表现相似（见第 3 章），固有层的透明变性是其特征性的改变，有时可有淋巴细胞浸润（图 3-21 和图 20-14）。隐窝萎缩、隐窝结构扭曲、血管扩张、间质细胞非典型性改变，以及缺乏条带状外观的透明变性等特征有助于与胶原性结肠炎鉴别。此外，胶原性结肠炎往往可见固有层内更为弥漫和浅表的炎症表现。

要点 20-6　胶原性结肠炎的鉴别诊断

- 正常形态的变异，如细胞核下胞质带
- 缺血性结肠炎
- 放射相关的黏膜损伤
- 淀粉样变性
- 憩室病
- 黏膜脱垂
- 局灶性病变（如增生性息肉）
- 淋巴细胞性结肠炎

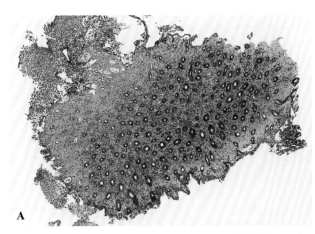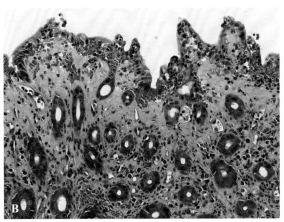

▲ 图 20-13　缺血性结肠炎有时类似于胶原性结肠炎，组织学上有几处鉴别性特征

A. 嗜酸性沉积物很少呈带状，且不局限于固有层浅层。B. 通常伴有水肿、出血、活动性炎症和隐窝上皮萎缩

系统性淀粉样变性累及下消化道时的表现可类似于胶原性结肠炎中缺乏细胞成分、淡染且嗜酸性的胶原沉积[56, 57]。然而，在日常工作中这种情况很少会造成诊断困难，淀粉样沉积物很少位于上皮下，或者至少不会仅仅位于上皮下，而是更多累及深层黏膜、黏膜肌层和黏膜下血管壁（图20–15）。这种分布与胶原性结肠炎的诊断并不相符。淀粉样物质的刚果红染色可协助证实诊断（见第2章）。

上皮下增厚的胶原带亦可见于憩室病（图20–16）（通常位于乙状结肠）或黏膜脱垂（通常为直肠），两者的发病机理类似。固有层深部的纤维肌性成分增生、黏膜肌层增厚和隐窝成角等镜下表现均提示黏膜脱垂的诊断，缺乏胶原性结肠炎中典型的炎症改变（见第26章）。憩室病可出现黏膜炎症改变，即所谓的憩室性结肠炎，需要通过临床病理联系以排除诊断。

最后，上皮下胶原带可出现在局灶性黏膜病变内，最常见的是增生性息肉[58]，这种情况在结合临床背景的基础上通常不会造成诊断的困惑，但是如果病理医生对这种情况不熟悉，就可能会误认为同时发生胶原性结肠炎，特别

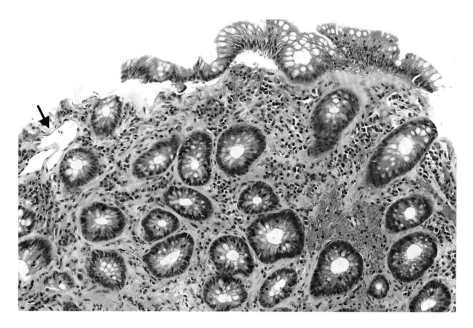

◀ 图 20–14 放射相关的黏膜损伤也会类似于胶原性结肠炎，但黏膜固有层的透明变性很少呈带状，常存在一些隐窝结构扭曲、血管扩张（箭）和间质细胞非典型性改变，炎症程度不及胶原性结肠炎。本例患者曾因前列腺癌接受放射治疗

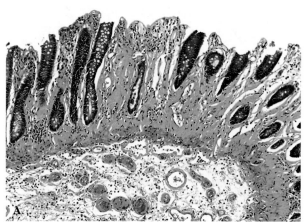

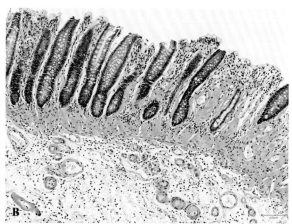

▲ 图 20–15　A. 系统性淀粉样变性累及消化道有时类似于胶原性结肠炎，但鉴别诊断并不难，因为淀粉样物质沉积很少位于上皮下，而是累及深部黏膜、黏膜肌层和黏膜下层血管壁。B. 刚果红染色显示淀粉样物质

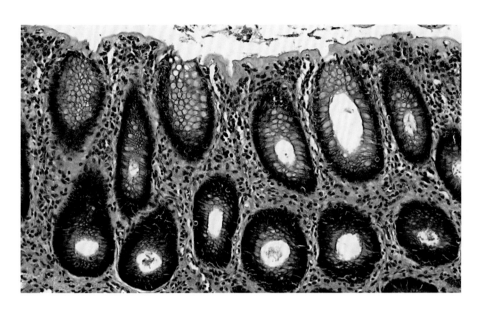

◀ 图 20-16　乙状结肠憩室病患者的上皮下胶原带及表面黏膜缺失，类似于胶原性结肠炎

是当息肉伴有炎症时。

（二）淋巴细胞性结肠炎的鉴别诊断

淋巴细胞性结肠炎的鉴别诊断比胶原性结肠炎要少得多（要点 20-7）。其关键性的诊断特征是淋巴细胞浸润和隐窝结构正常，需要考虑的主要鉴别诊断是炎症性肠病在慢性改变形成之前的早期表现（见下文），以及一过性感染。后者隐窝结构正常，可见浅表固有层和表面上皮内以中性粒细胞为主的炎细胞浸润，因此，淋巴细胞性结肠炎和急性一过性感染性结肠炎的鉴别比较简单。但是，在感染性结肠炎的晚期或消退期，中性粒细胞可能并不明显，而是以淋巴细胞浸润为主，并可见局部表面淋巴细胞增多的现象，在这种情况下，可能与淋巴细胞性结肠炎难以区分，需要结合临床背景综合分析。

布雷纳德腹泻是一种曾在美国某地首次暴发的少见的感染性结肠炎，其特征就是结肠上皮内淋巴细胞增多，但淋巴细胞计数不及淋巴细胞性结肠炎[59, 60]。事实上，淋巴细胞性结肠炎样改变可见于多种不同的疾病，其涉及的人群要比胶原性结肠炎更为广泛，甚至在便秘患者的活检标本中也可见到结肠上皮内淋巴细胞增多[61]。

要点 20-7　淋巴细胞性结肠炎的鉴别诊断

- 正常形态的变异，如淋巴滤泡表面被覆黏膜上皮内淋巴细胞增多
- 炎症性肠病
- 感染性结肠炎消退期
- 胶原性结肠炎

（三）胶原性结肠炎与淋巴细胞性结肠炎

需要注意的是，胶原性结肠炎和淋巴细胞性结肠炎之间也存在鉴别诊断的问题，主要通过是否存在胶原带来区分。另一个有用的鉴别特征就是淋巴细胞性结肠炎中上皮内淋巴细胞数量增多的程度通常比胶原性结肠炎更明显。如果标本有限，鉴别诊断往往非常困难，也有很多研究推测胶原性结肠炎和淋巴细胞性结肠炎是同一疾病的不同表现。Vigren 等的一项研究描述了来自 65 例在不同时间点进行结肠活检的患者，发现其中 9 名患者存在从淋巴细胞性结肠炎转变为胶原性结肠炎（6 名患者）或从胶原性结肠炎转变为淋巴细胞性结肠炎（3 名患者）[62]。一项系统的回顾性研究发现 45%

的胶原性结肠炎患者上皮内淋巴细胞数量异常，16% 的淋巴细胞性结肠炎患者存在上皮下异常胶原带，再次表明这两种情况可能代表同一疾病的不同组织学亚型[63]。如前所述，胶原性结肠炎和淋巴细胞性结肠炎的组织学表现之间存在明显的重叠，两者的分布均有一定的不均匀性，再加上随机活检或活检数量对评估的影响，这些都可以从某种程度上解释以上的现象。

大多数取材良好且充分的胶原性结肠炎或淋巴细胞性结肠炎病例都具有各自明确的诊断特征，真正的交界性病变相对少见。此外，由于两种疾病的临床经过和治疗基本相同，因此比较可行的做法就是将不能分类的病例统称为显微镜下结肠炎，并在诊断报告中注明难以明确分类。根据当前的研究结果来看，最好还是将胶原性结肠炎和淋巴细胞性结肠炎视为两种不同但密切相关的疾病。

十、与炎症性肠病的关系

显微镜下结肠炎与溃疡性结肠炎或克罗恩病的鉴别诊断有时会十分困难（见第 22 章）。表 20-1 归纳了它们的临床和病理差异。临床表现往往并不相同，显微镜下结肠炎表现为慢性水样腹泻，而炎症性肠病多表现为反复发作的血便。内镜下，溃疡性结肠炎和克罗恩病在疾病活动期几乎总是表现出明显的黏膜炎症改变，从红斑到明显的溃疡，溃疡性结肠炎表现为典型的远端累及和病变连续性分布，而克罗恩病则表现为典型的斑片状或节段性分布。然而，随着认识的不断深入，人们发现，的确有一少部分显微镜下结肠炎的病例可出现轻微的内镜异常，同样也有少数炎症性肠病病例在静止期有可能没有内镜异常表现，所以内镜下的鉴别也并非总是能达到目的。

镜下缺乏隐窝结构紊乱是区分显微镜下结肠炎和炎症性肠病的主要特征（见第 21 章和第

表 20-1　显微镜下结肠炎与炎症性肠病的特征区别

	显微镜下结肠炎	炎症性肠病
临床特点		
诊断时中位年龄	60—65 岁	30—40 岁
主要症状	慢性水样腹泻	反复血便
内镜下表现	正常或接近正常	明显异常，红斑，溃疡
镜下特点		
上皮下胶原带	胶原性结肠炎特征性表现	少见
表面上皮内淋巴细胞增多	淋巴细胞性结肠炎特征性表现	少见（轻微）
固有层淋巴细胞浆细胞性炎症	通常表浅，局限于固有层上半部分	累及全层
活动性炎症	少见，局灶或轻微	常见
溃疡	少见	常见
隐窝不规则	少见，局灶或轻微	常见（在溃疡性结肠炎）
肉芽肿	罕见	常见（在克罗恩病）

22 章）。显微镜下结肠炎与溃疡性结肠炎早期阶段的鉴别十分困难，因为此时尚未出现典型的慢性黏膜损害特征。此外，一些显微镜下结肠炎的病例可表现出轻微的慢性炎症特征，如黏膜基底部浆细胞增多（图 22-13）、隐窝不规则和 Paneth 细胞化生，从而进一步增加了鉴别的难度。例如，Ayata 等在对 150 例显微镜下结肠炎患者的研究中发现 44% 的胶原性结肠炎患者和 14% 的淋巴细胞性结肠炎患者出现 Paneth 细胞化生，8% 的胶原性结肠炎患者和 4% 的淋巴细胞性结肠炎患者出现隐窝结构不规则的改变[33]。因此，不能依靠上述任何单一的慢性炎症特征去排除显微镜下结肠炎的诊断。当然，这些慢性特征在胶原性结肠炎或淋巴细胞性结肠炎中通常都局灶部分且表现轻微。

上皮下胶原带在溃疡性结肠炎或克罗恩病中很少见，一旦出现，则倾向排除炎症性肠病的诊断，并提示为胶原性结肠炎。胶原性结肠炎或淋巴细胞性结肠炎在活检量不足的情况下可表现为胶原沉积量较少，在这种情况下，炎细胞浸润的分布有助于区分显微镜下结肠炎和炎症性肠病。在两种类型的显微镜下结肠炎中，固有层炎细胞浸润都集中在黏膜的上半部分，而在炎症性肠病中，炎细胞浸润通常占据固有层的全层，导致固有层内正常浆细胞梯度的丧失和黏膜基底部浆细胞增多（见第 21 章）。炎症性肠病的标本中亦可见到轻度表面上皮内淋巴细胞增多，但不会达到淋巴细胞性结肠炎的程度[4]，所以，显著且弥漫的表面上皮内淋巴细胞增多强烈提示为淋巴细胞性结肠炎而不是炎症性肠病。

上述大多数观点都适用于与溃疡性结肠炎和克罗恩病的鉴别，但当克罗恩病表现为正常的隐窝结构和斑片状分布时，就很难与显微镜下结肠炎区分。与淋巴细胞性结肠炎的鉴别主要通过临床背景、内镜表现，以及是否存在弥漫性表面上皮内淋巴细胞增多。此外，也要注意具有上皮下巨细胞或肉芽肿的淋巴细胞性结肠炎变异型，以防将其误诊为克罗恩病。

有报道显示，少数患者在一次肠镜检查中表现为具有诊断特征的显微镜下结肠炎，而在另一次肠镜检查中表现为明显的炎症性肠病，即显微镜下结肠炎演变为炎症性肠病，或反之[64-70]。因此，一些作者推测显微镜下结肠炎是属于炎症性肠病谱系的一部分[63, 67]。如果确实如此，这将意味着需要对显微镜下结肠炎患者进行结肠镜随访，因为目前炎症性肠病患者被认为有发生结直肠肿瘤的风险。当然，显微镜下结肠炎和炎症性肠病患者的人群分布特征和临床表现均有着很大程度的不同，而且关于显微镜下结肠炎和炎症性肠病之间相互转换的报道也很少，所以两者更有可能只是一种随机的联系[70]。

十一、小肠在显微镜下结肠炎中的表现

与显微镜下结肠炎相关的小肠黏膜炎症可表现为不同的模式，因为内镜检查所能探及部位的缘故，十二指肠和回肠末端受累的情况较空肠更为常见。如前所述，淋巴细胞性结肠炎和胶原性结肠炎与乳糜泻有一定的关联，但胶原性结肠炎与乳糜泻的关联程度较弱。因此，建议对所有显微镜下结肠炎的患者进行乳糜泻相关检测[16]。少数情况下，胶原性结肠炎可与胶原性口炎性腹泻有关，而后者可伴有难治性乳糜泻和营养不良，预后往往较差，且小肠穿孔或发生淋巴瘤的风险增加（见第 15 章）[71, 72]。

胶原性结肠炎和淋巴细胞性结肠炎的患者回肠末端亦可出现与结肠类似的改变。Sapp 等的研究发现在 45 例淋巴细胞性结肠炎或胶原性结肠炎患者的回肠表面和隐窝上皮内淋巴细

胞计数均显著高于炎症性肠病患者或正常对照组[73]。胶原性回肠炎可发生在胶原性结肠炎或淋巴细胞性结肠炎患者中，也有研究结果显示，一小部分病例出现不伴有结肠病变的胶原性回肠炎[74]。此外，一些小规模的研究还显示，在出现小肠病变的病例中，有相当一部分在胃活检中可见到胶原性胃炎的表现或在十二指肠活检中见到胶原性口炎性腹泻的表现。

因此，如果仅对回肠末端黏膜进行活检，通过仔细检查也可发现提示潜在显微镜下结肠炎的诊断特征，当然这属于少见的情况，更常见的是回肠末端活检与结肠活检同时进行，如果结肠活检中有明显的显微镜下结肠炎，对回肠黏膜进行仔细观察就可能会发现相关的变化。回肠受累反过来可能表明上消化道受累的可能性更大，特别是在胃或十二指肠内（作者观察所得结论），因此需要进一步行上消化道内镜检查和活检。

十二、预后和治疗

胶原性结肠炎和淋巴细胞性结肠炎的自然病程和治疗非常相似，一些病例的症状会自行缓解，主要是慢性腹泻，但大多数病例需要药物治疗以达到缓解目的。可采取简单的非处方止泻药进行治疗，如洛哌丁胺、美贝弗林或水杨酸铋。

如果对症治疗无法控制病情，可能需要口服布地奈德进行治疗[8]，该药物在治疗胶原性结肠炎和淋巴细胞性结肠炎的多个随机、安慰剂对照临床试验中均显示很好的疗效[75-77]。与泼尼松不同，布地奈德不会被吸收，因此，类固醇治疗的全身不良反应基本上可以避免。然

而，随机、安慰剂对照试验中没有很好的证据表明使用任何其他药物可治疗显微镜下结肠炎。使用布地奈德的剂量为每天9mg，持续6~8周，对绝大多数患者都呈现快速反应和诱导临床缓解的作用。

在临床实践中经常可见组织学反应与临床反应不匹配的现象，约50%的患者显示上皮下胶原沉积减少或固有层内淋巴细胞数量减少[78]，大多数对布地奈德有反应的患者没有再次进行结肠镜检查以评估组织学反应。令人遗憾的是，大多数患者在停用布地奈德后病情复发，这就需要用布地奈德进行再治疗，以再次诱导临床缓解，并尝试以较低的剂量维持，通常是每天6mg[8]，这种较低剂量在大多数患者中可维持临床缓解[79, 80]。因为显微镜下结肠炎通常好发于老年人，其中有些患者不适合做结肠镜检查，所以无法通过活检确诊显微镜下结肠炎。这部分患者因为慢性非血性腹泻的缘故，通常会进行结肠CT检查以排除结直肠癌，之后无须经组织学证实即可根据临床经验进行治疗。

如前所述，一些显微镜下结肠炎病例似乎是由某些药物引起或加重的，如果临床怀疑与药物相关的因素，鉴于开始用药和症状出现之间的时间联系，最初的治疗方法应包括停止用药，必要时更换其他药物。

显微镜下结肠炎的自然病程中缓解和复发此起彼伏，服用布地奈德通常能有效控制病情。少数对布地奈德治疗无效的难治性病例需要使用硫唑嘌呤、6-巯基嘌呤、甲氨蝶呤或抗肿瘤坏死因子等更强效的免疫抑制治疗[81-84]。与炎症性肠病不同，显微镜下结肠炎很少需要通过外科手术来控制症状。

第21章 炎症性肠病的诊断
Inflammatory Bowel Disease Diagnosis

Roger M. Feakins 著

张丽英 译 李增山 校

一、概述

炎症性肠病在许多国家特别是在亚洲国家、非洲国家和南美洲国家越来越常见[1]。有关其发病机制、临床特征及预后信息仍在不断积累。组织病理学在炎症性肠病的诊断和临床管理中发挥着日益重要的作用（表21-1)[2]。活检在初发病例中至关重要，有助于确定炎症性肠病的诊断并协助进一步区分溃疡性结肠炎（ulcerative colitis，UC）和克罗恩病（Crohn's disease，CD）。活检的其他作用包括炎症活动性的评估、病变在镜下分布的评估、其他合并表现的识别（如巨细胞病毒感染）、异型增生的诊断和分级，以及排除癌或其他恶性肿瘤。近年来虽然内镜技术在不断进展，但组织学依然是目前唯一可靠的诊断和评估手段。

在临床试验中，组织学在药物疗效评估中有重要的作用。某些特有的组织学特征，如隐窝脓肿、黏液缺失、黏膜基底部浆细胞增多和固有层嗜酸性粒细胞浸润有助于预测药物疗效，但研究结果尚存在一定的不一致性[3, 4]。同样，药物治疗后进行镜下组织学评估可有助于评估黏膜的状态。例如，治疗后黏膜状态可分为正常（组织学正常化）、静止期和活动期，或者按照炎症或活动程度进行组织学分级[5, 6]，其目的

是确定黏膜愈合的程度，并确定是否需要进行进一步治疗[7]。除了药物疗效评估，是否存在活动性炎症改变及其严重程度可能是随后异型增生发生风险增高的标志[8]。

炎症性肠病包括两种类型，即溃疡性结肠炎和克罗恩病。当炎症性肠病难以分类时，可使用术语"炎症性肠病未分类"（IBD unclassified，IBDU）。过度使用的"类型未定结肠炎"（indeterminate colitis）术语仅指在切除标本中虽然进行了全面评估但仍然不能鉴别溃疡性结肠炎及克罗恩病的炎症性肠病病例。"类型未定结肠炎"一词不适用于活检报告（或内镜报告）。

二、临床特征

（一）溃疡性结肠炎

溃疡性结肠炎的好发人群为大龄儿童和年轻人（10—40岁，发病高峰在20—29岁）。在50岁之后可有第二个较小的发病高峰[9]，因此年长患者在诊断炎症性肠病之前，需要排除其他可出现类似内镜和组织学改变的情况，如憩室病。临床表现通常有血便（＞90%的患者），其他表现可包括稀便、大便不成形、大便失禁、里急后重和腹部绞痛[9]。症状的严重程度与疾

表 21-1　炎症性肠病诊断中组织病理学的作用

组织病理学的作用	解　释
炎症性肠病的诊断	新诊炎症性肠病≫长病程炎症性肠病
炎症性肠病中的溃疡性结肠炎或克罗恩病分型	新诊炎症性肠病＞长病程炎症性肠病
活动性	无统一评分标准
疾病的分布	
巨细胞病毒	长病程炎症性肠病＞新诊炎症性肠病 在重度活动性病变中很重要
异型增生的诊断及分级	长病程炎症性肠病＞新诊炎症性肠病
恶性病变	长病程炎症性肠病＞新诊炎症性肠病
锯齿状息肉（增生性息肉、无蒂锯齿状病变、传统锯齿状腺瘤）	目前按照非炎症性肠病患者的锯齿状病变处理
上皮锯齿状改变	长病程病例 意义不明，且未被广泛报道
预测药物治疗反应 / 评估药物治疗反应 / 确定是否完全缓解 / 预测药物治疗后是否需要进一步治疗	药物治疗的"终极目标"是组织学缓解 并非临床实践中的常规操作
异型增生的风险预测	并非临床实践中的常规操作

病的严重程度及病变范围密切相关。患者的症状在就医之前往往已持续数周或数月，这对于病理医生及组织学评估的可靠性而言是一件幸事，因为炎症性肠病的典型组织学特征往往需要数周甚至数月才能显现出来[9]。初诊病例最主要的鉴别诊断就是感染性结肠炎，且临床表现也常常是腹泻。如果症状持续超过 6 周则更支持炎症性肠病而不是感染性结肠炎[9]。

大体上，溃疡性结肠炎病变通常位于结直肠，疾病在早期通常始于直肠，之后逐渐向近端结肠延伸，且范围不等，病变与正常黏膜之间界限清晰。蒙特利尔分型中根据溃疡性结肠炎的病变范围提出三种分布方式，即直肠、左半结肠型和广泛结肠型（后者包括全结肠炎）（图 21-1A）[10]。受累黏膜呈弥漫连续病变而无正常黏膜间隔，但也有少许例外情况（见下文）。

内镜下溃疡性结肠炎可表现为黏膜红斑、黏膜血管纹理模糊或消失、黏膜充血、颗粒感、出血、质脆、糜烂和溃疡[9]。溃疡性结肠炎主要累及黏膜层，如果炎症程度严重和（或）溃疡形成，可累及更深层。可见裂隙状溃疡，但发生频率及深度都不及克罗恩病，通常不超过固有肌层深度的 50%[11]。相比克罗恩病而言，纤维化不常见且不严重。如果出现瘘管，通常是单纯性而非复杂性，且比克罗恩病更少见[9]。

（二）克罗恩病

克罗恩病发病人群年龄略高于溃疡性结肠炎，是一种多见于大龄儿童和年轻人的疾病，也可在 50 岁后可出现一个较晚的"高峰"。患者就诊时的临床症状多样，包括腹泻、腹痛（可能是绞痛）和体重减轻。血便较溃疡性结肠炎少见，但发生率也高达 50%[12]。从口腔到肛门任何部位都可受累，以小肠和（或）结直肠最多见，肛门也常累及。典型的肠道病变特征是呈节段性、跳跃性分布，病变之间黏膜大体形态正常。

内镜下，克罗恩病会产生纵行溃疡、口疮样溃疡、溃疡融合、鹅卵石样外观（继发于溃疡），以及节段性或"跳跃式"病变，亦可发生狭窄。肛周病变包括肛裂和肛瘘，后者可见于10%的就诊病例中。瘘管也可发生在肠与肠之间或肠与其他结构之间。早期克罗恩病多为"炎症"表型，而以纤维化和狭窄为特征的模式在之后的疾病进展中出现。例如，40%的患者在8~10年后出现明显的纤维化，而70%的患者在病程的某个阶段出现纤维化、瘘管或阻塞[13]。

克罗恩病通常是透壁性病变，可累及肠壁全层，仅在少数情况时病变局限于黏膜，称之为"溃疡性结肠炎样克罗恩病"或"浅表克罗恩病"[14]。

克罗恩病的肠道解剖分布类型不如溃疡性结肠炎那样简单。蒙特利尔系统根据诊断时的年龄（＜17岁、17—40岁或＞40岁）、解剖部位（回肠、结肠、回结肠或上消化道）（图21-1B），以及生物学行为（非狭窄非穿透、狭窄和穿透）对克罗恩病进行分类[14]。14%~32%

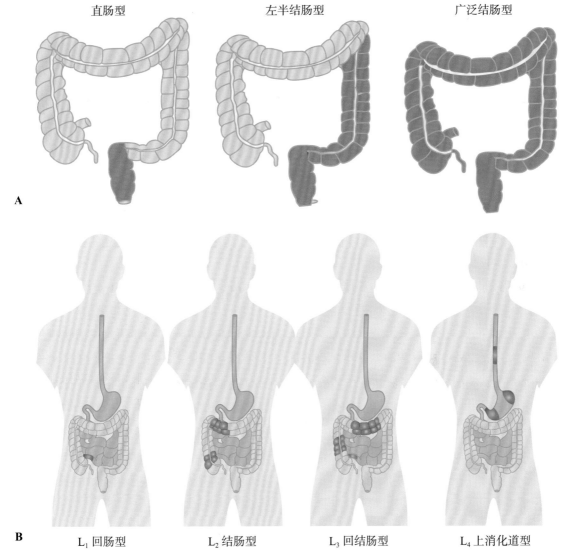

▲ 图 21-1　炎症性肠病的解剖分布（蒙特利尔分类）

A. 溃疡性结肠炎分为直肠型、左半结肠型和广泛结肠型。B. 克罗恩病分为回肠型、结肠型、回结肠型和上消化道型，后者通常与回肠和（或）结肠病变共存的患者在发病时表现为"孤立性结肠克罗恩病"或"孤立性克罗恩结肠炎"，其在临床和病理上可能不同于同时累及结直肠和小肠或仅累及小肠的典型病例[14]。

炎症性肠病这一术语应严格限用于具有相应的临床、影像、内镜和病理特征的特发性病例。如果缺乏包括黏膜基底部浆细胞增多和结构改变（见下文）等组织学特征时，应对新诊断的炎症性肠病提出怀疑。同样，炎症性肠病一词不适用于任何其他炎症性疾病。此外，炎症性肠病也绝不是涵盖炎症性肠病和其他非炎症性肠病性结肠炎（如显微镜下结肠炎和憩室性肠炎）的通用名词，慢性特发性炎症性肠病（chronic idiopathic inflammatory bowel disease, CIIBD/CIBD）这一名词可能比炎症性肠病更准确也更适合，但略显复杂，很少被使用。

有少数病例最初被诊断为溃疡性结肠炎或克罗恩病后又被重新分类，如在一些报道中，10%~15% 的克罗恩病在 1 年内被重新分类为溃疡性结肠炎[12]。此外，在疾病后期也可出现疾病分类改变的情况，尤其是发生于儿童的病例。在一项儿童病例研究中，经过平均 7.6 年的随访后，24% 在切除标本中被诊断为溃疡性结肠炎的病例随后被重新诊断为克罗恩病[15]。

三、一般注意事项

炎症性肠病的诊断依赖于临床、内镜、影像和病理检查相结合，活检有助于确认炎症性肠病，尤其是与其他临床上有类似症状的病变进行区分时，并且有助于将其进一步分类为溃疡性结肠炎或克罗恩病。不过，组织学评估是对其他检查的补充，很少仅依靠其进行诊断[9, 16]。如果无法获取详细临床资料，病理医生应在病理报告中进行说明。另外，解释所见的组织学表现时也应谨慎，并尝试向临床医生

提出相关问题（要点 21-1）。取材应充分，特别是在最初诊断时，应在回肠至少取两块活检标本，在结直肠 4 个部位各取 2 个或更多的活检标本[9]，并标记每个活检标本的解剖部位。与单个部位活检相比，多部位活检特别有助于确认克罗恩病或区分克罗恩病与溃疡性结肠炎[12]。

要点 21-1　病理医生应提出的问题

- 患者是新诊的炎症性肠病还是长病程 / 治疗后炎症性肠病？
- 如果是新诊的炎症性肠病，症状是什么？持续时间是多久？
- 药物治疗情况如何？
- 内镜下表现？
- 内镜下病变分布？
- 既往有无肠道手术史？
- 有无憩室？
- 有无隆起病变或息肉？
- 内镜医生的诊断或初步诊断？

四、疾病分布

疾病分布特征的评估对于溃疡性结肠炎与克罗恩病的鉴别非常有帮助。疾病分布的初步评估主要依靠内镜，但也依赖于影像学，尤其是小肠疾病。内镜与组织学在病变分布评估上的相关性通常较差。病理医生应该通过不同解剖部位的活检、同一部位的不同活检，以及每个活检内的情况而评估疾病分布情况，其中第一种方式是最有用的。

应确定每个部位是否有慢性改变和活动性炎症。慢性改变包括淋巴细胞浆细胞浸润和结构改变，提示特定部位炎症性肠病累及远比急性炎症改变更可靠（表单 21-1）。

表单 21-1　慢性炎症和结构改变的术语

单个部位慢性炎症的分布

- 弥漫性慢性炎症：整个活检中淋巴细胞浆细胞密度增加（图 21-2A 和 B）
- 斑片状慢性炎症：炎细胞密度不等的背景中局部出现淋巴细胞浆细胞密度增加的区域（图 21-2A 和 C）
- 局灶性慢性炎症：在正常细胞密度的背景下出现局灶性淋巴细胞浆细胞密度增加（图 21-2A）

单个部位或单个活检组织中结构改变的分布

- 适合用"弥漫"和"局灶"的术语（图 21-2B 和 C）
- "斑片状"这一名词通常不适合用于结构改变
- 可用"广泛分布"这一术语

不同解剖部位间慢性炎症和结构改变的分布

- 使用"不同部位之间连续分布"或"不同部位之间不连续分布"，避免与上述术语混淆
- "节段性"是不同部位之间不连续分布的另一个术语
- 内镜医生也使用这些术语

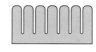
弥漫性分布

斑片状分布

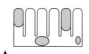
局灶性分布

A

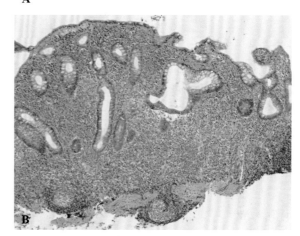
B

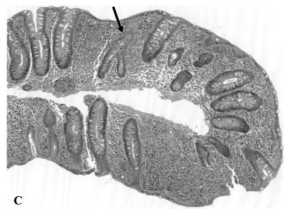
C

▲ 图 21-2　疾病的分布

A. 慢性炎症在单个部位活检内和活检之间的弥漫性、斑片状和局灶性分布的示意图。B. 1 例新诊断的溃疡性结肠炎患者活检显示弥漫性固有层慢性炎和弥漫性结构改变，后者包括隐窝扭曲和隐窝萎缩。C. 1 例克罗恩病患者的活检显示非弥漫性改变，包括斑片状慢性炎症（炎细胞密度高低不等）和局灶性隐窝分支（箭）

（一）初诊炎症性肠病：病变分布评估的诊断价值

确定不同部位之间、每个部位不同活检之间和活检本身的分布变化，对于区分溃疡性结肠炎和克罗恩病的初诊病例非常有用，也有助于区分炎症性肠病和非炎症性肠病（表单 21-2）[17]。对于炎症性肠病的分类而言，多个部位取材要比仅对结肠远端或少数随机部位取材结果更为准确，特别是诊断克罗恩病时 [12, 17-21]。应鼓励消化内科医生在评估初诊疑似炎症性肠病病例时进行全结肠镜检查，需对每个部位进行充分的活检，并告知病理医生所有活检的取材部位。

表单 21-2　新发炎症性肠病病变分布的意义

解剖部位之间的分布

- 从直肠开始向近端连续分布更支持溃疡性结肠炎而非克罗恩病的诊断
- 间断（节段性）分布更支持克罗恩病而非溃疡性结肠炎的诊断
- 可有少数例外情况（表 21-2）

同一部位或活检内的分布（见下文关于溃疡性结肠炎和克罗恩病组织学特征的内容）

- 弥漫性结构改变支持溃疡性结肠炎，而局灶性或无结构改变（非弥漫性）则支持克罗恩病的诊断
- 弥漫性慢性炎症更支持溃疡性结肠炎而非克罗恩病的诊断，但鉴别价值不及弥漫性结构改变
- 非弥漫性慢性炎症更支持克罗恩病而非溃疡性结肠炎的诊断，但鉴别价值不及非弥漫性结构改变

其他

- 远端比近端病变严重更支持溃疡性结肠炎
- 右半结肠为主的病变更支持克罗恩病
- 仅有远端结直肠病变或始于直肠的左半结肠病变更支持溃疡性结肠炎而非克罗恩病的诊断
- 局限于乙状结肠的病变，尤其是老年患者，应更多考虑憩室性结肠炎的可能

（二）特殊情况：溃疡性结肠炎的不连续性病变

溃疡性结肠炎病变的解剖部位分布通常是连续的，然而，也有一些特殊情况（表 21-2）。在一些新发的溃疡性结肠炎病例中，病变的不连续分布是众所周知的特征，这种现象在长病程溃疡性结肠炎病例中也很常见，而且长病程的溃疡性结肠炎病例在不同部位，以及同一部位不同活检中通常也会显示非弥漫性分布的特点。

五、炎症性肠病的诊断

炎症性肠病可出现的组织学特征

某些组织学特征常见于炎症性肠病（表单 21-3）。其中一些特征，如隐窝扭曲和黏膜基底部浆细胞增多，是提示炎症性肠病诊断的有力证据。其他如隐窝炎和隐窝脓肿等特征虽然在炎症性肠病中也很常见，但无法作为与其他结直肠黏膜炎症区别的特征。还有一些特征，如凋亡和上皮内淋巴细胞增多，则更提示是其他类型的病变，但也可见于炎症性肠病中。表 21-3 列出了相关特征的定义。

六、倾向于炎症性肠病而非其他病因的表现

下文会根据现有证据将不同情况下的组织学特征进行分门别类。

（一）区分炎症性肠病和其他病因的可靠表现

炎症性肠病与其他炎症性疾病有许多共同的组织学改变。因此，了解能够区分炎症性肠病和非炎症性肠病的可靠组织学特征很有帮助。炎症性肠病病变黏膜与正常黏膜的比较对于诊断具有很好的提示意义，而炎症性肠病与其他类型炎症的区别在日常实践中则更具有挑战性。大多数研究是将炎症性肠病与急性感染性结肠炎（急性自限性结肠炎）进行比较，而有些研究则是将炎症性肠病与各种不同的"非炎症性肠病"结肠炎进行比较。

表 21-2 溃疡性结肠炎的不连续分布

溃疡性结肠炎中阑尾周围或盲肠的斑片状炎症（图 21-3A）	• 在阑尾周围黏膜出现内镜和（或）显微镜下溃疡性结肠炎样炎症改变，与远端病变不相连 • 可延伸至盲肠，亦可累及升结肠 • 远端病变从局限于直肠到结肠广泛受累程度不等 • 可见于新发的溃疡性结肠炎或长病程 / 治疗后溃疡性结肠炎 • 新发病例中有报道显示发生率高达 75%，但大多研究中并没有这么高 [22] • 近端斑片状病变的组织学变化类似于远端，但严重程度不及远端（图 21-3B 和 C） • 这种现象偶尔可发生在结直肠的其他部位，至少在内镜下是如此
溃疡性结肠炎中的直肠豁免	• 炎症位于直肠近端，但直肠本身的内镜和（或）组织学表现正常 [23-27] • 初诊病例：儿童偶见，成人罕见 • 明显多见于长病程病例 • 可能是绝对的直肠豁免（无炎症）或相对的直肠豁免（有不同定义） • 一项溃疡性结肠炎切除标本广泛取材的研究发现并没有绝对的直肠豁免 [26]
溃疡性结肠炎如果有不连续性是否就意味着是克罗恩病	• 在新发的溃疡性结肠炎中，直肠豁免和盲肠斑片状炎症（后者提示意义相对较低）的出现应考虑是否有克罗恩病的可能，并进行其他相关的检查，比如小肠影像学检查 [9] • 在长病程 / 治疗后的溃疡性结肠炎中，盲肠斑片状炎症、不连续分布和（或）直肠豁免通常不会导致对既有的溃疡性结肠炎诊断进行重新评估，但如果分类困难和（或）出现其他提示克罗恩病的新特征，不连续分布这一表现就可能有助于提示克罗恩病的诊断

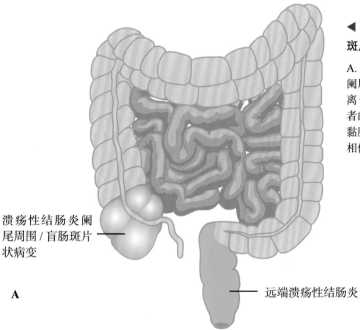

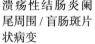
溃疡性结肠炎阑尾周围 / 盲肠斑片状病变

远端溃疡性结肠炎

A

◀ 图 21-3 溃疡性结肠炎中的盲肠斑片状炎症

A. 盲肠斑片状炎症的典型分布特征是从阑尾周围黏膜延伸到盲肠和升结肠，距离长短不等。B 和 C. 溃疡性结肠炎患者的盲肠炎症和直肠炎症，两者之间的黏膜正常，盲肠炎症的性质与远端病变相似，但程度较轻

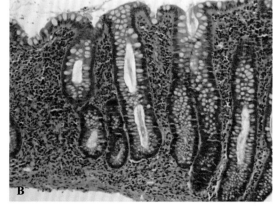

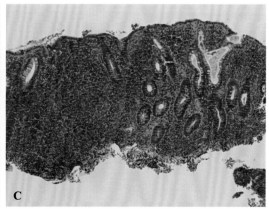

B

C

表单 21-3　炎症性肠病可发生的组织学异常改变

典型特征

- 结构改变
  - 黏膜表面不规则 / 绒毛状改变（图 21-4A）
  - 隐窝扭曲（图 21-2B 和 C，图 21-4B）
  - 隐窝萎缩（图 21-4B 和 C）
- 固有层慢性炎症
  - 浆细胞增多
  - 黏膜基底部浆细胞增多（图 21-5A 至 C）
  - 固有层淋巴细胞增多（非聚集性）
  - 淋巴细胞聚集 / 淋巴滤泡（图 21-6）
- 急性炎症
  - 隐窝炎（图 21-7A）
  - 隐窝脓肿（图 21-7B）
  - 溃疡 / 糜烂
- 上皮改变
  - 上皮黏液缺失（图 21-5C）
  - Paneth 细胞化生（图 21-8）
- 肉芽肿（图 21-9A 至 D）
- 巨细胞，特别是黏膜基底部（图 21-9E）

其他特征

- 隐窝上皮细胞凋亡的数量增加（图 21-10）
- 上皮内淋巴细胞密度增加
- 固有层急性炎症
- 固有层嗜酸性粒细胞增多
- 固有层纤维化
- 固有层细胞成分减少

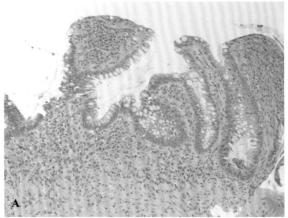
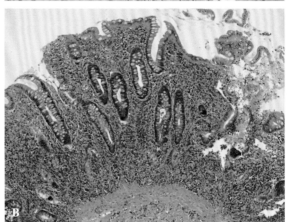
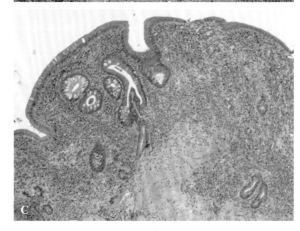

▲ 图 21-4　炎症性肠病的结构变化

A. 溃疡性结肠炎结直肠黏膜的表面绒毛状改变，使人联想到小肠黏膜。B. 溃疡性结肠炎活检显示轻度隐窝扭曲（隐窝不规则和失去平行性）和隐窝萎缩（隐窝缩短和隐窝间隙略有增加）。C. 溃疡性结肠炎活检显示严重的隐窝萎缩和隐窝扭曲（分枝和杂乱）

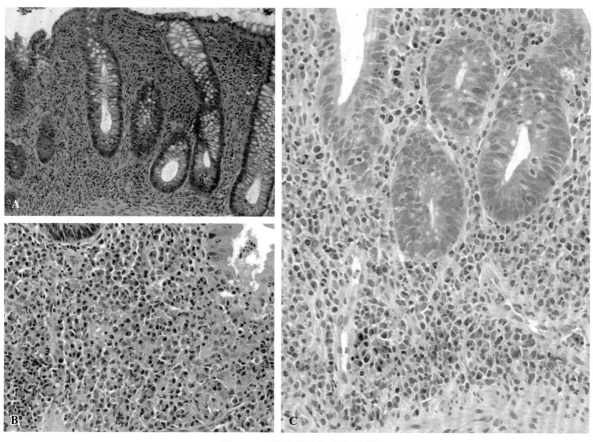

▲ 图 21-5　黏膜基底部浆细胞增多

A. 早期炎症性肠病伴有黏膜基底部浆细胞增多和相对轻微的隐窝改变。B. 黏膜基底部致密的浆细胞浸润。C. "隐窝的脚伸到浆细胞池中"形象地描述了这一组织学特征。本例中嗜酸性粒细胞数量也很多，并可见重度的上皮黏液缺失现象，这一特征更提示溃疡性结肠炎而不是克罗恩病

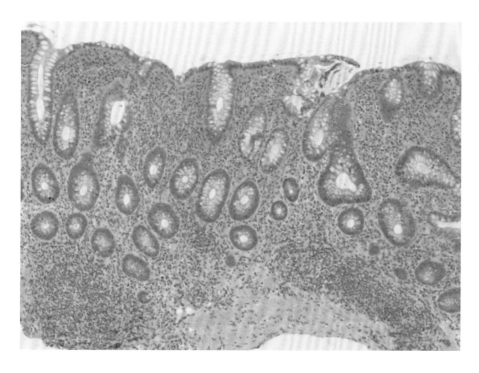

◀ 图 21-6　黏膜基底部淋巴细胞聚集是炎症性肠病的一个特点，但也可见于正常黏膜

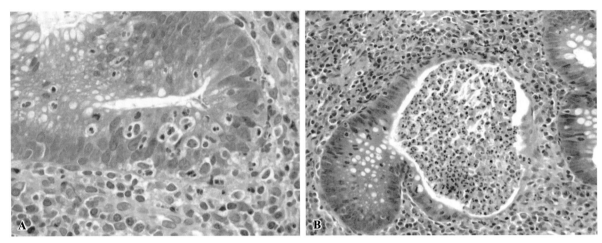

▲ 图 21-7 中性粒细胞浸润的活动性炎

A. 以隐窝上皮内中性粒细胞浸润为特征的隐窝炎，常伴有黏液缺失。B. 隐窝脓肿为隐窝腔内出现中性粒细胞，上皮内也可见中性粒细胞。本例中的隐窝脓肿体积很大，可见隐窝扩张和上皮细胞萎缩变薄。但也有许多隐窝脓肿很小，有些并不明显且容易被忽略

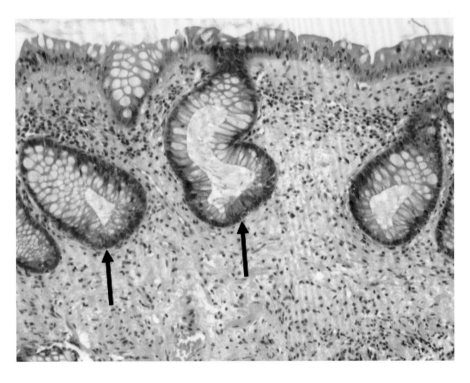

◀ 图 21-8 长病程治疗后的溃疡性结肠炎患者直肠活检中可见较多 Paneth 细胞（箭）。正常黏膜中可存在 Paneth 细胞，但如果出现于脾曲的远端位置则提示为异常改变，称之为 Paneth 细胞化生。在本例中，隐窝萎缩、扭曲，固有层轻度纤维化，但无黏膜基底部浆细胞增多，这种现象在长病程的溃疡性结肠炎中很常见

　　急性感染性结肠炎是新发炎症性肠病最常见的临床鉴别诊断，通常表现为腹泻和相关症状。与炎症性肠病不同，这些症状通常持续 < 6 周，也不会复发。弯曲杆菌、沙门菌和志贺菌等常见的感染往往是罪魁祸首 [28, 31, 35, 39]。因为感染有时会持续数周或数月，导致临床印象提示炎症性肠病或难以解释的情况，因此感染性结肠炎和新发炎症性肠病之间的组织学鉴别是十分必要的 [40]。

　　1. 黏膜基底部浆细胞增多和浆细胞梯度

　　正常黏膜内浆细胞呈现梯度分布特征，即上 1/3 的浆细胞密度高于下 1/3（图 21-5）。黏膜基底部浆细胞增多指的是黏膜下 1/3 的浆细胞密度接近或大于黏膜上 1/3，即浆细胞梯度分

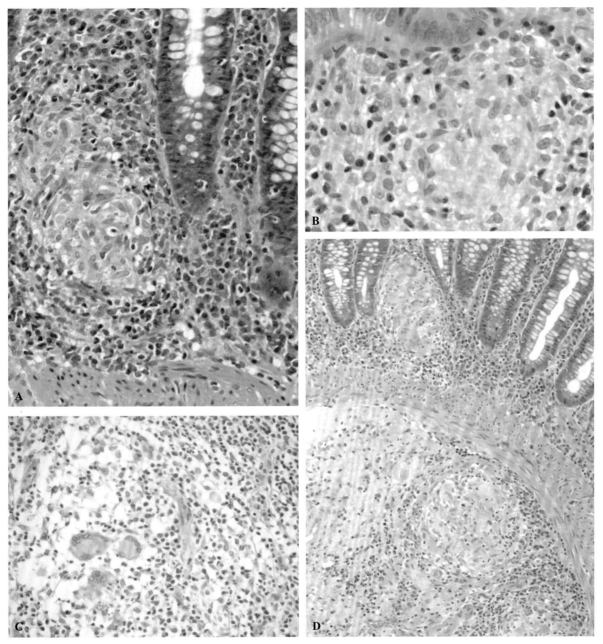

▲ 图 21-9　肉芽肿和巨细胞

A. 克罗恩病的肉芽肿没有坏死，体积很小，通常不含有巨细胞。B. 表面上皮下的小肉芽肿在克罗恩病中很常见，如果不仔细寻找很容易被忽略。C. 有多核巨细胞的松散肉芽肿可发生在肠脓肿或瘘管附近，而与导致脓肿 / 瘘管形成的原因无关。D. 克罗恩病中也可见到较大的肉芽肿并伴有巨细胞，但如果数量多并相互融合就需更多考虑结核的可能性。肉芽肿的另一个重要原因是隐窝破裂，如果黏膜内出现肉芽肿，这种可能性一定要考虑，如果在黏膜下（如本例所示），就与隐窝破裂无关

布的特征消失（要点 21-2）。位于隐窝底部下方过量的浆细胞最容易识别，也可位于隐窝之间纵深的部位 [9, 23, 28, 29]。Schumacher 曾将这种组织学变化生动的描述为"隐窝将脚伸到了浆细胞池中" [28]。在日常实践中，浆细胞比淋巴细胞更容易识别和量化。

初次活检组织中如果存在黏膜基底部浆细胞增多，会强烈预示后期会确诊为炎症性肠病，目前的观点一致认可其作为炎症性肠病和非炎症性肠病之间鉴别的价值 [28-30]。黏膜基底部浆

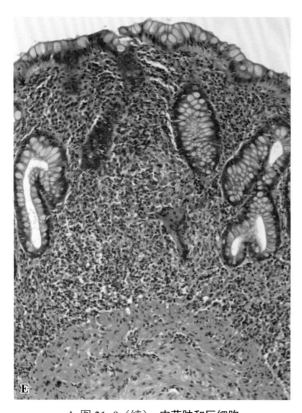

▲ 图 21-9（续） 肉芽肿和巨细胞

E. 黏膜基底部巨细胞更提示炎症性肠病，但也可继发于隐窝破裂或异物

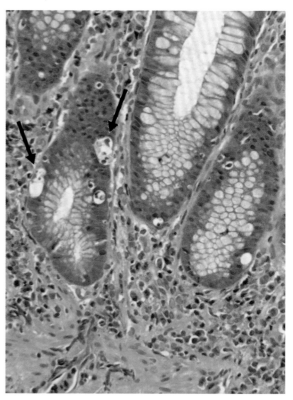

▲ 图 21-10 隐窝上皮细胞凋亡（箭）有时在炎症性肠病中数量较多，但通常不认为这是炎症性肠病的典型特征，可见于多种其他情况，如药物性结肠炎、感染和移植物抗宿主病

细胞增多在慢性 / 治疗后病例中可能消退或变得不明显，但通常至少也可见局灶性表现。炎症性肠病中黏膜基底部浆细胞增多可能是弥漫性、广泛性、斑片状或局灶性的，这在一定程度上取决于是溃疡性结肠炎还是克罗恩病。在否定炎症性肠病的诊断之前，最好通过仔细寻找以排除局灶性黏膜基底部浆细胞增多的情况。

在评估黏膜基底部浆细胞数量增多这一表现时还需注意一些事项。首先，黏膜基底部浆细胞可出现在正常的右半结肠，特别是盲肠，其致密程度可导致浆细胞梯度消失（图 17-9）。其次，黏膜基底部浆细胞增多并非炎症性肠病所独有，也不能单独靠此诊断。它可发生于憩室性肠炎、旷置性肠炎，少数情况下也可见于其他慢性黏膜炎症的情况，如慢性感染、药物性结肠炎和放射性结肠炎。固有层浆细胞增多

在显微镜下结肠炎中很常见，并可导致浆细胞梯度消失，但结构改变和其他提示炎症性肠病的特征通常不会存在。

2. 结构异常 / 隐窝扭曲 / 隐窝分枝

隐窝扭曲是隐窝形状异常的一个广义术语，包括分枝、非平行分布、形状不规则、弯曲、扩张和隐窝大小及形状不同（图 21-4）。隐窝分枝的定义为定位良好的活检中存在两个或多个分枝隐窝（无须考虑活检的大小），结肠黏膜无名沟处出现隐窝分枝属于正常现象[19, 23, 29, 31, 33, 34]。分枝可能是垂直的，也可能是水平的，但这种形态学的差别在日常诊断中可能没有价值（图 21-12）。

在一些情况下，隐窝结构的评估并不可靠。如邻近隐窝脓肿和淋巴组织聚集 / 淋巴滤泡的区域隐窝可发生变形。另外，肛门移形区柱状

表 21-3 炎症性肠病中一些组织学特征的定义

特　征	图　片	定义 / 描述	其他注释	参考文献
黏膜表面绒毛状 / 不规则改变	图 21-4A	• 表面起伏不平或呈宽的绒毛状 • 隐窝口变宽	• 隐窝分离形成表面宽绒毛状突起	[9, 28]
隐窝扭曲	图 21-4B 图 21-4C	• 可包括隐窝分枝、非平行排列、不规则、弯曲、扩张，以及形状和大小不一	• 注意隐窝脓肿和淋巴细胞聚集 / 淋巴滤泡附近区域 • 肛门移行区柱状上皮被覆区域不适合评估	[9, 23, 27, 29–33]
隐窝分枝	图 21-4C	• 在定位良好的活检标本中出现两个或两个以上的分枝隐窝 • 包括在隐窝扭曲的范畴中	• 黏膜无名沟处的隐窝分枝属于正常现象	[19, 23, 29, 31, 33, 34]
隐窝萎缩	图 21-4B 图 21-4C	• 最低限度：隐窝缩短，隐窝基底部与黏膜肌层之间的间隙增大 • 其他证据：更宽的隐窝间距；隐窝之间距离＞1 个隐窝直径	• 注意淋巴滤泡附近和吞噬黏液的巨噬细胞附近 • 肛门移行区柱状上皮被覆区域不适合评估 • 在盲肠和直肠中，隐窝间 / 隐窝下空间相对更大	[9, 20, 23, 29, 31, 32, 34, 35]
黏膜基底部浆细胞增多	图 21-5	• 浆细胞位于黏膜基底部，可将隐窝与黏膜肌层分开，但并不总是位于隐窝下 • 失去浆细胞梯度	• 正常盲肠和升结肠可见黏膜基底部浆细胞	[9, 23, 28, 29]
基底淋巴细胞聚集	图 21-6	• 有或没有生发中心的淋巴细胞结节状聚集 • 可位于黏膜肌层和隐窝之间	• 在正常黏膜中出现一个或两个跨黏膜的淋巴小结是可以接受的；它们可以延伸到黏膜肌层 • 病理性淋巴细胞聚集难以与正常的淋巴聚集区分	[9, 29, 31, 33]
隐窝炎	图 21-7A	• 隐窝上皮内中性粒细胞浸润		[23, 27, 29]
隐窝脓肿	图 21-7B	• 隐窝腔内中性粒细胞，中性粒细胞的最低数目尚无明确定义	• 常位于隐窝底部附近	[19, 23, 27, 29]
肉芽肿	图 21-9	• 至少 5 个上皮样巨噬细胞的聚集	• 隐窝破裂也可引起肉芽肿 • 连续切片可有助于识别	[29, 31, 34]
黏液缺失	图 21-5C	• 隐窝或表面上皮的杯状细胞的黏液明显减少	• 正常黏膜中淋巴滤泡附近上皮可出现黏液缺失 • 肠道准备也可导致黏液缺失	[20, 33, 34, 36]
Paneth 细胞化生	图 21-8	• 锥形隐窝上皮细胞，细胞核上方嗜酸性颗粒状胞质	• 正常盲肠和右半结肠可见 Paneth 细胞，脾曲远端少见或消失	[31, 33, 37]
隐窝上皮细胞凋亡	图 21-10 图 4-5	• "被不连续膜性结构包裹的圆形或卵圆形结构，其内为薄层胞质包绕的强嗜碱性固缩的核碎片"[38]	• 正常黏膜中亦可少量出现	

修改自 Feakins RM and British Society of Gastroenterology. Inflammatory bowel disease biopsies: updated British Society of Gastroenterology reporting guidelines. J Clin Pathol. 2013; 66:1005–26.

要点 21-2　黏膜基底部浆细胞增多

- 强烈支持炎症性肠病的诊断
- 提示正常黏膜浆细胞梯度消失
- 可能是弥漫性的或非弥漫性的
- 在克罗恩病中可能是局灶性的（图 21-11）
- 单独这一项特征对诊断炎症性肠病并不特异，也可发生在憩室性结肠炎、旷置性结肠炎和显微镜下结肠炎，少数情况也可出现在慢性感染性疾病、放射性损伤和其他病变
- 长病程 / 治疗后的炎症性肠病中常常会消退或消失
- 新发炎症性肠病组织学诊断中的必备条件
- 正常右半结肠可存在黏膜基底部浆细胞，评估时需谨慎

上皮被覆的区域也不适合评估，因为隐窝扭曲在这个部位很常见[9, 23, 29-33, 41]。

　　不同的研究均认同隐窝结构改变对炎症性肠病的诊断价值[28-32, 35, 39, 42]，但隐窝结构改变比黏膜基底部浆细胞增多更有可能出现在非炎症性肠病性结肠炎。与炎症性肠病相比，非炎症性肠病患者的隐窝结构异常程度相对较轻，范围更小。与黏膜基底部浆细胞数量增多的评估相比，隐窝结构异常的评估在不同阅片者之间更容易出现不一致的情况[2]。

　　3. 隐窝萎缩

　　隐窝萎缩通常指的是隐窝缩短，即隐窝底部与黏膜肌层之间的间隙增大（图 21-4B 和 C）。正常情况下，这种间隙很小或不存在。隐窝间距变宽也是一种隐窝萎缩的表现，其定义为"隐窝间距超过一个隐窝直径"。在黏膜的某些部位评估隐窝萎缩需要谨慎，如淋巴滤泡附近和吞噬黏液的巨噬细胞聚集的部位附近，此外，在肛门移形区柱状上皮被覆区域、直肠和盲肠的隐窝下方或隐窝之间可有较大的间隙（图 17-7C）[9, 20, 23, 29, 31, 32, 34, 35, 39]。隐窝萎缩是炎

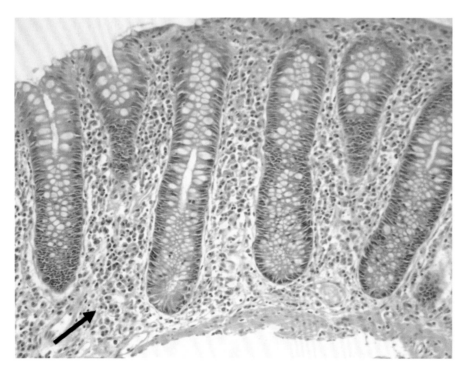

◀ 图 21-11　黏膜基底部浆细胞增多在克罗恩病中可为局灶性改变（箭）。注意黏膜表面光滑，这一特征更提示克罗恩病而非溃疡性结肠炎

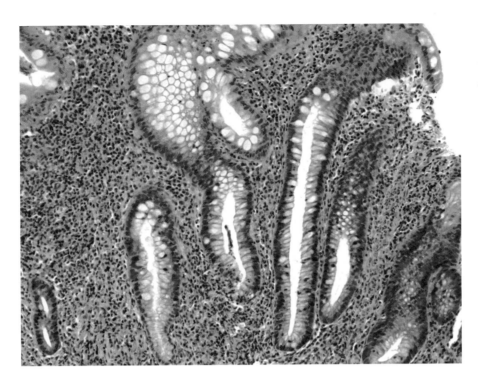

◀ 图 21-12　隐窝分枝有时被分为垂直分枝（如本例所示）或水平分枝，区分两者的诊断价值有限

症性肠病的可靠标志，在一项研究报道中，隐窝数量少于 5 个 / 毫米是炎症性肠病所独有的现象。然而，在其他情况下偶尔也会见到中度或重度的隐窝萎缩。不同的阅片者在评估隐窝萎缩时也存在一定程度的差异。

4. 黏膜表面不规则 / 绒毛状改变

这一概念是黏膜表面起伏不平或呈宽的绒毛状形态，部分为隐窝开口变宽所致（图 21-4A），而隐窝的分离可形成黏膜表面宽大的绒毛状突起，这些均为炎症性肠病形态学评估的可靠标志，但在不同阅片者之间存在一定程度的不一致性[9, 28, 29, 31, 32, 35, 42]。与新发的炎症性肠病相比，上述表现在长病程慢性病例中更常见，也更明显。

（二）区分炎症性肠病与其他病因的特异性表现

1. 肉芽肿

肉芽肿由数量不等的巨噬细胞聚集构成，在炎症性肠病中，有人定义为至少 5 个上皮样巨噬细胞的聚集（图 21-9）[29, 31]。肉芽肿在克

罗恩病和溃疡性结肠炎之间有很强的鉴别意义，同时也可用于区分克罗恩病和其他不同类型的结直肠炎症性病变。因此，消化道黏膜肉芽肿的出现可高度提示克罗恩病的可能性，除非有其他可疑或确定的肉芽肿形成的原因。事实上，有很多可形成肉芽肿的原因需要排除，包括感染、药物、结节病、异物和其他罕见的情况（表单 21-4）[43]。总之，肉芽肿的出现可提示炎症性肠病，但在和感染性结肠炎的鉴别上作用有限[28, 29, 31, 32, 42]。"隐窝破裂性肉芽肿"是由隐窝脓肿或隐窝炎所致隐窝破裂后在固有层形成的肉芽肿，可见于很多情况（见下文）（图 21-13A）。

2. 基底多核巨细胞

基底多核巨细胞（图 21-9E）在炎症性肠病中比感染性结肠炎更常见，但许多研究并没有将其作为单独的特征进行评估，因此，关于炎症性肠病中多核巨细胞的资料很少[31, 32, 42]。其实单独评估这一指标并无太大的鉴别诊断价值，因为这一表现也可以提示隐窝破裂或异物反应。

表单 21-4　肠道肉芽肿的部分原因

多见的引起肠道肉芽肿的疾病或成分

- 克罗恩病
- 感染
  - 寄生虫，如血吸虫
  - 结核
  - 耶尔森菌病
- 隐窝破裂
- 异物
- 结节病
- 药物

较少见的引起肠道肉芽肿的疾病

- 感染
  - 性病性淋巴肉芽肿
  - 弯曲杆菌
  - 沙门菌
- 肉芽肿性血管炎
- 旷置性肠炎
- 普通变异型免疫缺陷
- 慢性肉芽肿病
- 肠积气
- 肿瘤

---

3. 基底淋巴组织聚集

淋巴组织聚集多表现为淋巴小结（图 21-6），如果有生发中心，最好使用"淋巴样滤泡"一词。它们常见于固有层的深层，可位于黏膜肌层和隐窝之间。正常黏膜本身可有少量穿透黏膜的淋巴小结，跨越黏膜肌层并延伸至黏膜下（图 17-10A）[9, 29, 31, 33]。淋巴小结的数量在炎症性肠病中比在正常黏膜中要多，但在没有其他组织学异常的情况下，这一表现的鉴别价值有限，因为很难将病理状态下的淋巴小结与正常淋巴小结进行区分，而正常黏膜中淋巴小结可接受的最大数目也没有明确的定义 [29, 31, 32, 39, 42]。

（三）区分炎症性肠病和其他病因的不可靠表现

1. 黏膜固有层慢性炎症 / 固有层炎细胞增多

临床中有许多不同术语用于描述固有层慢性炎症时炎细胞增多的情况，但不及黏膜基底部浆细胞增多明确。此外，浆细胞比淋巴细胞更容易识别，这意味着浆细胞梯度丧失比淋巴细胞或其他炎细胞的增加更能客观地反映慢性炎症。黏膜全层慢性炎症时炎细胞浸润整个黏膜层，这种情况下大多可见黏膜基底部浆细胞增多现象。固有层淋巴细胞是否增多往往是一个主观而非客观地表述，但在许多情况下，确实可见到数量和密度明显增加的淋巴细胞。无论定义如何，炎症性肠病中炎细胞数量增加的表现都不如黏膜基底部浆细胞增多更具特异性。在某些情况下，也会出现明确的固有层慢性炎症，而没有黏膜基底部浆细胞增多和浆细胞梯度丧失。不同的阅片者对于这一现象判断的重复性较差。综上所述，固有层慢性炎症时炎症细胞的增加无论是否伴有黏膜基底部浆细胞增多，在炎症性肠病中出现的概率都比其他结肠炎更高 [32, 39, 42]。

2. Paneth 细胞化生

Paneth 细胞常见于盲肠和近端结肠，之后在远端结肠逐渐减少直至消失，如果出现在脾曲远端，则更有诊断意义 [31, 33]。有几项研究对左半结肠和直肠不存在或几乎不存在 Paneth 细胞的说法提出了质疑，事实上，远端结肠有时是可以见到极少量的 Paneth 细胞 [44]，如果标本量足够，其检出的可能性就会增加，这一点并不奇怪。例如，一项研究显示，17% 的年轻患者直肠黏膜中存在 Paneth 细胞 [37]。尽管如此，在脾曲远端出现 Paneth 细胞还是值得关注，也更有可能具有诊断意义（图 21-8）。这一现象

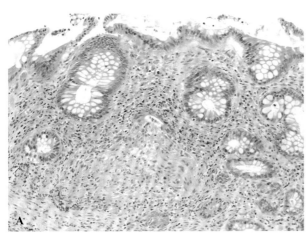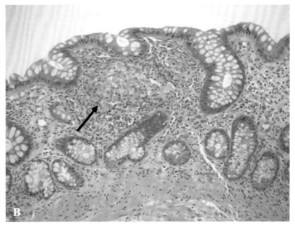

▲ 图 21-13　隐窝破裂性肉芽肿

A. 一例溃疡性结肠炎患者活检标本中邻近破坏隐窝的隐窝破裂性肉芽肿。隐窝破裂性肉芽肿与非隐窝破裂性肉芽肿相比，鉴别克罗恩病和溃疡性结肠炎的价值较低，但可能更多见于克罗恩病中（图片由 Dr V Simanskaite 提供，London，UK）。B. 已确诊溃疡性结肠炎患者的活检中可见肉芽肿（箭），并靠近隐窝结构，因此提示可能是隐窝破裂的结果，同时因为并无明确的隐窝破裂证据，所以也要考虑有克罗恩病的可能性

更提示炎症性肠病的诊断而非其他原因，但也有一些研究显示这种关联性并不强[20, 28, 42, 44, 45]。Paneth 细胞化生也可见于 GvHD、放射性结肠炎和其他慢性疾病中，一项研究显示，44% 的胶原性结肠炎活检中存在 Paneth 细胞[46]。此外，它们在长病程炎症性肠病中可能比新发的炎症性肠病更常见，但证据也不一致[45]。

令人奇怪的是，对 Paneth 细胞的识别在不同阅片者之间存在中等程度的不一致性。区分 Paneth 细胞与内分泌细胞非常重要，隐窝内 Paneth 细胞为锥形，细胞核上方的胞质为明显的嗜酸性颗粒状。与 Paneth 细胞颗粒相比，内分泌细胞的嗜酸性颗粒更小，嗜酸性略弱，位于核下或核周，而不是核上（图 9-23B）。此外，内分泌细胞通常是卵圆形或柱状，而不是锥形的[37]。

（四）区分炎症性肠病和其他病因的不确定表现

活动性炎

"活动性炎"这一术语包括中性粒细胞浸润性隐窝炎、中性粒细胞浸润性隐窝脓肿、表面上皮内中性粒细胞浸润、糜烂和溃疡[7]，通常不包括固有层内的急性炎症。活动性炎确实并非炎症性肠病所特有，而关于炎症活动的严重程度或模式与是否诊断炎症性肠病之间的关系有一些研究报道。例如，深部（而不是浅表）隐窝脓肿可能更倾向于炎症性肠病而非其他原因[31]，另一项研究报道显示大量隐窝上皮内中性粒细胞 / 隐窝腔内中性粒细胞（定义为 10 个隐窝中每个隐窝上皮内或隐窝腔内中性粒细胞数量 > 10 个）更提示为炎症性肠病[39]。其他研究也发现，广泛的活动性炎是更提示溃疡性结肠炎而不是克罗恩病的一个特征（见下文）。某些临床医生仍然存在一个误解，认为隐窝脓肿是溃疡性结肠炎所特有的，或者隐窝脓肿的存在倾向于溃疡性结肠炎而不是克罗恩病。

在一项研究中，结果提示隐窝直径大小不一倾向于炎症性肠病而非其他病因[28]。表 21-4 和要点 21-3 归纳了提示炎症性肠病诊断的特征。

七、感染性结肠炎

急性感染性结肠炎的阳性组织学特征难以

表 21-4　区分炎症性肠病和非炎症性肠病的特征

可靠性	特　征	图　片	建　议
1. 高度可靠	黏膜基底部浆细胞增多	图 21-5	• 最强的炎症性肠病提示证据 • 不同的研究结果高度一致 • 局灶性、斑片状或弥漫性分布 • 正常盲肠 / 升结肠黏膜正常情况下可见黏膜基底部浆细胞
	隐窝扭曲 / 隐窝分枝 / 异常隐窝结构	图 21-4	• 高度提示炎症性肠病的证据 • 不同阅片者之间存在一定差异性
	隐窝萎缩	图 21-4	• 一项研究结果显示＜ 5 个隐窝 / 毫米为炎症性肠病所特有 • 不同阅片者之间存在一定差异性
	黏膜表面不规则 / 绒毛状结构	图 21-4	• 不同阅片者之间存在一定差异性
2. 比较可靠	肉芽肿	图 21-9 图 21-13	• 排除隐窝破裂性肉芽肿 • 仅适用于克罗恩病 • 不能用于感染和溃疡性结肠炎的鉴别
	黏膜基底巨细胞	图 21-9	• 资料较少
	基底淋巴细胞聚集	图 21-6	• 难以与正常淋巴细胞聚集区分
3. 不太可靠	固有层慢性炎症 / 细胞增多		• 存在不同的定义 • 含义与上面的术语有一些重叠 • 重复性差
	Paneth 细胞化生（脾曲远端）	图 21-8	• 一些研究结果显示其与炎症性肠病的相关性差 • 可能是慢性炎的标志 • 不同阅片者之间存在一定差异性
4. 数据有限	黏膜深部（而非表浅）隐窝脓肿		
	隐窝直径不等		
	隐窝上皮内中性粒细胞数量增多 / 隐窝腔内中性粒细胞		• 每个隐窝或每个隐窝腔中性粒细胞＞ 10，计数 10 个隐窝

修改自 Feakins RM and British Society of Gastroenterology. Inflammatory bowel disease biopsies: updated British Society of Gastroenterology reporting guidelines. J Clin Pathol，2013; 66:1005-26.

要点 21-3　活检中支持炎症性肠病而非其他类型肠炎的主要特征

支持炎症性肠病诊断的最可靠特征

• 黏膜基底部浆细胞增多
• 结构异常
• 隐窝扭曲
• 隐窝萎缩
• 黏膜表面不规则

识别，当区分感染性结肠炎和炎症性肠病时，缺乏炎症性肠病的特征是最有用的指标，特别是在感染性结肠炎中通常不会见到黏膜基底部浆细胞增多的现象。感染性结肠炎中没有或仅有轻微的隐窝改变，隐窝萎缩罕见，上皮内黏液缺失的程度较轻。尽管肉芽肿提示典型的结核分枝杆菌感染，但在急性感染性结肠炎中并不常见。与炎症性肠病相比，感染性结肠炎更容易出现固有层中性粒细胞浸润，而淋巴细胞浆细胞相对较少，病变有时分布不均。一些报道描述了固有层上部大量炎细胞浸润伴上皮内中性粒细胞浸润的特征模式可见于感染性肠炎，特别是在病变恢复期（图 21-14）[2, 39]。当这种模式在结直肠活检中出现时，病理医生应提及感染的可能性。当然这种表现也可与淋巴细胞性结肠炎相似或重叠。

炎症性肠病与感染性结肠炎鉴别中的其他情况

组织学特征有助于区分炎症性肠病和感染性结肠炎或非炎症性肠病性肠炎，但没有任何特征是 100% 特异性的。隐窝扭曲和其他结构改变只是在一定程度上反映了慢性炎症的特征。尤其是隐窝结构扭曲可见于慢性感染性疾病或其他慢性结肠炎（见第 18 章和第 23 章，图 18-8B）[29, 32, 42, 47]。在感染性结肠炎中，如果病变程度严重或持续时间长，则更有可能发生结构上的改变，也可见于恢复阶段[28, 34, 47]。当然，广泛而严重的隐窝改变提示感染性肠炎的可能性较低。感染性结肠炎中出现黏膜基底部浆细胞增多的可能性低于隐窝结构的改变。然而，无论与感染还是与其他类型炎症相比，黏膜基底部浆细胞增多对炎症性肠病的特异性并非 100%[28, 29, 42]。在临床诊断实践中，综合评估多种特征并结合临床病史才有助于鉴别。

非常早期的炎症性肠病可缺乏隐窝扭曲、隐窝萎缩和黏膜表面绒毛状结构。事实上，如果症状持续时间少于几周，这些特征几乎不会被发现（见下文）。同样，黏膜基底部浆细胞增多通常在炎症性肠病活检中提示早期改变，其实在疾病的最初阶段并非普遍现象，但几周之后在大多数活检中均可见到[9, 28, 29, 42]。长期治疗的病例往往缺乏特征性的组织学表现（见下文）。

八、炎症性肠病的分类

炎症性肠病包括溃疡性结肠炎和克罗恩病，两者的区分很重要，因为临床处置、手术方式、疾病病程、并发症和肠外受累的模式都有所不同。此外，患者往往也不愿意接受"炎症性肠病未分类"或"不确定性结肠炎"的诊断结果。然而，对于溃疡性结肠炎和克罗恩病之间的区分，有时很难进行甚至可能性较小。

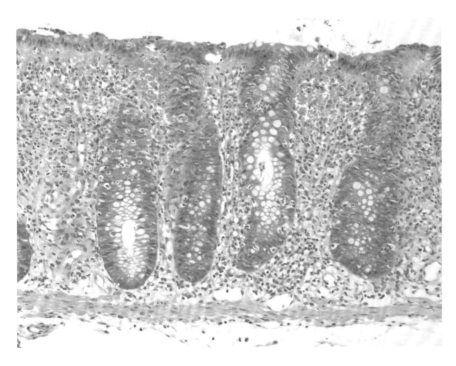

◀ 图 21-14　感染性结肠炎表现为固有层上部细胞密度增高，中性粒细胞性隐窝炎更多见于黏膜上半部分，同时可见表面上皮内中性粒细胞浸润。有轻度隐窝扭曲，但无隐窝萎缩或黏膜基底部浆细胞增多

九、提示溃疡性结肠炎而非克罗恩病的表现

（一）提示溃疡性结肠炎而非克罗恩病的可靠表现

1. 隐窝结构改变、隐窝萎缩和黏膜表面绒毛状结构

黏膜结构改变和隐窝萎缩有助于区分溃疡性结肠炎和克罗恩病。存在（而不是缺乏）隐窝萎缩[17, 19, 31, 34, 48, 49]、异常的隐窝结构[31, 34, 50]和（或）黏膜表面绒毛状或不规则改变[31, 34]则更倾向于诊断溃疡性结肠炎。然而，在克罗恩病中，至少在局部区域可见隐窝萎缩和隐窝扭曲。因此，隐窝结构改变的分布比单纯评估是否存在隐窝结构改变更有利于两者的鉴别。单个部位的活检或不同活检中如果存在弥漫（或广泛）的隐窝结构异常和隐窝萎缩则更倾向于溃疡性结肠炎而不是克罗恩病，而病变受累部位隐窝结构变化和隐窝萎缩的连续出现也是提示溃疡性结肠炎的有力证据（图 21-2B 和图 21-15）[16, 17, 29]。

2. 黏液缺失

黏液缺失是指隐窝和表面上皮中杯状细胞黏液显著减少（图 21-5C），黏液囊泡减少且变小。尽管这一特征是上皮损伤的非特异性反应，但它在溃疡性结肠炎中比克罗恩病中更常见，而且在溃疡性结肠炎中的黏液缺失的程度通常更严重[9, 17, 34, 50]。黏液缺失也可继发于肠道准备[20, 33, 34, 36]。在正常黏膜中，淋巴滤泡附近或表面的上皮细胞中黏液成分少于其他部位的上皮细胞（图 17-7D）。

3. 回肠无炎症

与克罗恩病相比，溃疡性结肠炎患者的回肠炎症要少见得多。炎症性肠病中没有回肠炎症是溃疡性结肠炎的一个提示性因素[51]。然而，回肠炎症也可以见于溃疡性结肠炎，这种发生在溃疡性结肠炎的回肠炎有时被称为"倒灌性回肠炎"（backwash ileitis），但这种表述可能并不准确[52]。

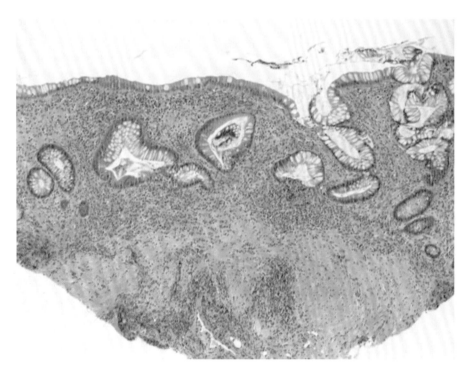

◀ 图 21-15　在活检范围内、活检之间及不同部位之间的弥漫性结构改变更提示溃疡性结肠炎而非克罗恩病，弥漫性慢性炎症同样提示溃疡性结肠炎，但在克罗恩病中也可见到

（二）提示溃疡性结肠炎而非克罗恩病的特异性表现

弥漫性黏膜全层慢性炎症 / 弥漫性炎症 / 重度弥漫性黏膜全层炎细胞浸润 / 黏膜全层炎细胞数量增多

上述这些名词指固有层重度且常为弥漫的淋巴细胞浆细胞浸润。在同一部位和不同部位的活检标本中，弥漫的淋巴细胞浆细胞浸润高度提示溃疡性结肠炎，特别是在重度炎症和出现黏膜基底部浆细胞时更是如此[9, 17, 34, 49]。然而，也有一些克罗恩病例可出现弥漫性淋巴细胞浆细胞浸润，但极少会出现类似溃疡性结肠炎的广泛结构改变。

（三）提示溃疡性结肠炎而非克罗恩病的有限证据表现

1. 活动性炎症的模式和严重程度

隐窝炎和隐窝脓肿可出现在任何黏膜炎性病变中，包括感染、憩室病、药物性结肠炎、旷置性结肠炎和缺血。有一些情况，如显微镜下结肠炎，隐窝炎和隐窝脓肿并不常见，如果出现则应考虑其他诊断。溃疡性结肠炎比克罗恩病更可能出现活动性炎改变[53]，但这并不是可靠的鉴别点。活动性炎症的程度可能会对提示溃疡性结肠炎有所帮助，有证据表明广泛的隐窝炎、大量的隐窝脓肿或上皮内中性粒细胞浸润等表现更提示溃疡性结肠炎而不是克罗恩病[9, 17, 49]。而局灶性和轻度的活动性炎并不能区分溃疡性结肠炎和克罗恩病。

2. 解剖部位之间的变化梯度

溃疡性结肠炎通常表现为"从远端开始"，并向近端呈不同程度的延伸，而经典的克罗恩病在回肠末端、回盲部和（或）右半结肠最严重，但亦可见于其他任何部位。在一项研究中，与克罗恩病相比，溃疡性结肠炎的以下特征在远端比近端更普遍，包括弥漫性黏膜全层炎症、弥漫性隐窝改变和局灶性隐窝改变[17]。因此，如果这些变化在远端比近端活检中更突出，则可能有助于区分溃疡性结肠炎和克罗恩病。

（四）提示溃疡性结肠炎而非克罗恩病的其他特点

缺乏克罗恩病的特征是溃疡性结肠炎的另一个提示性因素。回肠炎症在溃疡性结肠炎中较少见（见上文）。肉芽肿缺乏不如肉芽肿存在具有鉴别意义，因为肉芽肿也只是出现在少部分克罗恩病的活检中。如果其他特征不明确，则在诊断溃疡性结肠炎之前务必要明确没有肉芽肿成分。对于难以分类的炎症性肠病，仔细寻找肉芽肿尤为重要，可通过连续深切片协助提高检出率。表 21-5 归纳了提示溃疡性结肠炎而非克罗恩病的特征。

十、提示克罗恩病而非溃疡性结肠炎的表现

（一）提示克罗恩病而非溃疡性结肠炎的可靠表现

1. 肉芽肿

在没有隐窝破裂的情况下，肉芽肿比任何其他组织学特征都能更可靠地区分克罗恩病和溃疡性结肠炎。事实上，肉芽肿能高度提示克罗恩病，并大大降低了其他组织学特征的鉴别价值。但是，如果对炎症性肠病的诊断本身存在疑问时，就需要排除如结核病等其他引起肉芽肿的原因[17, 31, 34, 50]。此外，在任何疾病的背景下，隐窝破裂都可能导致隐窝破裂性肉芽肿（图 21-13A），尽管隐窝破裂性肉芽肿在克罗恩病中可能比在溃疡性结肠炎中更常见。

2. 非弥漫性（局灶性或斑片状）慢性炎症

初诊的病例中非弥漫性（局灶性或斑片状）慢性炎症是克罗恩病的提示性因素，而这一现

表 21-5 支持溃疡性结肠炎而非克罗恩病的特征

可靠性 / 鉴别价值	特 征	图 片	参考资料
1. 可靠	在同一部位内和各部位之间的弥漫性隐窝异常	图 21-15	[16, 17, 29]
	单个部位的弥漫性隐窝异常		[29]
	隐窝萎缩	图 21-4	[17, 19, 31, 34, 48, 49]
	隐窝结构异常	图 21-4 图 21-15	[31, 34, 50]
	黏膜表面绒毛状或不规则	图 21-4A	[31, 34]
	黏液缺失	图 21-5C	[9, 17, 34, 50]
	回肠无炎症		[51]
2. 在一些研究中是可靠的，但定义不同	弥漫性黏膜全层慢性炎症 / 弥漫性炎症 / 重度弥漫性黏膜固有层炎细胞浸润 / 黏膜全层固有层细胞增多		[9, 17, 34, 49]
3. 证据较少	广泛的隐窝炎 / 隐窝上皮内少量中性粒细胞浸润 以下病变在远端比近端更多见：弥漫性黏膜全层炎症；弥漫性隐窝改变；局灶性隐窝改变		[9, 17, 49] [17]

修改自 Feakins RM and British Society of Gastroenterology. Inflammatory bowel disease biopsies: updated British Society of Gastroenterology reporting guidelines. J Clin Pathol. 2013; 66:1005–26.

象在未治疗溃疡性结肠炎的病变部位并不常见（图 21-2C 和图 21-11）[12, 17, 29, 34]。然而，在溃疡性结肠炎中肉眼可见的病变受累肠段近端有时会表现出轻度的炎症改变，并可能是局灶性或斑片状分布。需要强调的是，斑片状和局灶性炎症改变在治疗后的溃疡性结肠炎活检中很常见，因此，该特点在长病程慢性病例中并无鉴别意义。相比之下，弥漫性或连续的结构改变倒始终更提示溃疡性结肠炎。

3. 局灶性或节段性隐窝扭曲（而非连续性 / 弥漫性）

与溃疡性结肠炎相反，克罗恩病中的隐窝扭曲通常是局灶性的或局限性的，并且不同病灶之间是不连续的[12, 17, 20]，有时甚至不存在。在治疗后的病例中，溃疡性结肠炎的结构改变也可表现为局灶性或不连续。

4. 回肠累及

回肠炎症的存在预示着是克罗恩病而不是溃疡性结肠炎，但并不特异[12, 51]。关于溃疡性结肠炎的"倒灌性"回肠炎这一术语是假定肠内容物通过功能失常的回盲瓣从盲肠逆流至回肠而形成的表现。然而，一些专家对该术语是否合适提出了质疑，因为在没有连续性结肠病变的情况下该现象也可发生[52]，并将溃疡性结肠炎中的回肠炎症视为原发性回肠受累，类似于其他类型的非结肠受累，如溃疡性结肠炎的十二指肠受累或胃受累。

回肠肉芽肿（非隐窝破裂性）可特异性提示是克罗恩病而非溃疡性结肠炎，在克罗恩病的回肠活检中有 33% 出现肉芽肿，而在溃疡性结肠炎中为 0%（图 21-16）[51]。同样，肉芽肿也可由其他原因引起，尤其是隐窝破裂需要排除。回肠黏膜中出现巨细胞则更特异的提示为克罗恩病而非溃疡性结肠炎，但其价值有限，因为它们只出现在 5% 的克罗恩病活检中。

除了肉芽肿外，回肠炎症本身很少被单独用于提示克罗恩病，而固有层斑片状炎症看似提示意义也很有限（见第 19 章）。尽管证据有限，一些专家认定类似于结肠克罗恩病的回肠改变，如局灶性或斑片状慢性炎症和局灶性或

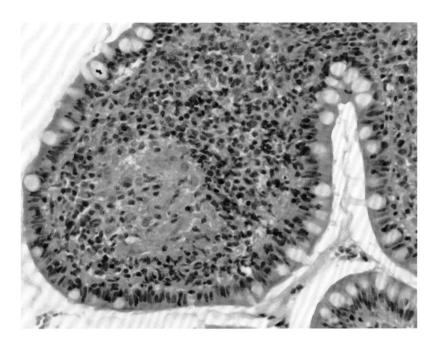

◀ 图 21-16 本例回肠活检中有一个非隐窝破裂性肉芽肿，高度提示克罗恩病而非溃疡性结肠炎，巨细胞的出现也支持是克罗恩病，很少再有其他组织学特征可有效的鉴别回肠克罗恩病和回肠溃疡性结肠炎。其实回肠受累本身就更提示是克罗恩病

不连续的隐窝扭曲等更提示是克罗恩病而非溃疡性结肠炎[12]。一项研究显示，局灶孤立的回肠糜烂伴轻度活动性炎症和轻度活动性盲肠结肠炎等其他不太明确的组织学表现也有利于克罗恩病的诊断，该研究同时也指出固有层斑片状水肿伴局灶区域的隐窝紊乱和轻度炎症也可提示克罗恩病（要点 21-4)[54]。

与非炎症性肠病原因引起的回肠炎症进行区分也是必要的。区分克罗恩病回肠炎和非炎症性肠病回肠炎最可靠的特征是肉芽肿是否存在。在一项研究中，回肠黏膜结构改变的严重程度与克罗恩病（而不是"非特异性"回肠炎）的可能性相关[55]。此外，缺乏上消化道和结直肠炎症的回肠炎可能更提示其他类型的炎症而非克罗恩病[55]。

5. 缺乏溃疡性结肠炎的特征

缺乏的一系列溃疡性结肠炎特征，如弥漫性和连续性的隐窝改变[12]和明显的黏液缺失，这也是克罗恩病的指征。

（二）提示克罗恩病而非溃疡性结肠炎的特异性表现

解剖部位之间的梯度变化

一项研究显示，如果病变从近端到远端逐

要点 21-4 回肠活检中支持克罗恩病而非溃疡性结肠炎的特征

证据充分的特征

- 回肠炎症
- 肉芽肿（非隐窝破裂性）
- 巨细胞（不常见）

证据有限的特征

- 局灶性孤立性回肠糜烂伴轻度活动性炎症和轻度活动性盲肠炎
- 固有层斑片状水肿伴小范围隐窝紊乱和轻度炎症（提示克罗恩病）
- 非弥漫性慢性炎症和隐窝扭曲可提示克罗恩病

渐减轻，则更提示克罗恩病而非溃疡性结肠炎的诊断[17]。

（三）提示克罗恩病而非溃疡性结肠炎但证据有限的表现

1. 不对等的黏膜下炎症

黏膜下慢性炎症比表面黏膜慢性炎症更严重，即"不对等的黏膜下慢性炎症"，被普遍认为更能提示克罗恩病而非溃疡性结肠炎（图21-17A）[53]。然而，溃疡性结肠炎活检也可显示出明显的黏膜下炎症（图21-17B），区别在于一些克罗恩病中黏膜的炎症表现相对较轻[12]，但这些证据均为专家意见而不是正式研究[53]。

2. 局灶性急性炎症

一直以来形成的印象就是局灶性活动/局灶急性炎症可指向克罗恩病。一些研究显示，局灶性隐窝脓肿[19]或局灶性隐窝炎[12]具有诊断意义（图21-18）。一项大规模的回顾性研究

也将此特征作为鉴别点（尽管不是很强的提示性证据）[35]。但也有许多专家和部分研究随后得出结论，认为局灶性隐窝炎和局灶性隐窝脓肿并不是特异性的，因其在溃疡性结肠炎和其他类型的结肠炎症性疾病中也经常可以见到。

（四）提示克罗恩病而非溃疡性结肠炎且在初发病例中证据有限的表现

1. 黏膜表面轮廓

克罗恩病中黏膜表面通常为正常表现，而

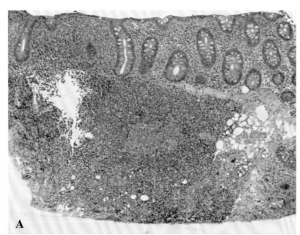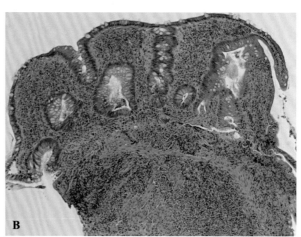

▲ 图 21-17　不对等的黏膜下炎症

A. 来自克罗恩病患者的深部活检可见显著地黏膜下淋巴细胞浸润和相对轻微的黏膜炎症，这一特征更提示是克罗恩病而非溃疡性结肠炎，但已发表的证据比较有限。B. 显著的黏膜下层炎症也可见于溃疡性结肠炎

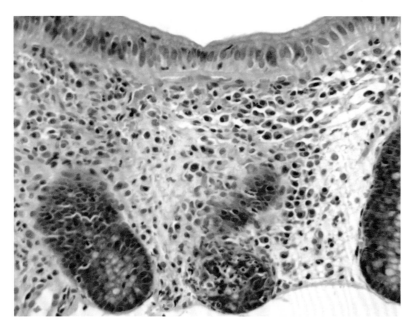

◀ 图 21-18　局灶急性炎症

在该活检中，可见局灶性中性粒细胞性隐窝炎和轻度固有层上部炎症。局灶急性炎症/局灶活动性炎并不能可靠地区分克罗恩病和溃疡性结肠炎或区分炎症性肠病和非炎症性肠病。广泛的活动性炎可提示溃疡性结肠炎的诊断。在新发病例中，这种模式有时被称为"局灶活动性结肠炎"，可见于感染、药物、炎症性肠病或其他原因所致的肠炎

在溃疡性结肠炎中黏膜表面通常略有不规则或呈明显不规则 / 绒毛状结构[19]。在疑难病例中，没有黏膜表面不规则的现象可能是诊断克罗恩病的一个有用的指标（图 21-11）。

2. 节段性改变

在广泛的初发和非初发病例研究中，节段性（解剖上不连续）隐窝萎缩和黏液缺失[20]支持克罗恩病。表 21-6 和要点 21-5 归纳了有助于区分溃疡性结肠炎和克罗恩病的特征。

十一、炎症性肠病中的肉芽肿

无论是新发的还是长病程慢性的炎症性肠病，肉芽肿（上皮样巨噬细胞聚集）都能够有效的区分克罗恩病和溃疡性结肠炎（见上文）。在所有的研究中，肉芽肿的存在是诊断克罗恩病最有用的指标，其作用远远大于所有其他特征[12, 44, 50, 56, 57]。在大多数研究中，仅有少数病例在活检中可见肉芽肿，但根据

不同的肉芽肿的定义、解剖部位、患者年龄和研究设计，检出率的数值差异很大（3%～82%）[19, 28, 29, 31, 32, 34, 42, 50]。在一项儿童和成人中表现为回肠炎的研究中，所有部位活检中肉芽肿的检出率为 40%[55]，而在另一项大型研究中，活检肉芽肿的检出率是 25%[58]。在另一项综合研究中，小肠和（或）结直肠切除标本经广泛充分的取材后，肉芽肿的检出率为 68.9%[43]。

肉芽肿也出现在结核、耶尔森菌病、结节病、药物性结肠炎以及各种其他情况下[12, 29]，因此不能单独依靠肉芽肿诊断克罗恩病。克罗恩病中的肉芽肿没有坏死[12]，相比非克罗恩病肉芽肿而言，不太出现多核巨细胞（图 21-9A）。但肉芽肿中多核细胞的存在与否并不能可靠地区分克罗恩病和其他肉芽肿性结肠炎。多核巨细胞也增加了异物性肉芽肿的可能性，特别是当附近有脓肿或瘘管时更是如此（图 21-9C）。

克罗恩病的肉芽肿小而不明显，可位于表面上皮下方（图 21-9B），因此在阅片中很容易

表 21-6　支持克罗恩病而非溃疡性结肠炎的特征

可靠性 / 鉴别价值	特　征	图　片	参考文献
1. 可靠	肉芽肿（非隐窝破裂性）	图 21-9	[17, 31, 34, 50]
	局灶性或斑片状固有层慢性炎症（而非连续性 / 弥漫性）	图 21-2C	[12, 17, 29, 34]
	局灶性或节段性隐窝扭曲（而非连续性 / 弥漫性）		[12, 17, 20]
	回肠受累，尤其是出现肉芽肿	图 21-16	[12, 51]
	缺乏溃疡性结肠炎的特征		[12]
2. 比较可靠	从近端到远端病变程度逐渐减轻		[17]
3. 有限或相互矛盾的证据	不对等的黏膜下炎症	图 21-17	[12]
	局灶性隐窝脓肿		[19]
	局灶性隐窝炎	图 21-18	[12]
4. 来自非初发病例研究的有限证据	黏膜表面正常	图 21-11	[19]
	节段性隐窝萎缩		[20]
	节段性黏液缺失		[20]

修改自 Feakins RM and British Society of Gastroenterology. Inflammatory bowel disease biopsies: updated British Society of Gastroenterology reporting guidelines. J Clin Pathol. 2013; 66:1005-26.

要点 21-5　溃疡性结肠炎和克罗恩病的鉴别

- 溃疡性结肠炎和克罗恩病之间最具鉴别性的镜下特征
  - 肉芽肿
  - 结构改变
  - 疾病的分布
- 提示溃疡性结肠炎的表现
  - 弥漫和（或）连续的结构改变
  - 弥漫和（或）连续的慢性炎症
  - 隐窝扭曲
  - 隐窝萎缩
  - 黏膜表面绒毛状结构
  - 严重的黏液缺失
  - 无回肠受累
  - 无肉芽肿
- 提示克罗恩病的表现
  - 肉芽肿
  - 非弥漫和（或）不连续的慢性炎症
  - 非弥漫和（或）不连续的结构改变
  - 回肠受累
  - 缺乏溃疡性结肠炎的特征
- 非隐窝破裂性肉芽肿比任何其他特征都更有助于区分克罗恩病和溃疡性结肠炎
- 隐窝破裂性肉芽肿可发生在多种结肠炎中，其鉴别价值低于非隐窝破裂性肉芽肿
- 孤立性肉芽肿时需要连续切片，以协助判定它们与破裂隐窝的关系
- 黏膜下肉芽肿提示克罗恩病的特异性比黏膜内肉芽肿更好，因为它们不太可能与隐窝破裂有关
- 如果结直肠或回肠活检中肉芽肿是唯一的异常表现，则需要谨慎评估

被忽略。

新发克罗恩病活检组织中肉芽肿的发生率随患者年龄增长而降低，如 0—16 岁患者中检出率为 78%，17—40 岁患者中检出率为 35%，40 岁以上患者中为 11%[55]。在一项切除标本病例研究中，年轻患者中肉芽肿的检出率更高（$P=0.007$），同时肉芽肿的检出率从肠道近端到远端逐渐增加，如小肠为 63%，右半结肠为 72%、左半结肠为 88%，直肠为 90%[43]。肉芽肿可能在随访病例的标本中首次出现，如儿童病例在确诊时 49% 有肉芽肿，而在随后 9～18 年的随访期间有 65% 的病例可检出肉芽肿[59]。之前活检显示有肉芽肿的病例其切除标本中可没有肉芽肿，提示肉芽肿有消退的可能性[60]。

发病时出现肉芽肿可能是克罗恩病发生进展的标志。一项研究结果提示肉芽肿与确诊到开始使用免疫调节治疗之间的时间段较短有关，并且在上消化道受累的克罗恩病的患者中比没有上消化道受累的患者更常见（82%）[59]。在一项切除标本研究中，对肉芽肿的严重程度进行分级（1 级～3 级），有肉芽肿的患者比无肉芽肿的患者更年轻（$P=0.0020$），手术时间更早（$P=0.0084$）[43]。也有其他研究表明肉芽肿与是否需要手术干预之间无关[60]。肠系膜淋巴结肉芽肿与透壁性炎症和年龄较轻有关[61]，在另一项研究报道中，提示有肉芽肿的病例具有更高的复发风险[62]。

肉芽肿也可能与大体异常表现相关。在一项切除标本研究中，肉芽肿很少出现在大体正常的肠段中，即便存在，也仅限于黏膜层，而在大体表现异常的肠段，肉芽肿通常在整个区域均可出现[43]。在有淋巴结标本的病例中，44% 的淋巴结内可出现肉芽肿[43]。

隐窝破裂性肉芽肿可出现在炎性破坏的隐窝附近，见于多种类型的结直肠黏膜炎症性疾病中，如溃疡性结肠炎[12, 63]、感染性结肠

炎[42]、憩室性结肠炎和旷置性结肠炎[64]。隐窝破裂性肉芽肿在区分克罗恩病和溃疡性结肠炎方面的鉴别价值低于非隐窝破裂性肉芽肿，但在克罗恩病中可比在其他情况下更常见[63, 65]。通常，隐窝内容物，包括中性粒细胞，有时包括黏液，通过被破坏的隐窝上皮进入固有层，并引起肉芽肿反应，肉芽肿可包含异物型多核巨细胞（图 21-13A）。然而，在活检中与隐窝破裂的关系并不总是很明显。连续切片可有助于区分[29, 31, 34]。隐窝破裂性肉芽肿应始终作为鉴别诊断的考虑之一，尤其是在其他临床和病理特征不提示克罗恩病时（图 21-13B）。

黏膜下肉芽肿比黏膜肉芽肿能更可靠地提示克罗恩病，因为它们不太可能与隐窝破裂有关（图 21-9D）。

十二、炎症性肠病中的凋亡

肠上皮细胞凋亡具有特征性外观。Lee 等在一项研究中给出的描述很有帮助："明显且相互分离的膜包绕圆形或卵圆形结构，其内为薄层胞质包绕的强嗜碱性固缩的核碎片"（图 21-10 和图 4-6）[38]。"爆炸性凋亡"和"爆炸性隐窝"是更加广泛和显著病变的另一种说法。凋亡有时很难与上皮内中性粒细胞或其他炎症细胞区分，周围有空晕的上皮内淋巴细胞和隐窝内的神经内分泌细胞有时与凋亡的形态相似。细胞凋亡的另一个表现是在表面上皮内或紧邻上皮的下方存在散在或单个的嗜碱性核固缩碎片，这些碎片有时会聚集在一起，并可位于组织细胞内，这些现象比明显的凋亡小体更常见，但特异性较差，可反映先前的损伤，但不包括在正式的凋亡计数中，甚至有人认为是正常的表现[38]。

凋亡，尤其是隐窝上皮细胞的凋亡，具有很大的诊断价值，常见于 GvHD 或药物性结肠炎（包括麦考酚酯引起的结肠炎）的黏膜活检中。通过消化道活检对 GvHD 进行诊断和评估已经越来越普遍。在 100 个以上隐窝或 10 个以上连续隐窝的凋亡计数可有助于 GvHD 的诊断[38, 66, 67]。炎症性肠病中凋亡数目也可增多，但通常不认为是炎症性肠病的典型表现，也不认为是提示炎症性肠病而非其他诊断的依据。在一项研究中，新发炎症性肠病的平均凋亡计数为 2.4/100 个隐窝，而正常黏膜为 0.94/100 个隐窝。治疗后的病例如果还有活动性或慢性炎症的组织学表现，则凋亡数量会很多，平均每 100 个隐窝中有 13.1 个凋亡细胞，而组织学缓解者的凋亡数量接近正常（1.4 个 /100 个隐窝）[38]。有时在一些新发炎症性肠病的活检中亦可见明显的隐窝上皮细胞凋亡（图 21-10）。因此，炎症性肠病活检中即使有许多细胞凋亡也是可接受的，但如果存在其他非典型炎症性肠病特征，则需要考虑其他诊断的可能性。

十三、炎症性肠病和嗜酸性粒细胞性胃肠炎中的嗜酸性粒细胞增多 *

嗜酸性粒细胞存在于正常的固有层，少数可见于正常黏膜表面和隐窝上皮。最近一些文献报道了正常消化道黏膜中嗜酸性粒细胞的密度[68, 69]，结果显示消化道不同解剖部位、不同季节和不同地域的数值均有所不同[33, 70, 71]。大多数解剖部位的嗜酸性粒细胞的正常值范围很大，在结直肠中，大多数研究显示右半结肠嗜酸性粒细胞比左半结肠更多[68, 69, 71, 72]，并且右半结肠隐窝上皮内嗜酸性粒细胞比左半结肠更常见[71]。然而，有一项研究结果显示盲肠和直肠乙状结肠的嗜酸性粒细胞数目高于其他部

---

* . 译者注：原著层级疑有误，已修改

位[73]。几十年来，虽然缺乏关于正常黏膜嗜酸性粒细胞数量的可靠数据，但并没有妨碍消化道嗜酸性粒细胞疾病的诊断和治疗。表 21-7 列出了结肠嗜酸性粒细胞的"正常值"，以及如何定义嗜酸性粒细胞增多。

一项利用固有层嗜酸性粒细胞增多鉴别溃疡性结肠炎和克罗恩病的相关研究结果尚未得到后续研究的支持（图 21-5C）[34]。同样，关于嗜酸性粒细胞增多在预测炎症性肠病对治疗的反应，以及在治疗后是否需要进一步治疗中的价值不同研究结果报道甚至存在矛盾之处[3, 74]。

嗜酸性粒细胞性胃肠炎的诊断是一个有争议的话题，但基本标准不外乎消化道症状、嗜酸性粒细胞浸润，以及无其他可证实的嗜酸性粒细胞增多的原因（见第 7 章和第 19 章）。但诊断其实并不容易，在签发诊断报告之前，所有其他可出现嗜酸性粒细胞增多的原因都需要排除。嗜酸性粒细胞通常与过敏有关，有些作者也将"原发性"嗜酸性粒细胞性胃肠炎分为特发型和过敏型[75]。不同部位发病概率从高到低依次为胃、小肠和结直肠。每个高倍视野嗜酸性粒细胞数量的界值并不明确，且不同部位的情况也不尽相同，因为每个部位的所谓正常值范围并不相同（表 21-7）。隐窝上皮和表面上皮细胞内的嗜酸性粒细胞浸润可能更有特异性，尽管在正常的黏膜中也可出现少量上皮内嗜酸性粒细胞。嗜酸性粒细胞性隐窝脓肿也有很好的特异性，其不太可能在正常黏膜中出现。需要注意的是，上述这些变化也可在其他常见的病变中出现，特别是在药物引起的结肠炎和放射性损伤中。

肠道嗜酸性粒细胞增多有许多其他原因，如过敏、药物（特别是非甾体抗炎药）、寄生虫、血管炎、肿瘤、IgG4 相关疾病、肥大细胞增多症、幽门螺杆菌、Churg-Strauss 综合征、结缔组织病和乳糜泻[75]。在一项研究中，药物性结肠炎黏膜嗜酸性粒细胞计数明显高于对照组[（24.4～110.4）/10HPF vs.（4～14）/10HPF][72]。

十四、不同时间节点和治疗后的炎症性肠病

在活检组织学评估时，区分早期未治疗疾病（< 4～6 周）、已确诊的未治疗疾病和已治疗 / 长期疾病非常重要。然而，病理医生通常无法获得有关疑似新发炎症性肠病症状持续时间的信息。

（一）早期炎症性肠病

黏膜基底部浆细胞增多是炎症性肠病活检中最早出现的改变，可在症状出现后的前两周

表 21-7　正常消化道黏膜嗜酸性粒细胞计数（依据所筛选的文献[68, 69]）

	数量 /mm²	平均数量 / mm²	数量 / HPF[7, 69]	平均数量 / HPF	嗜酸性粒细胞增多的定义[68]
食管	0～2.52	0.07	0～0.6	0.01	
胃	0～39.6	12.2	0～10	3	
十二指肠	12.6～56.4	33.5	3～14	8	
回肠末端	11～120	42	2.5～40	10.5	
右半结肠	17～56	37	（4～14）/（7～17）	9	> 50/HPF
横结肠			5～13		> 35/HPF
左半结肠	0～24	8.5	（0～6）/（2～10）	2	> 25/HPF

HPF. 高倍视野

内见到[28]。开始时通常是局部的，随后变得更广泛，尤其在溃疡性结肠炎中更是如此。在2～4周的病例中有 50% 以上的活检可见到黏膜基底部浆细胞增多表现，而 1～4 个月的病例则见于 80% 以上的活检（表 21-8）[28]。结构改变通常在更晚些时候出现。症状出现后 15 天内不会出现隐窝扭曲表现，在症状出现后 2 周至 4 个月也只是见于少数病例（图 21-5A 和图 21-19）。症状持续 4 个月后，大多数病例可出现隐窝扭曲[28, 34, 76, 77]。基于这些原因，建议将炎症性肠病分为三个阶段，即早期未治疗（4～6 周）、已确诊但未治疗和长病程 / 治疗后。

（二）治疗后 / 长病程炎症性肠病：组织学、范围和分布的变化

随访活检的主要目的是排除异型增生和其他并发症、评估病变范围、监测炎症活动性，以及确认或完善炎症性肠病、溃疡性结肠炎或克罗恩病的诊断，并预测或评估药物治疗的效果[9]。随访活检样本在区分溃疡性结肠炎和克罗恩病方面不如初始活检可靠，因为组织学特征和疾病分布可有所不同（要点 21-6），而这些变化也可能反映了慢性病程或者药物治疗的影响，或两者兼有，因为大多数患者会接受药物和（或）手术治疗，因此未接受治疗的患者随时间变化的组织学改变几乎无从所知。然而，

表 21-8　新发炎症性肠病症状持续时间与特征性组织学表现的关系[28]

症状持续时间	黏膜基底部浆细胞增多（病例百分比）	隐窝扭曲（病例百分比）	隐窝萎缩（病例百分比）	绒毛状表面（病例百分比）
＜ 16 天	38	0	0	0
16～30 天	54	23	31	23
31～120 天	81	20	43	33
121～300 天	89	78	44	33

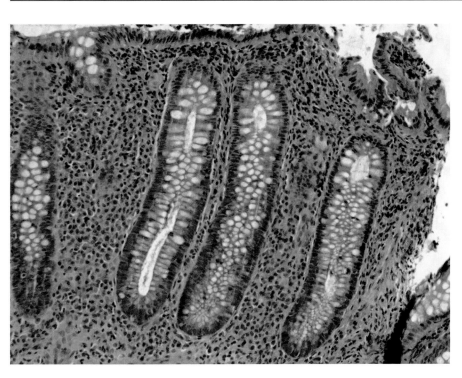

◀ 图 21-19　早期炎症性肠病

溃疡性结肠炎患者在病程早期的活检显示黏膜基底部浆细胞增多，但没有隐窝扭曲或隐窝萎缩

要点 21-6　病程和治疗的影响

早期炎症性肠病

- 非常早期的炎症性肠病（＜6周）活检可很少或没有异常
- 黏膜基底部浆细胞增多往往是最早出现的特征
- 结构改变在晚些时候出现，并在数月内没有进展

长病程炎症性肠病

- 慢性炎症和（或）治疗往往会改变炎症性肠病的组织学表现、分布和病变程度
- 长病程溃疡性结肠炎比新发溃疡性结肠炎更有可能表现为不连续性和直肠豁免

诊断注意事项

- 早期或长病程炎症性肠病的活检评估需要谨慎，因为病变特征往往不典型
- 如果要修正既往的溃疡性结肠炎或克罗恩病诊断，必须得有足够说服力的组织学证据，并且最好是经过 MDT 回顾既往的组织学表现和临床资料

可能影响治疗后组织学表现的具体特征包括就诊时炎症的严重程度和疾病持续的时间[76, 78]。

在长病程 / 治疗后的病例中，慢性炎症和黏膜基底部浆细胞浸润的严重程度往往会降低，甚至会消失[9]。在一项研究中，50% 的静止期炎症性肠病在治疗 1 年后缺乏黏膜基底部浆细胞增多的特征[28]。此外，在长病程溃疡性结肠炎患者中，固有层总体的细胞密度有时会下降，使得固有层看起来发空。隐窝改变通常持续存在，但可能变得不那么明显，而隐窝改变在感染性病变中持续存在的现象是非常少见的[28]。长病程溃疡性结肠炎亦可见到固有层轻度纤维化，这可导致与缺血、放射性肠炎和 GvHD 等容易出现纤维化的疾病相混淆。在新发和长

病程的炎症性肠病中都可以见到 Paneth 细胞化生[37, 44, 45]。

在对治疗有反应的病例中，出现黏膜正常化的改变是相当常见的[36]。而这种溃疡性结肠炎药物治疗后结直肠黏膜的组织学"正常化"可能是无复发生存很好的预测指标[7]。然而，这种情况也提示需要对最初的活检标本和临床资料进行回顾，以确保其最初炎症性肠病的诊断是正确的。

长病程溃疡性结肠炎与其最初发病时相比，可能出现的病变分布变化会导致一定的混淆[12, 25, 79]。一些分布模式在长病程病例中比新发病例中更常见，包括直肠豁免、解剖部位不连续、同一部位内出现斑片状或局灶性改变（见上文）。因此，来自长病程溃疡性结肠炎患者的活检可显示不同程度的隐窝扭曲和不同程度的慢性炎症（图 21-20）。除非有其他关于克罗恩病的确切证据，否则长病程溃疡性结肠炎中出现上述这些特征并不足以考虑将诊断修正为克罗恩病。病变分布不连续、斑片状分布和直肠豁免可在一定程度上归因于药物治疗[23, 25, 76, 78, 80, 81]，但其发生的概率和类型与特定药物并无关联[26, 56, 80]。来自临床试验的最新数据正在揭示药物对黏膜的特定作用，特别是在溃疡性结肠炎中。

十五、药物

治疗炎症性肠病的新药和治疗方案层出不穷，临床医生和研究人员也越来越关注组织病理学在评估药物治疗后的效果、预测临床结果，以及药物治疗后是否需要进一步治疗等方面的作用，可有助于判断治疗反应的组织学特征包括黏膜嗜酸性粒细胞增多、黏膜基底部浆细胞增多和中性粒细胞浸润所提示的炎症活动程度。

随着近期临床对黏膜愈合和治疗后组织学

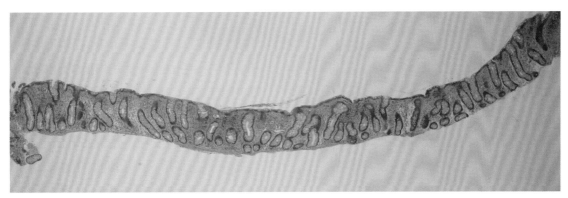

▲ 图 21-20　1 例长病程溃疡性结肠炎的黏膜显示不同程度的固有层慢性炎症和隐窝改变，大多数时候为轻度改变

评估的关注，有关药物对炎症性肠病组织学表现的特异性作用的证据正在逐渐增加。各种药物都有可能诱导组织学正常化[76]，肉芽肿的数量可能减少或消失[76]。环孢素可引起异型增生样改变[82]。临床研究和试验有时会评估特定药物治疗后发生的组织学变化，但通常更集中在研究所关注的炎症活动性评分或包括多种组织学特征的综合评分，也有一些文献中可见特定药物治疗后单一组织学特征变化的描述及图示[83, 84]。

十六、活动性炎

在药物试验中人们极其关注活动性炎的评分，并且有人提出完全的黏膜愈合、缺乏活动性炎的组织学改变或组织学正常化等表现是溃疡性结肠炎药物治疗的"终极目标"[6, 85, 86]。目前虽然有多种评分系统可供使用，但研究人员或临床医生之间对于哪一种评分体系对治疗后或在其他情况下活动性炎的组织学评估最有用或最适合并没有统一的认识[6, 87-89]。最广为人知的是 Riley 评分系统和 Geboes 评分系统，而最近的 Nancy 指数（表 21-9）和 Robarts 指数则是经过全面验证的评价体系[5, 87, 88, 90]。

大多数人使用三级分类法对活动性炎进行描述，即轻度、中度和重度。溃疡至少是中度

表 21-9　Nancy 组织学分级（为临床试验设计）[90]

级　别	标　准
4	溃疡
3	中度 / 重度中性粒细胞浸润，无溃疡
2	少许中性粒细胞，无溃疡
1	中度 / 重度慢性炎症［浆细胞、淋巴细胞和（或）嗜酸性粒细胞］，无中性粒细胞或溃疡
0	很少或没有慢性炎症，无中性粒细胞或溃疡

活动的标志，而在区分轻度和中度活动时判读结果往往不一致。在一项关于活动性炎与异型增生风险之间关系的重要研究中，中度活动的标准是隐窝脓肿的存在[8]。但是，大多数来自炎症性肠病患者且质量好的活动性炎活检标本中至少可见到 1 个隐窝脓肿。因为活动性炎的严重程度可能有所不同，所以取材也是一个需要考虑的因素，但临床、组织学和内镜对活动性炎评估的一致性并不乐观[7, 91]。

英国胃肠病学会炎症性肠病活检病理指南提出了一个简单的评分系统，即只考虑活动性改变，不考虑结构异常和淋巴细胞浆细胞浸润等慢性特征（表 21-10）[2]。

（一）组织学特征综合评估

没有哪个单一的组织学特征可以用于确诊炎症性肠病，其中，肉芽肿是唯一一个能区

表 21-10　病理诊断中活动性炎分级的建议方案

分级（每个位点）	标　准
无	无上皮内中性粒细胞、糜烂或溃疡
轻度	不超过 25% 的隐窝可见隐窝炎 / 不超过 10% 的隐窝可见隐窝脓肿 / 两者兼有
中度	超过 25% 的隐窝可见隐窝炎 / 超过 10% 的隐窝有隐窝脓肿 / 散在灶性的表面糜烂 / 以上特征的组合
重度	溃疡或多灶性糜烂

注：分级包括样本中的所有组织块

修改自 Feakins RM and British Society of Gastroenterology. Inflammatory bowel disease biopsies: updated British Society of Gastroenterology reporting guidelines. J Clin Pathol. 2013; 66:1005-26.

分溃疡性结肠炎和克罗恩病的特征。此外，病理医生不能在没有临床和内镜检查信息的情况下解释组织学表现。例如，高度提示克罗恩病而非溃疡性结肠炎的大体表现包括黏膜鹅卵石样外观、小肠狭窄、回肠溃疡和严重的肛周病变[92]。因此，病理诊断的准确性取决于如何综合多种组织学特征并结合临床背景，如果有准确的临床信息，就可以利用一些组织学特征的综合分析做出诊断。例如，当所有活检中都存在弥漫性结构改变和黏膜基底部浆细胞增多，且在各部位呈连续分布，就非常提示是溃疡性结肠炎了。同样，如果不连续的解剖部位受累并伴有斑片状 / 局灶性慢性炎症、非弥漫性隐窝改变和非隐窝破裂性肉芽肿等表现出现在相应的临床背景中，就足以诊断克罗恩病[9]。

（二）"局灶活动性结肠炎"

关于这个术语或"诊断"是有一些混淆的，它其实不是一个诊断，而是一个用于以局灶"活动"为特征的炎症模式的描述性的术语，在这种情况下，"活动"通常指急性炎症，表现为中性粒细胞性隐窝炎或中性粒细胞性隐窝脓肿，而没有明显的慢性炎症或结构变化

（图 21-18）[93, 94]。

在局灶活动性结肠炎中可见固有层炎细胞增多，但不存在像炎症性肠病那样的慢性改变。"局灶急性炎症"可能比"局灶活动性结肠炎"更合适，因为"活动性"通常是指叠加在慢性炎症上的急性炎症，而不是单独指急性炎症。

这一术语似乎也与其他描述性术语重叠。有时"局灶性活动性结肠炎"和"局灶性活动性慢性结肠炎"之间的区别变的模糊。后者包括慢性改变，与局灶性活动性结肠炎相比，自然与炎症性肠病更为密切相关。有时"局灶活动性结肠炎"和"局灶性隐窝炎"之间的区别也很模糊[93]，其实后者也不是一种诊断，而是作为非弥漫性炎症时中性粒细胞隐窝炎（急性隐窝炎）的描述用语，在一些研究中这种特征的出现更倾向于克罗恩病而不是溃疡性结肠炎（见上文）。

不同研究中对于如何界定局灶活动性肠炎中"局灶"的程度以及其他相应的特征其描述并不尽相同。在迄今为止规模最大的研究中，将局灶活动性肠炎定义为"中性粒细胞介导的隐窝上皮损伤，累及至少一个隐窝且 < 50% 的活检标本"，并排除有慢性炎症、肉芽肿、隐窝结构异常、先前诊断为炎症性肠病或任何其他特定诊断的病例[93]。与之相反，其他一些研究结果则提示无须将慢性炎症改变作为排除标准[95]。

一些研究也描述了"局灶活动性结肠炎"的结果。在规模最大的系列研究中，少数病例发展为克罗恩病，如果活动性改变位于黏膜深部，则药物影响是最可能的原因[93]。在其他研究中，没有患者发展为克罗恩病[94]。偶尔这种炎症模式会出现于溃疡性结肠炎早期[93]。但最常见的最终诊断是感染性结肠炎和药物性结肠炎[93]。

总之，如果仅仅将"局灶活动性结肠炎"一词作为诊断结论而未做进一步的备注评论，

对于临床医生其实并无意义或帮助，这在一定程度上是因为这只是一个组织学表现，而且并无统一的定义（要点 21-7）。如果对组织学特征进行描述，如"局灶急性炎症"或"轻度急性炎症"，再加上是否存在慢性炎症的评论，可能比这个术语更有帮助。无论哪种情况，都应结合临床背景描述这些组织学改变可能提示的病因学因素。

要点 21-7　局灶活动性结肠炎

- 局灶活动性结肠炎是描述性而不是诊断性用语

- 局灶活动性结肠炎是指局灶性急性炎症改变

- 类似但不是完全同义的术语包括局灶活动性慢性结肠炎和局灶性隐窝炎

- 随访研究提示出现该现象后最终的诊断可以是感染、药物性结肠炎、克罗恩病和溃疡性结肠炎

- 随访后会出现不同的最终诊断，这在一定程度上取决于对局灶活动性结肠炎的定义及研究的设计

十七、原发性硬化性胆管炎和炎症性肠病

有时，在其他情况下也会出现类似炎症性肠病的病变，如原发性硬化性胆管炎（primary sclerosing cholangitis，PSC），其相关的结直肠炎症具有炎症性肠病的临床病理特征，其中 80%～90% 与溃疡性结肠炎相似，10%～15% 与克罗恩病相似。2%～8% 的炎症性肠病患者可发生 PSC，而 60%～98% 的 PSC 患者可发生炎症性肠病，通常称之为 PSC-IBD[96]。

PSC-UC 与非 PSC-UC 有几个不同之处。

例如，它通常是轻度活动，而不是中度 / 重度活动。此外，其解剖分布往往与非 PSC-UC 不同，尽管不同的研究结果并不一致。这种病变分布的差异包括广泛结肠炎或全结肠炎的患病率较高、左侧结肠炎的发生率较低、病变主要位于右半结肠或右半结肠病变更严重（与典型的溃疡性结肠炎相比）（图 21-21A 和 B），以及直肠豁免和（或）"倒灌性"回肠炎的发生率更高[96-98]。与病程特点也有一定的相关性，在炎症性肠病之前就患有 PSC 的患者中右侧溃疡性结肠炎可能更常见，而轻度活动性全结肠炎则更可能出现在那些在 PSC 之前就表现为炎症性肠病的患者[99]。这就可以解释为什么全结肠炎模式更常见，因为最初表现为炎症性肠病的患者远比最初表现为 PSC 的患者要多。部分患者（约 20%）在诊断时可同时存在炎症性肠病和 PSC，而以 PSC 为首发表现的病例也在增加[100]。与非 PSC-UC 相比，PSC-UC 可能有更高的储袋炎发生率，但不同报道的结果并不一致[97, 101]。两者的储袋失败率并无差异。PSC-UC 癌变的累积风险可能高于非 PSC-UC，但在大多数研究报道中异型增生的发生率无显著差异[97, 101]。

在 PSC 相关的克罗恩病中，结肠受累可比非 PSC 克罗恩病更常见，而病变仅位于回肠这种情况则很少见，狭窄和穿透性病变等并发症也不多见（表单 21-5）。

一些作者认为 PSC 中的结肠炎与慢性特发性炎症性肠病是不同的疾病类型[102]，但是炎症性肠病这一名词还是通常用于 PSC 相关性结肠炎，并尽可能根据病变特点归类于溃疡性结肠炎或者克罗恩病。

十八、肾移植与炎症性肠病

肾移植受体的消化道表现可继发于感染或

表单 21-5　原发性硬化性胆管炎相关的炎症性肠病

- 与 PSC 有关
- 可发生在 PSC 诊断之前或之后
- 炎症性肠病发生在 60%～98% 的 PSC 中
- PSC 发生在 2%～8% 的炎症性肠病中
- 在 PSC 背景中发生的炎症性肠病类型
  - 溃疡性结肠炎 80%～90%
  - 克罗恩病 10%～15%
  - 炎症性肠病未分类型少见
- 与非 PSC-UC 相比，PSC-UC 的特征包括
  - 全结肠炎相对常见，尤其是炎症性肠病先于 PSC 发生时
  - 右侧溃疡性结肠炎可发生，尤其当 PSC 先于炎症性肠病发生时（图 21-21A 和 B）
  - 直肠豁免和回肠疾病的发生率高于非 PSC 病例（报道并不一致）
  - 比非 PSC-UC 的活动性炎更轻
  - 异型增生的发生率较高 / 相似（报道不一致）
- 与非 PSC 克罗恩病相比，PSC 中克罗恩病的特征
  - 孤立性回肠炎不常见
  - 结肠受累范围更大（在一些报道中）
  - 狭窄和穿透性疾病不太常见（在一些报道中）

药物，具有炎症性肠病特征的结肠炎或小肠结肠炎也很常见[103]。事实上，其炎症性肠病的发生率可比普通人群高 2～4 倍，这也可能反映了移植患者的免疫失调和免疫抑制状态。在诊断炎症性肠病之前，必须排除药物和感染性致病因素。一项研究显示肾移植受体炎症性肠病的

结直肠组织学特征包括隐窝结构扭曲、固有层慢性炎症、黏膜基底部浆细胞增多、中性粒细胞隐窝炎和隐窝脓肿形成。大多数患者有结肠病变，伴或不伴有回肠病变。有病例报道显示一名患者仅有小肠病变，表现为慢性活动性回肠炎和假幽门腺化生，该病例可能是真正的炎症性肠病而不是其他的炎症性肠病样疾病，而且确实对常规的炎症性肠病治疗有反应[103]。当然，在这种情况下，组织学的评估应该谨慎，因为在某种程度上讲，还有其他许多可能的结肠炎病因，而且移植与特发性炎症性肠病的确切关系尚不清楚。

十九、内镜新技术

在过去的十年中，临床出现了几种先进的内镜成像技术，使临床医生能够在显微镜级的微观水平上检查消化道，其中包括共聚焦激光显微内镜（confocal laser endomicroscopy，CLE）和细胞内镜（endocytoscopy，EC），可以进行"光学活检"和"实时"组织学评估。集成内镜和基于探头的设备可将黏膜放大到 1400 倍。EC 可显示浅表黏膜层结构，并可以区分黏膜炎症细胞，从而进行活动性炎的评估，而 CLE 可以在体内明确区分克罗恩病和溃疡性结肠炎的组织学变化，但黏膜下的具体细节和肉芽肿是无法看到的[104-106]。在一项使用 CLE 的研究中显示，克罗恩病比溃疡性结肠炎更容易见到炎症不连续分布（87.5% vs. 5.1%）、局灶性隐窝炎（75.0% vs. 12.8%）和不连续分布的隐窝结构异常（87.5% vs. 10.3%），而溃疡性结肠炎中更容易见到严重且广泛的隐窝扭曲（87.2% vs. 17.5%）、隐窝密度降低（79.5% vs. 22.5%），以及黏膜表面形态明显不规则（89.7% vs. 17.5%）（所有比较 $P < 0.0001$）。与既往临床诊断和组织病理学金标准相比，CLE 评分系统显示出很

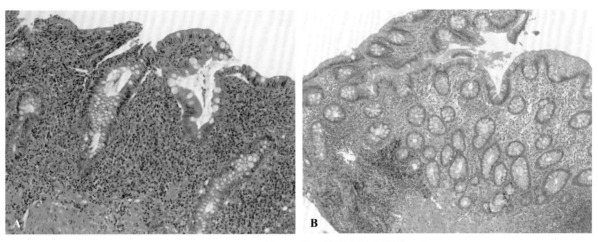

▲ 图 21-21 原发性硬化性胆管炎中的炎症性肠病

A 和 B. 分别取自右半结畅和左半结肠的活检显示右半结肠典型的溃疡性结肠炎特征（弥漫性隐窝萎缩、隐窝扭曲和慢性炎症）和左半结肠很轻微的炎症表现，这种"右侧溃疡性结肠炎"是在 PSC 背景下可见的一种炎症性肠病异常模式

高的准确性（93.7%），未来这个领域还会有进一步的发展。

二十、总结

组织学检查对所有疑似或已知炎症性肠病患者的诊治意义重大，高质量诊断的必备条件包括完整的临床病史、充分的取材、对正常黏膜和炎症性肠病的特征的充分了解，以及临床医生和病理医生对所有可能的鉴别诊断的考虑。病理医生应当熟知最有用的组织学鉴别特征，认识到组织病理学的局限性，并认识到疑难病例讨论对临床诊治的意义所在。

第22章 类似炎症性肠病的病变
Mimics of Inflammatory Bowel Disease

Roger M. Feakins 著

李增山 译 李增山 校

黏膜基底部浆细胞聚集、黏膜结构改变，以及肉芽肿等组织学特征可支持炎症性肠病的诊断，但许多结肠的炎症性病变均与炎症性肠病具有类似的临床、内镜和组织学特征。临床和（或）组织学线索的识别有助于避免病理医生和临床医生误诊。当然，如果临床征象确认为炎症性肠病，则病理医生可能会错误的提示或支持临床诊断，进而导致后续临床治疗出现严重错误。例如，患有严重结核或阿米巴感染的患者会因为误诊为炎症性肠病而接受免疫抑制治疗，憩室病或其他非炎症性肠病性肠炎可能接受不适当的手术治疗；抑或是导致一些疾病的诊断延误，如 HIV 感染或普通变异型免疫缺陷（CVID）。因此，如果有可疑之处，病理医生应该敢于提出质疑。密切关注临床征象，同时仔细评估活检标本中的组织学特征可有助于降低误诊概率。

一些病变可与炎症性肠病极其类似，包括憩室性肠炎、旷置性肠炎，以及一些慢性感染性疾病，如性病性淋巴肉芽肿和梅毒。其他一些病变可具有与炎症性肠病类似的部分特征，但这种情况下往往不大可能仅仅依赖镜下表现就得出确切的炎症性肠病病理诊断。

一、憩室病和炎症性肠病

憩室病十分常见，特别是对于年龄＞60岁的人群，在欧美国家的患者中，通常发生于乙状结肠，亦可发生于结肠的其他部位。憩室病很少累及直肠，从内镜和病理的角度来讲，这一点有助于鉴别憩室病相关的肠炎和炎症性肠病。因为其散在分布，且憩室口有时并不明显，内镜医生并非总能关注到憩室的存在。邻近憩室的黏膜炎症在组织学上可类似炎症性肠病（表 22-1），这种称之为憩室性肠炎的组织学特征包括黏膜基底部浆细胞聚集、隐窝扭曲变形、上皮内黏液减少、中性粒细胞浸润和 Paneth 细胞化生（图 22-1），其中，原本强烈提示炎症性肠病诊断的黏膜基底部浆细胞聚集，在憩室性肠炎中可表现的十分广泛和明显。如果内镜和临床特征也提示炎症性肠病，则极有可能导致误诊[1-3]。事实上在临床实践中将憩室性肠炎误诊为溃疡性结肠炎是个公认的难题。

憩室病和炎症性肠病主要通过临床进行鉴别，提示憩室性肠炎的特征包括病变位于乙状结肠而非直肠、发病年龄＞60岁、既往憩室病病史，以及缺乏典型的炎症性肠病症状。组织学的鉴别包括轻度的隐窝结构改变、黏液减少程度较轻和表面缺乏绒毛状结构。黏膜内非

表 22-1　憩室性肠炎和炎症性肠病

	憩室性肠炎	炎症性肠病
临床和大体特征		
部位	典型的部位是乙状结肠 直肠罕见 可累及结肠其他部位	溃疡性结肠炎通常累及直肠 孤立于乙状结肠的溃疡性结肠炎少见
年龄	年长（一般＞40岁，常＞60岁）	年轻（＜40岁）
憩室	通常可见，可能在内镜下被漏诊	可存在
组织学		
黏膜基底部浆细胞聚集	可存在 有时很弥漫且显著，类似炎症性肠病	常见
隐窝结构紊乱	通常表现轻微	显著
上皮黏液缺失	通常为轻微	常见且显著
表面绒毛状结构	少见	常见
黏膜肉芽肿	少见，可发生隐窝破坏所致的肉芽肿	见于少数克罗恩病活检
Paneth 细胞化生	可见	可见
中性粒细胞浸润	常见	常见

隐窝破坏所致的肉芽肿十分少见，如果乙状结肠和直肠的标本分别送检，可有助于进行鉴别[1,4]。遗憾的是，仅有乙状结肠的取材或标本被标注为直肠 - 乙状结肠这些现象时有发生，进而导致异常组织学表现的分布和定位判定十分困难甚至不太可能。

与憩室相关的炎症有很多命名，最适合的术语当属"憩室性肠炎"，其他的名称包括"憩室病相关肠炎"和"憩室相关肠炎"。一些作者为区分"憩室病相关的节段性肠炎"（segmental colitis associated with diverticulosis，SCAD）和憩室周围黏膜炎症或憩室炎，进而将这类病变进一步分成如新月形褶病、溃疡性结肠炎样或克罗恩样等不同类型。且不论 SCAD 与憩室性肠炎是否相同，其本身亦可与炎症性肠病十分相似[3]。

在切除标本中，炎症表现、纤维化和憩室周围脓肿等表现与克罗恩病十分相似，肉芽肿亦可见到，且可能较多。

炎症性肠病与憩室病的关系比较复杂，一些患者可同时存在着两种情况，很有限的证据提示炎症性肠病更容易发生于憩室病所在的区域[5]，究其原因，可能与憩室部位肠道细菌过度增殖和肠内容物瘀滞有关。在少数情况下，未累及直肠的憩室性肠炎可逐渐累犯到直肠并演变为炎症性肠病，当然也可以认为这种情况原本就属于直肠豁免的溃疡性结肠炎（一种少见但被公认的情况）最终累及直肠（见第 26 章）[1,6]。

二、旷置性直肠结肠炎

旷置性直肠结肠炎（diversion proctocolitis，DPC）这一名词特指无粪便流经的结直肠的大体和镜下改变，大多发生于外科改道手术之后（表单 22-1）。例如，部分结肠切除，且回肠造

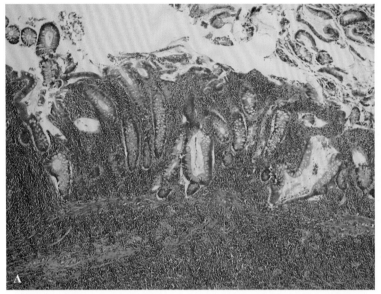
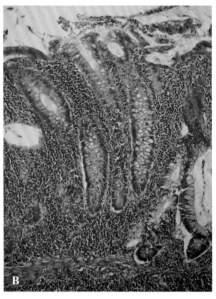
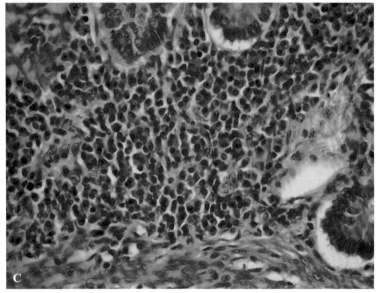

▲ 图 22-1 类似炎症性肠病的憩室性肠炎

A. 邻近憩室的结肠黏膜显示弥漫的慢性炎症和隐窝扭曲变形。B. 浆细胞分布的梯度消失。C. 显著的黏膜基底部浆细胞聚集。如果缺乏临床病史，上述特征可提示炎症性肠病的诊断，但通过结合患者年龄、病变部位及内镜下观察到憩室结构等信息，可降低误诊的风险。相比炎症性肠病而言，隐窝改变、表面绒毛状结构和黏液缺失等表现在憩室性肠炎中相对轻一些

瘘术后肠内容物经造瘘口而非残余直肠排出，因此残余直肠没有粪便通过而形成一种"无功能"状态。造成这种情况大多是因为炎症性肠病的手术治疗，但也可能是其他原因，如慢性便秘或神经节细胞缺乏。旷置性直肠结肠炎的进程通常需要数周或数月。

发生旷置性直肠结肠炎的原因可包括缺乏粪便流经和相关的物质，特别是含有丁酸根的物质和其他短链脂肪酸（short-chain fatty acid，SCFA）。而肠道菌群的改变可减少短链脂肪酸的产生，而后者正是结肠黏膜上皮重要的营养物质来源，对于维持黏膜完整性具有十分重要的作用[7, 8]。

旷置性直肠结肠炎典型的改变包括固有层慢性炎症，多为弥漫性改变，但也可呈斑片状或局灶性，在一些病例中可出现隐窝扭曲变形和隐窝萎缩，可见口疮样或非口疮样溃疡（图 22-2A 和 B）[9-11]。旷置性直肠结肠炎的一个特征性改变是显著的淋巴滤泡增生，并可见生发中心，当临床信息缺乏或未提示其他诊断时，更应该考虑是否有这种疾病的可能性。但是淋巴滤泡增生这种改变并非特异性改变，在

表单 22-1　旷置性直肠结肠炎

一般情况

- 发病部位为术后无粪便通过的肠段（又称"无功能"肠段）
- 最常见的情况是次全结肠切除术并回肠造瘘后残余部分直肠
- 炎症性肠病是手术最常见的原因，其他还有肠道动力性疾病和严重的便秘

组织学

- 通常类似炎症性肠病
- 病变受之前疾病的影响
- 肠段旷置和之前疾病与旷置性直肠结肠炎发生的相关程度很难判断（表单22-2）
- 典型的组织学特征
  - 弥漫分布的黏膜慢性炎症，伴有许多大的淋巴滤泡
  - 隐窝扭曲变形现象相对轻微
  - 中性粒细胞浸润（通常较轻微）
  - 可见溃疡

少见和（或）迷惑性的组织学特征

- 肉芽肿
- 肉芽肿性血管炎
- 血管改变，如淋巴细胞性静脉炎
- 丝状息肉
- 裂隙状溃疡
- 透壁性慢性炎症

炎症性肠病中同样可以见到[8]。在更严重的病例中，甚至可见到黏膜下或透壁性慢性炎症改变和淋巴组织聚集（图 22-2C）。

除临床背景外，旷置性直肠结肠炎的组织学特征通常与炎症性肠病很相似，如果没有炎症性肠病的病史，在特定临床背景下如能看到前述的组织学改变则更可能提示旷置性直肠结

肠炎的诊断。对于有炎症性肠病病史的患者，通过组织学特征区分两者是十分困难的。同样，如果没有临床病史，诊断旷置性直肠结肠炎也十分的困难。显著的淋巴滤泡形成和相对轻微的隐窝扭曲变形更提示溃疡性结肠炎背景下的旷置性直肠结肠炎，而非溃疡性结肠炎（图 22-2A），但这些均非提示诊断的可靠指征，在旷置性直肠结肠炎和溃疡性结肠炎中均有可能见到程度不等的隐窝结构改变（图 22-2B）。

发现旷置性直肠结肠炎时可见到血管异常改变，并导致相应的组织学改变[8]，少数情况亦可见肠淋巴细胞性静脉炎（enterocolic lymphocytic phlebitis，ELP），表现为黏膜下和（或）浆膜下静脉周围围绕以淋巴细胞为主的炎细胞浸润，同时伴有内皮细胞肿胀，有时亦可见坏死性静脉炎、肉芽肿性静脉炎或肌内膜增生[8]。

肉芽肿可以是旷置性直肠结肠炎的特征之一（图 22-2D 和 E），但其出现的概率并不取决于术前疾病是克罗恩病还是其他疾病[9-13]。肉芽肿性血管炎在克罗恩病和非炎症性肠病性疾病相关的旷置性直肠结肠炎中均可见到，但均属于少见情况（图 22-2E）[8, 10, 14]。

丝状息肉为黏膜和黏膜下细长的凸起，细胞无异型[15]。相比于其他情况，丝状息肉和其他类似的息肉状病变更容易出现在无功能的旷置性肠段中[15]。

旷置性直肠结肠炎的组织学特征有可能提示术前疾病的一些线索，但几乎无法提示确切的鉴别诊断。一般而言，溃疡性结肠炎相关的旷置性肠炎较克罗恩病或其他疾病相关的旷置性肠炎更为严重，而在一部分克罗恩病相关的旷置性肠段中，原本的炎症状况甚至得到改善[9]。通常情况下，如果提示克罗恩病的透壁性慢性炎症在旷置性肠段中出现，则更提示溃疡性结肠炎，而非其他情况。肉芽肿在克罗恩

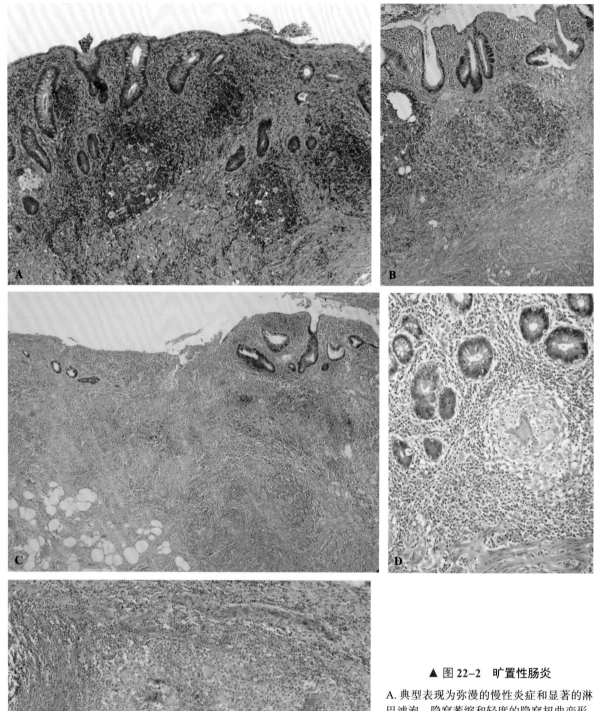

▲ 图 22-2 旷置性肠炎

A. 典型表现为弥漫的慢性炎症和显著的淋巴滤泡、隐窝萎缩和轻度的隐窝扭曲变形。B. 隐窝扭曲变形有时可以很显著，尤其是溃疡性结肠炎术后的病变。C. 切除的旷置直肠肠段显示黏膜下和透壁性慢性炎症，这种病变严重且透壁的现象虽然与溃疡性结肠炎的征象相矛盾，但确实是更容易在溃疡性结肠炎术后见到。D. 可见肉芽肿，与术前的病变无关，也不一定提示克罗恩病。E. 肉芽肿性血管炎，肉芽肿（箭）位于邻近炎性破坏的血管壁之处

病中更容易见到，在肠段旷置后部分克罗恩病的病例中可出现肉芽肿增多增大的现象，而且有文献报道较术前更容易见到结节病样的星状小体或 Schaumann 小体[9]。

非炎症性疾病、溃疡性结肠炎和克罗恩病等不同情况所致的旷置性直肠结肠炎，其组织学表现有所不同（表单 22-2）[8, 9]，但仅仅是观察到的一些现象，对于鉴别诊断而言并不可靠。通常情况下旷置肠段的活检或手术标本中所见到的组织学特征无法鉴别溃疡性结肠炎还是克罗恩病。

总而言之，单纯的组织学表现很难用于判断是术前疾病还是旷置性直肠结肠炎，临床特征和相关的病史则具有更好的提示性。

除了临床表现和组织学改变的不同，旷置性直肠结肠炎的发生概率在不同的情况亦有所不同[9]。溃疡性结肠炎术后或其他原因所致正常的旷置肠段中很容易发生旷置性直肠结肠炎，但在克罗恩病术后的旷置肠段中，其发生的概率并不确定。一些学者建议将"旷置性直肠结肠炎"这一名词用于那些具有明确炎症表现的病例中，以区别表现不明显的病例。例如，在一项关于先天性巨结肠术后旷置性直肠病例的研究中，70% 的病例镜下可见明显的炎症改变，另外 30% 的病例则仅有轻微的炎症改变。

病理报告中不要直接作出诊断，即便是临床特征充分的情况下也是如此。诊断需要通晓临床病史，不仅仅是因为组织学改变与炎症性肠病十分相似，而且不同病因时旷置性直肠结肠炎的表现也各有不同。

如果之前存在炎症性肠病，病理报告中可根据相应的组织学表现表述为"溃疡性结肠炎背景下的旷置性直肠结肠炎"或"克罗恩病背景下的旷置性直肠结肠炎"，有时在已知溃疡性结肠炎患者的旷置肠段中炎症表现轻微，仅有个别隐窝改变，病理报告中可提示形态学特征

表单 22-2 三种不同情况下的旷置性直肠结肠炎（非炎症性肠病、溃疡性结肠炎和克罗恩病）：可通过观察获得线索

非炎症性肠病 / 正常肠道术后的旷置性直肠结肠炎

- 弥漫的慢性炎症
- 淋巴滤泡增生
- 没有或仅有轻微的隐窝扭曲变形 / 程度不等的隐窝扭曲变形
- 口疮样溃疡
- 隐窝炎和隐窝脓肿
- 黏液缺失
- 隐窝破坏性肉芽肿（偶见）
- 肉芽肿（非隐窝破坏性）- 少见

溃疡性结肠炎术后的旷置性直肠结肠炎

- 情形更复杂，程度更严重
- 溃疡性结肠炎较之前加重
- 之前溃疡性结肠炎的隐窝扭曲变形依旧存在，且较非溃疡性结肠炎的旷置性直肠结肠炎更容易见到
- 可见裂隙状溃疡、肉芽肿和透壁性慢性炎症
  - 这种情况下不要将原始的溃疡性结肠炎诊断修改为克罗恩病

克罗恩病术后的旷置性直肠结肠炎

- 克罗恩病原本的炎症表现通常消失
- 克罗恩病原本未累及的黏膜可发生炎症
- 弥漫的慢性炎症和淋巴滤泡增生更倾向克罗恩病术后的旷置性直肠结肠炎，但弥漫的慢性炎症在克罗恩病中亦可见到
- 有限的证据显示旷置肠段中的肉芽肿更容易出现钙化小体（Schaumann 小体或星状小体）

支持旷置性直肠结肠炎，溃疡性结肠炎证据不明显，但通常并不需要这种确切的诊断描述，事实上也不可靠。

在日常实践中，病理医生应时刻意识到旷置性直肠结肠炎的存在，以及其与炎症性肠病的高度相似性，尤其关注那些组织学改变类似炎症性肠病但临床背景不符合的病例。如果临床信息不足，而组织学表现可疑，病理医生应该质疑并考虑旷置性直肠结肠炎存在的可能性，并要求提供更多的临床信息。

三、特异性感染

许多感染性疾病无论是临床还是内镜表现均与炎症性肠病相似，特别是发展为慢性阶段时更是如此。组织学的表现也有可能重叠，但很少会同时出现典型的隐窝改变和黏膜基底部浆细胞聚集等提示或支持炎症性肠病诊断的表现。关于炎症性肠病和急性自限性肠炎鉴别诊断的讨论（见第 21 章）。本文主要论述其他可出现类似炎症性肠病组织学和（或）临床特征的感染性疾病。

四、性病性淋巴肉芽肿 / 梅毒

性病性淋巴肉芽肿（lymphogranuloma venereum，LGV）和梅毒累犯结肠和直肠后是活检的常见原因，一些研究对相关的组织学特征进行了细致的描述 [16-18]。沙眼衣原体的血清型 L_1、L_2 和 L_3 可导致性病性淋巴肉芽肿，而梅毒的病原体则是梅毒螺旋体。临床上常见并发 HIV 感染，且多为男性同性恋者。许多感染的患者如果出现直肠结肠炎，临床医生通常并不需要取活检，而是根据经验直接利用抗生素进行治疗，如果临床并未提示 HIV 或其他相关的感染，内镜医生则可能根据感染所致的肠镜

改变拟诊为炎症性肠病，这种情况下直肠的炎症往往最为严重，有时内镜下表现类似克罗恩病。如果组织学表现也类似炎症性肠病，就存在通过临床和病理结合而误诊为炎症性肠病的风险。

性病性淋巴肉芽肿和梅毒在镜下表现为黏膜和黏膜下的慢性炎症，可见致密的淋巴细胞、组织细胞和浆细胞浸润（图 22-3A 至 E）。黏膜基底部浆细胞聚集在性病性淋巴肉芽肿中并不常见，但在梅毒中黏膜内可出现大量浆细胞浸润、淋巴细胞组织细胞浸润和淋巴瘤样改变等三种炎症表现方式，亦可见神经周围浆细胞浸润 [18]。

在性病性淋巴肉芽肿和梅毒中，通常没有或仅有轻度的隐窝改变（图 22-3C），可出现固有层和黏膜下纤维化。若存在提示急性炎症的隐窝炎和隐窝脓肿通常也只是轻到中度改变。相比性病性淋巴肉芽肿而言，梅毒更容易出现溃疡。性病性淋巴肉芽肿出现肉芽肿的概率在不同文献中的报道不同，但巨细胞和 Paneth 细胞化生并不常见 [16, 17]。如果活检提示炎症累及肛管黏膜鳞状上皮，也是一个很好的诊断线索（图 22-3D），表现为溃疡、上皮增生和致密的上皮下慢性炎症改变。

在一项探索鉴别性病性淋巴肉芽肿 / 梅毒和炎症性肠病的组织学特征的研究中，以下表现更提示前者，包括没有或鲜有以隐窝为中心的破坏（如隐窝炎、隐窝脓肿、隐窝扭曲变形和 Paneth 细胞化生）、黏膜嗜酸性粒细胞数量少、大量浆细胞浸润、血管内皮细胞肿胀和黏膜下血管周围浆细胞浸润。然而，以下特征则不具备鉴别作用，包括纤维化、肉芽肿、异物巨细胞、淋巴细胞聚集、溃疡、口疮样病变和神经纤维增生（要点 22-1）[19]。

组织学特征的细致分析有助于和炎症性肠病进行鉴别，或者至少可以提醒病理医生和临床医生还存在炎症性肠病之外的其他可能性。

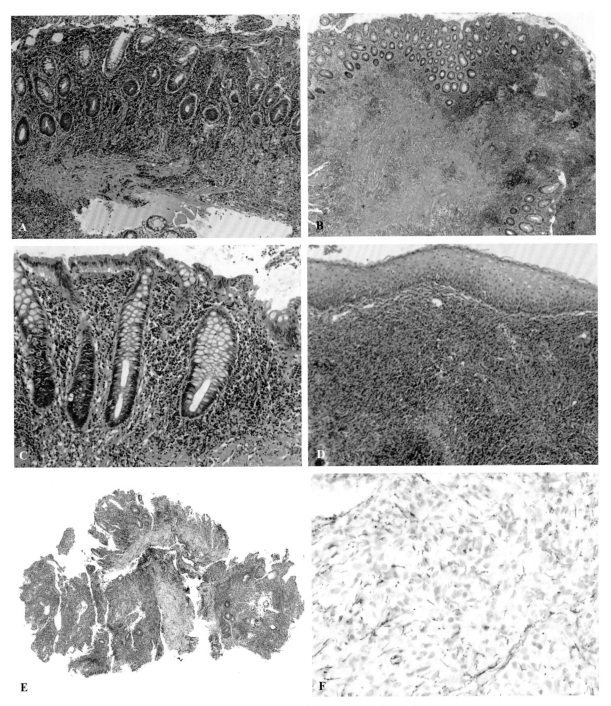

▲ 图 22-3　下消化道的性病性淋巴肉芽肿和梅毒

A. 性病性淋巴肉芽肿直肠黏膜显示慢性炎症和隐窝缩短，类似炎症性肠病。B. 慢性炎症可累及较深部位，导致黏膜肌层破坏和纤维化。C. 即使不知晓性病性淋巴肉芽肿的病史，黏膜结构基本保存，以及缺乏黏膜基底部浆细胞聚集这些特征不会把病理医生带向炎症性肠病的诊断。D. 性病性淋巴肉芽肿的肛门活检显示重度的慢性炎症改变。E. 梅毒的直肠黏膜活检形态学类似炎症性肠病，可见慢性炎症、隐窝结构改变和隐窝萎缩（图片由 Dr Laura Lamps 提供，University of Michigan，USA）。F. 梅毒螺旋体免疫组化染色可协助明确诊断（图片由 Dr Laura Lamps 提供）

要点 22-1　结肠活检中诊断性病性淋巴肉芽肿而非炎症性肠病的组织学线索

提示性病性淋巴肉芽肿的特征

- 临床背景
- 没有或仅有轻度的黏膜结构改变
- 没有或轻度的中性粒细胞浸润
- 黏膜内嗜酸性粒细胞稀少
- 没有 Paneth 细胞化生
- 没有黏膜基底部浆细胞聚集（尤其是性病性淋巴肉芽肿）
- 显著的黏膜下浆细胞浸润和血管内皮肿胀
- 肛门受累

对鉴别诊断无用或作用有限的特征

- 纤维化
- 肉芽肿
- 异物巨细胞
- 淋巴组织聚集
- 溃疡
- 口疮样病变

至于明确诊断，则需要银染或免疫组化证实梅毒螺旋体的存在（图 22-3F），而免疫组化比银染要更敏感[18]。临床实验室检测似乎更加可靠。对于性病性淋巴肉芽肿而言，目前尚无特异的组织学征象。

五、HIV 感染

HIV 感染可导致轻微的结直肠黏膜慢性炎症，通常表现为固有层淋巴细胞浆细胞浸润并伴有淋巴细胞聚集、轻微的上皮黏液缺失和隐窝结构改变（图 22-4）[20]，亦可见上皮细胞凋亡。其病变分布不均，与克罗恩病类似，但没有或仅有轻微的隐窝结构改变。HIV 相关的感染也要在考虑范围之内，特别是性病性淋巴肉芽肿和梅毒（见上文）。诊断 HIV 相关的炎症之前，必须明确临床病史并排除其他的致病因素。除非有充分的证据，否则不建议通过上述的组织学改变而作出克罗恩病的诊断。

六、结核

结核是由分枝杆菌感染所致，可累及众多组织器官，肠道是其中之一（图 18-12，图

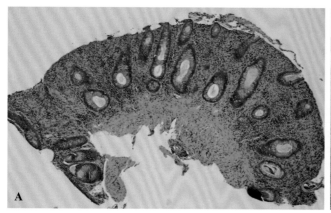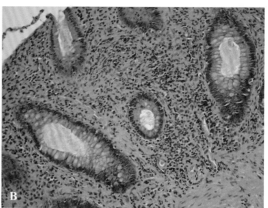

▲ 图 22-4　HIV 相关改变

A. HIV 阳性患者的结肠黏膜有时可见轻度固有层慢性炎症、上皮黏液缺失、轻微的隐窝扭曲变形等改变，类似于克罗恩病。如果没有相关临床病史，则很容易误诊为炎症性肠病。B. 缺乏黏膜基底部浆细胞聚集这一线索提示本例并非炎症性肠病（译者注：本例可见轻度黏膜基底部浆细胞聚集现象）

19-7，图 22-5，图 27-4），且最常累及回肠末端和近端结肠，这一点与克罗恩病相似。组织学改变包括黏膜溃疡形成、炎症和肉芽肿，可出现隐窝结构扭曲变形。在切除标本中诊断变得容易，尤其是看到坏死性肉芽肿时（图22-5B 和 C）。然而，其与克罗恩病的鉴别在实践中可能十分困难，有时通过活检标本进行鉴别甚至不太可能。临床环境非常重要，包括作者患结核病的危险因素。活检标本中评估肉芽肿的性状有时可有助于鉴别，与克罗恩病相比，结核的肉芽肿数量更多、更大（直径＞400μm），更容易见到肉芽肿融合（要点 22-2和图 22-5D）、朗汉斯巨细胞，以及肉芽肿周围的淋巴细胞套。肉芽肿中央出现明显的坏死可排除克罗恩病，但这一表现在活检标本中并

不常见 [21-23]。抗酸染色在活检标本中常常为阴性，因此对诊断的帮助作用十分有限。尽管如此，为了所谓病理检查的完整性或满足临床医生的要求，病理医生还是会进行这项染色。进一步利用 PCR 之类的技术进行病原体的检测在临床实践中并不实用（译者注：该技术在译者所在单位已常规用于临床实践，阳性结果具有较好的诊断提示意义）。

七、结节病

在极少数情况下，结节病患者表现为回肠炎和（或）结肠炎，在临床和病理特征上可与克罗恩病类似。两者都以肉芽肿为特征，且两者也都有可能缺乏肉芽肿表现。结节病的肉芽

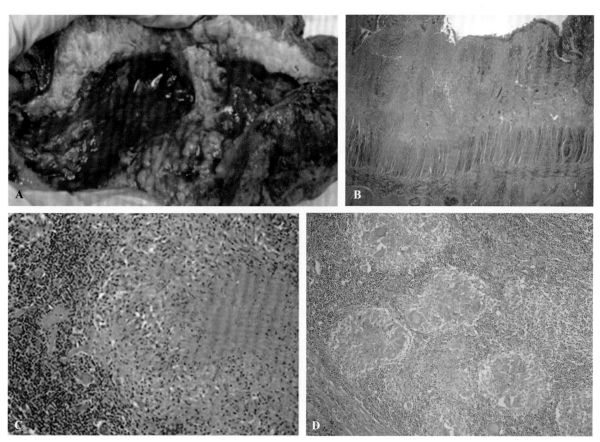

▲ 图 22-5　结肠结核

A. 回盲部溃疡和炎症，可见肠壁增厚，类似克罗恩病。B. 手术切除标本所示透壁性炎症也与克罗恩病类似。C. 肠壁和淋巴结内肉芽肿可见坏死，几乎可排除克罗恩病。D. 结肠黏膜肉芽肿中坏死少见，肉芽肿数量多、体积大、容易融合，且易见到朗汉斯巨细胞，这些特征可区别于克罗恩病

要点 22-2　类似炎症性肠病的结核病

结核中类似克罗恩病的形态特征

- 病变位于回盲部（常见）
- 肉芽肿（结核中常见，克罗恩病中并非总能见到）

结核肉芽肿与克罗恩病肉芽肿的差别

- 体积大（> 400μm）
- 肉芽肿融合
- 数量多（如每个活检部位有 ≥ 10 个的肉芽肿）
- 更容易见到朗汉斯巨细胞
- 更容易见到肉芽肿周围淋巴细胞套
- 溃疡周边衬覆界限不清相互融合的上皮样组织细胞
- 坏死（干酪样坏死具有诊断特异性，但坏死在消化道活检中少见）
- 抗酸染色阳性（阳性率低）

手术切除标本中结核的其他组织学特征

- 浆膜面结核结节
- 裂隙状溃疡相对少见

肿或多核巨细胞内常出现钙化性包涵体（如星状小体和 Schaumann 小体），但并非特异性改变（图 22-6）。一般而言，消化道的结节病不会出现黏膜结构的改变。手术切除标本中结节病缺乏克罗恩病中特征性的透壁性慢性炎症改变、纵深的裂隙状溃疡和瘘管[24, 25]。此外，临床特征也不尽相同，结节病更容易出现广泛多系统累及，淋巴结、肺脏和肝脏可见大量紧密排列的肉芽肿，而克罗恩病则几乎不会出现这些改变。有文献报道在极少数情况下可见下消化道结节病和炎症性肠病合并存在[25, 26]。

八、耶尔森菌病

耶尔森菌病是腹泻的常见原因之一，病原体多为小肠结肠炎耶尔森菌（Yersinia enterocolitica，YE）和假结核耶尔森菌（Yersinia pseudotuberculosis，YP），两者所致的临床和病理特征相似。通常情况下感染是自限性的，但也可持续存在，特别是在免疫力低下的患者中更是如此。常见的感染部位是回肠、右半结肠

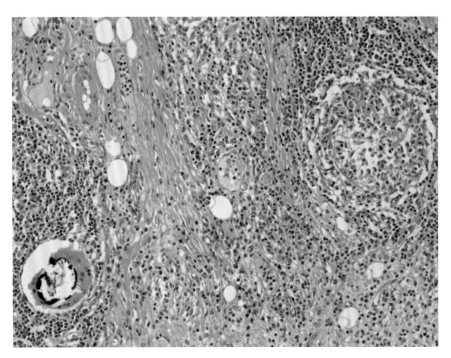

◀ 图 22-6　在消化道活检中肉芽肿或巨细胞中的包涵体可提示结节病的可能性，但并不特异。本例活检来自一例回肠结肠的克罗恩病

（译者注：本例形态不能排除血吸虫病）

和阑尾，可出现与克罗恩病类似的临床和病理特征，尤其是也可出现肉芽肿。肉芽肿中央坏死和星芒状脓肿或肉芽肿周围淋巴细胞套有助于与克罗恩病的肉芽肿进行鉴别（图 18-5 和图 19-9），但耶尔森菌感染中的一些肉芽肿并不表现上述特征，同时也可出现隐窝炎、巨细胞、溃疡等黏膜异常改变。炎症性肠病中常见的黏膜基底部浆细胞聚集和隐窝结构改变并非耶尔森菌感染的常见特征。事实上与克罗恩病和结核的鉴别极其困难，在活检标本中甚至是不太可能的事情。即便是在手术切除标本中，最终的诊断也需要依赖组织病理改变、临床特征、微生物检测和血清学检测相结合的方式[22]。

九、阿米巴病

阿米巴病多累及右半结肠、乙状结肠和（或）直肠，发病率因地域不同而有很大差别。消化道的阿米巴病可发展为慢性病变，在病变进展之前可持续数月或数年。在临床上可与炎症性肠病和结核表现类似[27]，这个问题在中美、南美、亚洲和南部非洲等高发地区尤其显得重要。抗感染治疗可导致病情恶化，因此将其与炎症性肠病进行鉴别十分重要。如果误诊为炎症性肠病并错误使用免疫抑制剂可能加速病情的进展[27]，导致疾病暴发或促进广泛播散[28]。然而粪便检测、肠镜活检和血清学检测均有可能为阴性。

内镜下阿米巴病的特征是离散分布的溃疡，且相比典型的炎症性肠病而言，溃疡周边的黏膜改变轻微，亦可见其他的一些病变模式，如出血性肠炎和伪膜性肠炎[28, 29]。溃疡和病变的不连续分布在大体上与克罗恩病类似，而爆发性阿米巴肠炎则与爆发性炎症性肠病表现类似。

镜下可见具有诊断特异性的阿米巴滋养体，直径通常为 25～40μm，可见偏心性淡染

的圆形或卵圆形核，核中央可见类似核仁的致密染色质结构，胞质为淡染泡沫状，PAS 染色阳性，并可见吞噬的红细胞（图 18-20 和图 22-7A），CD68 等巨噬细胞标志物为阴性。滋养体并非总是可见到，一些学者甚至认为其并不常见[30]。通过比较急慢性感染的活检标本，几乎所有急性感染病例均可见到滋养体，而慢性感染仅有少数病例可见滋养体[29]。另一个提示阿米巴病而非炎症性肠病的特征是含有碎屑状坏死、黏液、血凝块和蛋白样物质的溃疡[28]，以及固有层和表面上皮内中性粒细胞浸润[30, 31]。亦可见到隐窝炎和隐窝脓肿，但并不特异。

阿米巴肠炎中可存在类似炎症性肠病的组织学特征，慢性炎症累及黏膜深层，有时可出现类似炎症性肠病中所见的显著的黏膜基底部浆细胞聚集（图 22-7B）。亦可见到隐窝扭曲变形（图 22-7C）（尤其是在邻近溃疡的部位）、Paneth 细胞化生（图 22-7C 和 D）、上皮黏液缺失（特别是近表面处），少数情况下甚至可见明显的隐窝分枝现象（要点 22-3）[30, 31]。

阿米巴病亦可与炎症性肠病共存（见第 23 章），来自阿米巴高发区之一土耳其的一篇报道显示，10% 的溃疡性结肠炎患者合并阿米巴感染，而克罗恩病和正常人群中这一比例分别为 3% 和 2%[32]，这种情况下如何区分阿米巴病和炎症性肠病所致的组织学改变并不容易（图 23-7A）。甚至还有个别关于阿米巴病进展为炎症性肠病的研究报道[33]。

十、其他感染

慢性或复发性难辨梭状芽孢杆菌感染偶尔可出现类似炎症性肠病的隐窝结构改变。血吸虫病中亦可出现肉芽肿，但肉芽肿周围可见炎症反应，而且很少出现其他炎症性肠病样改变

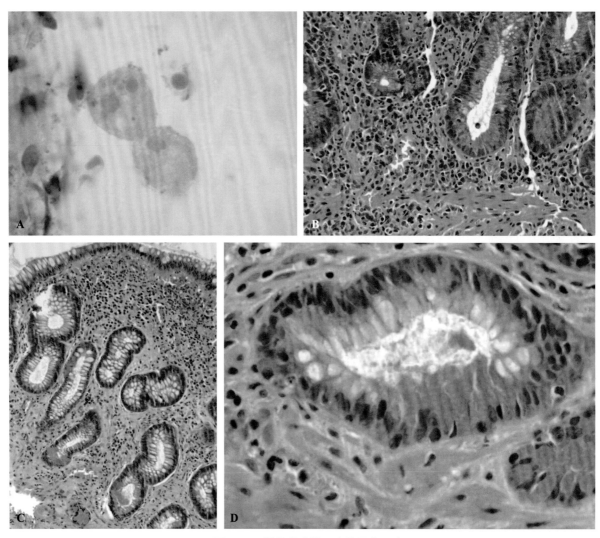

▲ 图 22-7　类似炎症性肠病的阿米巴病

A. 含有吞噬的红细胞和淡染的小卵圆形核的滋养体最具诊断特征，但并非总是存在，即便存在，也有可能未被识别。B. 阿米巴病偶尔可见黏膜基底部浆细胞聚集。C. 如本例所示，阿米巴病中的隐窝扭曲变形多为轻微改变，但亦可为显著改变，可见较多 Paneth 细胞。D. Paneth 细胞化生更提示炎症性肠病，但是在阿米巴病中也可出现。阿米巴病中如果出现黏膜基底部浆细胞聚集、隐窝改变、Paneth 细胞化生和提示炎症性肠病的内镜征象，则很容易使临床和病理误诊为炎症性肠病

（图 22-8）。

十一、占位性病变

占位性病变的表面或邻近黏膜可出现类似炎症性肠病的形态学改变，包括明显的隐窝改变和固有层慢性炎症，憩室、肿物（包括原发和继发的癌）、子宫内膜异位（见下文）和肠气囊肿（见下文）均是可能的原因[34]。

十二、Behcet 综合征

Behcet 综合征（又称白塞病）为系统性疾病，其诊断需要口腔溃疡和以下表现中的任意两项，包括生殖器溃疡、眼部病变、皮肤病变和针刺试验阳性。其发病机制为血管炎和淋巴细胞性静脉炎等血管异常改变[8]。

下消化道受累少见，且以回盲部为主。临床表现和治疗反应均与炎症性肠病相似（特

基本情况

- 消化道阿米巴病在临床上和组织学均可与炎症性肠病相似
- 阿米巴病和炎症性肠病可合并存在
- 不适当的免疫抑制治疗（如针对炎症性肠病的药物）可导致阿米巴病扩散和恶化

阿米巴病中的炎症性肠病样组织学特征

- 黏膜基底部浆细胞聚集
- 隐窝扭曲变形
- 显著的隐窝分枝现象（少见）
- 黏液缺失
- Paneth 细胞化生

提示阿米巴病而非炎症性肠病的组织学特征

- 阿米巴滋养体
  - 泡沫状淡染胞质
  - 吞噬红细胞
  - 小圆形或卵圆形淡染的核
  - CD68 阴性（用于区别巨噬细胞）
- 溃疡表面可见坏死、黏液、红细胞和碎屑样物质
- 表面上皮中性粒细胞浸润
- 固有层中性粒细胞浸润
- 无明显的慢性损害特征（如黏膜基底部浆细胞聚集和隐窝结构改变）

别是与之发生解剖部位相似的克罗恩病），而一些专家甚至认为白塞病可能是克罗恩病或炎症性肠病的一种类型，但这一观点备受争议。大体改变中溃疡十分常见，黏膜活检无特异改变，最常见的表现就是溃疡，周围黏膜形态正常或仅有轻微的炎症表现[35, 36]，隐窝

扭曲变形仅在溃疡周边黏膜可见，活检中偶尔可见细小静脉血管炎。一项研究显示溃疡性结肠炎较白塞病更容易见到隐窝消失、中性粒细胞浸润和杯状细胞黏液缺失[37]。肉芽肿的出现则更提示是克罗恩病，白塞病极少出现肉芽肿，可出现慢性炎症改变，但黏膜基底部浆细胞聚集和隐窝扭曲变形（不包括邻近溃疡部位）并不常见（要点 22-4，图 22-9）。

十三、放射性损害

放射线所致的结直肠黏膜损害可与炎症性肠病类似（见第 3 章），慢性放射性损害可导致肠黏膜结构紊乱，且经常累及直肠，因此与溃疡性结肠炎容易混淆，尤其是静止期的溃疡性结肠炎。纤维化和血管扩张是放射性损害的典型表现，但溃疡性结肠炎亦可出现纤维化，少数情况下也可有血管扩张。黏膜基底部浆细胞聚集在放射性损害中可出现但并不常见，但即便是缺乏黏膜基底部浆细胞聚集，也不能完全排除溃疡性结肠炎（图 3-2，图 3-4，图 3-17，图 3-19）。毋庸置疑，放射性直肠结肠炎的组织学诊断依赖于临床背景的支持。

十四、缺血

慢性缺血可导致一定程度的隐窝扭曲变形，使其类似炎症性肠病（图 6-6 和图 22-10）（见第 6 章）。缺血典型的改变是固有层纤维化和透明变性，其程度超过放射性损害和长期的炎症性肠病。缺血亦可导致溃疡、急性炎症、隐窝上皮萎缩退变、隐窝枯萎、隐窝上皮脱失、固有层出血和吞噬含铁血黄素的巨噬细胞，隐窝表面受损程度较基底部明显。黏膜基底部浆细胞聚集并不常见（图 22-10），缺血的组织学

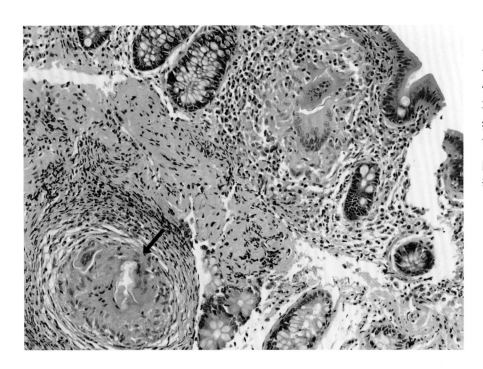

◀ 图 22-8 血吸虫病可导致肉芽肿形成，使其类似于克罗恩病，但是通常不会见到其他的炎症性肠病组织学表现，而且经常可以看到虫卵结构（箭）

图片由 Dr V. Simanskaite 提供，London, UK.

要点 22-4　白塞病和炎症性肠病

基本情况

- 白塞病少见，易误诊为其他疾病
- 白塞病在临床上可与克罗恩病相似，治疗手段也相似
- 白塞病和克罗恩病之间有重叠，属于困难且有争议的问题
- 回肠结肠白塞病无法通过组织学确诊

白塞病中与克罗恩病类似的病理特征

- 病变位于回盲部
- 溃疡
- 隐窝扭曲变形（毗邻溃疡部位）
- 透壁性慢性炎症改变（切除标本可见）

白塞病中少见且更提示克罗恩病的组织学特征

- 黏膜基底部浆细胞聚集
- 隐窝缺失
- 黏液缺失

特征虽有助于将其与其他疾病鉴别，但临床信息对于准确的诊断同样是必不可少的。缺血患者大多年长于炎症性肠病患者，并有其他提示缺血的临床证据，如缺血性心脏病、外周血管疾病和脑血管意外等。结肠脾曲或邻近部位是缺血发生的典型部位，但炎症性肠病并非如此。然而缺血可累犯任何部位，包括直肠单独受累或与其他部位一同受累。

十五、黏膜脱垂

黏膜脱垂综合征可表现为大体黏膜脱垂、孤立性直肠溃疡、深在性囊性肠炎、直肠息肉、肛门直肠炎性泄殖腔息肉或表现各异的黏膜异常（见第 26 章）[38]。通常在直肠取活检，典型的组织学特征包括纤维化，源自黏膜肌层的平滑肌束向上垂直伸入固有层并穿插于隐窝之间，黏膜肌层增厚、紊乱或分散[39]；隐窝呈菱形或成角等结构异常改变[40]；表面糜烂；血管扩张。其他特征包括轻度的炎症改变、上皮黏液缺失、出血、上皮锯齿状改变和表面绒毛状结

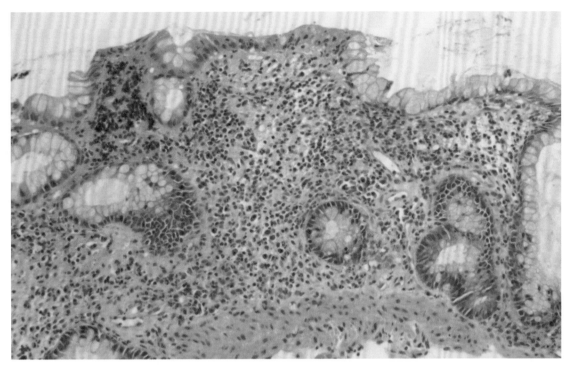

▲ 图 22–9　消化道白塞病非常少见，多位于回盲部，可致溃疡形成。如本例所示，可见固有层慢性炎症和隐窝扭曲变形，但是隐窝萎缩、黏膜基底部浆细胞聚集和显著的黏液缺失现象均少见。主要通过临床征象进行鉴别

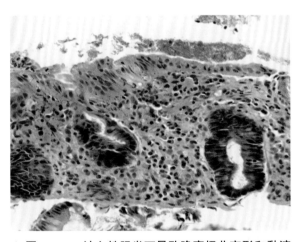

▲ 图 22–10　缺血性肠炎可导致隐窝扭曲变形和黏液缺失。如本例所示，偶尔可见轻度的黏膜基底部浆细胞聚集。临床特征及出血、隐窝枯萎和纤维化等其他组织学特征有助于与炎症性肠病进行鉴别

构。上皮可见轻度非典型性改变[38, 40]。黏膜下亦可见错位的上皮成分和纤维化[38, 39]。

黏膜脱垂的临床和病理特征可与炎症性肠病混淆，临床如有直肠出血（黏膜脱垂时十分常见），且活检中可见隐窝扭曲变形、纤维

化、上皮黏液缺失、上皮再生所致的非典型性改变和轻微的炎症表现，可能会使病理医生和临床医生会错误的考虑炎症性肠病的诊断（图 22–11）。少数情况下固有层可见大量浆细胞浸润和黏膜基底部浆细胞聚集现象。多数病例可出现的息肉样外观，和固有层缺乏显著的炎症改变、缺乏黏膜基底部浆细胞聚集、固有层中垂直于黏膜肌层的平滑肌束、纤维化、表面糜烂、上皮增生，以及特征性的菱形隐窝等特征则更多提示为黏膜脱垂（要点 22–5）[40]。

十六、急性移植物抗宿主病

移植物抗宿主病（graft-versus-host disease，GvHD）（见第 4 章）可发生于造血干细胞移植后的患者，少数情况下亦可见于肝移植或肾移植后[41, 42]。GvHD 可表现为急性或慢性。

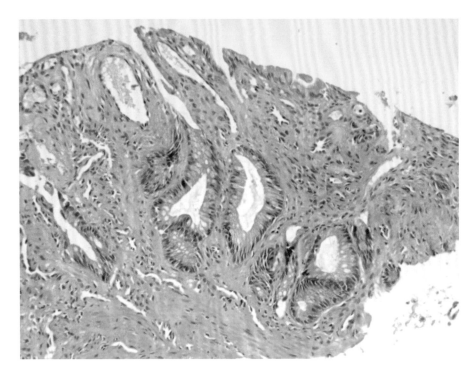

◀ 图 22-11　黏膜脱垂
如果存在隐窝扭曲变形
和纤维化，会与病程很
长的炎症性肠病很类似。
提示黏膜脱垂的组织学
特征包括菱形隐窝结构、
血管扩张，以及固有层
内垂直于黏膜肌层的平
滑肌束（本例中不是特别
明显）

要点 22-5　黏膜脱垂和炎症性肠病

黏膜脱垂中可被错误提示为炎症性肠病的组织学特征

- 隐窝扭曲变形
- 纤维化
- 黏液缺失
- 慢性炎症（少见）

支持黏膜脱垂的组织学特征

- 息肉样外观
- 菱形隐窝结构
- 固有层内垂直于黏膜肌层的平滑肌束
- 表面糜烂
- 血管扩张

黏膜脱垂中其他可见的组织学特征

- 上皮锯齿状改变
- 表面绒毛状结构
- 上皮轻度非典型性改变
- 黏膜下异位上皮成分和纤维化

提示急性 GvHD 而非炎症性肠病或其他情形的镜下特征就是隐窝上皮凋亡细胞数量显著增加，但凋亡本身并不特异，可见于药物诱导的肠炎、感染和炎症性肠病[41-43]。炎症性肠病中凋亡小体数量增加（平均 2.4/100 个隐窝，正常为 0.94/100 个隐窝）多见于未治疗的病例（图 21-10），治疗后的病例如果黏膜持续存在于炎症环境中，也可见到凋亡小体增多的现象（平均 13.1/100 个隐窝）。缓解期的炎症性肠病凋亡细胞数量与正常黏膜相近（1.4/100 个隐窝）[43]，因此单纯的凋亡细胞数量增多并非可靠的提示或鉴别指征。在疑似 GvHD 的情况下，连续 10 个隐窝中凋亡细胞数量超过 6 个即可支持 GvHD 的诊断[41]。

急性 GvHD 也可出现其他类似炎症性肠病的特征，但极少会达到难以区分的程度（表 22-2）。隐窝缺失可致隐窝的间距增宽（图 22-12A）[42]，亦可见隐窝扭曲变形，但通常不会出现黏膜基底部浆细胞聚集[41, 44]，固有层通常没有致密的炎细胞浸润或富于浆细胞成分，主要为淋巴细胞浸润，中性粒细胞和嗜酸性粒细胞可有可无（图 4-6）。炎症性肠病中特征性的 Paneth 细胞化生亦可见于 GvHD（图 22-12B）[45]。

其他特异性较差但有一定提示意义的特征包括上皮内淋巴细胞数量增多、神经内分泌细胞增生成簇、隐窝脓肿、隐窝扩张和溃疡形成（图 4-6）[45]。

表 22-2　急性移植物抗宿主病和炎症性肠病

特　征	炎症性肠病	急性移植物抗宿主病
隐窝上皮细胞凋亡数量增加	可见，尤其是治疗后炎症持续存在的情况	典型改变，支持诊断的成立
黏膜基底部浆细胞聚集	有	无
固有层炎症	可以很致密 淋巴细胞浆细胞为主 嗜酸性粒细胞浸润有时可很显著	通常为轻 – 中度，伴有中性粒细胞和嗜酸性粒细胞
隐窝扭曲变形	常见，从局灶到广泛不等	无或轻微
隐窝缺失	常见	非常常见
隐窝扩张	可见	可见
Paneth 细胞化生	可见	可见
上皮内淋巴细胞增多	可见，但不常见	可见
神经内分泌细胞增生	少见	存在
隐窝脓肿	常见	有时可见
溃疡	可见	可见

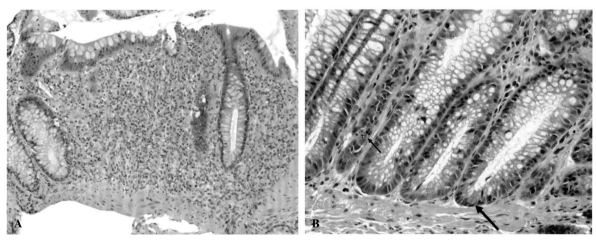

▲ 图 22-12　GvHD

A. 本例 GvHD 中隐窝缺失，类似炎症性肠病中的隐窝萎缩。GvHD 中如果存在隐窝扭曲变形，也通常为轻微改变。
B. GvHD 中可见 Paneth 细胞化生（大箭）。但黏膜基底部浆细胞聚集、广泛的固有层炎症和肉芽肿等炎症性肠病特征并不常见。隐窝上皮细胞凋亡（小箭）是 GvHD 的特征性改变，尽管本例中凋亡细胞数量并不是很多

十七、慢性移植物抗宿主病

慢性 GvHD 可出现固有层纤维化、隐窝破坏、隐窝缺失和溃疡等非特异性改变[45]，而隐窝缺失、隐窝扭曲变形和固有层纤维化等一系列表现反倒类似长期处于静止期的溃疡性结肠炎（表 22-3）。

十八、显微镜下结肠炎和炎症性肠病

显微镜下结肠炎的定义就提示其没有或仅有轻微的内镜异常表现，通常包括胶原性结肠炎和淋巴细胞性结肠炎，而两者在病因学、临床特征和组织学方面均有一定的重叠[46-48]。胶原性结肠炎的诊断需要确认上皮下增厚的胶原带（判定标准不等，> 15μm 或 > 20μm）[46]，而淋巴细胞性肠炎则需要看到表面上皮内淋巴细胞数量增多（> 20/100 个肠上皮细胞）[47,49]。表面上皮变性、固有层浆细胞数量增多在两者均可见到[46,50]。上皮下多核巨细胞属于罕见特征[51]。

病理医生可能将显微镜下结肠炎误诊为炎症性肠病是因为两者具有一些类似的特征（表单 22-3），但在日常实践中通常并不会出现这种问题。显微镜下结肠炎经常表现为固有层浆细胞数量增多，且有时贯穿黏膜全层，这种情

表单 22-3　显微镜下结肠炎和炎症性肠病的重叠表现

- 可见于显微镜下结肠炎的炎症性肠病型组织学特征
    - 浆细胞增多（常见）
    - 黏膜基底部浆细胞聚集（没有炎症性肠病中常见的淋巴细胞增多表现）
    - 轻微的隐窝扭曲变形
    - Paneth 细胞化生
    - 隐窝炎和隐窝脓肿
- 可见于炎症性肠病的显微镜下结肠炎组织学特征
    - 黏膜结构正常（尤其是早期炎症性肠病）
    - 上皮内淋巴细胞增多
- 显微镜下结肠炎和炎症性肠病"重叠"或"复合"的可能原因
    - 解剖学特征，如右半结肠黏膜上皮内淋巴细胞较其他部位多
    - 憩室病可分别导致类似显微镜下结肠炎和炎症性肠病的组织学表现
    - 炎症性肠病治疗所用药物可导致显微镜下结肠炎改变
    - 早期炎症性肠病可类似淋巴细胞性肠炎
- 上述可能性排除后，显微镜下结肠炎型组织学改变可见于极早期或一般的炎症性肠病

表 22-3　慢性移植物抗宿主病和治疗后 / 长期处于静止期的炎症性肠病

特　征	治疗后 / 长期处于静止期的炎症性肠病	慢性移植物抗宿主病
溃疡	活动期可见	可见
黏膜基底部浆细胞聚集	可见	无
固有层炎症	轻重程度不等	轻度
隐窝扭曲变形	常见，范围大小不等	无或轻度
纤维化	静止期病变可见	常见
隐窝缺失	可见	可见

况下就看不到浆细胞梯度分布和黏膜基底部浆细胞聚集等特征（图 22-13A 和 B）。事实上即便没有其他类型炎细胞数量增多，仅仅是黏膜基底部浆细胞聚集本身便可提示炎症性肠病的诊断[52]。而炎症性肠病的其他组织学特征，特别是黏膜结构改变，在显微镜下结肠炎中并不存在[4, 53]。此外，两者的临床特征具有很大的差别（表 22-4）。但显微镜下结肠炎中偶尔可见轻度的隐窝变形和灶性的隐窝萎缩，有报道显示上述改变可见于 7.6% 的胶原性结肠炎和 4.2% 的淋巴细胞性肠炎[53]。Paneth 细胞化生作为提示炎症性肠病的特征之一，在显微镜下结肠炎极少见到，但也有一项研究报道可见于 44% 的胶原性结肠炎和 14% 的淋巴细胞性肠炎[53]，广泛且显著的 Paneth 细胞化生并不是显微镜下结肠炎的典型表现。

显微镜下结肠炎通常没有或仅有轻度活动性炎改变，如果存在显著的隐窝炎、隐窝脓肿等提示活动性炎的改变，则更提示是其他诊断。但也有一项研究报道活动性炎可见于 30% 的胶原性结肠炎和 38% 的淋巴细胞性肠炎[53]。溃疡可能发生，尤其是胶原性结肠炎[53, 54]。

临床实践中的另一种可能性就是将早期炎症性肠病误诊为显微镜下结肠炎，早期炎症性肠病黏膜结构改变没有或不明显，但经常可见到浆细胞增多，因此早期炎症性肠病中出现的固有层浆细胞增多、上皮内淋巴细胞数量增多，以及黏膜结构正常等表现导致其可能被误诊为显微镜下结肠炎[52]。

有个别文献报道了炎症性肠病中可出现显微镜下结肠炎的形态特征，抑或是显微镜下结肠炎在后期逐渐演变为炎症性肠病[55, 56]，这其中的一部分可能只是炎症性肠病在结构异常尚未表现时的一种状态，此时如上皮下胶原带等提示显微镜下结肠炎的特征很明显，则理所当然的被认为是显微镜下结肠炎演变为炎症性肠病。两者特征共存或互相重叠的另一种可能的原因就是炎症性肠病所用药物导致了显微镜下结肠炎型改变。憩室也是另一种容易混淆诊断的情况，既可表现为胶原性结肠炎样改变，也

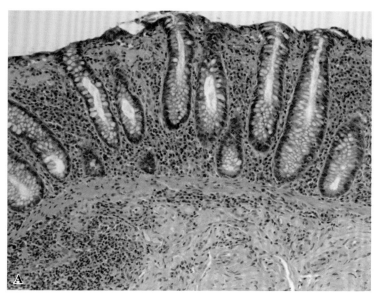
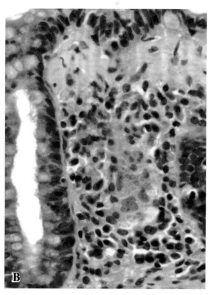

▲ 图 22-13　显微镜下肠炎和炎症性肠病

A. 显微镜下肠炎常见固有层慢性炎症，黏膜基底部浆细胞聚集现象可有可无。显微镜下肠炎亦可见其他炎症性肠病样特征。B. 高倍镜示胶原性肠炎的一个活检中的黏膜基底部浆细胞聚集，表面上皮下可见明显的胶原带。胶原性肠炎中存在胶原带、缺乏典型的炎症性肠病组织学征象，以及结合内镜和临床表现可有助于鉴别诊断

表 22-4　显微镜下结肠炎和炎症性肠病的鉴别

	显微镜下结肠炎	炎症性肠病
临床特征		
发病年龄	大多年长（＞50岁）	大多年轻（＜50岁）
性别	女性＞男性	女性＝男性
病史	水样腹泻	腹泻、便血、腹痛等
内镜表现	正常或接近正常	异常（红斑、出血、溃疡、铺路石样改变等）
组织学		
上皮下胶原带	可出现	非本病特征
表面上皮内淋巴细胞增多	淋巴细胞性肠炎的特征，有时也见于胶原性结肠炎	偶见
表面上皮变性	常见	有时可见
中性粒细胞浸润	通常为轻度或没有，少数情况下可见隐窝炎和（或）隐窝脓肿	常见，尤其是隐窝脓肿
溃疡	少见	可见
隐窝扭曲变形和隐窝萎缩	少见，多为轻微改变	大多数情况下均可见，且至少为灶性改变 溃疡性结肠炎较克罗恩病分布更为广泛
黏液缺失	无或轻微	大多数情况下均可见 溃疡性结肠炎较克罗恩病更为显著
巨细胞	少见	不少见
肉芽肿	无或极少见	少部分克罗恩病的活检可见 任何类型的肠炎均可见隐窝破裂所致的肉芽肿
黏膜内大量淋巴细胞浸润	无	可见
浆细胞数量增多	常见	基本均可见
黏膜基底部浆细胞聚集	可见	发病时基本均可见

可因发生憩室炎而类似于炎症性肠病。

　　因此，只有把上述所有的情况都排除掉，才有可能是真正的显微镜下结肠炎和炎症性肠病合并存在（表单 22-3）。

十九、自身免疫性肠病

　　自身免疫性肠病罕见，可累及消化道任何部位，儿童较成人多见[57, 58]，通常表现为严重的腹泻。血清抗肠细胞抗体可有助于诊断。对于病理医生而言，主要的关注点就是在十二指肠活检中如果出现绒毛萎缩和（或）上皮内淋巴细胞增多时，需要与乳糜泻进行鉴别。自身免疫性肠病的十二指肠活检中经常可见到中性粒细胞浸润性隐窝炎，其他并非乳糜泻的典型特征包括隐窝上皮细胞凋亡、缺乏 Paneth 细胞和杯状细胞黏液缺失[59]。在临床实践中，自身免疫性肠炎十分少见，大多是因为按照其他疾病治疗而失败后才能进入病理医生和临床医生的鉴别诊断考虑当中。

大部分自身免疫性肠炎患者结肠的活检组织学可出现异常改变，如在一项研究中出现的比例为 64%。可出现提示炎症性肠病的组织学特征，如固有层淋巴细胞浆细胞浸润（36% 的病例）、隐窝扭曲变形/脱失（9% 的病例）或 Paneth 细胞化生（9% 的病例）[58, 59]。黏液缺失十分常见，可见到隐窝扩张。亦可见黏膜深层淋巴组织聚集[60]。少部分自身免疫性肠病中尚可出现其他一些与炎症性肠病重叠的非特征性改变，包括隐窝炎、隐窝脓肿和多核巨细胞。部分自身免疫性肠病的结肠活检中可出现隐窝上皮内凋亡细胞数量增多[59, 60]，事实上炎症性肠病的活检中也可出现隐窝上皮内凋亡细胞数量增多，但不会十分显著。自身免疫性肠病中可见上皮内淋巴细胞增多（一篇文献报道中提示为 14% 的病例）[58-60]，与淋巴细胞性肠炎相比，上皮内淋巴细胞更多位于隐窝部而非表面上皮。

临床实践中将自身免疫性肠炎误诊为炎症性肠病或疑似炎症性肠病的风险是存在的，因为较少见，临床医生和病理医生往往不会考虑到这个鉴别诊断，如果观察到固有层显著的慢性炎症改变和（或）隐窝结构改变时，就很容易误诊为炎症性肠病。但是自身免疫性肠炎通常没有黏膜基底部浆细胞聚集的表现，隐窝结构改变也较少见，而且除了累及结肠外还通常累及消化道的其他部位。临床表现也不尽相同，如婴幼儿和儿童出现的难治性腹泻。此外，可见到并非典型的炎症性肠病组织学特征，如上皮内凋亡细胞数量增多或上皮内淋巴细胞数量增多。反之，将炎症性肠病误诊为自身免疫性肠炎的风险很低，主要是因为后者过于少见。

二十、药物性肠炎

1. 概述

药物性肠炎可出现类似炎症性肠病的内镜

改变[61]，但隐窝结构通常无异常改变，没有黏膜基底部浆细胞聚集，而固有层嗜酸性粒细胞可增多[61]。常见隐窝上皮内凋亡细胞数量增多，一项研究显示几乎所有的药物诱导性肠炎隐窝上皮内凋亡细胞数量都高于正常值，凋亡细胞计数最多的是 5- 氟尿嘧啶治疗后[43, 62]。但是许多炎症性肠病的病例同样可表现出凋亡细胞计数增多，特别是治疗之后。因此这一特征并不是一个可靠的鉴别点[43]。另有一篇文献报道在 14 例非甾体抗炎药诱发的肠炎中未出现表面上皮的凋亡[63]。

2. 非甾体抗炎药

非甾体抗炎药诱发的肠炎约占所有新发肠炎病例的 10%。该类药物与黏膜炎症、缺血性改变、嗜酸性粒细胞增多、出血、溃疡、旷置性肠炎加重、小肠横膈病伴狭窄甚至炎症性肠病的复发均有关联[63]。在确诊的非甾体抗炎药诱发的肠炎病例中，病变通常分布不均，并非每块活检均有改变[63]。有时所致的改变可类似炎症性肠病，如出现固有层显著的炎症改变、淋巴细胞浆细胞浸润和（或）中性粒细胞浸润[63]，但炎细胞浸润的程度往往比较轻微，偶尔也可以很严重[43, 63]，但通常不会出现黏膜基底部浆细胞聚集。可见隐窝炎和隐窝脓肿[43, 62, 64]。

伴或不伴有慢性炎症改变的局灶活动性肠炎作为一种特殊的炎症模式，可见于感染、克罗恩病、非甾体抗炎药诱导的肠炎，以及其他一些情况。因此，如果临床可疑克罗恩病且存在这种炎症模式时，病理医生在考虑炎症性肠病之前应当排除非甾体抗炎药诱导性肠炎的可能性[62]。

在一项关于非甾体抗炎药诱导性肠炎的细致研究中，14 个病例中有 4 例可以见到隐窝结构"紊乱"（文中定义为隐窝分布和大小不均，无隐窝分枝或缩短），但没有隐窝分枝、缩短和萎缩的表现[63]。也有报道显示黏膜炎症程度加重时可出现隐窝缺失[43]，但不会出现显著的炎症性肠病样隐窝扭曲变形[43, 62, 64, 65]。非甾体抗炎药诱导性肠炎中可出现上皮内黏液缺失[43]，绝大多数的研究提示不存在肉芽肿[62, 63]，仅有个别文献报道提示非甾体抗炎药相关的肉芽肿[66]。

因为没有明显的隐窝扭曲变形和黏膜基底部浆细胞聚集表现，所以不大容易和溃疡性结肠炎混淆。如出现前述的局灶活动性肠炎，则提示其他病因学因素的可能性，包括克罗恩病和药物性肠炎，但大多数病理医生不会只是利用这一组织学现象去确诊某个疾病，如不会仅仅依靠这一表现去诊断炎症性肠病。理论上讲，如果在非甾体抗炎药诱导性肠炎中如果见到黏膜固有层炎症、轻度的隐窝紊乱（无分枝和萎缩）、隐窝缺失和上皮内黏液缺失，是有可能提示炎症性肠病的诊断，但通常不会发生这种情况，因为在结合内镜表现、临床病史、缺乏显著的隐窝扭曲变形、缺乏黏膜基底部浆细胞聚集，以及部分病例中出现固有层中性粒细胞浸润和隐窝上皮凋亡细胞数量增多等表现均有助于病理医生放弃炎症性肠病的诊断（要点 22-6）。

非甾体抗炎药也是显微镜下结肠炎的原因之一[62]，包括非甾体抗炎药诱导性肠炎在内的一小部分药物性肠炎中可见上皮内淋巴细胞增多[43]，表现为淋巴细胞性肠炎，但通常为局灶和（或）轻度表现[63]。胶原性结肠炎也可能发生于非甾体抗炎药所致的损害之后[64]，有一项研究提示胶原性结肠炎中如果出现溃疡则更有可能是非甾体抗炎药所致[54]。就形态学而言，药物诱导的显微镜下结肠炎模式和炎症性肠病在现实中不太可能相互混淆。非甾体抗炎药可引起约 50% 的肠黏膜糜烂[62, 65]，但通常较小且局灶分布[63]。

3. 吗替麦考酚酯和化疗药

在麦考酚酯类药物中，一种常用的药物称为吗替麦考酚酯（mycophenolate mofetil，MMF），又称为骁悉，属于抑制 T 细胞的药

要点 22-6　非甾体抗炎药所致的肠炎与炎症性肠病

非甾体抗炎药所致肠炎中类似炎症性肠病的特征

- 隐窝扭曲变形（轻微）
- 隐窝萎缩（少见）
- 固有层炎症
- 黏液缺失
- 局灶活动性炎性

支持非甾体抗炎药所致肠炎而非炎症性肠病的特征

- 缺乏黏膜基底部浆细胞聚集
- 缺乏显著的隐窝改变
- 隐窝上皮细胞凋亡

物，可用于急性移植排斥反应的治疗，因为毒性的问题限制了该药物的应用。此药可导致类似 GvHD 表现的肠炎（亦可同时存在，见第 4 章）。MMF 诱导的肠炎通常会出现隐窝扭曲变形、扩张和萎缩，但程度较轻，中重度改变相对少见（图 4-4，图 22-14A 和 B）[67, 68]。其他特征包括固有层嗜酸性粒细胞增多、中性粒细胞浸润和慢性炎症，但黏膜基底部浆细胞聚集少见（图 22-14C）。隐窝上皮细胞凋亡出现的频率在不同的报道中频率不等（图 4-4）[43, 44, 67]。隐窝炎和隐窝脓肿常见。事实上 MMF 诱发的肠炎更容易与 GvHD 相混淆，而不是炎症性肠病，与 GvHD 的区别点包括固有层嗜酸性粒细胞增多（＞ 15 个嗜酸性粒细胞 /10HPF）、无神经内分泌细胞增生成簇的现象、无显著的凋亡细胞增多现象[44]。

如今，化疗药物层出不穷、种类繁多，包括免疫检查点抑制药在内的新型抗肿瘤药物也可导致类似炎症性肠病的肠炎（见第 5 章）。部

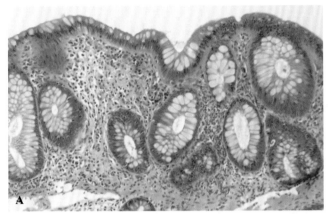

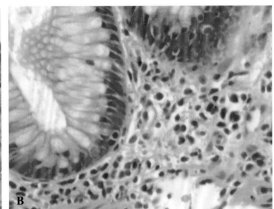

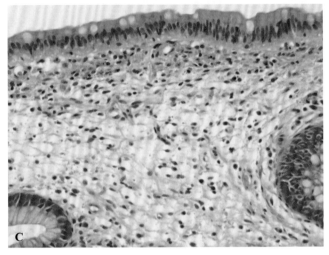

▲ 图 22-14 药物诱导性肠炎。一位患者服用 MMF 后肠炎的黏膜活检

A. 隐窝扭曲变形可见于药物诱导性肠炎，但大多为轻微表现。B. 黏膜基底部浆细胞聚集可出现在药物诱导的肠炎中，本例中灶性区域可见这种现象。C. 药物诱导的肠炎中炎细胞浸润的程度不及炎症性肠病显著

分病例可出现隐窝扭曲变形、固有层慢性炎症和黏膜基底部浆细胞聚集等表现（图 22-15）。临床病史是诊断所必需的。一项研究显示，以下特征更多见于溃疡性结肠炎而非伊匹单抗诱发的肠炎，包括黏膜基底部浆细胞聚集（92% vs. 14%）和隐窝扭曲变形（75% vs. 23%，后者多为灶性），而伊匹单抗诱发的肠炎在左半结肠可见到更多的凋亡小体。此外，伊匹单抗诱发的肠炎分布广泛，但隐窝炎改变更多是局灶性改变（表 22-5）[69]。

二十一、普通变异型免疫缺陷

普通变异型免疫缺陷（common variable immune deficiency，CVID）是排在孤立性 IgA 缺陷后第二常见的原发性免疫缺陷，其特征是血清免疫球蛋白水平降低。通常会出现鼻窦和肺部的慢性感染[70]，CVID 的患者很容易出现慢性胃肠道表现，症状多种多样，最常见的就是腹泻。

消化道的组织学改变也是多种多样[70]，其中具有炎症性肠病样特征的肠炎已得到公认，另一种常见的组织学改变模式是伴有凋亡和上皮内淋巴细胞增多的 GvHD 样改变，可累及胃、小肠和结肠[70]。其他还包括十二指肠活检的乳糜泻样病变模式和类似 Whipple 病的黏膜内泡沫状或胞质淡染的组织细胞聚集，尚可见胃部形态不典型的肉芽肿（1/10 病例）或结肠黏膜肉芽肿（2/10 患者）[70]。活检标本中可见 CVID 的常见并发症，如蓝氏贾第鞭毛虫感染

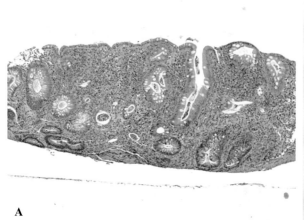
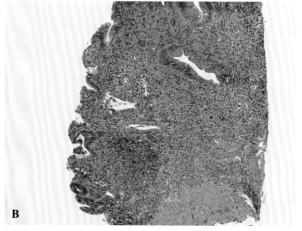

▲ 图 22-15   一名 54 岁女性近期接受 PD1 抑制剂治疗后出现远端直肠炎，镜下可见炎症性肠病样形态学改变

A. 乙状结肠黏膜隐窝扭曲变形，固有层炎症显著，类似炎症性肠病。B. 直肠黏膜显著的黏液缺失、慢性炎症、黏膜基底部浆细胞聚集和结构改变，类似炎症性肠病。结合临床病史，提示其应为药物诱导的肠炎，而非新发的炎症性肠病

表 22-5   伊匹单抗所致肠炎与溃疡性结肠炎比较

	伊匹单抗所致肠炎	溃疡性结肠炎
病变范围	广泛	局限
黏膜基底部浆细胞聚集	14%	92%
隐窝扭曲变形	23%（多为灶性分布）	75%
隐窝炎	多为灶性	多为弥漫分布
左半结肠凋亡小体数量	17.6 ± 15.3	8.2 ± 4.2

摘自参考文献 [69]

和小肠淋巴瘤[70]。

CVID 的结肠黏膜

CVID 的结肠黏膜多表现异常，但大多为非特异性或非提示性改变，唯一能提示 CVID 的特异性组织学改变就是固有层浆细胞缺乏或数量稀少，其中仅有约 2/3 的病例固有层中可完全缺乏浆细胞，在所有的肠黏膜活检中，均建议评估是否存在正常密度的浆细胞。浆细胞缺乏或稀少在低倍镜下可能不易识别，需要在高倍镜下针对浆细胞的形态特征仔细评估，这一点在黏膜活检出现其他提示免疫缺陷的表现（如十二指肠黏膜活检中出现贾第鞭毛虫）时尤

为重要。反过来讲，CVID 患者肠黏膜活检中有时仔细寻找才可见稀疏分布的浆细胞。

CVID 的其他改变可与炎症性肠病或其他类型肠炎重叠（表单 22-4）。

- 可出现因主观判断所致的固有层炎细胞增多和慢性炎症改变现象，特别是主观判定为淋巴细胞增多（图 22-16A 和 B）。
- 一些研究报道显示淋巴组织聚集常见[71]。
- 隐窝扭曲变形在一篇文献中仅为偶见，而在另外一篇文献中可见于 1/3 的结肠活检[71]。
- 可见隐窝缩短和缺失[70]。

CVID 中可能提示炎症性肠病的特征

- 固有层炎症
- 淋巴组织聚集
- 隐窝扭曲变形（轻微）
- 隐窝缩短
- 肉芽肿（少见）
- 上皮内中性粒细胞
- 黏液缺失

两者均可出现的特征

- 凋亡
- 上皮内淋巴细胞数量增多

排斥炎症性肠病诊断的特征

- 临床背景
- 缺乏浆细胞（> 60% 的 CVID 病例）
- 缺乏黏膜基底部浆细胞聚集

- 一篇文献显示肉芽肿出现于 11% 的小肠活检和 19% 的结肠活检[71]，而在另一个研究中肉芽肿仅见于隐窝破裂的毗邻部位[70]。通常情况下肉芽肿形态不典型（图 22-16C），而类似的肉芽肿尚可见于另外一种特殊的病变类型，即肉芽肿性 CVID（作者的临床观察）。

- 泡沫细胞聚集或成片分布可以是病变特征，但十分少见。

- 一篇文献报道少数病例可见上皮内中性粒细胞浸润[70]，而在另一篇文献中则提示大多数病例均可见到这一现象[71]。

- 隐窝上皮凋亡和隐窝脱失等类似 GvHD 的表现很常见，一篇文献中显示凋亡在 50% 的活检中都很显著（图 22-16D）[71]。

- 表面和隐窝上皮内淋巴细胞数量增多，但并非达到显著的程度（一项研究显示

为 21/100 个肠上皮细胞）。亦可出现类似淋巴细胞性肠炎或胶原性结肠炎的形态学模式[70, 71]。

- 表面上皮扁平，也可出现再生性改变。

- 因为免疫抑制的缘故，可出现叠加的感染，如 CMV（图 22-16D）。

CVID 在确诊前被误诊为炎症性肠病的情况时有报道[70, 71]，主要原因为内镜下检查和临床特征，而非组织学特征[70]。组织学评估时如见到肉芽肿和其他支持性的形态学改变，则有可能误诊为克罗恩病[71]。在一篇文献综述中，一个 CVID 患者表现为急性肠炎，内镜检查提示病变局限于直肠，组织学可见隐窝缩短、缺失等类似溃疡性结肠炎的表现，随后错误的被诊断为溃疡性结肠炎，然而该疾病对类固醇激素治疗效果不佳[70]，之后被确诊为 CVID。

CVID 的黏膜活检中缺乏黏膜基底部浆细胞聚集的表现有助于其与炎症性肠病进行鉴别。此外，大部分活检可见浆细胞缺乏或稀少，但在一篇文献中提示这一标志性特征仅存在于 63% 的患者（图 22-16A 和 B）[71]。

总之，CVID 患者所发生的肠炎可具有克罗恩病和溃疡性结肠炎的一些临床和组织学特征，因此在 CVID 确诊前被误诊为炎症性肠病的情形并不少见，甚至在按照炎症性肠病治疗后愈后良好。缺乏浆细胞是一个十分有用的鉴别特征，大部分病例可观察到这一现象。即使在含有少数浆细胞的 CVID 病例中，也不会出现黏膜基底部浆细胞聚集。

二十二、X 性连锁无丙种球蛋白血症

X 性连锁无丙种球蛋白血症是少见的以缺乏 B 淋巴细胞为特征的疾病。目前临床对于结直肠在该病中的表现了解甚少，有一篇文献报

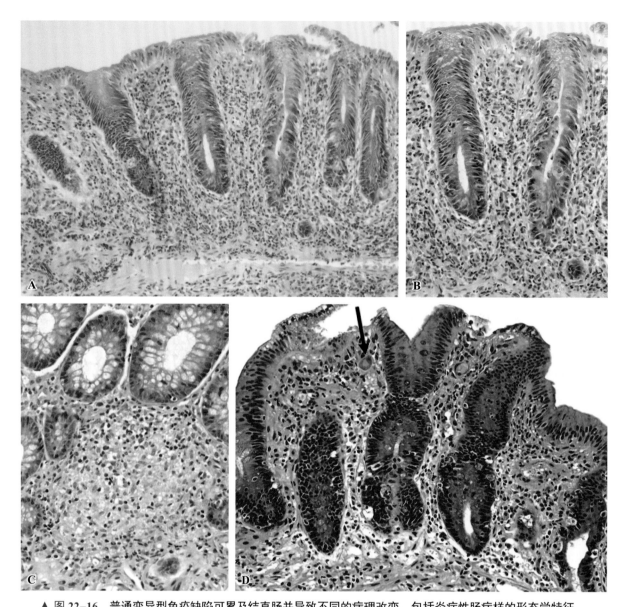

▲ 图 22-16　普通变异型免疫缺陷可累及结直肠并导致不同的病理改变，包括炎症性肠病样的形态学特征

A. 固有层慢性炎症，上皮黏液缺失，轻微的隐窝缩短。B. 大部分普通变异型免疫缺陷的活检没有黏膜基底部浆细胞聚集现象，这一点使得病理医生需要考虑其他鉴别诊断可能。而在大约 65% 的病例中完全缺乏浆细胞这一表现即可提示正确的诊断。C. 普通变异型免疫缺陷中偶见形态不典型的肉芽肿，导致被误诊为克罗恩病。D. 除了缺乏浆细胞，本例普通变异型免疫缺陷活检还显示隐窝上皮凋亡细胞数量增多和一个 CMV 包涵体（箭）（D 图由 Dr Laura Lamps 提供，University of Michigan, USA）

道出现了克罗恩样裂隙状溃疡[70]。

二十三、慢性肉芽肿病

慢性肉芽肿病是一种少见的发生于儿童早期的以感染和广泛肉芽肿形成为特征的疾病，约 65% 为 X 性连锁，其余为常染色体隐性遗传，本病可累及消化道任何部位，但结直肠的组织学改变最为常见。结直肠受累后在临床和组织学上可类似于炎症性肠病，少数活检标本里可见肉芽肿，让病理医生容易想到克罗恩病，但本病的肉芽肿相比克罗恩病而言界限清晰，肉芽肿周围可有淋巴细胞套[72]。切除标本中肉芽肿可见于肠壁各层，体积可以很大，并可见

坏死。其他与炎症性肠病重叠的组织学征象包括局灶性隐窝炎、隐窝脓肿、轻微黏膜结构改变、隐窝缩短和少数情况下出现的 Paneth 细胞化生[72]。黏膜及更深层中富含脂质的组织细胞是确诊慢性肉芽肿病的提示性线索[73]。胃部受累后亦可出现肉芽肿、巨细胞和含有折光性棕黄色色素颗粒的巨噬细胞[73]。通常情况下在活检之前就可根据临床病史确诊或疑诊。

二十四、X 连锁免疫失调 - 多内分泌腺病 - 肠病综合征

X 连锁免疫失调 - 多内分泌腺病 - 肠病综合征（Immune dysfunction, polyendocrinopathy, enteropathy, X-linked, IPEX）是发生于儿童早期的少见疾病，结肠由于出现以淋巴细胞浆细胞浸润为主的炎症而类似炎症性肠病（见第 4 章）。

二十五、Wiskott-Aldrich 综合征

Wiskott-Aldrich 综合征是另一种免疫系统受累的遗传性疾患，临床上类似儿童炎症性肠病，目前对其组织学改变的了解很有限[73]。

二十六、子宫内膜异位

子宫内膜异位可累及消化道（见第 26 章）（表单 22-5）。5% 的子宫内膜异位症可累及结肠[34]，在一篇肠道子宫内膜异位的综述中，44 例中有 39 例累及到结直肠（直肠和乙状结肠最常见），7 例位于小肠，6 例位于阑尾[74]。黏膜形态可异常，但黏膜下或更深层更多受累（图 22-17A），在这 44 例中，固有层受累有 13 例（30%），黏膜下受累 29 例，固有肌层 40 例，浆膜下或肠系膜 33 例[74]。其他研究分别显示

表单 22-5　子宫内膜异位症和炎症性肠病

消化道子宫内膜异位症

- 术前难以明确诊断
- 结直肠＞小肠
- 肠壁各层均可累及，深层＞黏膜层
- 大体形态可与炎症性肠病类似
- 组织学形态可类似炎症性肠病、黏膜脱垂、缺血和感染性肠炎
- 消化道黏膜即便未直接受累也可出现形态改变
- 子宫内膜腺上皮和消化道黏膜上皮均可出现反应性异型改变

子宫内膜异位症所致的类似炎症性肠病的结直肠黏膜形态学特征

- 隐窝扭曲变形、分枝
- 固有层炎症
- 固有层浆细胞浸润
- 黏膜基底部浆细胞聚集（不常见）
- 溃疡
- 表面上皮变性
- 隐窝脓肿和隐窝炎
- 幽门腺化生（回肠）
- 蜕膜样细胞聚集可类似肉芽肿

提示子宫内膜异位症所致黏膜改变的特征

- 临床特征
- 黏膜内灶性分布的异位子宫内膜组织（腺体、间质或两者均有）
- 病变呈灶性分布
- 病变累及区域之外的黏膜结构正常
- 无肉芽肿
- 出血（不常见）

支持子宫内膜异位症的免疫组化证据

- 子宫内膜腺体和间质 ER 染色阳性
- 子宫内膜间质 CD10 染色阳性

8/10（80%）[75]和 25/45（55%）[76]的病例出现黏膜改变。临床诊断消化道的子宫内膜异位比较困难，很少会在活检或手术之前能明确诊断。

黏膜慢性损害改变可与炎症性肠病类似，在一项研究中 45 例中的 19 例（42%）出现这种改变[76]，而在 3 例小肠病例中可见绒毛变钝的表现（图 22-17B）。9 例（20%）可见淋巴细胞浆细胞浸润，7 例（16%）可见黏膜深部淋巴滤泡结构，部分病例黏膜深部可见淋巴细胞浆细胞浸润。小肠黏膜的幽门腺化生少见。4 例中可见急性炎症改变，包括隐窝脓肿、表面上皮损害和固有层中性粒细胞浸润[76]，但严重程度不等。

内镜下子宫内膜异位与息肉状或溃疡型的

癌相似，形成的包块常常在术前被诊断为恶性肿瘤[74]。上文文献中的 44 个病例中，23 例形成包块，其中 6 例黏膜受累，内镜表现为息肉状病变（息肉样子宫内膜异位）（图 22-17A，图 26-19 至图 26-22）。溃疡在息肉状和非息肉状病例中均可见到。

大体克罗恩样特征包括节段性分布的回肠炎和结肠炎、裂隙状溃疡、肛瘘、肛周脓肿、狭窄、粘连、肠壁纤维化和梗阻等[75, 76]。异位的子宫内膜腺体周围有时可见蜕膜样变的间质细胞，形态可类似克罗恩病中的肉芽肿（图 22-17C），如能识别出其性质，反而会成为确诊的依据[74]。

固有层中的子宫内膜异位灶与邻近或表

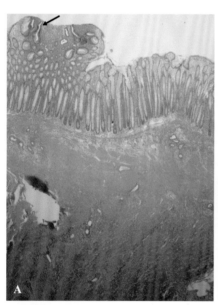
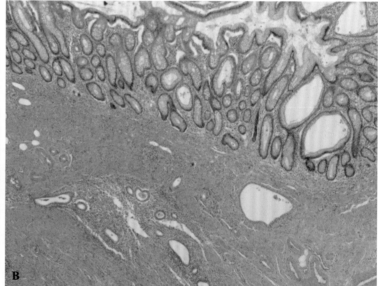
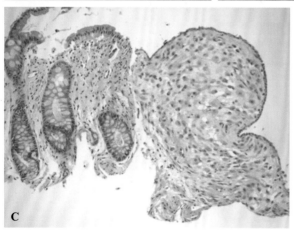

▲ 图 22-17 子宫内膜异位症

A. 子宫内膜异位症在消化道深层比黏膜层更常见、更严重，如本例所示。黏膜的子宫内膜异位症表现为息肉样病灶，亦可见黏膜隐窝扭曲。子宫内膜异位腺体（箭）与隐窝上皮的鉴别有时比较困难。B. 子宫内膜异位灶表面的肠黏膜可见轻微的隐窝变形。如果临床上不怀疑子宫内膜异位症，这种黏膜隐窝变形则无法解释。C. 结肠黏膜内蜕膜样变的病灶。蜕膜样变的细胞可能类似肉芽肿，需要正确地识别其性质以协助明确诊断，而不是让其成为一个误导性的形态学特征

现呈反应性改变的上皮混杂在一起，有时会形成不规则分布的簇状腺体，如蜡滴融化后从黏膜上流下的感觉。异位的子宫内膜腺上皮经常会有反应性改变，并与邻近的肠上皮相互融合[76]。免疫组化对诊断很有帮助，CD10 染色可显示内膜间质，而 ER 染色可使内膜腺体和间质从肠道黏膜中凸显出来（图 26-22）。子宫内膜腺上皮 CK7 和 CA125 阳性，但肠上皮为阴性。少数情况下，组织形态类似黏膜脱垂，表现为固有层的纤维肌性改变和表面上皮增生。还有一些病例类似缺血性改变，表现为固有层纤维蛋白沉积、红细胞外溢和隐窝上皮脱失[76]。

如果子宫内膜异位位于深层部位，活检标本中则仅能看到非特异性的黏膜改变[74]，因此，女性患者活检标本中黏膜出现改变时应考虑子宫内膜异位的可能[76]，尤其是在黏膜改变为灶性分布或临床特征不典型时[74-76]。有文献报道，曾因出现一系列黏膜组织学的改变而将子宫内膜异位误诊为炎症性肠病[75]。

如果在疑似消化道子宫内膜异位的病例中没有直接的组织学证据，相对更提示子宫内膜异位的形态学特征包括异位区域之外黏膜形态正常、无肉芽肿，以及不同的黏膜异常改变（溃疡、黏膜结构异常、隐窝脓肿和炎细胞浸润）均呈局灶性分布的特点[75]。此外，通常没有黏膜基底部浆细胞聚集，没有或鲜有隐窝扭曲变形。在临床症状提示与子宫内膜异位相关的患者，有时能看到近期出血这一提示子宫内膜异位的特征，但这种改变并不常见[74]。

总之，子宫内膜异位可类似于一系列不同的病变，包括肿瘤、炎症性肠病、感染性肠炎、缺血性肠炎和黏膜脱垂[74-76]。黏膜或黏膜下受累较深层受累而言更容易导致急性炎症、溃疡和炎性改变，从而使其与炎症性肠病、缺血和黏膜脱垂相似。固有肌层受累更多会导致狭窄、梗阻和包块形成，而非黏膜炎性改变[76]。

二十七、肠壁积气

肠壁积气，有时又被称为肠气囊肿，临床较少见，且多为继发性改变，可见于坏死性肠炎、慢性阻塞性肺疾病、先天性心脏缺陷、幽门狭窄、空肠回肠旁路术后、系统性硬化症、移植术后、肠缺血、类固醇激素治疗后、化疗后、免疫抑制治疗后或其他消化道疾病[77]。其特征是肠壁内出现气体，多位于黏膜下和浆膜下，黏膜内有或无气体[78]。组织学表现为气体聚集形成的囊性结构，周边为内皮型细胞、巨噬细胞和（或）巨细胞，黏膜内的气囊肿体积往往很小[79]。

黏膜改变可类似炎症性肠病（表单 22-6）[34, 79, 80]，可见隐窝结构异常、固有层慢性炎症、肉芽肿、巨细胞、隐窝炎和隐窝脓肿[79]，也可见到隐窝分枝、缩短、排列紊乱、破裂和扩张等表现[81]。黏膜内和黏膜下的巨细

表单 22-6 类似炎症性肠病的肠壁积气

提示炎症性肠病的特征

- 肉芽肿
- 巨细胞
- 固有层炎症
- 隐窝扭曲变形
- 隐窝缩短
- 隐窝炎和隐窝脓肿

排斥炎症性肠病诊断的特征

- 黏膜内气体所致的完整囊肿
- 黏膜下气体所致的完整囊肿/裂隙（如可进行检查）
- 囊壁衬覆多核巨细胞
- 缺乏黏膜基底部浆细胞聚集现象
- 深部浸润的嗜酸性粒细胞和组织细胞
- 临床背景

胞属于对气囊肿的反应性改变（图 22-18）。如果存在肉芽肿，则通常为成簇分布且主要为巨细胞，并非结节病样的肉芽肿[79, 81]。肉芽肿和巨细胞的出现自然会容易和克罗恩病等其他能出现肉芽肿的疾病相混淆[81]。固有层可见淋巴细胞浆细胞浸润，也可出现大量中性粒细胞或嗜酸性粒细胞，但没有黏膜基底部浆细胞聚集的表现[79, 81]。一项研究显示，4 个最初因组织学改变而被提示为炎症性肠病的积气患者均可见慢性炎症和隐窝扭曲变形，其中 1 例可见隐窝炎，2 例可见肉芽肿[34]。

以下特征有助于鉴别诊断，包括黏膜内或黏膜下囊肿结构、裂隙样结构和空泡状结构，并可见特征性的巨细胞衬覆或位于其邻近部位（图 22-18）[81]，其他提示诊断的特征包括组织细胞聚集于深部和嗜酸性粒细胞浸润[34]。少数病例由于气泡类似脂肪细胞而被称为假脂肪瘤病，这种表现对于确诊十分有用[79-81]，但如果没有巨细胞衬覆，则很难鉴别是气体还是脂肪细胞。在一篇综述中，提出最有用的一个诊断特征就是黏膜下存在完整的气囊肿结构[81]。

二十八、IgA 血管炎

IgA 血管炎（Henoch-Schönlein 紫癜）多见于儿童，常累及消化道。有时临床征象类似克罗恩病。组织学改变包括出血、固有层纤维蛋白沉积、急性炎症，以及少数病例可见到的白细胞碎裂性血管炎。急性结肠炎或直肠炎常见，而类似炎症性肠病的慢性改变则比较少见[82]。

二十九、IgG4 相关疾病

IgG4 相关疾病（IgG4-related disease，IgG4-RD）很少累及下消化道（见第 2 章），炎症性肠病中黏膜内浆细胞浸润会让人想到 IgG4-RD 的可能性。在一些炎症性肠病的病例中，固有层可见大量的 IgG4 阳性浆细胞，这一现象在溃疡性结肠炎比在克罗恩病要更显著，而在原发性硬化性胆管炎相关的溃疡性结肠炎中数量可能会更多[83, 84]。此外，自身免疫性胰腺炎的患者发生炎症性肠病的风险增高，且主要是非 IgG4 相关的 2 型自身免疫性胰腺炎[85]。也曾有观点

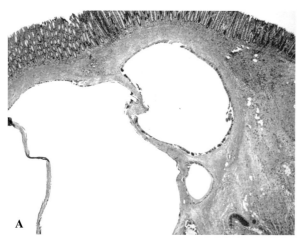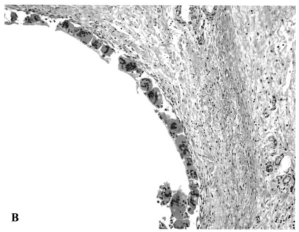

▲ 图 22-18 肠壁积气

A. 黏膜下囊性结构。B. 囊壁衬覆多核巨细胞。本例手术切除标本中几乎没有黏膜炎症和结构改变，形态学即可提示明确的诊断。但在活检标本中仅有表面黏膜，无法观察到黏膜下病变特征，黏膜可显示类似炎症性肠病的改变（图片由 Dr Laura Lamps，University of Michigan，USA 提供）

认为一些炎症性肠病病例属于 IgG4 相关疾病的表现，但并未得到广泛的认同[85, 86]。如果经过全面评估，IgG4 相关疾病与炎症性肠病不大可能混淆。

三十、肥大细胞疾病

系统性肥大细胞增生症（systemic mastocytosis）（见第 2 章）十分少见，但在组织学和临床特征上均与炎症性肠病容易混淆[87, 88]。黏膜内淋巴细胞浆细胞浸润、糜烂、急性炎症、轻度隐窝扭曲变形和萎缩等表现的确与炎症性肠病有所相似[87]。另外，系统性肥大细胞增生症的组织学诊断并非总是很容易，一定程度上是因为肥大细胞在 HE 染色切片中并不明显，也因为其他一些情况可导致黏膜内肥大细胞数量增多[88, 89]。仔细观察形态学可见固有层内浸润的肥大细胞核伸长、有切迹，核仁不明显，胞质透亮或淡染，细胞界限清晰，而这些细胞并非是炎症性肠病中典型所见[87]。CD117 免疫组化染色可显示肥大细胞，CD25 染色也十分有用，甚至可在肥大细胞增生症和肥大细胞肿瘤中异常表达。结肠黏膜内肥大细胞数量的正常限值尚不明确，一篇文献报道在无症状者和肠易激综合征患者的黏膜内每高倍视野肥大细胞数量分别为 26（11～55）和 30（13～59）。簇状分布的肥大细胞大多不是正常表现，而片状分布则明确提示异常[88]，炎症性肠病的黏膜内虽然可以出现肥大细胞数量增多的现象，但不会有上述表现。

三十一、总结

一系列的疾病在临床上和组织学都有可能与炎症性肠病相似，在临床实践中如果全面细致的评估，大多数情况不会造成误诊。在这一类与炎症性肠病类似的疾病中需要引起重视的包括憩室性肠炎、旷置性直肠结肠炎，以及如性病性淋巴肉芽肿 / 梅毒等慢性感染。可靠的临床信息及关注组织学特征对于鉴别诊断十分关键。例如，当观察到黏膜基底部浆细胞聚集时，就可以避免将炎症性肠病误诊为其他一些类似的病变。表 22-6 归纳了部分在组织学上类似炎症性肠病的情况。

表 22-6　活检中形态学与炎症性肠病相似的病变

	发病频率	炎症性肠病样特征	提示正确诊断的特征[a]	参考文献
憩室病	很常见	• 黏膜改变十分类似溃疡性结肠炎 • 固有层浆细胞浸润 • 隐窝炎，隐窝脓肿	• 临床背景（多为老年人，病变位于乙状结肠） • 隐窝扭曲变形程度不严重 • 可无黏膜基底部浆细胞聚集 • 肉芽肿和表面绒毛状结构少见	[1, 3–5, 90, 91]
旷置性直肠结肠炎	比较常见	• 弥漫性慢性炎症改变；通常与炎症性肠病叠加	• 临床背景（相关手术史） • 固有层慢性炎症改变 • 隐窝改变程度轻微 • 可见肉芽肿，但不一定提示克罗恩病	[9–11, 13, 92, 93]
结核	很常见（依地域不同而不同）	• 肉芽肿常见 • 类似克罗恩病，多位于回盲部	• 肉芽肿数量多、体积大（> 400μm）、相互融合或含有朗汉斯巨细胞更提示结核 • 干酪样坏死和抗酸染色阳性特异性好，但在消化道活检中不常见	[21–23]

（续表）

	发病频率	炎症性肠病样特征	提示正确诊断的特征 [a]	参考文献
耶尔森菌病	常见	• 肉芽肿可类似克罗恩病，可有隐窝改变	• 肉芽肿中央可见坏死、星芒状脓肿，以及肉芽肿周边的淋巴细胞套更提示耶尔森菌病	[21, 22]
性病性淋巴肉芽肿 / 梅毒	不常见，但发病率在上升	• 可类似克罗恩病和溃疡性结肠炎 • 最常累及和病变最显著的部位是直肠	• 好发于 HIV 阳性的男性同性恋患者，临床表现不明显 • 淋巴细胞浆细胞和组织细胞浸润 • 黏膜基底部浆细胞聚集和隐窝扭曲改变轻微 • 肉芽肿不常见 • 缺乏或仅有轻度活动性炎症改变 • 黏膜内嗜酸性粒细胞少见 • 无 Paneth 细胞化生 • 黏膜下可见显著的浆细胞浸润和血管内皮细胞肿胀	[16, 94–96]
HIV	常见	• 与轻微病变的克罗恩病类似	• 慢性炎症改变轻微 • 淋巴组织聚集 • 隐窝上皮凋亡	[20, 97, 98]
占位性病变	常见	• 慢性炎症 • 可见隐窝改变	• 慢性炎症改变轻微 • 肉芽肿少见	[34]
阿米巴肠炎	很常见，依不同地域而不同	• 慢性感染者可出现隐窝结构改变和黏膜基底部浆细胞聚集	• 阿米巴滋养体 • 特征性溃疡	[21]
难辨梭状芽孢杆菌感染	比较常见	• 慢性感染者可见隐窝改变		[92]
放射性肠炎（慢性）	常见	• 可见隐窝改变和上皮内黏液缺失	• 临床病史 • 纤维化、血管扩张 • 黏膜基底部浆细胞聚集少见	[4, 52, 98, 99]
缺血性肠炎（慢性）	常见	• 可见隐窝萎缩和扭曲变形	• 纤维化、透明变性 • 黏膜基底部浆细胞聚集罕见	[4, 52, 98, 99]
黏膜脱垂	常见	• 可见隐窝变形 • 黏液缺失	• 垂直平滑肌纤维 • 菱形隐窝 • 纤维化 • 无黏膜基底部浆细胞聚集现象	
急性 GvHD	少见	• 可见隐窝扭曲变形、隐窝缺失、Paneth 细胞化生 • 固有层炎症反应	• 无黏膜基底部浆细胞聚集现象 • 隐窝上皮凋亡细胞数量增多 • 黏膜固有层炎症和隐窝结构改变轻微	[98]
慢性 GvHD	少见	• 可见隐窝扭曲变形，纤维化	• 无黏膜基底部浆细胞聚集现象 • 隐窝结构改变轻微	
CVID	罕见	• 可见隐窝扭曲变形、黏液缺失和黏膜慢性炎症改变	• 大部分病例缺乏浆细胞 • 无黏膜基底部浆细胞聚集现象	[70]

（续表）

	发病频率	炎症性肠病样特征	提示正确诊断的特征 [a]	参考文献
子宫内膜异位	很常见	• 不同程度的黏膜炎症和结构改变	• 临床病史 • 黏膜改变多为局灶性 • 活检中可见异位子宫内膜组织 • 无黏膜基底部浆细胞聚集现象 • 免疫组化染色	[74-76]
肠壁积气	少见	• 肉芽肿、巨细胞 • 固有层炎症改变 • 隐窝扭曲变形 • 隐窝炎和隐窝脓肿	• 气体所致的囊性、裂隙状或空泡状结构，周边可见多核巨细胞 • 深层浸润的嗜酸性粒细胞和组织细胞 • 无黏膜基底部浆细胞聚集现象	[34, 79-81]
自身免疫性肠病	罕见	• 可见固有层慢性炎症，隐窝扭曲变形，Paneth细胞化生，黏液缺失，隐窝炎，隐窝脓肿	• 临床背景（儿童难治性腹泻），消化道多部位累及 • 隐窝改变和黏膜基底部浆细胞聚集少见 • 上皮细胞凋亡数量增多	[58-60]
药物 – 非甾体抗炎药	很常见	• 固有层炎症改变，黏液缺失，隐窝炎和隐窝脓肿，局灶活动性结肠炎	• 病变通常分布不均 • 黏膜基底部浆细胞聚集和明显的隐窝结构改变很少见 • 肉芽肿罕见 • 隐窝上皮细胞凋亡数量增多	
药物 – 麦考酚酯	少见	• 可见隐窝扭曲变形、萎缩、慢性炎症、隐窝脓肿和隐窝炎	• 隐窝改变轻微 • 固有层嗜酸性粒细胞浸润 • 无黏膜基底部浆细胞聚集	
白塞病	罕见	• 回盲部病变 • 溃疡邻近部位隐窝扭曲变形	• 无黏膜基底部浆细胞聚集 • 隐窝缺失少见 • 没有或仅有轻微黏液缺失表现	[37]
结节病	较常见	• 肉芽肿	• 偶尔累及消化道 • 黏膜结构改变和黏膜基底部浆细胞聚集少见 • 其他器官系统有病变	

a. 临床信息对于确诊十分必要

CVID. 常见变异性免疫缺陷；GvHD. 移植物抗宿主病

第23章　炎症性肠病的并发症
Complications of Inflammatory Bowel Disease

Roger M. Feakins　著

韩　铭　译　　李增山　校

一、概述

炎症性肠病（inflammatory bowel disease，IBD）可并发多种肠道和肠外疾病。肠道并发症包括感染、狭窄、梗阻、穿孔、瘘管、异型增生和恶性肿瘤。肠外并发症种类更多，包括皮肤病变、关节炎、眼部疾病、原发性硬化性胆管炎、其他类型的肝脏疾病，以及肛裂和肛瘘。

组织病理学有助于上述多种疾病的诊断，且对于炎症性肠病背景下巨细胞病毒（cytomegalovirus，CMV）感染、异型增生和恶性肿瘤的评估尤其重要。除了这些常见的关注点外，病理医生在识别其他并发症方面也可发挥作用，如阿米巴病，并有助于评估肛裂和肛瘘。尽管本章节未讨论肝脏活检的意义，但其对原发性硬化性胆管炎和其他炎症性肠病相关的肝脏并发症（如药物性肝炎和脂肪变性）的诊断和评估具有重要意义。

二、炎症性肠病中的感染

炎症性肠病与感染之间的关系涉及多个方面（表单23-1）。

- 初诊的疑似炎症性肠病其主要的鉴别诊断就是急性感染性结肠炎（见第21章）。

- 特异性感染性小肠结肠炎，如结核病、性病性淋巴肉芽肿和阿米巴病，在临床和组织学上可类似炎症性肠病，但治疗和临床过程有很大的不同，因此正确的鉴别诊断十分重要。

- 感的大体和镜下特征可类似炎症性肠病，包括肉芽肿、节段性（间断性）结肠炎和暴发性结肠炎（见第22章）。

- 感染可以在炎症性肠病的背景下发生，即炎症性肠病的"叠加感染"。各种不同的感染性致病因素均有可能，而且并不会因为叠加感染而改变临床表现，但某些致病因素（尤其是CMV）可导致临床表现和经过发生变化[1]。

- 感染可导致炎症性肠病症状发作或复发，也可增加并发症的发生风险。例如，感染因子及其产物可增加纤维化或瘘管形成的风险。

- 最新的炎症性肠病研究包括肠道生态失调研究，即肠道菌群成分的改变。例如，克罗恩病可与肠道微生物多样性的减少和特定菌群的增加有关[2]。

临床上炎症性肠病中发生的感染具有以下表现

- 可表现为首发症状
- 临床转归不良
- 导致炎症性肠病复发
- 混淆临床表现
- 表现出类似炎症性肠病的特征
- 弱化炎症性肠病的特征
- 导致或加剧并发症，如瘘管

炎症性肠病的鉴别诊断

- 急性感染性结肠炎是新发炎症性肠病的主要鉴别诊断
- 特异性感染可在临床和组织学上与炎症性肠病相似，如阿米巴病、肺结核、耶尔森菌病、性病性淋巴肉芽肿、梅毒
- 临床意义显著的炎症性肠病叠加感染
  - 巨细胞病毒感染
  - 阿米巴病

临床意义不确定的炎症性肠病叠加感染

- EB 病毒
- 难辨梭状芽孢杆菌
- 空肠弯曲杆菌
- 人芽囊原虫
- 蓝氏贾第鞭毛虫

发病机制

- 感染可与炎症性肠病的发病和进展有关
- 肠道微环境的改变可发挥重要作用

炎症性肠病中感染的诊断

在炎症性肠病的背景下，临床医生在活检标本送检之前，就有可能怀疑感染性致病因素的存在了。事实上，如果血清学、微生物学和分子检测有足够的证据表明感染，活检并不是必需的。当然，组织学可以帮助证实临床的怀疑，有时还可以在临床证据出现之前首次确认感染性致病因素（表 23-1）。在炎症性肠病与其他临床类似疾病的鉴别诊断中，组织学也可能是非常有用的，如结核病（tuberculosis，TB）或阿米巴病。

表 23-1　炎症性肠病中感染的组织学检测

感染证据	举　例
HE 染色切片中可识别的微生物或病毒包涵体	CMV（包涵体） 阿米巴（微生物）
组织学结构提示特异性病原体	肉芽肿，提示 TB 或其他感染的可能性
组织学或临床表现可疑感染，进而提示进一步检测	溃疡，提示需加做 CMV 的免疫组化染色

CMV. 巨细胞病毒；TB. 结核病

三、病毒性感染

（一）巨细胞病毒

炎症性肠病和叠加的 CMV 感染之间存在明确的相关性，这种叠加的感染在溃疡性结肠炎（ulcerative colitis，UC）中明显比克罗恩病更为常见，而且与溃疡性结肠炎相关的文献多于与克罗恩病相关的文献。然而，CMV 的作用及其与炎症性肠病临床生物学行为的关系尚存争议。

潜伏性巨细胞病毒的再活化更常见于重度溃疡性结肠炎，其感染率为 4.5%～16.6%。在需要行结肠切除术的患者中，这一数值可高达 25%，而在类固醇激素抵抗的难治性病例中可能更高。可促使 CMV 再活化的因素包括黏膜的炎症状态和免疫抑制药物的作用，特别是使用类固醇激素会增加巨细胞病毒感染的风险 [3, 4]。一般而言，CMV 再活化会导致溃疡性结肠炎的临床结局恶化，同时，CMV 感染的存在也与更高的类固醇激素抵抗率相关。

1. 巨细胞病毒感染的诊断

目前尚无恒定的诊断依据，但在炎症性肠病中遇到以下情况时需要考虑检测巨细胞病毒感染（要点 23-1）。

(1) 临床表现为中到重度结肠炎。

(2) 类固醇激素和（或）其他免疫抑制疗法抵抗的结肠炎。

(3) 组织学上呈现黏膜溃疡性改变，特别是严重的溃疡或出现大量的肉芽组织时[5]。

(4) HE 染色切片中出现提示性或疑似的病毒包涵体。

病理医生应在炎症性肠病活检中常规查找 CMV 包涵体，如果有溃疡或重度活动性炎，或临床表现为重度结肠炎时，则更需要关注（图 11-2，图 18-1，图 23-1 至图 23-6）。如果不仔细观察，病毒包涵体很容易漏掉。典型情况下，由于嗜酸性核内包涵体具有不同程度的透亮区，从而呈现"枭眼"外观（图 23-1），而胞质包内涵体可表现为不太明显的紫色晕染或斑点状或嗜碱性外观，比典型的核内包涵体更难以识别（图 23-2）。病毒包涵体通常存在于内皮细胞中，但也可存在于平滑肌细胞和神经元中，少数情况下也可见于上皮细胞中，但其

所在的细胞类型有时并不能很清晰的被识别（图 23-1 和图 23-2）。

CMV 感染后尚可出现较深的溃疡，并可见丰富的肉芽组织（图 23-3），亦可见缺血型

要点 23-1　在炎症性肠病中诊断巨细胞病毒感染

如果有以下表现，需考虑 CMV 感染

- 出现药物治疗抵抗
- 临床和（或）组织学上表现为中度至重度肠炎
- 内镜和（或）组织学检查显示为黏膜溃疡

CMV 包涵体

- "枭眼"样嗜酸性核内包涵体
- 紫色晕染或斑点状胞质包涵体
- 可位于内皮细胞、平滑肌细胞、神经元或上皮细胞（较少见）

炎症性肠病背景下 CMV 感染的组织学线索

- 溃疡，尤指富含肉芽组织的深溃疡
- 缺血型特征，如血管内皮炎、血栓形成
- 隐窝上皮细胞凋亡数量增加

类似 CMV 包涵体的结构

- 退变的内皮细胞、间质细胞和上皮细胞
- 神经节细胞

新发 CMV 感染者中诊断已存在的炎症性肠病

- CMV 可掩盖炎症性肠病的组织学表现，使诊断更为困难
- 黏膜基底部浆细胞增多和隐窝结构扭曲可提示炎症性肠病，但也可继发于 CMV 感染所致的溃疡
- 在以上情况下，建议谨慎解释所见到的组织学表现

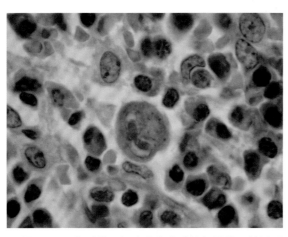

▲ 图 23-1　典型的巨细胞病毒嗜酸性包涵体，被透明区域包绕，形成"枭眼"外观

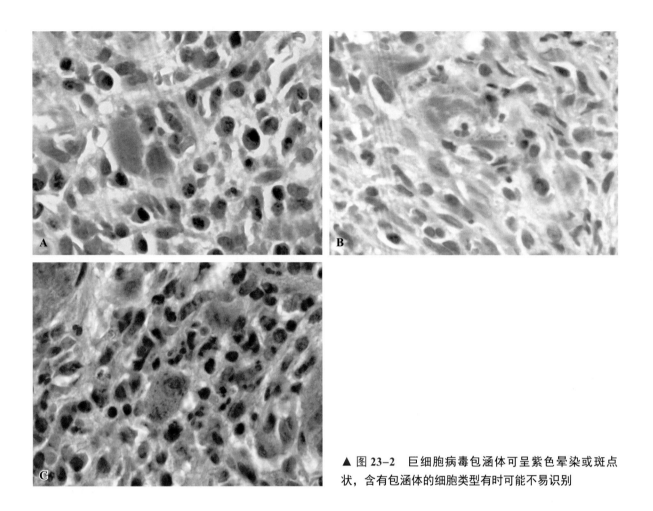

▲ 图 23-2　巨细胞病毒包涵体可呈紫色晕染或斑点状，含有包涵体的细胞类型有时可能不易识别

▲ 图 23-3　A. 溃疡性结肠炎背景下出现溃疡和肉芽组织应降低考虑巨细胞病毒感染的阈值。B. 免疫组化显示少量 CMV 包涵体

改变，如血管内皮炎、小血栓和坏死[6]。隐窝上皮细胞凋亡数目的增加可见于 CMV 感染中，但凋亡也可见于炎症性肠病、药物性结肠炎、其他类型的感染，以及移植物抗宿主病（graft-versus-host disease，GvHD）。事实上，GvHD 的诊断在一定程度上取决于隐窝上皮细胞凋亡数量的增加，因此，拟将凋亡细胞数量增加这一表现归因于 GvHD 之前，通常需要先排除

CMV 感染。

在临床实践中尚可见到其他一些与 CMV 感染类似的组织细胞学改变。退变的内皮细胞、间质细胞和上皮细胞均可表现出细胞体积增大和细胞核形态异常（图 23-4），通常继发于溃疡和（或）重度炎症（图 23-5）。神经节细胞如果位于黏膜溃疡区（尽管黏膜内很少含有神经节细胞）（图 23-5）或位于炎性损害的黏膜下层（该部位通常存在神经节细胞）时也可与 CMV 感染的细胞形态很相似。

CMV 所致的炎症性改变可掩盖炎症性肠病的组织学特征，当患者出现新发的肠道 CMV 感染，并且没有既往明确的炎症性肠病或其他

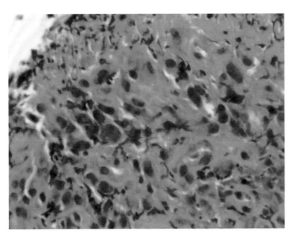

▲ 图 23-4 溃疡所致的细胞不典型性改变可与 CMV 包涵体的形态类似

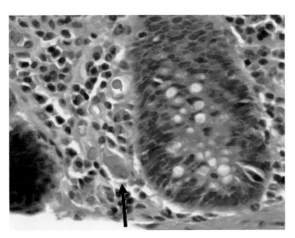

▲ 图 23-5 黏膜中个别的神经节细胞（箭）形似 CMV 包涵体

消化道疾病病史时，尤其要关注这一问题。在这种情况下，诊断是否存在炎症性肠病，以及区分溃疡性结肠炎和克罗恩病就变得十分困难。提示早先存在炎症性肠病的组织学特征包括黏膜基底部浆细胞增多和隐窝结构扭曲，但 CMV 诱导的溃疡本身也可引起隐窝变形和包括浆细胞在内的重度炎细胞浸润。因此，评估邻近的非溃疡性黏膜可有助于区分患者有无之前就存在的炎症性肠病。在临床和影像学上，溃疡性结肠炎叠加 CMV 可类似于溃疡性结肠炎的急性加重期或可引起类似于克罗恩病的改变，因此，如果在没有已知消化道疾病史的患者中存在 CMV 感染的征象，应谨慎解读组织学表现，并明确是否有既往已存在的疾病。

2. 巨细胞病毒的确认

组织学标本中识别 CMV 最常见的方法就是 HE 染色和免疫组化。HE 染色中典型的病毒包涵体具有很高的特异性，达 92%～100%，但其敏感度相对较低。免疫组化具有较高的敏感性，为 78%～93%。CMV DNA 的 RT-PCR 也十分有用，是量化病毒载量最准确的方法，但需要单独制备样品（要点 23-2）[4]。

在临床实践中，病理医生最常使用免疫组化染色，因其较 HE 染色更敏感。但是，免疫组化的解读可能较为困难（要点 23-3）。在切

要点 23-2 巨细胞病毒检测的可靠性

HE 染色切片中的包涵体

- 特异，达 92%～100%
- 敏感性很低

免疫组化染色

- 特异
- 敏感性 78%～93%

CMV DNA R- TPCR

- 准确量化病毒载量

片中观察到与组织在同一平面的细胞内界限清晰且均质的着色，以及染色均匀通常是判读阳性的必要条件（图 23-3B 和图 23-6）。如果为人工假象所致的阳性信号则应在病理报告中注明，并最终判读为阴性。在炎症性肠病的炎症背景中，CMV 包涵体的数量通常很少，因此分布稀疏的免疫组化阳性信号可能难以与人工假象区分开，在模棱两可的情况下，重复染色可对其有帮助。如果 HE 染色切片中发现可疑的 CMV 包涵体，但免疫组化结果为阴性，病理医生应避免诊断为 CMV 阳性。如果 CMV 免疫组化为明确阳性，但在 HE 上缺乏明确的包涵体时，则可以诊断为 CMV 感染。

半定量免疫组化需要报告感染细胞的总数量及包含阳性细胞的活检数量。根据一些文献报道，这种方法有助于预测临床结局，但也有一些研究表明，免疫组化和真正的病毒载量之间并没有相关性[4]。一般而言，建议病理医生在病理报告中明确病毒包涵体的数量和密度，这可能会对临床医生有一定的指导意义。

在特定的临床背景中如果 CMV 存在于炎症性肠病患者的黏膜中，可使用抗病毒药物进行治疗，常用的如更昔洛韦[3, 5]。CMV 治疗后的缓解率高达 71%～86%，且常常可以使临床

医生停用类固醇激素及避免结直肠切除术。

（二）EB 病毒

如果仔细寻找，可在一定数量的炎症性肠病患者的肠黏膜中可检测到 EB 病毒（Epstein-Barr virus，EBV）。使用类固醇激素会增加 EBV 感染的可能性，难治性炎症性肠病的肠黏膜中 EBV 含量高于非难治性炎症性肠病，并可能与炎症累犯的深度、溃疡和后期是否需要结肠切除术有一定的关系，因为 EBV 可能在炎症的活化或维持中起一定的作用[7-9]。更昔洛韦和其他抗病毒药物无效，也没有其他治疗方法可以降低 EBV 水平并改善临床结局。曾有一篇报道提示黏膜 EBER-1 水平在临床实践中可具有预测溃疡性结肠炎难治性程度的作用[9]。目前，常规临床或病理学评估中并不包括对 EBV 的检测。

四、寄生虫感染

（一）阿米巴病

阿米巴病是一种全球范围内非常常见的感染性疾病，其病原体为溶组织内阿米巴。迪斯帕内阿米巴是一种类似溶组织内阿米巴的寄

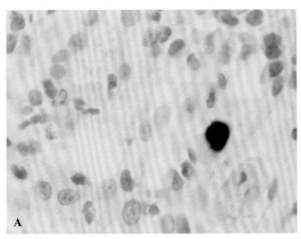
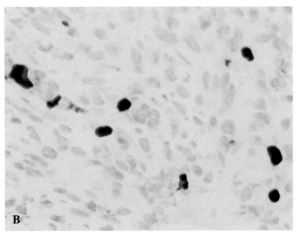

▲ 图 23-6　CMV 免疫组化染色
阳性染色的着色程度均一，并与周围界限清晰。人工假象所致的染色通常较弱，边界欠清，可与组织不在同一个平面内

要点 23-3　炎症性肠病中巨细胞病毒的免疫组化染色

在炎症性肠病组织学标本中考虑行 CMV 免疫组化染色的原因

- 既往 CMV 感染
- 临床可疑 CMV 感染
- 难治性病例
- 内镜或组织学提示显著的中度至重度活动性肠炎
- HE 染色切片中可见或可疑病毒包涵体
- HE 染色切片中可见溃疡和（或）肉芽组织
- 其他可反映 CMV 的组织学特征，如缺血性改变、血管改变

炎症性肠病中 CMV 免疫组化染色的判读

- 可发生人为现象导致免疫组化染色假阳性结果
- 诊断阳性时染色需符合以下条件
  - 与组织在同一平面内
  - 阳性信号位于细胞内
  - 界限清晰
  - 染色强且均匀（理想的染色）
- 若有疑问，需重复染色
- 需与 HE 染色切片进行比较，免疫组化染色前有可能没有发现包涵体，之后如果同时存在 HE 染色切片中的包涵体和免疫组化阳性染色，则诊断会更加可靠
- 如果免疫组化阴性：除非 HE 染色切片中存在非常典型的包涵体，否则报告为阴性
- 如果免疫组化明确为阳性：无论 HE 染色切片表现如何，均报告为阳性
- 即便是极个别的阳性细胞也要报告，尽管其临床意义尚不明确
- 病理报告中需指出阳性细胞的数量和密度

生虫，但是对肠道几乎没有致病性。溶组织内阿米巴可引起肠阿米巴病、阿米巴痢疾和肝脓肿[10]。在欧洲和北美，该病主要发生在高危患者中，如感染艾滋病病毒的人或曾前往阿米巴病高发地区的人。结直肠为最常受累部位，按频率由高到低依次为盲肠、右半肠、直肠和乙状结肠。临床表现从无症状、轻微症状到暴发性的重度结肠炎不等，后者可类似于暴发性炎症性肠病。

组织学上，黏膜表面可见渗出物或细胞碎屑，偶有出血，可见直径 25～40μm 的滋养体，后者具有一个小而圆的、淡紫色且通常为偏心性的核，中央有一个类似核仁的核小体，淡染且呈泡沫状的细胞质中可见被吞噬的红细胞（图 18-20 和图 22-7），外观可类似于巨噬细胞，但细胞核往往更小。PAS 和 Masson 三色染色呈阳性（巨噬细胞也可称阳性着色），巨噬细胞标记（如 CD68）的免疫组化染色呈阴性。早期的黏膜改变包括中性粒细胞浸润和表面典型的病原体，之后常出现溃疡，且溃疡可以较深。这种改变可类似于炎症性肠病，并且在某些病例中可出现隐窝结构扭曲和黏膜基底部浆细胞增多（图 22-7B 至 D）（见第 22 章）。

阿米巴病与炎症性肠病的关系有几种不同的情况，包括阿米巴病在临床和病理改变上类似炎症性肠病（见第 22 章）、炎症性肠病在临床和病理改变上类似阿米巴病，以及炎症性肠病与阿米巴病共存（图 23-7，表 23-2）。

在已经确诊的炎症性肠病患者中共存阿米巴病的患病率可高于普通人群，但是这也取决于地理位置，阿米巴病高发地区相比其他地区而言是一个更重要的考虑因素。土耳其的一项研究发现，在 10% 的溃疡性结肠炎患者、3.3% 的克罗恩病患者和 1.9% 的总人口中检测出了阿米巴（包括溶组织内阿米巴和迪斯帕内阿米巴）[11]。在高发地区，经验性抗阿米巴治疗对

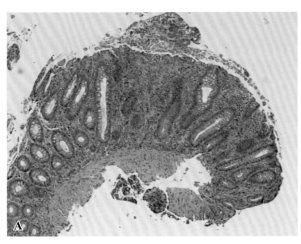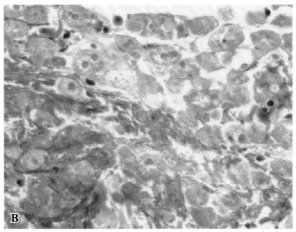

▲ 图 23-7　炎症性肠病并发阿米巴病

A. 来自一位已知克罗恩病患者的结肠活检，显示慢性炎症和明显的表面渗出。B. 渗出物内可见大量阿米巴滋养体。本例中，炎症可为炎症性肠病、阿米巴感染或两者兼有的结果

表 23-2　阿米巴病与炎症性肠病

	注　释
临床上类似炎症性肠病的阿米巴病	• 溃疡和间断分布的特征可类似克罗恩病 • 暴发性病例可类似暴发性炎症性肠病 • 阿米巴病可发展为慢性，在临床上类似炎症性肠病
病理上类似炎症性肠病的阿米巴病	• Paneth 细胞化生 • 黏膜基底部浆细胞增多 • 隐窝扭曲变形
类似阿米巴病的炎症性肠病	
炎症性肠病与阿米巴病并发	• 阿米巴高发地区需常规考虑这种可能性 • 在这种情况下，炎症性肠病的组织学评估比平常情况下更困难
继发于阿米巴病的溃疡性结肠炎	• 罕见报道

于难治性炎症性肠病的患者而言可能有一定的作用。

如果已知炎症性肠病患者出现叠加的阿米巴病，则很难或不太可能确定各自病因对组织学变化的相对影响（图 23-7）。同样，在这种情况下，对组织学表现的严重程度和炎症性肠病活动的分级通常是不可靠的。如果阿米巴病

与先前未诊断的炎症性肠病并存，则炎症性肠病的诊断或组织学评估将更加困难。

有关于阿米巴病发展为溃疡性结肠炎的报道十分罕见。曾有报道显示两名患者成功治愈阿米巴痢疾后，出现了具有典型临床、病理和影像学特征的溃疡性结肠炎[12]。

（二）蓝氏贾第鞭毛虫病

蓝氏贾第鞭毛虫在免疫功能健全者和免疫抑制者中均可引起蓝氏贾第鞭毛虫病。在十二指肠活检中贾第鞭毛虫的检出率高于其他部位（如胃、回肠或结肠）。然而，在没有十二指肠受累的情况下，有时会在非十二指肠的胃肠道部位发现滋养体[13]。在感染的患者中，小肠黏膜通常是正常的，或可能仅显示轻或中度绒毛变钝。可靠的组织学诊断需要找到典型的滋养体。滋养体在管腔中呈落叶状，切面为弓形/新月形，正面为双核梨形（图 14-1）[14, 15]，CD117 的免疫组化染色呈阳性[16]。有限的证据提示克罗恩病患者中蓝氏贾第鞭毛虫感染的患病率增加，而且蓝氏贾第鞭毛虫病的症状可被误认为已确诊克罗恩病的急性加重。此外，蓝氏贾第鞭毛虫本身可引起黏膜上皮屏障功能障碍，进而出现与炎症性肠病相似的临床特征[17, 18]。

（三）人芽囊原虫

人芽囊原虫感染后粪便中很容易检出病原体，但患者通常并无症状，因此大多是通过粪便检测而诊断，在肠液或腹水的细胞学标本中则很少能检出病原体[19]。在病情加重的炎症性肠病患者的粪便标本中，人芽囊原虫经常为阳性。在墨西哥的一项研究中，人芽囊原虫感染的患病率为10%，在活动性疾病患者中甚至更高[20]。然而，几乎没有证据表明它有助于疾病活动性状态的维持，当下普遍接受的观点认为人芽囊原虫并非是炎症性肠病中明确相关的病原体[21]。

五、细菌感染

（一）炎症性肠病中叠加的细菌感染

叠加细菌感染会诱发或加剧炎症性肠病的说法是一个有争议的话题。炎症性肠病叠加常见病原菌感染的患病率很难被确定，约为10%。对于十分显著的中性粒细胞浸润，尤其是在表面上皮或固有层中浸润，会让病理医生考虑炎

症性肠病叠加细菌性感染的可能性，但仅依靠这种改变作为叠加细菌感染的判定依据在很大程度上并不可靠。

（二）难辨梭状芽孢杆菌

2%～10%的炎症性肠病复发性病例其粪便中可检测到难辨梭状芽孢杆菌，这种情况在溃疡性结肠炎中比在克罗恩病中更为普遍[1]。部分文献报道表明难辨梭状芽孢杆菌感染会使炎症性肠病进一步恶化，但也有报道持相反意见[1, 22, 23]。粪便中非毒性难辨梭状芽孢杆菌的检出并不一定意味着难辨梭状芽孢杆菌感染[1]。

在非炎症性肠病的患者中，难辨梭状芽孢杆菌诱发的结肠炎其镜下典型表现为黏膜表面富含中性粒细胞的黏液性分泌物，似火山样喷发（图23-8A）。但是，如果难辨梭状芽孢菌感染发生在炎症性肠病的背景下，则这些特征性的镜下改变可能不会出现，即炎症性肠病可能会"隐藏"典型的组织学诊断线索（图23-8B）。因此，当感染叠加在炎症性肠病上时，组织病理学通常无法可靠地提示难辨梭

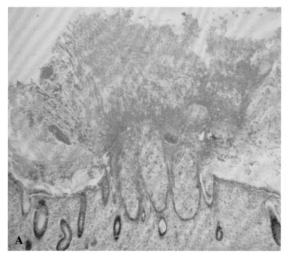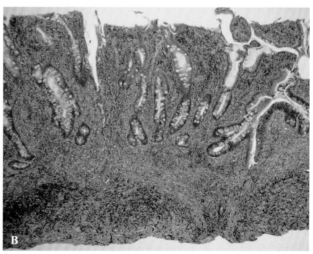

▲ 图 23-8　难辨梭状芽孢杆菌与炎症性肠病

A. 1 例没有炎症性肠病的患者中出现结肠难辨梭状芽孢杆菌感染，呈现典型的火山样喷发。B. 炎症性肠病患者中被证实的难辨梭状芽孢杆菌感染，组织学表现支持炎症性肠病的诊断，但炎症性肠病似乎掩盖了难辨梭状芽孢杆菌感染的特征性组织学表现

状芽孢杆菌感染，其他检测可能同样不可靠，甚至有部分专家建议，在高度怀疑的难辨梭状芽孢杆菌感染时可根据经验进行治疗[1]。根据文献报道，叠加在炎症性肠病上的难辨梭状芽孢杆菌感染可出现类似缺血性损伤的组织学特征，如隐窝枯萎。

难辨梭状芽孢菌感染在炎症性肠病叠加 CMV 感染的患者中似乎比在单纯的炎症性肠病患者中更为常见[24]，并且在这种状态下，CMV 包涵体的数量可高于其他 CMV 感染的情况。同样，CMV 和难辨梭状芽孢杆菌同时感染的结局可能比单独 CMV 或难辨梭状芽孢杆菌感染的结局更差[24]。

（三）空肠弯曲杆菌

据报道，空肠弯曲杆菌可在复发性溃疡性结肠炎患者的粪便中被检出，并且是炎症性肠病患者肠道中最常见的微生物。一项研究中发现，空肠弯曲杆菌在广泛性溃疡性结肠炎的患者中较非广泛累及的患者更为普遍。然而，空肠弯曲杆菌和类似的肠致病细菌感染似乎并未预示更差的结局[25]。

（四）结核病

炎症性肠病患者感染结核分枝杆菌的风险可增加，尤其是在使用免疫抑制剂之后。例如，肿瘤坏死因子α（tumour necrosis factor alpha，TNF-α）在结核病的常规免疫应答中发挥作用，而 TNF-α 抑制药恰恰又是治疗炎症性肠病的药物之一[26]。有一些报道显示，在接受如英夫利昔单抗和阿达木单抗（使用相对较少）等 TNF-α 抑制药的患者中，结核病（tuberculosis，TB）的发病率增加，可能是由于潜伏感染的重新激活所致[26-28]。在这种情况下，TB 可出现在肺部、肺外或两者兼有，其中少数人可出现结直肠和（或）小肠受累[26, 27]。典型的病变就是出现肉芽肿，但也有可能提示之前就存在的克罗恩病。表 23-3 归纳了各种感染及其与炎症性肠病的关系。

六、瘘管

在医学上，"瘘管"指的是连接两个上皮性器官且由上皮和（或）肉芽组织被覆的腔道，从字面上看，瘘管即为"管道"。瘘管在克罗恩病中很常见，最常见的形式是肛瘘（占总数的54%）、肠瘘（占24%）或直肠阴道瘘（占9%），17%～50%的患者在疾病的不同阶段可出现这种情况（表单 23-2）[29-31]。新发的肛瘘增加了克罗恩病的可能性，但不具有特异性，也可能是感染、化脓性汗腺炎和恶性肿瘤所致（见第27章）。结核病有时可与克罗恩病具有相似的临床和病理特征，但瘘管形成和肛周疾病的发生率要低得多[32, 33]。

肛瘘的识别取决于临床评估而不是组织学[34]。但病理医生可能会收到来自瘘管区域的活检、与瘘管相关的纤维上皮性息肉或瘘管切除标本。对瘘管的组织学检查可有助于确认或排除克罗恩病和其他病因[34]。

肛瘘的组织学特征不具有特异性，如果镜下能辨别，通常由肉芽组织和（或）鳞状上皮衬覆，同时可见组织碎屑、红细胞和炎细胞（图 23-9A）[31]。更常见的情况是仅仅能见到瘘管边缘衬覆的肉芽组织。在小肠和另一解剖部位之间的瘘管可衬覆肠上皮。有时可见两种上皮的过渡形式，这对于发病机制和疾病进展的评估很有意义。瘘管周围慢性炎症和纤维化也很常见。

肛瘘内或周围有时可见肉芽肿结构，此时应想到克罗恩病的可能。但肉芽肿本身并不具有诊断性，特别是在这种情况下，肉芽肿的鉴别意义远不及其他情况，因为它们有可能只是代表对瘘管内容物或其他类似刺激的一种反应。此外，

表 23-3　感染与炎症性肠病

微生物	炎症性肠病患者中发病率是否增加	是否可致炎症性肠病病情恶化	活检标本中是否有病原体证据	活检标本中提示感染的表现	注　释
巨细胞病毒	是	是	HE 染色包涵体，免疫组化	溃疡，缺血性改变	主要见于溃疡性结肠炎
EB 病毒	很可能	可能	否		
难辨梭状芽孢杆菌	很可能	证据冲突	否		炎症性肠病可掩盖典型的难辨梭状芽孢杆菌所致的组织学改变
空肠弯曲杆菌	证据冲突	无证据	否		
结核分枝杆菌	可能	无证据	非常少见	肉芽肿，特别是在体积大、数量多和相互融合的情况下	可与克罗恩病之间相互混淆
溶组织内阿米巴（阿米巴病）	很可能	很可能	滋养体：位于黏膜表面，通常在渗出物中，淡染，可见吞噬的红细胞；类似巨噬细胞，但 CD68 阴性		发病情况因地域而异，可与炎症性肠病之间相互混淆，特别是慢性感染者
篮氏贾第鞭毛虫	证据有限	无证据	滋养体位于黏膜表面：卵圆形或镰刀形，切面呈梨形		
人芽囊原虫	很可能	无证据	否		

肉芽肿反应也可反映其他病因，如感染、结节病或邻近部位的肿瘤[35]。根据一些专家的观点，克罗恩病的肉芽肿通常边界清楚且离散分布，巨细胞相对较少，没有坏死。除非有明显的鉴别性特征，如确诊结核的干酪样坏死或提示结核的大的融合性肉芽肿，否则无法与克罗恩病的肉芽肿区分开。此外，即使是克罗恩病确诊患者，大多数肛周病灶活检中也并没有肉芽肿[34]。肉芽肿中出现的多核异物巨细胞也不是特异的，可以见于任何类型的瘘管当中（图 23-9B）。

七、炎症性肠病中的肿瘤

（一）结直肠癌

炎症性肠病中结直肠癌（colorectal carcinoma，CRC）的危险因素包括疾病持续时间、疾病的解剖范围、组织学上慢性炎症的严重程度、活动性炎的严重程度[36, 37]、内镜下炎症的严重程度、是否存在异型增生、异型增生的级别、是否合并原发性硬化性胆管炎（primary sclerosing cholangitis，PSC），以及结直肠癌的家族史（表单 23-3）[36, 38, 39]。

罹患炎症性肠病的患者患结直肠癌的风险显著高于无炎症性肠病的患者，克罗恩病可很大限度地增加小肠癌发病的风险，但是由于小肠癌本身十分少见，所以目前关于小肠癌并发炎症性肠病的病例总数仍然较少。关于克罗恩病中结直肠癌发生风险的报道比溃疡性结肠炎的要少，但实际上两者发生结直肠癌的风险程度可能相似。

炎症性肠病相关性结直肠癌与其他结直肠癌之间存在一定的差别，与普通人群相比，炎

表单 23-2 瘘管

克罗恩病

- 17%～50% 的患者在疾病的不同阶段可发生
- 最常见的部位
  - 肛瘘（占总数的 54%）
  - 肠瘘（24%）
  - 直肠阴道瘘（9%）

肛瘘的病因

- 克罗恩病
- 感染，包括结核病（TB）
- 化脓性汗腺炎
- 恶性肿瘤

瘘管内或周围的肉芽肿

- 肉芽肿可提示克罗恩病的可能性，但与其他情况相比，瘘管内肉芽肿提示的特异性较差
- 克罗恩病的肉芽肿通常边界清楚，巨细胞较少，无坏死，但这些特征既非克罗恩病所特有，也非恒定存在
- 结核病肉芽肿通常体积更大、更容易出现融合
- 干酪样坏死提示结核病，但在瘘管中很少见

瘘管内出现肉芽肿的其他常见原因

- 感染
- 异物
- 肿瘤

多核巨细胞反应

- 瘘管中的多核巨细胞无特异性

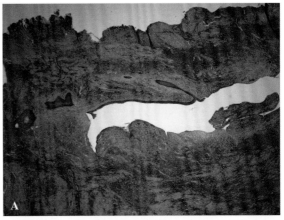

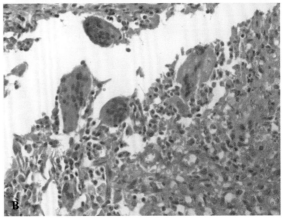

▲ 图 23-9 瘘管

A. 瘘管表面衬覆肉芽组织和鳞状上皮，无提示病因的特异性表现。B. 多核异物巨细胞型的巨细胞可见于任何病因所致的瘘管内或其周围，因此并不能特异性的提示克罗恩病

组织学特征包括黏液癌（图 23-10）、印戒细胞癌、癌周克罗恩样改变及缺乏坏死。

人群中少数结直肠癌是通过微卫星不稳定性（microsatellite instability，MSI）通路发展而来，其特征是错配修复基因存在缺陷。林奇综合征患者的错配修复基因发生胚系突变而导致微卫星不稳定和结直肠癌风险增加。与非微卫星不稳定的病例相比，微卫星不稳定的结直肠癌更容易表现出右半结肠多发、印戒细胞癌、黏液癌和癌周克罗恩样炎症反应等特征（图 23-10）。炎症性肠病相关的肿瘤可与林奇综合征相关结直肠癌和散发性微卫星不稳定结直肠癌具有一些类似的病理特征，这就提示微卫星不稳定性和相关的"锯齿状"通路有可能

症性肠病患者的结直肠癌平均发病年龄较轻，50 岁以下年龄段的患病率比非炎症性肠病人群高得多。炎症性肠病相关性的结直肠癌更有可能是多发性的，并更常累及右半结肠，常见的

表单 23-3　炎症性肠病相关性结直肠癌

炎症性肠病中发生结直肠癌的危险因素

- 疾病持续时间
- 疾病的解剖范围
- 组织学上慢性炎症的严重程度
- 组织学上活动性炎的严重程度
- 内镜下炎症的严重程度
- 存在异型增生
- 异型增生的级别
- 原发性硬化性胆管炎
- 结直肠癌家族史

无明显增加结直肠癌发生风险的因素

- 增生性息肉
- 无蒂锯齿状息肉

与其他结直肠癌相比，在炎症性肠病相关性结直肠癌中更为常见的特征

- 50 岁前发病
- 右半结肠
- 印戒细胞癌
- 黏液癌
- 癌周克罗恩样炎症反应

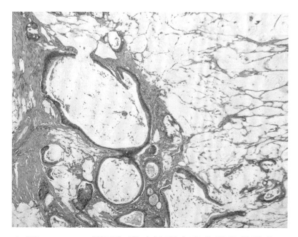

▲ 图 23-10　1 例已知炎症性肠病患者发生的结直肠癌。黏液癌在炎症性肠病相关性结直肠癌中比在非炎症性肠病患者中更常见

与炎症性肠病相关性结直肠癌的发病机制关系密切。但是，炎症性肠病相关性结直肠癌和微卫星不稳定的结直肠癌之间的病理相似性显然与 MSI 状态无关[38, 40, 41]，至于其他分子变化，与非炎症性肠病相关的结直肠癌相比，*APC* 基因突变在炎症性肠病相关性结直肠癌中的发生率更低，发生时间更晚，而 *p53* 突变则是早期事件[38, 42]。

（二）炎症性肠病中的结直肠黏膜异型增生

炎症性肠病随访和监测流程的目的就是通过检出异型增生或进展期之前的早期癌而达到预防或早期治疗的目的[39]。共识或推荐意见因机构和国家而异，英国胃肠病学会（British Society of Gastroenterology，BSG）指南建议在临床症状出现后的 10 年进行初次结肠镜检查，随后每 5 年、3 年或 1 年进行一次检查[43]。全结肠色素内镜或其他方法（如窄带成像内镜和荧光技术）可以保证在内镜下对异常区域进行靶向活检，相比于随机活检而言，这种方式能更有效地发现异型增生[39, 43]，而随机活检对于一些特定的病例可以提高检出率[44]。

内镜下，异型增生的病变可为隆起或扁平，尽管不同医院的处置方法有所不同，但普遍接受的一点就是在结肠炎区域之外的界限清晰的隆起性病变其处置方式与散发性腺瘤相同，而结肠炎区域内隆起的异型增生病变的治疗方法可能很大程度上取决于其可切除性。如果可以切除，并且在病灶周围活检中没有伴随的异型增生，则无须进行结肠切除术；如果无法切除，并考虑到癌变的风险，则通常选择的方式是结肠切除术。平坦型低级别异型增生（low-grade dysplasia，LGD）的处理比较困难，首先需要由另一位消化专科病理医生确认为 LGD，之后可选择结肠切除术，另外的选择是进行每年的检测，而对于平坦型高级别异型增生而言最常采用的措施就是结肠切除术（见第8章）[39, 43]。相关的共识或推荐意见还在不断更新，而且在不同国家和机构之间通常也会有所差异。

散发性腺瘤与炎症性肠病相关性异型增生之间并无确切的鉴别特征，可从组织学和背景中寻找到一些线索。随着处理方式的改变以及如内镜下黏膜切除术（endoscopic mucosal resection，EMR）或内镜下黏膜剥离术（endoscopic submucosal dissection，ESD）等技术的不断普及，这种鉴别可能不如以前重要，在病理报告中注明无法进行区分比基于不可靠的证据试图进行区分更稳妥。

炎症性肠病黏膜中可发生多种形式的锯齿状病变。炎症性肠病并发的异型增生可表现为锯齿状形态（图23–11A），正常人群中锯齿状病变的常见类型均可见于炎症性肠病中，且发生率相似，其中增生性息肉最常见，无蒂锯齿状息肉（图23–11B）次之，传统型锯齿状腺瘤少见，这些病变似乎不会明显增加未来发生肿瘤的风险[45-48]。锯齿状上皮改变（serrated epithelial change，SEC）在组织学上类似于锯齿状病变，可能与异型增生的风险增加有关，但存在争议[49]。

异型增生偶尔会发生在炎性息肉内，但这

种情况下其癌变的风险可能并不比周围的非息肉样黏膜高。

（三）储袋癌

因溃疡性结肠炎进行结肠切除术时外科医生可行回肠储袋肛门吻合术（ileal pouch anal anastomosis，IPAA），储袋黏膜发生癌变的风险较低，但是术前结直肠肿瘤的状态和是否合并原发性硬化性胆管炎可增加储袋本身患癌的风险。储袋癌最有可能发生在储袋远端储袋–肛门交界处的柱状上皮黏膜，提示肿瘤源自储袋远端残留的直肠黏膜，而非近端的回肠黏膜。储袋癌与其他溃疡性结肠炎相关性结直肠癌非常相似，但比后者更容易出现癌周克罗恩样改变[42, 43]。

（四）淋巴瘤和淋巴组织增生性疾病

炎症性肠病患者的胃肠道淋巴瘤在男性中比女性更常见，最常见的类型是大B细胞型，且更多见于结直肠而不是小肠或其他部位（胃、十二指肠和回肠袋）。大规模的、基于人群的研究结果并不支持一些个例报道中所提及的长期炎症性肠病患者肠道和肠外淋巴瘤发生风险增加这一观点[50, 51]。但是，接受硫嘌呤类药物治疗的炎症性肠病患者患EBV相关淋巴组

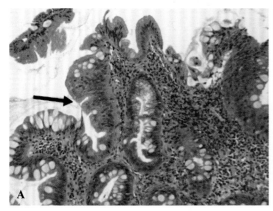
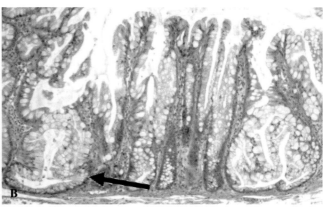

▲ 图 23–11 炎症性肠病（IBD）黏膜的锯齿状病变

A. IBD 相关异型增生，显示局灶上皮呈锯齿状（箭）。B. IBD 患者无蒂锯齿状息肉 / 无蒂锯齿状病变。注意典型的隐窝基部倒 T 形结构（箭）。在 IBD 患者中，增生息肉、无蒂锯齿状病变和传统锯齿状腺瘤的发生频率与非 IBD 人群中的发生频率一致，而且它们在 IBD 中的出现似乎与高级别异型增生或恶性肿瘤的风险增加无关

织增生性疾病和淋巴瘤的风险明显增加，接受其他免疫抑制剂治疗的炎症性肠病患者也存在这种可能性 [8, 52]。这些增生性病变表现多种多样，类似于移植后淋巴组织增生性疾病（post-transplantation lymphoproliferative disorders，PTLD）谱系，但炎症性肠病背景下的淋巴组织增生性疾病其生物学行为要好于在其他背景下发生的 PTLD [8, 52]。在实际工作中，炎症性肠病患者肠黏膜中出现细胞学非典型或异常广泛的淋巴样细胞浸润时，应仔细观察，并进行免疫组化染色，必要时进行 EBV 检测，以排除淋巴瘤可能。密集的淋巴细胞浆细胞浸润在病变程度重的炎症性肠病活检中十分常见，这一表现通常并不提示淋巴瘤。

第 24 章 炎症性肠病活检的病理报告
Approach to Reporting Inflammatory Bowel Disease Biopsies

Roger M. Feakins 著

许秀丽 译 李增山 校

一、概述

消化道活检在大多数病理科都占据很大一部分工作量，其中炎症性肠病活检的诊断和评估具有很大的挑战性，与此同时，全球范围内许多地方有关炎症性肠病病理诊断和评估的工作量与日俱增，原因如下所述。

- 近几十年来炎症性肠病在西方国家的发病率一直在上升，尽管上升的幅度已经变缓，而在东欧、亚洲、非洲和南美洲等地区上升的趋势依旧[1,2]。
- 组织学在炎症性肠病的诊断、分类和治疗中起着越来越重要的作用。
- 消化病理已逐渐走向亚专科的道路，对炎症性肠病及其组织学特征的理解也在不断深入，因此，会有越来越多的消化病理亚专科医生会关注炎症性肠病的精准报告以及与临床医生的相互沟通。反之，这些改变也使得临床医生对病理医生的期望比过去更高。

高质量的病理报告可体现出精准的诊断、分类、病变的程度、活动的程度、异型增生的分级，以及有无其他并发症（如 CMV 感染），这对于提高患者治疗效果的重要性不言而喻。组织病理学还可以发挥一些新的作用，包括对

治疗反应的评估、对临床结局的预测，以及对后期发生异型增生风险的评估。理想的病理报告包括对病变特征全面而准确的描述，并依据临床表现对活检结果有明确的解释。活检的评估可采用标准化的模式，即包括形态描述和诊断结论在内的结构化病理报告，这样不仅可使日常工作简化，也可以提升病理报告的价值。

指南和格式

关于炎症性肠病病理报告的指南并不缺乏，但关于格式和具体内容的界定却很少。如果所有病理医生都能按照统一的指南进行报告，可大大提升不同单位报告的一致性，并有助于比较同一患者不同时间和（或）不同病理医生签发的报告。而简单易行的格式化炎症性肠病病理报告有助于保证病理医生之间的一致性，如诊断术语、报告结构、表述方式和措辞等。

二、活检要求和临床病理联系

（一）活检要求（要点 24-1）

活检样本应该有一个清晰标识解剖部位的标签，内镜医生应避免将没有识别信息的不同部位的所有活检组织放在同一个标本容器中，这一点在炎症性肠病的初诊时尤其重要，因为

要点 24-1　提升活检标本质量和临床病理联系

- 活检部位充分
  - 回肠
  - 结直肠至少 4 个部位
  - 对新发病例尤为重要
- 每个部位有足够的活检块数
  - 每个部位至少两块，多一些更佳
- 明确标识活检的部位
  - 避免使用"直肠乙状结肠"这种不规范的名词
- 合格的活检标本
  - 黏膜全层，包括黏膜肌层
  - 正确定位
  - 深切往往十分有用，可改善标本定位不佳的问题，并可以暴露更深层的组织
- 完善的临床信息
  - 内镜检查单很有用，但有时会缺省一些细节信息
  - 电子病历可能会有帮助
  - 如果临床信息不充分，病理医生应在病理报告中做相应的说明

在区分溃疡性结肠炎和克罗恩病时，病变分布的评估十分重要。

建议对解剖部位进行精准的描述。具体而言，内镜医生应该避免使用"直肠乙状结肠"这种模棱两可的术语，这可能代表直肠乙状结肠交界处，也有可能提示为"直肠 + 乙状结肠"，抑或是直肠乙状结肠交界处附近的某个区域。在诊断时，如果需要根据直肠是否有病变而进行鉴别和分类时，上述这种描述方式就会带来问题，如溃疡性结肠炎与憩室性结肠炎或溃疡性结肠炎与克罗恩病的鉴别（见第 21

章和第 22 章）。

正确的定位、适当的取材大小和深度对于准确的诊断十分重要，只有这样才能很好地评估黏膜结构的变化和是否存在黏膜基底部浆细胞增多的现象，这也是炎症性肠病和非炎症性肠病，以及溃疡性结肠炎和克罗恩病的差别所在，如果组织定位差、取材表浅，则无法准确评估上述特征。病理技术人员应努力确保组织包埋的方向，尽管有时很困难。内镜医生如果能在送检标本前进行定位也会很有帮助，但其有效性取决于操作者的技巧和其他诸多因素。深切通常可以改善定位不佳的情况并暴露更深层的组织，进而可提供更多有用的诊断信息。

（二）临床病理联系

在评估消化道黏膜活检之前，病理医生应熟知各种临床送检的原因，而临床医生应负责提供相应的送检要求和相关病史。必要时，病理医生不必顾忌在病理报告中因没有充分的临床信息而难以解释组织学表现。根据医疗机构的条件，可考虑获取患者的电子病历以弥补送检信息的不足，在需要的时候可进行查阅，缺点是其占用了病理医生更多的时间。

内镜报告应作为病理送检申请信息的一部分[3]，可提供大体所见的详细信息及内镜医生的解释说明。事实上，一些指南也强烈建议将其作为病理申请单的一部分。根据格式要求，内镜报告还可包括行内镜检查的目的，并描述患者是否有可疑的新发炎症性肠病或早先诊断且治疗后的炎症性肠病。如果内镜报告中没有这些重要的信息，临床医生应将其作为补充信息提交。遗憾的是，一些内镜报告软件存在严重缺陷，如有的内镜报告系统的模板中提供了"不确定性结肠炎"这一错误选项，而这一名词并不适用于内镜下诊断，但消化科医生有时就用它来描述肉眼所见[4,5]。

（三）必要的临床信息

有一些临床信息对于病理标本的评估是必要的，见表 24-1 所列内容。疾病持续时间是一项重要的信息，病理医生需要知道患者是初次就诊还是已经被确诊为炎症性肠病，特别是缘于以下两点。

1. 慢性病程和（或）治疗本身可对炎症性肠病的组织学形态和分布特征有重要的影响，尤其是溃疡性结肠炎在不同解剖部位之间和同一解剖部位内分布的影响。因此，在溃疡性结肠炎和克罗恩病的鉴别方面，病变分布的变化在已治疗的炎症性肠病中不及在新发炎症性肠

病中有效果。

2. 活检的原因各有不同，在新发病例中，优先考虑的是炎症性肠病的诊断和分类。在已确诊的炎症性肠病中，诊断或排除异型增生和其他并发症（如巨细胞病毒感染）则更为重要。有时会存在确认或调整任何既往诊断的情况，但还是应更多关注初次的诊断意见。

在新发病例中，症状持续时间是一个重要的信息，因为非常早期的炎症性肠病（症状持续 < 6 周的患者）可能不会出现典型的镜下改变，黏膜结构的改变通常需要数周甚至数月的时间（见第 21 章）。

表 24-1 炎症性肠病活检标本评估中有用的临床信息

临床信息	疾病状况		作 用
	新发炎症性肠病	治疗后炎症性肠病	
新发或治疗后病例			基本信息
活检的原因	临床症状 其他原因，比如影像异常表现	• 常规随访 • 新发症状或症状恶化 • 疑似并发症，如叠加感染和肿瘤	重要
既往炎症性肠病史	不适用	炎症性肠病 / 溃疡性结肠炎 / 克罗恩病 / 炎症性肠病未分类的病史 既往病变的部位	基本信息
药物治疗	• 正在服用的药物，例如非甾体抗炎药 • 治疗新发症状的药物	• 治疗炎症性肠病的药物 • 其他药物	重要
症状持续时间	数天 / 数周 / 数月	不适用	对新发病例很重要
吸烟史 / 家族史		不适用	可能有用
感染的检查结果	便培养	巨细胞病毒检测	重要
症状	腹泻 / 便血 / 腹痛 / 肛周病变		重要，尤其是在新发病例
病史	肠道手术史 / 其他手术 / 憩室 / 放疗		基本信息
内镜表现	• 正常或异常 • 范围 • 分布 - 连续或节段性 / 直肠受累 • 局灶性病变 / 息肉 / 溃疡 / 憩室 • 既往手术 / 造瘘的证据		基本信息
影像表现	小肠病变，如狭窄		基本信息

对于经过长期治疗的炎症性肠病病例而言，有几项临床信息是重要的，包括既往的诊断、既往疾病的程度及持续时间，病变程度和持续时间与异型增生的风险有关。

内镜检查结果应始终提供给评估炎症性肠病活检的病理医生，具体信息应包括病变的分布、内镜下活动的分级、既往手术史、是否有憩室及其程度、任何其他局灶性病变的性质和部位，以及内镜医生对内镜所见的解释。每个活检的确切解剖位置均应在内窥镜检查单上注明，在对应息肉或其他局灶性病变的组织学和大体所见时十分有用，而在活检容器标识不清晰时也可发挥作用。

有几种情况可以出现类似新发或已确诊炎症性肠病的组织形态学改变，其中包括憩室病、旷置性直肠结肠炎和放射性结肠炎（见第 22 章）。如果临床信息缺失或不完整，这些情况就很容易被误诊为炎症性肠病。病理医生应经常考虑各种不同诊断的可能性，特别是当临床信息不足时更应如此。当然，内镜医生也并不总是了解临床的全部情况，如他们可能没有注意到微小的憩室，或者他们（甚至患者）可能并不知道其他的一些相关信息，如既往放射治疗史或未确诊的 HIV 感染之类。

（四）活检的评估

采用列表的方式协助组织学评估是值得考虑的，表 24-2 提供了相应的建议。

建议对活检组织进行系统性的镜下评估，表 24-3 提供了相应的建议。此外，病理医生还可采用逐步提问的方式，图 24-1 给出了一个示意流程图。在日常实践中，这种逐步提问的方式并不总是可行或适合的，然而它代表了一个基本思路，再结合上述的列表方式，则可以帮助生成一份准确和有用的病理报告。

三、病理报告的内容

（一）病理报告的目的

在考虑病理报告的内容之前，病理医生应知晓病理报告的目的，即提供以下信息，包括炎症性肠病的诊断和分类、病变范围、活动性、异型增生、并发症的排除和最佳的临床处置（要点 24-2）。

（二）一般事项

例如，临床信息是否充分、样本量是否足够，以及活检标本的部位等外部因素足以影响到标本的评估和报告内容。理想情况下，应有多部位活组织检查。特别是怀疑新发炎症性肠病的患者应该进行全结肠镜多部位活检，以便镜下评估病变的分布。例如，当病理医生评估全结肠镜活检本而不是仅有直肠活检标本时，可使得克罗恩病的组织学诊断准确率从＜ 25% 提高到＞ 60%[6]。

病理医生应当具有如实解读组织学表现的能力。一些研究表明，不同观察者之间诊断炎症性肠病的重复性要优于将炎症性肠病归类为溃疡性结肠炎或克罗恩病，此外，相较于克罗恩病，溃疡性结肠炎的诊断对于病理医生更为容易[6-8]，这可能也解释了为什么有相对更多的用于辨别溃疡性结肠炎的"阳性"组织学特征。

四、炎症性肠病报告的模式

（一）概述

- 在报告的正文中对组织学特征进行描述有助于其他病理医生了解情况，同时临床医生也可能会感兴趣，而且描述本身也解释了诊断结论的原因（要点 24-3）。

- 在组织学特征的描述之后，需要得出一个诊断性结论，这也是临床医生的关注

表 24-2　炎症性肠病结直肠活检的主要组织学特征列表

内　容	分　类	特　征	注　释
活检标本的质量	充分 方向和深度	每个部位活检的块数识别起源的能力 黏膜全层，可见黏膜表面上皮和黏膜肌层	每个部位至少需要 2 次 扭曲或倾斜包埋会使标本结构变形
腔面	微生物 渗出物	寄生虫，如阿米巴 伪膜	有助于炎症性肠病的鉴别诊断
结构	隐窝 黏膜表面	隐窝扭曲 隐窝萎缩 平整或绒毛状	分枝，失去平行排列结构，扩张，成角 缩短和间距扩大
固有层	慢性炎症 肉芽肿 急性炎症 上皮下胶原纤维化 平滑肌纤维 血管 微生物	浆细胞 淋巴细胞 淋巴细胞聚集 厚度增加 淀粉样物质沉积 / 血管炎 巨细胞病毒包涵体	密度增加或减少 浆细胞梯度消失 致密的淋巴细胞 / 淋巴细胞浆细胞浸润 数量增多 / 体积增大（主观判断） 坏死 / 无坏死 大小、数量、融合、异物巨细胞 有无隐窝破坏性肉芽肿 不一定等同于活动度 胶原性结肠炎＞ 20μm 如果存在，需注意不同活检内的分布情况 刚果红染色可证实淀粉样物质 内皮 / 上皮 / 肌细胞 / 其他细胞 免疫组化染色非常有用
上皮	急性炎症 Paneth 细胞 黏液 凋亡 核特征	隐窝炎、隐窝脓肿 溃疡 / 糜烂 Paneth 细胞化生 / 数量增加 黏液减少或消失 隐窝上皮凋亡细胞数目 异型增生 再生 / 反应性不典型改变	在慢性炎症的基础上出现这些变化则代表活动度 可见于正常情况，特别是在脾曲近端 无 / 轻度 / 中度 / 重度 分为低级别或高级别 如果不典型性无法分类可诊断为"不确定的异型增生"
分布	结构的变化 慢性炎症 急性炎症		不同标本之间和同一标本内 不同标本之间和同一标本内 每个部位的病变程度

所在，明确的诊断结论有助于临床医生制订最佳的治疗策略。

- 诊断结论应包括镜下改变的归纳，如病变分布、炎症活动程度的描述、病理医生对组织学表现的解释、是否有异型增生，以及异型增生的分级，这些可以用上述内容的首字母缩写"PAID"来表示，即病变模式（Pattern）、活动度（Activity）、病变解释（Interpretation）和异型增生（Dysplasia）（表 24-3）。

对异型增生的论述详见第 8 章和第 23 章。尽管内镜技术的进步有效提高了异型增生的检出率，以及相关分子技术的日趋成熟，但诊断或排除异型增生最可靠的途径依旧是病理医生在显微镜下的判断。

（二）描述的方式

建议采用适当的方式进行镜下所见的描述并得出相应的结论，描述中至少应包括慢性炎症是否存在和分布、结构变化（隐窝扭曲、隐窝萎缩和黏膜表面不规则）是否存在及分布、

表 24-3　炎症性肠病组织学活检的"PAID"报告模式

病变模式以文字记录，无编码

活动度

分级（每个部位）	标 准 [a]	编 码
无	无上皮内中性粒细胞、糜烂或溃疡	A0
轻度	隐窝炎累及范围＜ 25% 的隐窝 / 隐窝脓肿累及范围＜ 10% 的隐窝 / 两者均有	A1
中度	隐窝炎累及范围＞ 25% 的隐窝 / 隐窝脓肿累及范围＞ 10% 的隐窝 / 散在灶性糜烂 / 三者合并	A2
重度	溃疡或多灶性糜烂	A3

病变解释

炎症性肠病的可能性 [b]	注 释	编 码
明确 / 很可能的炎症性肠病	炎症性肠病的组织学表现或高度提示 / 支持炎症性肠病 分类见下	IBD-DVL
更倾向为炎症性肠病而非其他病因	组织学更可能是炎症性肠病而非其他疾病，但不能确认 分类可能不适用	IBD-F
没有明确的炎症性肠病证据		IBD-0
炎症性肠病的分类 [b]		
明确 / 很可能的溃疡性结肠炎	组织学为溃疡性结肠炎，或更倾向于溃疡性结肠炎而非克罗恩病	UC-DVL
更倾向为溃疡性结肠炎而非克罗恩病	组织学无法区分，但更倾向为溃疡性结肠炎而非克罗恩病	UC-F
炎症性肠病未分类	组织学无法区分溃疡性结肠炎和克罗恩病	IBDU
更倾向为克罗恩病而非溃疡性结肠炎	组织学无法区分，但更倾向为克罗恩病而非溃疡性结肠炎	CD-F
明确 / 很可能的克罗恩病	组织学为克罗恩病，或强烈提示为克罗恩病而非溃疡性结肠炎	CD-DVL

异型增生

分 级	注 释	编 码
无异型增生		D0
低级别异型增生	明确具体部位和受累活检标本的数量	DL
高级别异型增生	明确具体部位和受累活检标本的数量	DH
不确定的异型增生	无法分类的不典型性改变	DI

CD. 克罗恩病；DVL. 明确或很可能；F. 更倾向；UC. 溃疡性结肠炎
a. 改编自之前的方案 [9-13]
b. 结合临床印象
改编自 Feakins RM and BSG. J Clin Pathol. 2013; 66:1005–26.[4]

其他如肉芽肿和病毒包涵体等相关特征、是否存在活动性炎及分级和部位，是否存在异型增生及分级和部位（要点 24-3）。

（三）结论的方式

可将首字母缩略词 "PAID"（见上文）作

要点 24-2　炎症性肠病活检标本评估的目的

- 诊断（新发炎症性肠病）
  - 确认或排除炎症性肠病
  - 分型为溃疡性结肠炎或克罗恩病
- 诊断（已有炎症性肠病）
  - 确认、怀疑或否定已有的炎症性肠病诊断
  - 确认、怀疑或否定已有的溃疡性结肠炎或克罗恩病诊断
- 疾病的解剖范围和分布
- 活动度
  - 是否存在
  - 分级
  - 解剖分布
- 异型增生
  - 是否存在
  - 分级
  - 解剖分布
- 恶性病变
- 巨细胞病毒感染
  - 如果存在的话，评估包涵体的数量 / 密度
- 预后（适用于临床试验等情况）
  - 对治疗反应的可能性
  - 治疗后可能的结果，即复发或需要进一步治疗的可能性
  - 异型增生的风险

要点 24-3　炎症性肠病组织学报告的内容

主要组织学特征的描述

- 慢性炎症
  - 存在与否
  - 不同部位和同一部位内的分布
  - 严重程度
- 结构改变和隐窝萎缩
  - 存在与否
  - 不同部位和同一部位内的分布
  - 严重程度
- 肉芽肿
  - 存在与否
  - 有无隐窝破坏
  - 是否有坏死
- 活动度（上皮内中性粒细胞、中性粒细胞性隐窝脓肿、糜烂、溃疡）
  - 存在与否
  - 严重程度
  - 部位
- 病毒包涵体
  - 如果有重度的活动性炎或溃疡，需关注巨细胞病毒感染的情况
- 异型增生
  - 有 / 无 / 不确定
  - 分级（低 / 高）
  - 部位

炎症性肠病报告中结论的主要内容（"PAID"）

- 模式（Pattern）
- 活动度（Activity）
- 解释（Interpretation）
- 异型增生（Dysplasia）

为结论的方式（要点24-3，表24-3）[4]。

- 在"病变模式"的标题下，可总结慢性炎症、结构改变，以及其他重要的特征，尤其是肉芽肿。通常情况下，病变的模式是"慢性结肠炎"，并辅以病变的分布特征，如果出现肉芽肿，还应特别提及。

- "活动度"是对活动性炎症及其分级和部位进行概括，理想情况下，每个部位的活动度都应该提及，如果认为不具备可行性，至少需描述活动性炎累及的部位及最严重的程度。遗憾的是，目前对于炎症的活动度分级尚无明确的共识，但是大多数病理医生一致认为固有层中的中性粒细胞浸润不足以证实为活动性炎，而溃疡则代表重度的活动性炎。

- "病变解释"是指病理医生根据临床背景对组织学变化的最终解释，即拟诊炎症性肠病或其他诊断，如果考虑炎症性肠病，则更倾向是溃疡性结肠炎还是克罗恩病。

建议采用逐步分析的方法剖析病变，并依次判定。

- 有无炎症。
- 慢性炎症的证据是否充分。
- 是否有炎症性肠病的可能性。
- 是否需要将炎症性肠病或可能的炎症性肠病进一步归类于溃疡性结肠炎或克罗恩病（或使用"倾向于"这种描述方式，抑或是使用"未分类的炎症性肠病"）（图24-1）。

如果对炎症性肠病的诊断尚有疑问，就不宜进一步分为溃疡性结肠炎或克罗恩病。

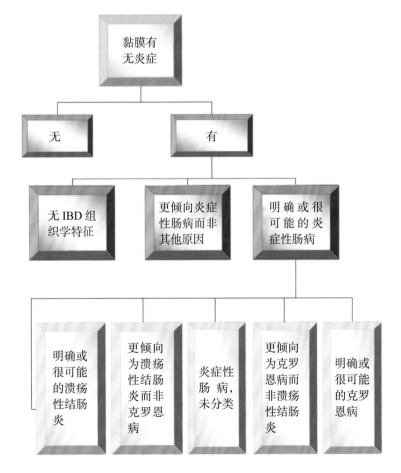

◀ 图 24-1　活检时怀疑新发炎症性肠病时提问的思路

改编自 Feakins RM and BSG. J Clin Pathol 2013; 66:1005-26.[4]

（四）组织学炎症的程度和活动度的分级

临床和内镜下炎症性肠病的严重程度和活动度的分级目前在临床实践中普遍使用，如Mayo分类（见第1章），但对于炎症性肠病整体组织学病变程度或活动度尚无通用的分级或评分系统。大多数病理医生是通过上皮内中性粒细胞和（或）中性粒细胞隐窝脓肿和（或）糜烂/溃疡诊断炎症的活动度，但并不是所有的病理医生都接受这些标准。此外，组织学上的活动度与内镜下和临床的活动度相关性很差，一方面是因为活检仅仅为大面积炎症中的很小一部分，另一方面是因为临床、内镜和组织学上对于活动度的定义并不相同。

对于组织学炎症的程度或活动度目前已有较多分级或评分系统，但主要用于科研和临床试验[14-17]。一些方案只评估中性粒细胞代表的活动性炎，而另一些则评估更多的镜下炎症特征。人们对于这些方案已经越来越感兴趣了，部分原因是通过这种方案所获得的治疗后组织学缓解的客观证据可能比内镜下病变缓解有着更好的疗效和临床结局预测价值。事实上，有文献使用了如"不止内镜下的黏膜愈合"和"治疗的终极目标"这样的词句来强调组织学评估对于疾病缓解判定的价值[18]。一些组织学评分系统可适用于日常的临床实践，而另一些对常规应用而言则过于复杂。目前很少有病理医生常规使用评分系统，但是将来消化科医生可能会提出对组织学活动度进行精确评估的要求，因为它可补充内镜下活动度的评估，其可预测对特定药物的治疗反应，进而有助于评估治疗效果，同时有助于预测将来发生异型增生的风险[12, 18]。

（五）用于表达可能性的模棱两可的术语

消化科医生和其他临床医生经常会要求病理医生在出具的病理报告中说明诊断的可能性，即炎症性肠病是否明确、很可能、可能或不太可能，以及溃疡性结肠炎或克罗恩病是否明确、很可能、可能或不太可能。当然，对于不同疾病分类的解释和描述取决于组织学和临床特征的综合分析，而病理医生应尽可能根据已知的临床背景尝试描述不同诊断的总体可能性。

病理医生和（或）临床医生使用的很多名词和术语在实际工作中有可能引起混淆，或根本不恰当的表述（表24-4）。病理医生应尝试说明组织学特征对特定诊断的支持程度。遗憾的是，病理医生经常使用"符合"或"不除外"等模糊的词汇，这些名词的肆意使用使得不同的病理医生和临床医生可能会对同一个报告有着差别很大的理解，事实上，一些研究已明确地证实，医务人员对许多表达可能性的常用词或术语的理解程度和使用一致性上有着很大差别[19, 20]。

在一项关于临床医生对病理医生表示确定程度的术语的研究中证实，以下4个是最明显的模棱两可的术语[19]。

- 符合
- 一致
- 不除外
- 不能排除

换句话说，这些术语所表示的确定性程度在不同临床医生和临床小组之间存在显著差异。

在另一份报告中，"符合"表示的百分比概率为25%～100%，证实了它对临床医生而言缺乏价值[19]，因为一个消化科医生认为使用"符合炎症性肠病"这种结论的病理医生其确定为炎症性肠病的概率为25%，而另一位阅读同一报告的消化科医生可能会认为该病理医生对炎症性肠病的诊断有100%的信心。

遗憾的是，大多数表达概率的术语都有潜在的歧义[4]，而且各种不同的研究其结果甚至彼此都不一致[19, 20]。在病理医生中也很少有文

表 24-4　模棱两可的术语

导致混淆的术语	注　释	建　议
非特异性结肠炎 / 非特异性慢性结肠炎	• 无临床意义 • 应避免使用	• 描述炎症的表现 • 说明没有特异性改变
不确定性结肠炎	• 仅限于炎症性肠病的切除标本且无法归类为溃疡性结肠炎或克罗恩病 • 不适用于活检诊断或内镜诊断 • 不适用于"不明原因的炎症"	炎症性肠病未分类，或说明无法对炎症性肠病进行分类
模棱两可的术语，如"符合""相符""一致""无法排除"	• 模棱两可 • 可被理解成不同含义 • 一项研究中显示"符合"一词所暗含的概率为 25%～100%	• 避免使用 • 描述是否支持诊断的特征 • 需要更多的研究以明确报告中的措辞问题
"结肠炎"或"直肠炎"（如果没有进一步的限定）	• 临床医生经常错误地将"结肠炎"或"直肠炎"作为"溃疡性结肠炎"的简称或代名词	• 应明确具体疾病类型
"显微镜下结肠炎"或"炎症性肠病"的不当使用		• 限用于所指的特定疾病

字方面的专家以解决术语不准确或不明确的问题。甲状腺细胞学报告系统中所采用的恶性肿瘤百分比概率或许是一个可借鉴的例子[19, 21]，但是这很难应用到炎症性肠病活检的组织学评估中，病理医生或许只能根据个人的感觉大致评判一个百分比概率。

在理想情况下，病理医生应陈述某个诊断的可能性，或描述为某种难以解释或非特异性的表现。在已经确诊的炎症性肠病中，活检的组织学特征可以支持已有的诊断，也可提示其他诊断，抑或是非特异性改变。

1. "结肠炎"

严格地说，"结肠炎"一词适用于任何形式的结直肠炎症。然而，"结肠炎"这个词因为太过宽泛而很容易被误读，主要原因是一些内科医生和外科医生错误地将"结肠炎"或"直肠炎"作为溃疡性结肠炎的简称或代名词，病理医生至少应该避免在情况不明的时候使用"结肠炎"或"直肠炎"，特别是在报告结论中作为一个独立用词时更应如此。因为仅使用"结肠炎"而未行进一步的限定可能会导致严重的临床处置差错（实际上已有类似情况出现）

（N.A.Shepherd，个人交流）。

2. "非特异性结肠炎"

病理医生应该避免使用"非特异性慢性结肠炎"和"非特异性结肠炎"这些诊断术语[22]，因为它们没有意义，而且可因此被临床医生或患者误解为某种具体的诊断分类。如果特征不明确，应在病理报告中以适当的方式说明组织学变化的性质并进行适当的限定，如"非特异性轻度炎症改变"。

3. "不确定性结肠炎"

"不确定性结肠炎"一词意指在特定情况下无法将一个明确的炎症性肠病病例归类为溃疡性结肠炎或克罗恩病，甚至在临床背景充分的手术切除标本中经过评估也有可能会碰到类似的情况。通常情况下是由于在标本中兼有溃疡性结肠炎和克罗恩病的特征。遗憾的是，自 1978 年开始使用这一名词以来，其一直被误用[23]，进而造成了许多混乱。该名词不恰当的使用见于以下情况，包括用于非炎症性肠病病例，用于未知类型或原因的炎症，用于描述内镜检查的结果，用于描述活检所见。该名词并不适用于活检或内镜检查报告，如果炎症性肠病患者的活检表现为难以归类于溃疡性结肠炎或克罗恩病，可选择"炎症性肠病未分类"这一术语[5]，这也是综合内镜、影像学、病理和临床特征后作出的综合考虑，另一种选择是描述为活检提示炎症性肠病特征，但无法区分溃疡性结肠炎和克罗恩病。

定期举行临床病理讨论通常可以降低混淆和误解的风险，此举可以让病理医生和临床医生能明确一些不确定的情况，并对疑难的病例进行讨论。事实上，内镜医生所执行的标准和指南中也都特别推荐与病理医生进行更好的沟通[24]。

（六）名词使用不当

炎症性肠病或显微镜下结肠炎的临床病理诊断是有标准的，将这些疾病分类扩展且包含其他疾病是不适合的。例如，一些作者会混淆概念，用"炎症性肠病"一词来涵盖所有类型的结直肠炎症。

第 25 章 回肠储袋肛管吻合术
Ileal Pouch Anal Anastomosis

Shaun V. Walsh   Roger M. Feakins   著
许秀丽 译   李增山 校

一、概述

回肠储袋肛管吻合术（ileal pouch anal anastomosis，IPAA）是 40 多年前由 Parks 和 Nicholls[1] 首创的术式，可以显著改善直肠结肠切除术患者的生活质量。IPAA 术式可避免术后长期的回肠造口，之后随着手术技术的改进，大多数 IPAA 采用双钉吻合的策略[2]，旨在改善肛门功能。这个术式可以保留直肠壁下段 15～20mm，称之为远端肛管移行区和近端回肠储袋之间的"直肠残端封套"（图 25-1）。

储袋解剖结构复杂，在内镜检查时需要对其不同的结构进行系统的检查，内镜医生还应对不同的区域进行精确的取材，即储袋前、储袋（有时需分别从不同部位取材，如储袋近端和远端）、直肠残端封套和肛管黏膜，并在给病理科送检时清晰的标识不同标本的确切解剖部位（要点 25-1）[3]。

直肠结肠切除后的 IPAA 对于某些情况而言可能会更适合，最常见的适应证就是溃疡性结肠炎，其次是家族性腺瘤性息肉病。不太常见的指征包括不确定类型的结肠炎、幼年性息肉病和坏死性小肠结肠炎，对于克罗恩病患者，极少会采用 IPAA 治疗，因为失败的风险很高。如果要在克罗恩病中采用该术式，最低要求是

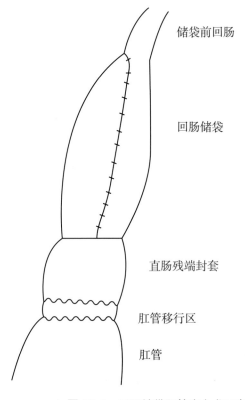

▲ 图 25-1 回肠储袋肛管吻合术示意

储袋前回肠

回肠储袋

直肠残端封套

肛管移行区

肛管

没有小肠和肛门病变（要点 25-2）。

IPAA 后可发生不同类型的病变，但涉及储袋的这些病变其临床表现与内镜所见可以表现类似。IPAA 术后病变的种类包括外科手术操作所致的结构异常、炎症／感染、功能障碍、异型增生／恶性肿瘤和代谢问题（表单 25-1）[4]。这也意味着储袋相关的临床症状会涉及许多不

- 储袋前回肠活检
- 储袋活检
  - 可以来自储袋的不同部位，如近端和远端
- 直肠残端封套活检
- 肛管活检

- 溃疡性结肠炎
  - 最常见的原因
- 家族性腺瘤性息肉病
- "不确定"的结肠炎
- 错构瘤性息肉病
- 坏死性小肠结肠炎
- 克罗恩病罕见
  - 通常是回肠储袋肛管吻合术的禁忌证
  - 不得有小肠或肛门病变

同的鉴别诊断可能，所以必须要提供充分的临床和内镜信息，以协助病理医生在评估储袋黏膜活检时提供准确而实用的诊断信息。

二、储袋炎

　　储袋炎是 IPAA 术后发生的一种炎症状态，其诊断取决于临床和病理特征的综合分析。对于既往患溃疡性结肠炎的患者而言，这是一个常见的问题，在高达 50% 的患者中可能至少会发生一次，但发病率在不同的研究中各不相同。在此类溃疡性结肠炎患者中，储袋炎发生的危

外科手术和结构异常

- 吻合口漏
- 盆腔脓肿和脓毒症
- 储袋窦
- 储袋瘘
- 狭窄
- 输入端综合征和输出端综合征
- 不孕和性功能障碍
- 门静脉血栓
- 储袋脱垂、储袋扭转出血、括约肌损伤或功能障碍

炎症和感染

- 储袋炎
- 封套炎
- 储袋克罗恩病
- 近端小肠细菌过度增殖
- 炎性息肉

功能性

- 储袋易激综合征
- 肛门痉挛
- 假性肠梗阻

异型增生和肿瘤

- 储袋异型增生或癌变
- 肛管移行区异型增生或癌变

其他

- 系统性和代谢性贫血
- 骨质流失
- 维生素 B_{12} 缺乏症

经许可转载，引自 Shen B, Remzi FH, Lavery IC, Lashner BA, Fazio VW. Clin Gastroenterol Hepatol. 2008; 6:145-58.

险因素包括并发原发性硬化性胆管炎、炎症性肠病相关的肠外表现、缺血、其他严重疾病和肥胖，但是在不同的报道中结论并不一致[5]。较溃疡性结肠炎患者而言，储袋炎在家族性腺瘤性息肉病患者中的发病率要低一些。

储袋炎可根据症状持续时间分为急性或慢性，亦可分为原发性/特发性或继发性，后者包括巨细胞病毒、难辨梭状芽孢杆菌或白色念珠菌等特异性感染[6, 7]。储袋炎也可继发于药物、树脂或放射治疗（表单25-2）。

表单25-2　储袋炎分类

- 急性/慢性
- 特发性/继发性

继发性储袋炎：可能的原因

- 巨细胞病毒
- 难辨梭状芽孢杆菌
- 白色念珠菌
- 药物
- 树脂
- 放射治疗

储袋炎的症状包括便频、便急和便失禁。原发性储袋炎的发病机制尚不明确，但回肠储袋内的粪便瘀滞和菌群失调是可能的发病原因，大多数患者对一个疗程的抗生素治疗有反应[8]。

回肠储袋黏膜在术后通常会发生一系列适应性变化，并不会产生临床症状。这些适应性改变包括绒毛变平、上皮内黏液改变和固有层慢性炎症等，但没有急性炎症表现（图25-2A和B）[9]。其外观可与结直肠黏膜非常相似，除非内镜医生能清楚地识别每个解剖部位，否则很难与邻近的直肠黏膜区分。

在具有临床表现的储袋炎患者中，除适应性绒毛变平外还有其他特征，包括隐窝炎和隐窝脓肿所提示的急性炎症（图25-2C）。固有层中可见到急性和慢性炎症的背景，也可有溃疡和幽门腺化生（表单25-3）。幽门腺化生和肉芽肿可提示克罗恩病，但并不特异（见下文）。上皮内可出现淋巴细胞增多的现象，亦可见到神经内分泌细胞增生，但意义并不明确。

目前存在几种不同的储袋炎分级评分系统[10, 11]，是否用于日常的临床实践尚存在争议，但是对临床科学研究项目十分有用。储袋炎活动性分级的评估需综合临床表现、内镜特征和组织学特点进行，也有单纯的组织学评估方案存在。

病理报告中应描述黏膜改变的特点，尽可能对慢性炎症和急性炎症的程度进行分级，同时还应描述有无溃疡和黏膜结构的变化。表25-1列举了许多病理医生在使用的组织学评估内容[10]，这些典型的储袋炎组织学特征应该在病理报告中有所体现。

储袋炎的临床鉴别诊断包括窦道、瘘管和脓肿等手术并发症，以及储袋易激综合征、直肠残端封套炎和克罗恩病（表单25-1）。

三、直肠残端封套炎

直肠残端封套炎或"封套炎"可发生于溃疡性结肠炎患者，可提示病变残留或病变复发。内镜医生应有意识并能认识这种病变，进而将储袋每个部位的标本送检，这对于是否能最终确诊十分重要。不难想象，镜下很容易观察到慢性活动性直肠炎的改变（图25-3A和B）。有时，内镜医生对储袋只是进行随机而非精准的活检，在这种情况下，区分回肠储袋黏膜和直肠残端封套黏膜是非常困难甚至是不可能的。Paneth细胞是回肠黏膜中会恒定出现的成分，但也可见于慢性炎症的直肠黏膜（Paneth细胞化生），如果数量多且分布规律，则可判定为回肠黏膜，否则无法区分。活检标本固有

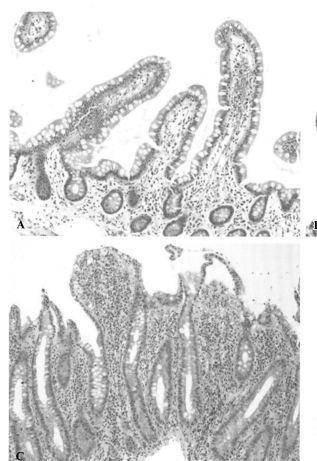

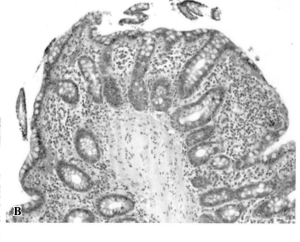

▲ 图 25-2 回肠储袋的组织学表现

A. 正常回肠储袋黏膜；B. 回肠黏膜在发生适应性改变后其形态类似结直肠黏膜；C. 储袋炎时可见固有层炎症和上皮内炎症细胞浸润，这些形态变化是在（B）中适应性改变的基础上发生的

层出现棕黑色金属色素可提示为回肠黏膜（与是否取自储袋回肠黏膜无关）（图 25-3C）[12]。正确识别直肠封套炎也很重要，因其治疗方案与储袋炎有所不同，需要用到免疫抑制剂（要点 25-3）。

四、克罗恩病

一般而言，克罗恩病患者不会行 IPAA 治疗，因为术后会发生临床表现显著的储袋并发症，甚至有储袋失败的风险。然而，以下情况下可在回肠储袋发生真正的克罗恩病（要点 25-4）：其一，在重新评估病变时确认储袋表现为克罗恩病而不是既往诊断的溃疡性结肠炎；其二，有些诊断为不确定类型结肠炎的患者经过重新评估而被确定为克罗恩病；其三，在非

常少见的情况下确实可发生直肠的克罗恩病，且无小肠或肛门受累，并行 IPAA 治疗，术后于回肠储袋发生克罗恩病。

储袋克罗恩病如果真实发生，其组织病理学特征多表现为慢性活动性炎症、溃疡和幽门腺化生，偶尔可见肉芽肿，但这些特征都不是特异的。事实上，通过储袋的组织学评估并非是确认炎症性肠病或区分溃疡性结肠炎与克罗恩病的可靠手段，因为无论最初的诊断是什么，在 IPAA 术后的储袋中均有可能出现克罗恩样改变和溃疡性结肠炎样改变 [13, 14]。如慢性活动性炎症、溃疡和幽门腺化生等改变，均有可能出现于严重的储袋炎中，亦可出现其他克罗恩样特征，包括肉芽肿、裂隙状溃疡、瘘管、狭窄和肠外表现（如关节炎、虹膜炎和坏疽性脓皮病）[13-15]。IPAA 中出现的肉芽肿并非总是可

表单 25-3　储袋黏膜的组织学改变

适应性改变

- 无临床症状
- 组织学
  - 绒毛变平
  - 上皮内黏液改变
  - 固有层慢性炎症
  - 形态类似于结直肠黏膜

储袋炎

- 症状
  - 便频、便急和便失禁
- 组织学
  - 适应性改变，包括绒毛变钝（早期改变）
  - 隐窝炎
  - 隐窝脓肿
  - 固有层的急性和慢性炎症
  - 溃疡
  - 幽门腺化生
  - 肉芽肿（少见）
  - 相对轻微的隐窝扭曲

表 25-1　IPAA 储袋黏膜组织病理学改变的评分系统

	组织学特征		得　分
急性	中性粒细胞浸润	无	0
		表面上皮内轻度及散在浸润	1
		中度伴隐窝脓肿	2
		重度伴隐窝脓肿	3
	溃疡	无	0
		浅表轻度	1
		中度	2
		广泛	3
慢性	淋巴细胞浆细胞浸润	无	0
		轻度及散在	1
		中度	2
		重度	3
	绒毛萎缩	无	0
		绒毛结构轻微异常	1
		部分绒毛萎缩	2
		大部分绒毛萎缩	3

经许可转载，引自 Moskowitz RL, Shepherd NA, Nicholls RJ. Int J Colorectal Dis. 1986; 1:167–74.[10]

靠的提示指征，可出现缝线或滑石粉所致的异物性肉芽肿，也可在急性活动性炎症时见到隐窝破裂性肉芽肿，偏光显微镜有助于识别肉芽肿中的异物成分。

储袋失败在克罗恩病中比在溃疡性结肠炎中更为常见，但并不能将储袋失败作为否定溃疡性结肠炎诊断的理由[13]。在因储袋失败而切除的储袋标本评估中，需格外小心，因为溃疡、肉芽肿形成和透壁性炎症这些表现相比一般的储袋炎而言更为常见，其与克罗恩病表现十分相似。同时，如果溃疡性结肠炎患者 IPAA 后发生储袋失败，需要回顾分析原始病理标本和临床特征，以证实最初是否为正确的诊断。事实上，如果在 IPAA 术后储袋标本中出现任何强烈提示罗恩病的组织学特征，都应对既往标本进行回顾分析，特别是既往的手术切除标本和曾经提示诊断的活检标本[14, 15]。

溃疡性结肠炎切除标本中可预示储袋炎的特征

与克罗恩病患者相比，溃疡性结肠炎患者发生储袋失败和严重临床并发症的风险要低得多，但储袋炎的发生率很高。在溃疡性结肠炎的切除标本中，一些特征可有助于预测储袋炎的发生。一项研究显示，如果存在阑尾活动性炎改变则提示罹患储袋炎的风险较高，如果有阑尾溃疡，则会更高。但关于储袋炎风险和阑尾病变之间联系的报道结果并不一致。与深的裂隙状溃疡更提示克罗恩病这一点不同，结直肠浅表的裂隙状溃疡（裂隙溃疡深度 < 50% 肌层）可预示更高的储袋炎和储袋皮肤瘘发生率[16, 17]，并且有可能将这种炎症重新归类为不确定类型的结肠炎。

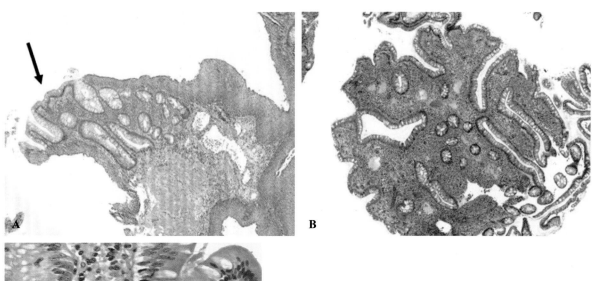

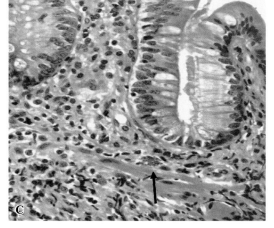

▲ 图 25-3 直肠残端封套

A. 直肠残端封套黏膜（箭）位于肛管黏膜（右侧）和回肠储袋黏膜之间（图中未显示）。B. 直肠残端封套黏膜可表现为慢性活动性炎症，可出现结构扭曲，类似（甚至有可能就是）炎症性肠病。C. 回肠储袋黏膜发生炎症或适应性改变后其形态与直肠残端封套黏膜的鉴别十分困难。棕黑色金属色素（箭）可见于回肠黏膜固有层，在直肠黏膜中不存在，通过这一点有助于鉴别（图片由 Prof. Karel Geboes, Gent, Belgium. 提供）

五、异型增生和恶性肿瘤

IPAA 术后发生的异型增生可见于回肠储袋黏膜（图 25-4）或直肠残端封套黏膜[4]。在溃疡性结肠炎的病例中这种情况少见，且更容易发生在合并原发性硬化性胆管炎的情况下。家族性腺瘤性息肉病患者的 IPAA 术后异型增生比溃疡性结肠炎患者更常见，因此，家族性腺瘤性息肉病患者可能需要比溃疡性结肠炎患者更密切的随访监测。

储袋黏膜和直肠残端封套黏膜可发生上皮细胞的再生改变，表现出细胞和结构的不典型性，尤其多见于炎症程度重和发生溃疡的情况下，这种改变有时很难与真正的异型增生区分开，此时可使用不确定的异型增生这样的诊断术语（图 8-6）。

回肠储袋发生的腺癌是非常少见的。如果合并原发性硬化性胆管炎，则异型增生发生的风险增高。同时，如果患者在 IPAA 既往就患有结直肠肿瘤，则术后发生肿瘤的风险就更高。直肠封套是常见的原发部位，而且主要是结直肠腺癌而非是小肠癌。所发生的肿瘤在很大程度上与溃疡性结肠炎中发生的结直肠癌类似，但相对而言更容易见到癌周克罗恩样反应的现象[18, 19]。

六、储袋前回肠炎

储袋前回肠炎是一种可发生于 IPAA 术后患者的、非常少见的情况，并可在没有储袋炎的情况下发生（要点 25-5）。在一项研究中，结果显示 50% 的储袋前回肠炎可同时伴有储

要点 25-3 直肠残端封套

- 性质
  - 残余直肠组织
  - 长度为 15～20mm
  - 位于回肠储袋和肛管之间
- 炎症
  - 典型的表现是慢性活动性炎症伴隐窝扭曲
  - 类似炎症性肠病
  - 有时可能就是代表炎症性肠病
- 与发生适应性改变的回肠黏膜鉴别困难
  - 需要内镜医生识别活检部位
  - 与直肠黏膜不同，回肠黏膜可含有黑色色素
  - Paneth 细胞并非总是能作为鉴别特征
- 肿瘤
  - 直肠残端封套罕见
  - 与回肠储袋黏膜相比，直肠残端封套更容易发生肿瘤性病变
  - 与炎症性肠病中发生的癌相似

袋炎。病因尚不清楚，但缺血可能在其中发挥了一定的作用。其内镜和组织学的表现可类似于克罗恩病，如溃疡、狭窄、裂隙状溃疡和瘘管[15, 20-23]。在一组病例研究中结果显示内镜下从储袋近端到近吻合口回肠末端的弥漫性炎症，组织学特征包括慢性炎症、溃疡、黏膜下纤维化，以及在少数情况下会出现的隐窝破裂性肉芽肿[15]，但通常没有透壁性慢性炎症。在另一项研究中，研究结果显示，在已诊断溃疡性结肠炎和不确定类型结肠炎的病例中，内镜下如果能看到储袋输入端的溃疡，则其是唯一一能提示克罗恩病的特征，但前提是需要排除非甾体抗炎药物这一致病因素[20]。事实上储袋前回肠

要点 25-4 克罗恩病与回肠储袋肛管吻合术

克罗恩病的 IPAA 治疗

- 非常少见
- 只在没有肛门和小肠病变时才考虑

IPAA 术后诊断克罗恩病的原因

- 最初误诊为溃疡性结肠炎或其他类型炎症
- "不确定类型的结肠炎"重新分类为克罗恩病
- 既往诊断为克罗恩病

IPAA 术后克罗恩病的诊断

- 非常困难，除非既往已经确诊过克罗恩病
- 所有 IPAA 术后的病例均可出现克罗恩样特征，不论之前是什么疾病类型
- 类似克罗恩病的 IPAA 术后组织学特征
  - 肉芽肿
  - 裂隙状溃疡
  - 瘘管
  - 纤维化
  - 狭窄
  - 溃疡
  - 肠外表现
- 克罗恩样特征在储袋失败的病例中更为常见
  - 透壁性炎症

一般规则

- 溃疡性结肠炎与克罗恩病的鉴别不应依赖 IPAA 术后的组织学表现
- 诊断克罗恩病不应依赖 IPAA 术后的组织学表现
- IPAA 术后如果没有充分的支持性证据，应避免诊断或提示克罗恩病

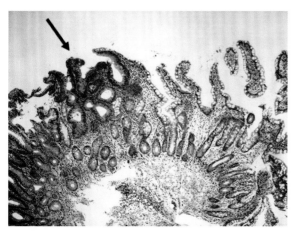

▲ 图 25-4 回肠储袋黏膜低级别异型增生（箭）

要点 25-5 储袋前回肠炎

- 非常少见
- 炎症可发生于没有回肠炎的情况下
- 炎症并不提示克罗恩病

炎并非是重新将疾病诊断为克罗恩病的充分理由，在一项对手术标本进行的正式病例回顾研究中证实每一例均为溃疡性结肠炎。

七、总结

病理医生的主要作用是佐证回肠炎的临床诊断，如果存在，还需要找出继发的原因，同时也要注意相应的鉴别诊断（包括封套炎），并除外巨细胞病毒感染等在组织学上可识别的并发症，此外要明确有无异型增生和恶性肿瘤。

第 26 章　憩室病、黏膜脱垂及相关疾病
Diverticular Disease, Mucosal Prolapse, and Related Conditions

Lukasz A. Adamczyk　Neil A. Shepherd　著

李　侠　译　　李增山　张丽英　校

一、概述

憩室病是消化道最常见的疾病之一，尤其在西方国家高发。全结肠均可发生，最常见于乙状结肠，一般不累及直肠。在老年人中发病率较高，并有一定的死亡率。憩室病常常会继发其他的肠道病变，因此在临床工作中，病理医生应注意憩室病所并发的炎症性病变与憩室病本身有时候具有重叠的表现。憩室病的诊断需要结合临床、内镜和影像学信息，这一点至关重要，而很少单独依靠活检组织学评估作出诊断。憩室病的形成在很大程度上与局部机械性压力相关，憩室本身及憩室周围黏膜经常并发炎症改变，而这种以黏膜病变为主的炎症不可避免的会带来相关的鉴别诊断问题。本章将集中讨论憩室病活检标本中相关的黏膜病理改变，也会涉及其他一些表现为炎症性病变且容易导致诊断困惑的情况，如黏膜脱垂和子宫内膜异位症。

在过去的 20 年中，西方人群中憩室病的发生率呈上升趋势[1, 2]，流行病学数据表明，在 > 60 岁的人群中，憩室病的患病率超过 50%，而 > 80 岁的人群中则超过了 65%[3-5]。对于 > 50 岁的患病人群，女性较多见[2, 3, 6-8]，而在年轻患者中，往往以男性为主，且疾病进展更快，有时可能需要急诊手术[7, 9]。肥胖被认为是一个重要的致病因素，特别是在年轻人中更是如此[7, 10, 11]，但尚未证实其与憩室形成之间确切的因果关系[12]。目前，人们已基本认同憩室病与西方的饮食习惯和生活方式密切相关[3, 4, 9, 13, 14]。来自南非和新加坡的数据显示，憩室病与较高的社会经济地位之间存在正相关[15, 16]。来自澳大利亚的一项尸检研究显示，45% 的尸检病例中可检出憩室病[10]，而来自沙特阿拉伯的一项内镜研究显示，憩室病的发病率仅为 7.4%[17]。瑞典的一项大规模人群研究发现，在新的非西方移民中憩室病的发病率较低，且发病率与居住时间呈正相关[18]。同一小组的研究显示，憩室病 10 年的总死亡率为 0.003%，虽然这一数值很低，但考虑到该病高的患病率，其实际情况不容小觑。然而在住院患者中，出现合并症的憩室病患者其死亡率可上升至 3%[6, 19]。

右半结肠憩室病在东亚人群中更常见，包括日本和夏威夷的东亚移居者[20-22]，约 70% 的憩室病位于右半结肠[11, 20]。孤立性憩室并不少见，约 30% 的病例仅有一个憩室。如果是多个憩室，数量可多达 15 个，但超过 15 个的病例是非常罕见的[16, 20]。孤立性憩室病的发病机制与其他类型的憩室病类似，包括肠腔内压力和

动力异常，但固有肌层增厚并非其特征 [20, 23]。右半结肠憩室病的患者大多无症状，但也可因继发炎症导致重症、甚至死亡。

　　阑尾憩室病在活检标本中很少遇到，但由于其具有特殊的病理改变，并涉及重要的诊断问题，所以有必要对阑尾憩室病做简要的介绍。在外科切除阑尾标本中约有 2% 可以见到阑尾憩室病，男性更常见，其与右半结肠憩室病一样，通常无症状 [24-28]。阑尾先天性憩室罕见，但属于真性憩室，憩室外周有一层明显的固有肌层。阑尾获得性憩室更常见，获得性憩室的黏膜仅被少量平滑肌所包绕，提示黏膜肌层变薄。仔细检查阑尾远端 1/3 可以发现部分突出的袋状结构，位于肠系膜侧或者肠系膜对侧（图 26-1），突出的部位通常是阑尾血管穿透固有肌层的部位（图 26-1）。继发性炎症改变和局部组织坏死可使大部分憩室特征被掩盖，但如果意识到可能有这种情况并进行仔细检查，将有助于发现残余的憩室成分。依据作者的经验，在病理医生所能确定的急性阑尾炎的特定病因中，获得性阑尾憩室病是最常见的一种。阑尾憩室通常是获得性而非先天性的，因此，并发急性阑尾炎的阑尾憩室病通常见于老年患者，其特点是引起明显的局部急性炎症，且与一个或多个阑尾憩室密切相关。更重要的是，一个或多个阑尾憩室的炎症和阻塞可导致

黏液囊肿，以及上皮增生和（或）上皮减少，上述病理改变组合在一起，很容易与低级别阑尾黏液性肿瘤（low-grade appendiceal mucinous neoplasm, LAMN）相混淆 [22, 29, 30]，后者与腹膜假黏液瘤的发生风险显著相关，而前者与假黏液瘤无关。因此，病理医生一定要能够识别出阑尾憩室病这些并发症的特征 [30]。

　　本章主要涉及憩室病的活检病理，并讨论其他相关的病变，尤其是可能与炎症性肠病组织学表现类似的情况，其中之一就是黏膜脱垂，而且很重要的是憩室病和黏膜脱垂经常并发。黏膜脱垂的病理改变非常多样化，其病变特征和临床特点在小肠、结肠和直肠各有不同 [31]，在乙状结肠中，可见到与憩室病密切相关的独特的黏膜脱垂类型。事实上，黏膜脱垂在乙状结肠憩室病合并黏膜冗余和（或）息肉状改变的活检标本中经常可以见到（图 26-2）。黏膜的病理改变是由于肠腔内压力增大所引起，后者常与固有肌层增厚和管腔狭窄相关，内镜下可见明显的黏膜脱垂以及黏膜皱襞因炎症而发

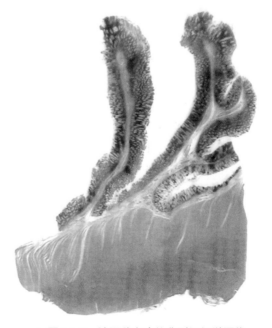

▲ 图 26-2　结肠憩室病的典型组织学图像
两个大而冗余的黏膜皱襞和与之相关的增厚的固有肌层均为憩室病的典型表现

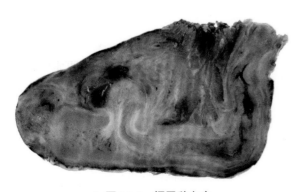

▲ 图 26-1　阑尾憩室病
阑尾远端系膜侧可见一个憩室

红并呈新月形改变，称之为新月形皱褶病[32, 33]。

与憩室病有关的炎性病变需要充分评估，尤其是有活检标本时更是如此。目前对于在憩室病所在部位发生的憩室性结肠炎已有充分的认识，但这并非一个独立的疾病类型，一些患者可随后发展为真正的炎症性肠病[32, 34]。憩室病、憩室性结肠炎和炎症性肠病之间的确切关系并不明确，这也是本章要重点讨论的问题。例如，一些早期的研究表明憩室病和克罗恩病并发的概率比较高，但现在却普遍认为两者同时发生的概率并没有超过两者的自然累积发生率[35-37]。

二、憩室病的发病机制及大体表现

为了更好地理解活检和切除标本憩室病的病理变化，有必要先了解憩室病的发病机制及其大体表现。憩室的产生是由于肠腔内和腹腔内之间的压力差，以及环行肌层本身的变化，导致黏膜突向浆膜面，所产生的囊状结构周围为变薄的平滑肌层。因此就不难理解肥胖（导致腹肌减弱）和结缔组织病（如 Marfan 综合征和 Ehlers-Danlos 综合征）的患者很容易发生憩室[38, 39]。发生憩室的位置常常是负责黏膜供血的直小血管（vasa recta，远端动脉弓的分支）穿过的部位，因此在憩室伴发炎症时，这些血管容易受损并导致显著的出血，这也是憩室病发生合并症甚至死亡的重要原因。

基本的发病机制是固有肌层增厚，以及结肠带张力过大和弹力纤维增加[40, 41]，这些改变可导致受累肠段逐渐缩短，又称为 myochosis（译者注：指肌层缩短和肠壁增厚）。与缩短的肠壁相比较，黏膜变得冗长，产生息肉状黏膜皱襞（图 26-3），因为这种患者便秘的表现十分常见，所以病变易受质硬粪便的刺激而发生炎症，使得受累黏膜皱襞在内镜下呈新月形，故称为新月形皱褶病。另一个由来已久的发病

机制学说是肌肉和神经的变化[31, 42]，但是总体来说这种基于细胞层面的机制研究进展甚微，最近的一项研究发现分泌 5- 羟色胺细胞的增加可能也是发病机制的重要因素[43]。

如上所述，憩室病最为重要的特征是固有肌层明显增厚，这种改变在所有发生病变的肠段均可见到，在乙状结肠的病变中尤为明显（图 26-3）[10, 43, 44]。增厚的肌层切面质硬、灰白、呈黏液状甚至软骨样外观，但耐人寻味的是，在一些研究中并没有明确的证据显示平滑肌增生或肥大[40, 44, 45]。特征性的影像学表现是病变部位环形平滑肌层异乎寻常的增厚，如果只观察到固有肌层的病理变化，而没有看到明确的憩室形成，可以使用"憩室前综合征"一词，意指只有肌层的改变而没有形成憩室，这种情况在西方年轻人中相对普遍，但对这种情

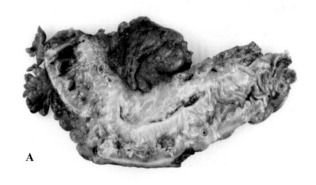

A

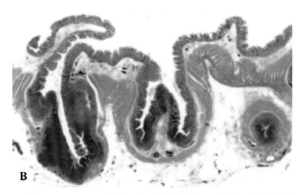

B

▲ 图 26-3　A. 乙状结肠切除标本显示憩室病伴有并发症的典型特征。可见狭窄、纤维化和外周脓性包绕。**B.** 憩室病的组织学全貌。慢性炎症局限于憩室所在部位

况的研究很少，需要进一步深入探索[34]。

较早的研究表明，左半结肠憩室病的胶原纤维增厚程度大于右半结肠[46]，乙状结肠胶原交联增加和平滑肌结构重塑，导致乙状结肠的顺应性较近端结肠明显降低[47, 48]。虽然憩室病与膳食纤维摄入量之间的关系已基本被证实，但相关的研究还在不断地深入[49-51]。研究表明，憩室病的一级预防和二级预防之间存在差距，高膳食纤维摄入被认为只能缓解症状，但并没有治疗作用[51]。亦有研究显示富含纤维的饮食与右半结肠憩室病之间的相关性较低[52]。总的来说，大多现有证据表明富含纤维的饮食与憩室病的发展之间存在负相关的关系[4]。从水果和谷物中提取的纤维素和其他不溶性的纤维成分似乎具有保护性[53, 54]，而红肉、低果蔬且富含马铃薯淀粉类的饮食已被证实可促进憩室病的发生[8, 55]，但膳食纤维似乎对右半结肠憩室病的形成并无影响[56]。粪便体积减少可导致粪便通过时间缩短、粪便瘀滞程度减轻，进而也可降低对肠腔内压力的影响[4, 8]。

综上所述，虽然有许多关于憩室病的病因及病变进展因素的研究，但仍需更充分地了解这个常见疾病的发病机制及并发症。

三、憩室病的炎性并发症

憩室炎是憩室病最常见的炎性并发症，可见于 1%～4% 的憩室病人群[1, 12, 55, 56]。憩室炎的患者中有 2%～5% 年龄 < 40 岁，如果患者出现急症改变，大多数需要手术治疗[57, 58]。粪便可进入憩室囊中，如果囊颈部狭窄，则不易排出，会引起局部压力增高，进而导致黏膜缺血、受损、溃疡、细菌过度增殖和炎症。憩室颈部固有肌层薄弱部位的血管受压后可进一步影响黏膜的灌注。炎症通常始于憩室顶端，并逐渐扩散至憩室周围的浆膜下组织，称之为憩

室周围炎。憩室黏膜的连续性破坏后，可进一步形成憩室周围脓肿。持续的炎症可导致肌壁和肠周脂肪组织之间产生脓肿，并延这个空间横向延伸，最后环周覆盖并包绕肌层，称之为"脓性包裹"（图 26-3）。需要注意的是，在这种急症情况下通常不会进行黏膜活检，以避免增加结肠穿孔的风险。此外，邻近憩室的黏膜可表现为活动性炎和缺血性改变，进而可发展为溃疡性改变。

有一点需要注意的是，在急性憩室炎中出现的急性腹膜炎并不一定是因憩室穿孔所致（即使这可能是临床医生术中观察得出的结论），更多是因为一个或多个憩室周围脓肿破裂，以及本病特征性的"脓性包裹"所致（图 26-4 和图 26-5），不管是哪种情况所致，这种"穿孔"样病变是憩室病最严重的并发症，也是该病最主要的致死原因[10]。曾有文献报道死亡率为 7%，其中脓毒血症是导致死亡的主要原因[59]，其他并发症包括盆腔脓肿、盆腔蜂窝织炎和肠梗阻，严重出血很罕见。类固醇激素的使用与穿孔的发生呈正相关。16% 的憩室炎患者可发生憩室脓肿，1%～20% 的患者可发生一个或多个瘘管[60-62]，其中膀胱瘘最常见，占所有病例的 2/3，而结肠阴道瘘、结肠子宫瘘和结肠小肠瘘则相对少见[60, 61, 63]。

憩室病的黏膜活检可能并无特征性的表现，或仅有轻微炎症伴随上皮内黏液减少和淋巴细

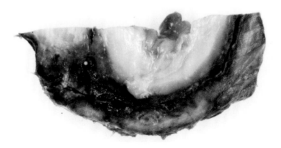

▲ 图 26-4　乙状结肠憩室切除标本

在固有肌层外可见明显的脓性包绕，图片左侧脓性成分到达腹膜表面，形成"穿孔"

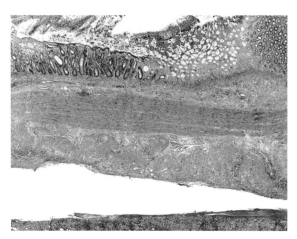

▲ 图 26-5　脓性包绕的组织学表现

浆膜下裂开的成分即为脓性包绕成分（译者注：应为取材或制片时的人为现象），表面黏膜局部呈缺血性改变

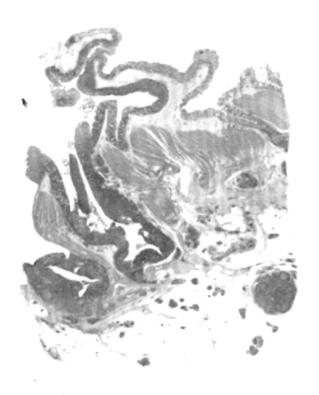

▲ 图 26-6　憩室病伴有并发症的组织学图像

淋巴滤泡在炎性憩室部位向外呈放射状排列，与克罗恩病中经典的"串珠状"排列方式不同。结肠系膜组织中可见一个反应性淋巴结（右下）

胞浸润，而更为显著的慢性活动性炎表现包括上皮内中性粒细胞浸润和隐窝脓肿形成，也常见肉芽组织和溃疡表面的组织碎屑。非坏死性肉芽肿可存在，可位于发生炎症的憩室黏膜内或肠壁的任意位置，亦可见于邻近反应性增生的淋巴结内[64]。肉芽肿的出现并不一定意味着是克罗恩病，尤其是在缺乏其他炎症性肠病特征的情况下。此外，既往的报道也提示克罗恩病可通过诱发憩室炎而加重憩室病的改变[65]。憩室病中可出现一种独特的组织学特征，即淋巴滤泡从憩室表面炎症区域呈放射状向纵深区域分布（图 26-6），克罗恩病与之相反，在克罗恩病中，淋巴滤泡呈"串珠状"分布在固有肌层的外面，这一特征是作者的朋友和同事，已故的 Bryan Warren 教授最先发现的。

根据作者的经验，40% 的乙状结肠癌并发憩室病[66]。虽然并没有憩室病和结肠癌之间相关性的研究报道，但两者在病因和发病方面确实有诸多相同之处，尤其是低纤维饮食和肥胖[67, 68]。

四、憩室性结肠炎

乙状结肠临近憩室的黏膜可发生慢性活

动性炎改变[69]，这种改变也被赋予不同的名称[70]。"憩室病相关性慢性结肠炎"这一名称体现了炎症与憩室的密切相关性。"憩室病相关性节段性结肠炎"（segmental colitis associated with diverticulosis，SCAD）这一名称的不当之处在于其忽略了发生炎症的肠段和憩室所在肠段并非是同一部位，而后者其实主要是肠壁平滑肌受累的病变。还有一些术语则缺乏特异性。"憩室相关性结肠炎"一词已被广泛使用。然而，"憩室相关性结肠炎"（diverticular-associated colitis）中英文单词使用的是憩室的形容词（而不是名词），这意味着这个词在语法上是不正确的。本章作者所使用的术语"憩室性结肠炎"（diverticular colitis）应该是最为合适的，它既强调了炎症，又把它与相关的憩室病联系起来。临床医生（特别是内镜医生）和病理医生对憩室病的并发症认识并不充分，前者通常将这种节段性炎症视为克罗恩病，而后者通常将黏膜活检中所见的弥漫分布的慢性活动性炎诊断为溃疡性结肠炎（ulcerative colitis，UC），但是忽略了一个重要的事实，即同时所取的直肠黏膜活检表现正常。

鉴于憩室病本身比较常见，所以憩室性结肠炎成为一种常见病也就不足为奇了。在因憩室病切除的结肠中，有 25% 的病例存在憩室性结肠炎[34]。而憩室性结肠炎很少能够在手术前被确诊，病变通常呈斑片状分布，在内镜活检标本中被误诊为炎症性肠病的病例并不少见。因此，该病的真实患病率很难确定，3 项早先

的研究报告显示在随机的乙状结肠镜和结肠镜检查中，其患病率为 1%～2%[32, 71, 72]，而最近报道的患病率则相对较低，约为 0.4%[73, 74]。尽管患病率的数值较低，但考虑到目前西方国家乙状结肠镜和结肠镜检查的数量，总体的数字还是相当可观。憩室性结肠炎主要影响老年患者，男性更常见。它通常表现为便血，也会出现腹泻和腹痛，症状持续时间从几周到几年[32, 71]。迄今为止，文献报道的数量相对较少，具体见表 26-1。

（一）憩室性结肠炎的发病机制

憩室性结肠炎的发病机制尚不清楚，可

表 26-1　憩室性结肠炎及其与溃疡性结肠炎关系的文献综述

年　份	研　究	病例数	溃疡性结肠炎样模式	后期进展为溃疡性结肠炎	治　疗
1983	Cawthorn[69]	3	3	0	方案不一
1984	Sladen 和 Filipe[116]	5	3	1	柳氮磺胺吡啶和类固醇类药物
1992	Gore 等[32]	34	11	3	柳氮磺胺吡啶和类固醇类药物
1992	Peppercorn[79]	8	8	0	柳氮磺胺吡啶和类固醇类药物
1993	Polit[117]	1	1	0	柳氮磺胺吡啶和类固醇类药物
1995	Hart 等[118]	14	5	0	柳氮磺胺吡啶
1996	Van Rosendaal 和 Andersen[119]	2	2	0	5- 氨基水杨酸和抗生素
1996	Makapugay 和 Dean[71]	23	23	3	抗生素、柳氮磺胺吡啶和类固醇类药物
1998	Pereira[84]	3	3	1	药物和手术治疗
2002	Gupta 和 Shepherd[75]	7	7	0	手术治疗
2002	Evans 等[120]	4	2	0	柳氮磺胺吡啶、类固醇类药物和手术治疗
2005	Koutroubakis 等[74]	23	4	0	美沙拉嗪、抗生素和手术治疗
2006	Imperiali 等[73]	15	15	0	美沙拉嗪和手术治疗
2008	Freeman[121]	24	24	0	柳氮磺胺吡啶、类固醇类药物和手术治疗
2009	Mulhall 等[82]	3	3	3	药物和手术治疗
2010	Tursi 等[72a]	92	34	不适用	不适用
总计		169	114	11（9.6%）	

a. 本研究的病例未计入总数

与多种因素有关。憩室性结肠炎的病变程度从轻微炎症到炎症性肠病样炎症，甚至在大体上与溃疡性结肠炎难以区分。既往亦有文献阐述了黏膜冗余和黏膜脱垂在憩室病中的作用（图26-7）[33, 66, 75]。推测其可能的致病机制包括缺血、菌群改变和局部毒素的影响[32]。一些学者认为肿瘤坏死因子α（TNF-α）的过度表达可能在致病过程中起作用，这也可以解释免疫抑制治疗对一些憩室性结肠炎患者有效[76]。由于部分憩室性结肠炎继发于憩室炎和结肠周围脓肿，从而使得其发病机制的情况更为复杂[33, 66, 75]，而这一点对于治疗而言意义重大，因为包括类固醇在内的免疫抑制治疗是这种情况的绝对禁忌证。

（二）内镜和大体表现

憩室性结肠炎主要的大体特征是憩室病所累及肠段黏膜的改变，通常是在乙状结肠，多表现为固有肌层病理性的增厚，有意思的是有时并不存在明显的憩室结构，而这种所谓的憩室前综合征相关的憩室性结肠炎一直并未受到重视，值得进一步深入研究。

内镜下既包含黏膜轻微病变，又包含黏膜严重病变（图26-8），可表现为黏膜水肿、充血、出血、颗粒状、质脆，以及黏膜表面渗出。图26-7显示了憩室性结肠炎切除标本的大体外观，可见受累肠段缩短、狭窄，黏膜皱襞相对增多。病变严重时出现溃疡和裂隙，可与炎症性肠病相似[77, 78]。更具特征性的表现之一是新月形黏膜皱襞形成，这些皱襞突出到管腔内，容易受到进一步损伤（图26-7）。皱襞边缘可发生出血及含铁血黄素沉积，使得黏膜局部颜色呈斑片状棕褐色（图26-7）。憩室性结肠炎不会出现在未被憩室病累及的结肠和直肠，这是与炎症性肠病相鉴别的最关键的特征（表单26-1）。

（三）镜下表现

组织病理学可证实内镜下所观察到的变化，镜下评估时最重要的一点就是在低倍镜下按照顺序观察活检标本，这有助于识别疾病的分布特征（图26-9）。在连续定位的活检中，左半结肠活检会有明显的炎症改变，而近端结肠和直肠并无病变（图26-9）。黏膜的病变包括表

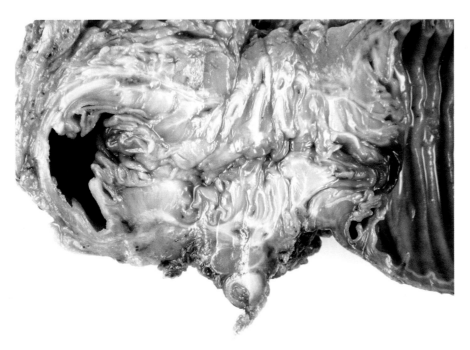

◀ 图26-7 憩室狭窄并引起肿块样病变的大体表现。肠壁缩短伴肠腔狭窄和黏膜冗余使得结肠切面呈折叠状外观。该患者具有明确的憩室性结肠炎病史

面上皮脱落、隐窝炎、隐窝脓肿形成和固有层慢性炎症，可见溃疡形成，形态类似于溃疡性结肠炎。通常没有显著的隐窝扭曲改变，或许是因为该病的慢性程度不及溃疡性结肠炎，但这一点也并非是绝对的特征（图 26-10 和图 26-11）[32, 34, 71, 79]。隐窝底部的淋巴滤泡很常见，但这种表现在浅表活检标本中可能不存在[71]。黏膜固有层可见大量浆细胞和嗜酸性粒细胞浸润，黏膜表面绒毛状结构和 Paneth 细胞化生可很好的提示慢性炎症改变，如果出现新月形皱襞，镜下可见典型的黏膜脱垂表现和黏

膜下层特征性的含铁血黄素沉积（表单 26-2）。

（四）憩室性结肠炎与炎症性肠病

炎症性肠病的第二个患病高发人群是老年人[71, 80]，而憩室病同样也在这一人群中高发，因此许多患者可同时患有这两种疾病。有证据表明，两者之间并非只是简单的并存，而是有着复杂且相互影响的关系[35, 81, 82]。憩室性结肠炎表现为三种形态模式，最常见的模式为内镜

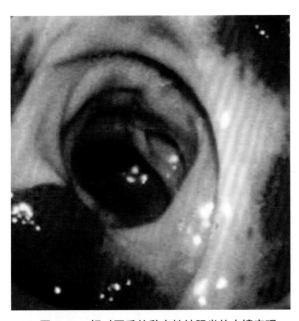

▲ 图 26-8 相对严重的憩室性结肠炎的内镜表现

黏膜新月形皱褶显示明显的充血和炎症，即所谓的新月形皱褶病。炎症区域边缘的黏膜皱褶由于含铁血黄素的沉积呈棕褐色

表单 26-1 憩室病的黏膜炎症

憩室炎

- 憩室病的常见并发症
- 黏膜炎症通常局限于憩室所在部位
- 通常从憩室顶端开始
- 可延伸至浆膜下层，伴有或不伴有脓肿
- 很少进行活检

憩室性结肠炎

- 同义词：憩室病相关性慢性结肠炎
- 憩室病相关性节段性结肠炎
- 憩室相关性结肠炎（不建议）
- 男性＞女性
- 影响憩室病所在肠段内的非憩室部位黏膜
- 有时会缺乏憩室结构（"憩室前综合征"）
- 临床医生和病理医生认识不足

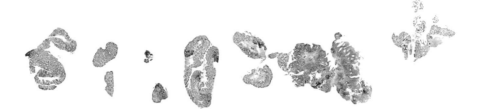

▲ 图 26-9 结肠镜下依次活检显示炎症仅限于倒数第二和第三个活检组织内（右侧），提示该部位为憩室病和"憩室性结肠炎"所累及的乙状结肠黏膜。最后一个活检（右侧）来自直肠，形态正常

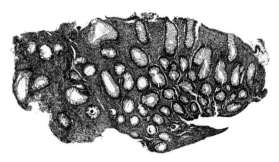

▲ 图 26-10 相对轻微的憩室性结肠炎的组织学表现。可见轻度的隐窝扭曲、中度慢性炎症和轻度活动性炎症

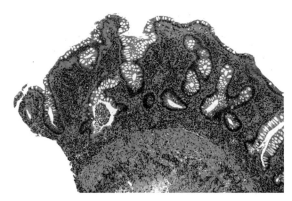

▲ 图 26-11 严重憩室性结肠炎的组织学表现。可见更明显的隐窝扭曲、中度慢性炎症和显著的活动性炎症，包括隐窝脓肿。组织学表现类似炎症性肠病，特别是溃疡性结肠炎

下新月形黏膜皱襞形成，出现特征性的叶状黏膜脱垂。第二种是溃疡性结肠炎样模式，伴有显著且弥漫的黏膜内炎症。最后一种为克罗恩病样模式，可见不连续分布的炎症和裂隙状溃疡，后者可能与肉芽肿的形成有关[72]。此外，憩室病的病变黏膜容易发生继发性感染，也容易受化疗药物或其他药物的影响。如果继发沙门菌属和志贺菌属感染，有时会引起类似溃疡性结肠炎的黏膜炎症和隐窝扭曲变形[83]。非甾体抗炎药（NSAID）也可导致类似的炎症和溃疡，特别是在回肠末端多见[83]，也可出现在憩室病所累及的乙状结肠[71]。综上所述，憩室病、炎症性肠病、药物和感染性疾病之间存在复杂的相互作用和关系，所以在活检标本评估的过程中必须获得全面准确的临床信息[82]。

表单 26-2　憩室性结肠炎的病理改变

大体特征

- 通常位于乙状结肠
- 直肠无受累
- 大多数情况下不累及右半结肠
- 在按解剖顺序活检样本中，病变有明显的部位分布特征
- 病变主要局限于黏膜

镜下特征

- 固有层大量慢性炎症细胞浸润，包括浆细胞和嗜酸性粒细胞浸润
- 隐窝底部淋巴滤泡形成
- 隐窝炎
- 隐窝脓肿形成
- 表面上皮脱落和溃疡形成
- 隐窝扭曲的程度通常很小或轻微，但也可很重
- 黏膜表面可见绒毛状改变
- Paneth 细胞化生
- 可形似溃疡性结肠炎
- 如果存在新月形皱褶，可提示出现黏膜脱垂特征

（五）憩室性结肠炎与溃疡性结肠炎

尽管憩室病和溃疡性结肠炎各自都有着严格的诊断标准，但由于这两种疾病的临床和病理特征存在重叠，所以病变部位的单块组织活检可能难以区分两者。憩室性结肠炎时，直肠没有受累是最重要的鉴别点，临床医生 / 内镜医生必须了解这一特点，并确保即使直肠黏膜在内镜下表现正常，也要取直肠黏膜活检。而病理医生也必须谨慎对待，因为高达 13% 的憩室性肠炎病例会进展为典型的溃疡性结肠炎[32, 71, 84]，表 26-1 列举了研究两者相互关系

的文献。近期还有一篇病例报道显示升结肠的"憩室性结肠炎"在后期进展为典型的溃疡性结肠炎[85]。有一点需要注意的是，现在已经充分认识到部分溃疡性结肠炎患者的直肠黏膜可以是相对正常的，且并非只局限于治疗后的患者[86]，在与之相关的研究中对比了 56 例患者的活检及切除标本，在活检标本中 30% 的病例存在直肠豁免，25% 的病例病变呈不连续分布，而在切除标本中出现上述情况的比例分别为 5% 和 11%。

目前的观点认为粪便瘀滞和菌群改变无论在憩室性结肠炎还是在溃疡性结肠炎的病变发展中均发挥着重要的作用[77]。肠道菌群与黏膜之间的动态免疫交互作用可导致短链脂肪酸的保护作用[49, 70, 87]。就溃疡性结肠炎的发病机制而言，一个恒定的因素就是溃疡性结肠炎总是发生在粪便相对瘀滞的部位，所以直肠是该病最典型和最常见的部位，而在其他容易出现粪便瘀滞的部位发生"局灶性"溃疡性结肠炎也就不足为奇了，如盲肠（又称盲肠斑片状病变）、阑尾，以及憩室病累及的乙状结肠，这些现象都提示粪便淤滞和肠道菌群改变可能是导致溃疡性结肠炎发生的重要因素[35, 70, 87, 88]。

（六）憩室病与克罗恩病

在老年人群中，克罗恩病更常见于结直肠，且容易出现在憩室病累及的部位[35, 81]。相对缺血的状态和肠道菌群的改变被认为是重要的激发因素[89]。肠道容易受损的部位容易被克罗恩病所累及，这其中也包括既往手术的部位。最初的研究报道认为克罗恩病合并憩室病的患者预后较差，然而对这些病例进行重新回顾后，眼下的观点认为情况并非如此，而且在乙状结肠同时发生克罗恩病和憩室病的情况存在过度诊断现象[35, 37, 64, 80, 90]。此外，现在也认为在憩室病患者中克罗恩病诱发憩室炎的作用也被过高估计[65, 90]。憩室病并发的炎症和乙状结肠肠段缩短可导致脂肪组织包裹、浆膜下纤维化、裂隙状溃疡、黏膜鹅卵石样外观和瘘管形成，这些改变与克罗恩病类似，使得发生并发症的憩室病形似克罗恩病[35, 64, 89, 90]。憩室病发生并发症之后可以出现裂隙状溃疡，但溃疡仅位于憩室炎所在的部位，而非远隔部位[89]。

既往在两年内相继发表了 3 项关于同时诊断憩室病和克罗恩病的重要研究报道[64, 89, 90]。这 3 项研究均对明确诊断憩室病和克罗恩病并发（仅限于乙状结肠）病例的切除标本进行了研究，在绝大多数病例中，可以明确的是憩室炎只是出现类似克罗恩病的病理改变，而不是真正的克罗恩病，而只有极少数病例可以在乙状结肠以外的部位表现出克罗恩病的证据，这些都强烈提示在诊断乙状结肠憩室病伴发克罗恩病时应非常谨慎，临床医生和病理医生在做出两者合并的诊断之前，务必要仔细寻找乙状结肠之外其他部位是否有克罗恩病的证据（表单 26-3）[66]。

（七）憩室病与其他类型的结肠炎

感染性致病因素可导致憩室病出现继发性的病理改变，进而误导诊断。因感染所致的"自限性结肠炎"通常会保留隐窝结构，且隐窝常呈星状或锯齿状形态，隐窝上皮内中性粒细胞呈串珠状浸润、固有层和表面上皮内中性粒细胞浸润、上皮内黏液缺失和表面上皮脱落等特征均有助于诊断。可以见到隐窝扭曲的现象，尤其是在溃疡边缘的活检标本中容易见到，而与何种原因所致的溃疡无关。更为重要的一点，在 25% 的感染性结肠炎病例中可检出肉芽肿性炎，特别是在弯曲杆菌、耶尔森菌和结核分枝杆菌感染的病例中[77]，因此也进一步增加了鉴别憩室病、感染性结肠炎与克罗恩病的难度。

表单 26-3　憩室病和炎症性肠病

- 憩室病可与炎症性肠病类似
  - 憩室附近黏膜出现溃疡性结肠炎样改变（憩室性结肠炎）
  - 受累肠壁出现克罗恩病样改变
- 憩室性结肠炎可有多种病变模式
  - 内镜下呈新月形皱褶样模式
  - 溃疡性结肠炎样模式，可见显著的以黏膜为主的炎症
  - 克罗恩病样模式，伴斑片状炎症和裂隙状溃疡，肉芽肿可有可无
- 炎症性肠病可更容易累及憩室所在肠段，尤其是老年患者
- 憩室黏膜易发生感染，有时引起炎症性肠病样改变，如隐窝扭曲和肉芽肿
- 结直肠癌可与憩室病共存，并可出现克罗恩病样淋巴细胞聚集

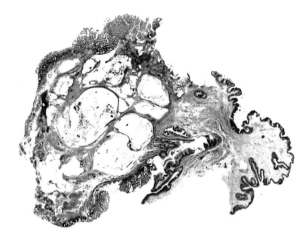

▲ 图 26-12　炎性泄殖腔息肉伴有明显的深在性囊性直肠炎的组织学表现，可见大的黏液囊肿形成，表面被覆肛管和直肠黏膜

最后，需要指出的是憩室病和结直肠癌经常并存，后者可以出现克罗恩病样改变，特别是具有微卫星不稳定性的肿瘤[91]，这也使得诸多类似结直肠克罗恩病的情况中又多了一种需要考虑的因素[35, 77]。

五、黏膜脱垂的病理改变

黏膜脱垂可以出现在肠道的不同部位，但都具有非常独特且类似的镜下表现[31]，病变通常表现为息肉状外观，因此可以使用"息肉状黏膜脱垂"这一术语，常常发生于回肠或结肠的吻合口和肛肠交界处，后者又被称为"炎性泄殖腔息肉"（图 26-12）。镜下特征类似的较大息肉状病变亦被称为"炎性肌腺性息肉"，我们认为这很有可能就是局部息肉状黏膜脱垂的

表现[92]。息肉状黏膜脱垂大体上表现为表面光滑或颗粒状充血的息肉形态。

组织学上，在所有类型的黏膜脱垂病变中，均可见到隐窝不规则、成角、锯齿状或伸长等改变，斜切时呈菱形。固有层缺乏炎症，而是充满增生的纤维肌性组织，可见源自黏膜肌层的平滑肌束垂直向上伸入黏膜层（表单 26-4，图 26-13）[31]，上述特征使得活检组织在低倍镜下呈现嗜酸性改变，而非嗜碱性。可伴有浅表急性炎症，特别是存在浅表溃疡时，并出现由肉芽组织构成的帽状结构，当这种病变表现为炎症显著的多发息肉状，可称之为"帽状息肉病"[93]，作者认为这通常是乙状结肠憩室病并发息肉状黏膜脱垂的一种特殊表现。但有时憩室并不存在，所以有人推测帽状息肉病可能是"前憩室综合征"的一种并发症。

直肠孤立性溃疡（黏膜脱垂）综合征 [Solitary ulcer（mucosal prolapse）syndrome, SUMPS] 是黏膜脱垂最常见的表现，病理医生们的一个常见错误是将孤立性溃疡综合征和黏膜脱垂作为等同概念，进而将非直肠部位的黏膜脱垂误诊为孤立性溃疡综合征。实际上必须要认识到 SUMPS 是一种由直肠前壁黏膜脱垂引起的疾病，通常是盆腔肌肉功能障碍所致的

> **表单 26-4　黏膜脱垂**
>
> **一般情况**
>
> - 常为息肉状（"息肉状黏膜脱垂"）
> - 息肉最多见于吻合口和肛门直肠交界处（"炎性泄殖腔息肉"）
> - 直肠：可表现为孤立性溃疡黏膜脱垂综合征（SUMPS）
>
> **组织学**
>
> - 整个肠道所发生的黏膜脱垂病变都表现类似
> - 活检标本在低倍镜下呈嗜酸性色调
> - 隐窝不规则、成角、锯齿状、伸长，斜切时呈菱形
> - 炎症不显著，除非伴有溃疡时
> - 固有层纤维化
> - 固有层平滑肌增生，表现为平滑肌特征性地从黏膜肌层垂直向上生长
> - +/- 浅表急性炎症
> - +/- 浅表溃疡
> - +/- 黏膜表面炎症显著时的小肉芽组织帽：（"帽状息肉病"）

结果，多与慢性便秘有关 [94]。病变部位通常位于肛肠交界上方约 5cm 处的直肠黏膜，可为溃疡、息肉状或扁平状（图 26-12）[94, 95]。其实孤立性溃疡综合征这一名称是不恰当的，因为疾病往往既不是孤立的，也不形成溃疡。在临床实践中，30% 的病例为多发性病变 [96]。在活检标本中，一系列典型的组织学特征可提示诊断，只是有时显著间质反应的背景中再生的隐窝上皮因表现类似于腺癌而让人担心（图 26-13 和图 26-14）。

黏膜脱垂无论表现为什么样的类型，都有可能在黏膜下层出现错位的上皮成分，严重的 SUMPS 当然也不会例外（图 26-14），其中位于肛管直肠交界处的炎性泄殖腔息肉如果出现黏膜下的上皮错位，则最有可能被误诊为肿瘤。此外，深在性囊性直肠炎亦可呈现类似腺癌的形态（图 26-15），而直肠黏膜上皮的绒毛状增生会与管状绒毛状腺瘤或绒毛状腺瘤十分相似 [95, 97]。回肠或结肠的造口也可发生息肉状黏膜脱垂并出现类似肿瘤的病理改变，尤其是回肠造口部位的深在性囊性回肠炎和结肠造口部位的深在性囊性结肠炎，都可以表现的十分类似肿瘤性病变（表单 26-5，图 26-16 至图 26-18）。

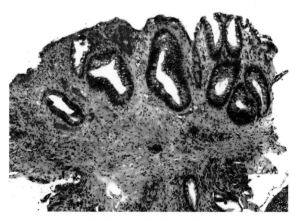

▲ 图 26-13　典型的孤立性溃疡（黏膜脱垂）综合征的组织学表现

增生的隐窝陷入主要由增生的平滑肌构成的增生的间质中，这样的组织学表现容易被误诊为恶性肿瘤

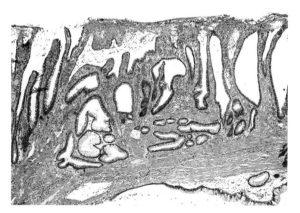

▲ 图 26-14　孤立性溃疡（黏膜脱垂）综合征并发深在性囊性直肠炎（图片下方）的组织学表现

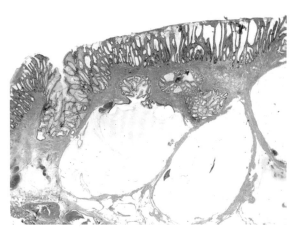

▲ 图 26-15　炎性泄殖腔息肉伴深在性囊性直肠炎（图片下方）的组织学表现。在这种情况下，直肠黏膜的形态学特征类似肿瘤性病变

表单 26-5　类似腺癌的黏膜脱垂

与脱垂相关的类似腺癌的形态学改变

- 上皮增生 + 明显的间质反应
- 上皮错位进入黏膜下层（如深在性囊性回肠炎 / 深在性囊性结肠炎 / 深在性囊性直肠炎）

炎性泄殖腔息肉中类似肿瘤的形态学改变

- 深在性囊性直肠炎
- 增生的上皮类似异型增生和腺瘤

吻合口脱垂

- 深在性囊性回肠炎 / 深在性囊性结肠炎 / 深在性囊性直肠炎可合并有其他令人担忧的组织学特征

六、肠积气、子宫内膜异位症和"继发性结肠炎"

肠积气和结直肠子宫内膜异位症在黏膜活检中可出现类似炎症性肠病的镜下表现，这一点与出现并发症的憩室病及原发或继发性肿瘤有共同之处，这些情况被统称为"继发性结肠炎"[75]。

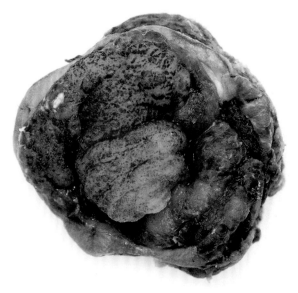

▲ 图 26-16　回肠造口术后息肉状改变。组织学显示息肉状黏膜脱垂改变

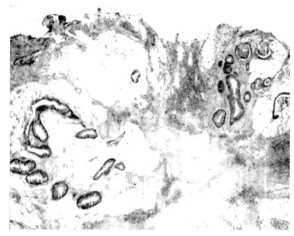

▲ 图 26-17　回肠造口术后息肉状黏膜脱垂和深在性囊性回肠炎的组织学表现。增生的上皮内陷并伴有黏液囊肿，易被误诊为腺癌

（一）肠壁囊样积气症

肠壁囊样积气症是发生在肠壁中的由气体形成的"囊肿"，主要位于黏膜下层，具有独特的内镜表现。小肠或结直肠均可发生，由多种因素所致。最常见的原因就是慢性阻塞性肺疾病患者因长期咳嗽导致气体进入血管并下行至腹腔到达肠壁形成囊肿[98]。在婴儿中，产气细菌感染是肠壁囊样积气症的最主要原因[99, 100]。

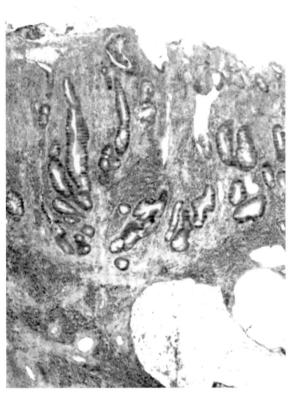

▲ 图 26–18　另一例回肠造口术后息肉状黏膜脱垂和深在性囊性回肠炎的组织学表现，同时伴有一个显著的黏液性囊肿（图片下方），又是一个容易被误诊为肿瘤的实例

其他的原因包括药物制剂和内镜检查时过度充气，后者在组织学上通常仅表现为结肠假脂肪增多症[101, 102]。已有报道显示在接受新一代抗糖尿病药物治疗的患者中，尤其是在日本，存在经影像学和组织学证实的肠积气[103, 104]。

患者常出现腹泻和直肠出血，可能是由于囊肿表面被覆黏膜的损伤所致。内镜下病变往往是多发的，并且可类似息肉病综合征。积气囊肿内具有一定压力，在内镜检查时，可闻及囊肿破裂时的爆裂音，这也是诊断该疾病的一个重要特征[105]。在活检组织中，可见界限清晰的组织空缺现象，多位于黏膜下层的表浅部位，偶尔也可位于黏膜内。这种组织空缺周围可衬覆上皮样组织细胞和巨细胞，通常没有明显的慢性炎症反应（图 22–18）。同时，该组织还可

以出现大量嗜酸性粒细胞浸润这一显著特征，源于对气体（主要是空气）的反应性改变。大多数囊肿位于间质组织中，可能是由于肠腔内压力增高所致[98]。一项有趣的研究结果亦显示气体外周围绕着淋巴管内皮细胞，提示空气进入了黏膜的淋巴管内[106]。

气体囊肿是病变的主要特征，需要注意的是它们主要位于黏膜下，而在黏膜活检中可能并看不到这种特征性的病变，而只是表现为慢性炎症和隐窝扭曲，所出现的组织细胞和巨细胞会类似于其他类型的肉芽肿性炎，而这些表现会让一个没有经验的病理医生做出炎症性肠病而非肠积气的错误诊断（见第22 章）[77, 98, 107]。

（二）子宫内膜异位症

子宫内膜异位约有 20% 发生在结直肠[108, 109]，最常见于乙状结肠和直肠（图 26–19）[110]。结直肠子宫内膜异位症的表现多种多样，病变可以出现在肠壁的任何部位。黏膜受累时病变可特征性地呈现息肉状外观，故称为息肉状子宫内膜异位症[110]。

患者可出现疼痛、出血和(或) 梗阻等表现，亦有可能是偶然发现，尤其是盲肠和阑尾部位的病变[110]。因为病变往往位于黏膜下或更深的位置，所以活检标本有可能无法明确诊断。一项研究结果显示，仅有 30% 的病例病变位于黏膜内，而 66% 位于黏膜下[111]。如果病变位于深部位置，活检标本中无法获及诊断子宫内膜异位症的证据，而只是表现为溃疡、充血、隐窝扭曲、隐窝脓肿形成和慢性炎症。这种情况也属于一种"继发性结肠炎"，即在黏膜活检中表现为炎症性肠病样的病理形态(见第 22 章)[75, 112]。

值得一提的是，表现为黏膜内病变的息肉状子宫内膜异位症可呈现极具迷惑性的组织学表现，当子宫内膜腺体与邻近的结肠上皮形

成鲜明的对比时，病理医生很容易将其误判为肿瘤性病变，作出异型增生甚至是腺癌的诊断（图 26-19 和图 26-20）[110, 113, 114]。子宫内膜间质的存在是一个很有用的特征，且间质成分和结肠固有层之间通常具有明显的界限（图 26-21）。当然，任何病理医生都不应该在忽略临床背景的情况下武断作出诊断，这一点对于诊断子宫内膜异位症而言尤为重要，因为该疾病仅见于育龄女性或接受激素替代治疗的老年女性。

虽然息肉状子宫内膜异位症的组织学改变

时常会引起诊断困惑[113, 114]，但通过免疫组化可以很容易的解决这一问题，CD10 可以标记子宫内膜间质细胞，而相邻的固有层间质细胞则为阴性，子宫内膜上皮 CK7 和 CA125 染色阳性，而肠上皮通常为阴性。作者认为 ER 是最有用的免疫组化标记，因为它可以同时标记子宫内膜腺上皮和间质细胞的细胞核（表单 26-6，图 26-22）。激素替代治疗导致间质假蜕膜样变，这对于诊断而言也是一个特殊的挑战。最后需要强调的一点就是，尽管结肠子宫内膜异位症本身可以表现的类似肿瘤性病变，但也应认识到在子宫内膜异位症的基础上结直肠同样可以发生子宫内膜样腺癌[115]。

（三）继发性结肠炎

本文中，作者探讨了包括发生并发症的憩室病、肠壁囊样积气症和子宫内膜异位症等类似肿瘤的病变，这些病变的特征性表现在浅表黏膜活检中并不明显，而只是表现为类似炎症性肠病形态。同理，其他形成包块的黏膜下病变可能也会具有类似的表现[75]，而这种现象如果发生在真正的肿瘤性病变中则更需要关注，包括原发性癌、转移性癌，以及淋巴瘤和黑色素瘤等其他肿瘤[75]。

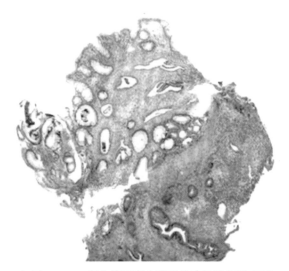

▲ 图 26-19　息肉状子宫内膜异位症的组织学表现

结肠黏膜上皮、子宫内膜上皮和间质之间交错分布，后者在图片下方更为明显

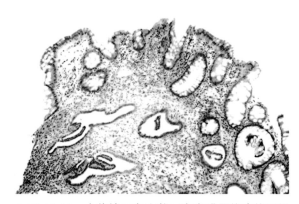

▲ 图 26-20　中倍镜示息肉状子宫内膜异位症的组织学表现

可见三个子宫内膜腺体（图片左侧和下方），其外观与结肠上皮明显不同，不注意的话容易误认为肿瘤

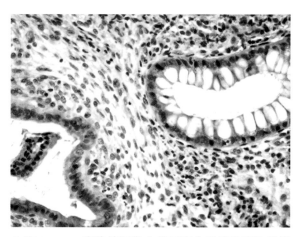

▲ 图 26-21　高倍镜下息肉状子宫内膜异位症的组织学表现

结肠黏膜固有层和子宫内膜间质之间的界限清晰可见

表单 26-6　肠道子宫内膜异位症

一般特征

- 通常在黏膜下方，黏膜无受累
- 黏膜受累时可导致息肉状子宫内膜异位症

肠黏膜活检可显示

- 溃疡
- 充血
- 隐窝扭曲
- 隐窝脓肿形成
- 慢性炎症

息肉状子宫内膜异位症

- 子宫内膜上皮可紧邻结直肠黏膜上皮
- 子宫内膜上皮可被误诊为异型增生或癌
- 子宫内膜间质可与肠黏膜固有层有清晰的界限，也可与固有层逐渐融合而不易区分

免疫组化有助于鉴别子宫内膜异位症与肠黏膜

- ER：子宫内膜上皮和间质细胞阳性
- CD10：子宫内膜间质阳性，肠黏膜固有层阴性
- CK7 和 CA125：子宫内膜上皮阳性；结直肠黏膜上皮阴性

激素替代治疗可导致间质假蜕膜样变

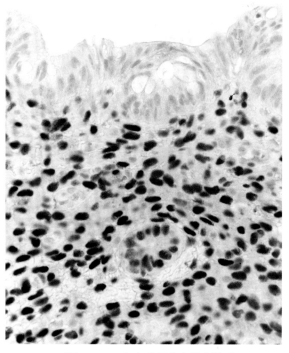

▲ 图 26-22　息肉状子宫内膜异位症
免疫组化显示子宫内膜腺体（图片下方中央）和子宫内膜间质细胞 ER 核阳性，而上方的结肠黏膜上皮阴性

七、结论

本章所介绍的结直肠疾病虽然具有鲜明的病理学特征，但在黏膜活检中，它们可出现类似炎症性肠病的形态表现。憩室性结肠炎与溃疡性结肠炎和克罗恩病有许多相似之处，但其主要局限于憩室病所在肠段，并不累及直肠。各种具有黏膜脱垂病理特征的疾病可通过临床表现、病变部位和主要病理特征进行鉴别，而各种肿瘤性疾病、肠壁囊样积气症和子宫内膜异位症等情况，均可因占位效应导致表面黏膜出现与炎症性肠病相似的慢性活动性炎症改变。需要强调的是，准确的病理诊断需要密切结合临床背景和内镜改变。

第27章 肛管非肿瘤性疾病
Non-Neoplastic Diseases of the Anal Canal

Morgan Moorghen　著

马世荣　译　　李增山　校

肛管长约 4cm，从直肠末端延伸至肛缘。近端部分衬覆柱状黏膜上皮，远端部分衬覆复层鳞状上皮。肛管内齿状线是胚胎内胚层和外胚层之间的分界点。在齿状线的上方是移行区，长短不等，一般为 1~2cm。肛管完全位于腹膜外，肛管壁由横纹肌及平滑肌组成。肛门内括约肌由平滑肌组成，是直肠固有肌层的环行肌层的延续，而肛门外括约肌由横纹肌构成[1]。

肛管内最常见的非肿瘤性疾病包括痔疮、肛裂、纤维上皮性息肉，以及相关脓肿、克罗恩病、人乳头状瘤病毒感染和其他性传播疾病（其中一些继发于 HIV 感染）。一些非特定部位的皮肤病也可能累及肛管和肛周区域，包括湿疹、牛皮癣、扁平苔藓、硬化性苔藓、黑棘皮病和化脓性汗腺炎。非肿瘤性息肉样病变也可能发生，包括尖锐湿疣和炎性泄殖腔息肉。先天性畸形则包括肛门闭锁和肛门重复畸形，前者很少引起病理医生的关注，而后者在临床偶尔会遇到。

一、痔疮

正常肛管可见黏膜下突起形成血管垫和痔疮垫，多位于右前壁、右后壁和左侧壁。在组织学上，是由血管、平滑肌和胶原结缔组织组成的，被认为是正常的解剖结构[2]。它们维持正常的粪便控制，但这些痔疮垫的异常突出可导致相应的临床症状。痔疮的临床表现包括瘙痒、脱垂、血栓形成和出血。导致痔疮形成的因素包括便秘、长期劳累、营养因素（低纤维饮食）、怀孕和腹压增高，没有明显的遗传因素。门静脉高压的静脉曲张与痔疮有共同的特征，但不是真正的痔疮。

临床上有内痔和外痔两种类型的痔疮，内痔位于齿状线近端，外痔位于齿状线下。内痔往往会引起无痛的鲜红色的出血，其他表现包括瘙痒、烧灼感和黏液排出。外痔容易引起瘙痒和肛周潮湿，但很少引起疼痛，除非并发血栓形成，临床检查中可以看到和触摸到质硬的结节。治疗通常采用保守和非手术治疗，较严重的病例需手术治疗。

对于病理医生来说，基本上有两种类型的标本。一种是痔切除标本，包括切除的血管垫，另一种是吻合器痔切除标本。病理医生应确认是否存在血管结构和支持性结缔组织（图 27-1），对近期或陈旧性再通血栓（如有）进行评价，并在痔切除术标本中确认是否存在黏膜脱垂变化（几乎是普遍存在的）。外科医生也可能想知道是否包括固有肌，特别是对于吻合器痔切除术的标本。

在少数情况下，组织学检查可见对患者有

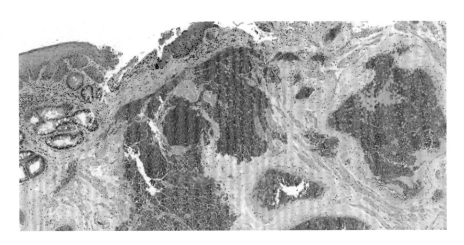

◀ 图 27-1　痔疮
血管腔扩张，间质中可见明显的平滑肌束

严重影响的偶然发现，包括恶性黑色素瘤和癌等恶性肿瘤。其他不太严重但有临床意义的偶然发现也可发生，尤其是肛门上皮内瘤变（anal intraepithelial neoplasia，AIN）。在一项研究中，来自于一个中心的 2663 例具有相对较高 HIV 阳性率患者的痔疮切除术病例中，其中 1.8%（48 例）为高级别 AIN，0.26%（7 例）为鳞状细胞癌[3]，而其他研究报道的发病率没有这么高。这种偶然的发现提示所有痔疮标本均应进行组织病理学检查[4]。但也有一些作者主张采用选择性的方式，即组织学检查仅限于大体特征可疑的标本，如结节或肿块（要点 27-1）[5]。

二、肛裂

肛裂是肛管后壁齿状线以下的线性溃疡，常表现为疼痛。典型者多发生于年轻人和中年人。最常见的原因是排便用力过大。诊断通常基于病史和临床检查，大多数肛裂通常会自然愈合或经保守治疗。在一些病例中，随着边缘纤维化的出现而成为慢性肛裂，最终形成前哨痔（肛裂下端的痔）。当临床上病因不明显时，如边缘出现质硬结节或肛裂位于异常位置时，需要对病变进行活检。在这些情况下，鉴别诊断包括克罗恩病、肿瘤及感染性疾病。至于感染，如果在临床有怀疑的情况下，要考虑特殊

要点 27-1　痔疮

样本类型

- 痔切除术
- 吻合器痔切除术

病理报告中应包含的组织学特征

- 血管结构
- 血栓形成
- 结缔组织
- 黏膜脱垂改变
- 有无固有肌层

可能的偶见改变

- 肛门上皮内瘤变（AIN）
- 高级别 AIN（＜ 2%）
- 鳞状细胞癌（＜ 0.5%）
- 黑色素瘤（非常少见）

的 HIV 相关的并发症。

1. 克罗恩病中的肛裂

肛裂，尤其是慢性肛裂，在炎症性肠病中更常见[6, 7]。在大多数情况下，肛裂的临床表现出现于炎症性肠病确诊后，尤其是克罗恩病。在缺乏临床病史的情况下，肛裂中克罗恩病的组织学诊断很大程度上依赖肉芽肿的存在。但是其他病因所致的异物肉芽肿在肛裂中也不少见，因此在肛裂样本检查时即使组织学存在肉芽肿，诊断克

罗恩病也应当谨慎。（表单 27-1，要点 27-2）。

2. 肛裂与 HIV

HIV 感染者常伴有肛门溃疡和肛裂，并可见肛管内不同的表现和部位，但通常与一般的肛裂无法区分。

三、肛赘

肛赘是鳞状上皮被覆黏膜的皱褶，代表对近期损伤的修复性增生。因此，可能与肛裂、痔疮、机械损伤、肛瘘和克罗恩病有关。临床上有两种类型：一种是质软宽基底无痛赘生物，如同"象耳"，另一种是有触痛的质硬水肿结节[8]。后者通常与肛裂、痔疮或溃疡有关，而前者与克罗恩病有关。在这两种类型的肛门赘生物中，组织学表现为鳞状上皮棘层增厚伴程度不等的角化过度和乳头状增生。间质可见纤维化和星芒状纤维母细胞，亦可见多核细胞（图 27-2）。如果存在肉芽肿，则高度提示克罗恩病，并且在许多病例中先于肠道炎症的发生（表单 27-2）。

四、肛门脓肿和肛瘘

肛门或肛门直肠脓肿是脓液聚集于四个潜在肛门直肠间隙之一而形成，即位于肛管与肛周皮肤交界处较深部位的肛周间隙、坐骨直肠间隙、肛提肌上方间隙和括约肌间隙。这些脓肿大多数是因为感染发生于阻塞并扩张的肛腺和导管后所形成[9]，克罗恩病是次常见的原因，脓肿的其他原因包括既往的手术、创伤、放线菌病、分枝杆菌感染、性病性淋巴肉芽肿、放射性损伤、恶性肿瘤和免疫抑制（表单 27-3）。如果脓肿不能愈合，可并发瘘管的形成。

肛瘘在外科处理之后通常会有切除标本送

表单 27-1 肛裂

活检的原因

- 不寻常的部位
- 结节性病变
- 质地坚硬
- 临床怀疑肿瘤

可能的病因

- 克罗恩病
- 肿瘤
- 感染
- HIV 相关疾病

要点 27-2 克罗恩病中的肛裂

- 在炎症性肠病相关的肛裂中，炎症性肠病的临床诊断往往先于肛裂的发生
- 在没有炎症性肠病病史情况下，肉芽肿的检出增加了克罗恩病的可能性，但也有其他原因，如异物反应
- 在肛裂背景中诊断克罗恩病应谨慎

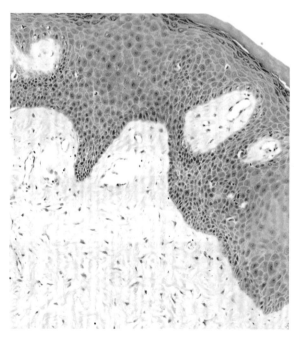

▲ 图 27-2 肛赘

表面被覆复层鳞状上皮，间质中有星芒状成纤维细胞

检。在组织学检查中，需评估是否存在肛腺／导管以及相应的炎症表现，以支持脓肿是起源于隐窝腺体成分的结论。对于克罗恩病而言，任何提示性的临床病史如果能与肛瘘中克罗恩型肉芽肿的存在相结合，都十分具有诊断价值。此外，也可见其他一些可出现肉芽肿的情况，特别是异物。与肛裂一样，即使存在肉芽肿，通过肛瘘的组织学表现诊断克罗恩病也需要十分谨慎。

病变持续存在时可能需要切除瘘管。通常情况下，瘘管内衬覆成分部分为上皮（柱状、鳞状或移行区上皮），部分为肉芽组织，周围有纤维化。上皮化的程度可与瘘管的持续存在时间有

表单 27-2　纤维上皮性息肉／皮赘

病因
- 肛裂
- 痔疮
- 机械损伤
- 瘘管
- 克罗恩病

两种类型
- 宽基底质软无痛皮赘（"象耳"）：与克罗恩病相关
- 质硬水肿的触痛结节：常与肛裂、痔疮或溃疡有关

组织学特征
- 乳头状增生及角化过度的鳞状上皮棘层增生
- 伴有星芒状成纤维细胞的间质纤维化
- 可存在多核细胞

肉芽肿
- 皮赘中的肉芽肿强烈提示克罗恩病
- 肉芽肿见于 25% 的克罗恩病相关皮赘中
- 克罗恩病相关的皮赘可先于肠道炎症发生

关[9]。在大多数情况下，通过革兰染色明确是否有细菌并无必要，因为有无细菌对进一步的治疗几乎没有影响。极少数情况下，瘘管可并发放线菌和（或）分枝杆菌感染[10, 11]。对于放线菌而言，在 HE 染色切片中见到表现为硫黄颗粒（放线菌颗粒）的菌落则表明诊断正确（图 27-3）。如叠加分枝杆菌感染，会出现肉眼可见的干酪样坏死（图 27-4）和肉芽肿（表单 27-4）。

表单 27-3　肛门脓肿

肛门脓肿的病因
- 阻塞扩张的肛门腺体和导管发生感染（隐匿的腺体脓肿）
- 克罗恩病
- 局部手术史
- 创伤
- 放线菌病
- 分枝杆菌感染
- 性病性淋巴肉芽肿
- 放射线
- 恶性肿瘤
- 免疫抑制

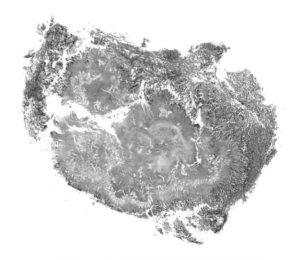

▲ 图 27-3　形成典型硫黄颗粒的放线菌菌落
图片由 Dr Laura Lamps，University of Michigan，USA 提供

五、肛门克罗恩病

在克罗恩病中，肛管受累的形式多种多样，包括瘘管、皮赘、肛裂、狭窄和脓肿[6]。在克罗恩病中，肛裂通常发生在中线以外的位置，通常是无痛的。它们可以自发愈合，也可以在局部或全身治疗后愈合。组织学诊断通常是不必要的，可能会因为活检而导致愈合不良相关的并发症发生。肛门溃疡也是克罗恩病的一个常见特征，多形成明显的组织缺损，常伴有直肠炎。长期溃疡可并发狭窄，这种情况下就需要活检和组织学诊断以排除肿瘤性病变。肛门和肛周皮赘在克罗恩病中很常见，而且经常早于肠道炎症发生，克罗恩病的皮赘中出现诊断性肉芽肿的比例可达25%[12]。

表单 27-4　肛瘘

常见病因

- 感染
- 克罗恩病
- 肿瘤

组织学

- 衬覆上皮（柱状上皮、鳞状上皮或移行区上皮）和肉芽组织
- 被纤维化包绕
- 无须寻找细菌和（或）进行细菌染色
- 偶尔合并放线菌和（或）分枝杆菌感染

六、化脓性汗腺炎

化脓性汗腺炎（hidradenitis suppurativa, HS）是一种病因不明的慢性炎症性疾病，可累及不同含有大汗腺的区域，多发生于青春期后，男女比例为1:3。然而，男性肛周化脓性汗腺炎则比女性更常见。该病首先表现为深部毛囊炎并发脓肿形成，随后发展为窦道和纤维瘢痕。早期对HS的描述认为大汗腺的参与是一个始动因素，但实际上大汗腺炎很少见，而毛囊炎更常见。克罗恩病和化脓性汗腺炎之间有许多相似之处，两者都属于慢性自身免疫性炎症范畴，均为先天和获得性免疫反应失调[13]。同时，炎症性肠病患者化脓性汗腺炎的患病率更高。在活检中区分HS和克罗恩病比较困难（表

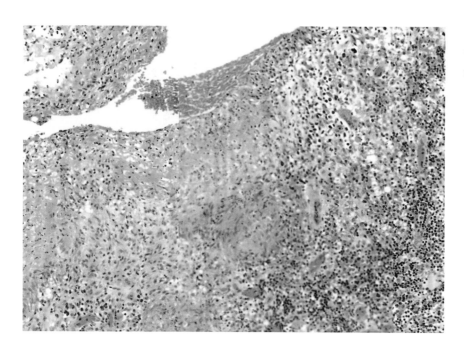

◀ 图 27-4　瘘管结核
可见肉芽组织伴干酪样坏死

27-1）。而这两种疾病也可能同时发生，使鉴别更加困难，因此，临床病理的联系十分重要。当然，还要考虑的一个问题就是克罗恩病与许多肠外皮肤表现有关，包括结节性红斑、坏疽性脓皮病和多形性红斑。肉芽肿有助于区分克罗恩病和 HS，尽管 HS 可能存在与毛囊破裂相关的肉芽肿（图 27-5）。

七、人类免疫缺陷病毒

肛门直肠疾病在 HIV 感染患者中很常见，并且往往是最初的就诊原因。病变包括偶然出现的一般病理表现，如痔疮、肛裂、溃疡和脓肿。其中，痔疮的诊断和治疗与非艾滋病患者基本相同，而当肛裂发生时，需要注意排除 HIV 相关溃疡，因为其通常出现在齿状线以上，而一般人群中的肛裂位于较远端的位置。HIV 相关病变的病因学因素包括单纯疱疹病毒（herpes simplex virus，HSV）、巨细胞病毒（cytomegalovirus，CMV）、梅毒、分枝杆菌、隐球菌、杜克雷嗜血杆菌和衣原体（表单 27-5）。

1. 单纯疱疹病毒和 HIV

绝大多数通过性传播获得的 HIV 感染患者也有单纯疱疹病毒 2 型（herpes simplex virus 2，

表 27-1　皮肤克罗恩病与化脓性汗腺炎的比较化脓性汗腺炎

克罗恩病	化脓性汗腺炎
肉芽肿：典型的克罗恩型	肉芽肿：异物型
瘘管是公认的特征	瘘管型克罗恩病中化脓性汗腺炎发生率较高
毛囊栓和毛囊炎不是克罗恩病的特征	毛囊栓与毛囊炎是典型的化脓性汗腺炎的特征 利用角蛋白染色证实毛囊破坏可有助于诊断
肉眼可见的瘢痕形成，通常与瘘管密切相关	肉眼可见瘢痕，常无瘘管
回肠结肠克罗恩病可支持诊断	回肠结肠克罗恩病：提示与克罗恩病并存

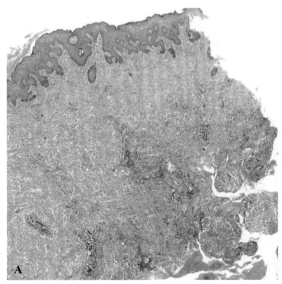
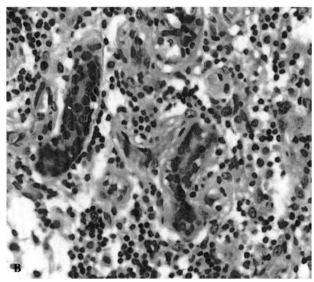

▲ 图 27-5　化脓性汗腺炎（肛周皮肤）

A. 瘘管深部边缘含有肉芽组织的皮下炎症。B. 汗腺周围炎症

表单 27-5　HIV 阳性患者的肛门病变

常见的意外发现

- 痔疮、肛裂、溃疡和脓肿
- HIV 阳性患者的肛裂
- 排除 HIV 相关溃疡（通常在齿状线以上，而非远端）

HIV 相关病变

- 单纯疱疹病毒感染
- 巨细胞病毒感染
- 梅毒感染
- 分枝杆菌感染
- 隐球菌感染
- 杜克雷嗜血杆菌感染
- 衣原体感染

HSV2）感染[14]。原发性感染最初通常无症状，随后出现水疱和溃疡。最可靠的诊断方法是利用拭子标本进行 PCR 检测。通常情况下不需要进行活检组织学检查。生殖器疱疹通常表现为片状分布的水疱和溃疡，但是 HIV 感染的患者因为叠加细菌感染，所以病变可能更广泛。也可发生增生性改变，从而类似肿瘤性病变，因此，活检和组织学检查是必不可少的[15]。所有类型的肛门生殖器疱疹的组织学特征均为非特异性炎症伴溃疡，诊断基于具有典型核内包涵体的多核上皮细胞而做出（图 11-1 和图 18-3），而免疫组化对确认诊断很有帮助。

2. 衣原体和人类免疫缺陷病毒

沙眼衣原体感染是全球最常见的性传播疾病，流行于热带和亚热带地区。近年来，在欧洲和美国发生了几次疫情，特别是在 HIV 感染的男性同性恋患者中[16]，很显然感染是通过肛门生殖器区域的黏膜接触而发生。

本病有三个阶段：第一阶段可能是无症状的，特征性病变为溃疡或丘疹。组织学表现是非特异性的，当直肠和近端结肠受累时，可被误认为是炎症性肠病（见第 18 章和第 22 章）（图 22-3）。确诊取决于血清学检测和 PCR 检测相结合，而特殊染色通常没有帮助。第二阶段可出现淋巴管炎和淋巴结肿大，组织学上淋巴结表现为具有类似于猫抓病和菊池病模式的典型的中心性坏死。Warthin-Starry 染色有助于显示巨噬细胞中的病原体，但更确切的诊断同样需要基于 PCR 的检测。在疾病的第三阶段表现为伴有纤维化、脓肿形成、瘘管和狭窄的慢性破坏性炎症过程，在合并 HIV 感染的情况下，这种情况十分少见[12]。

对于病理医生而言，衣原体感染是艾滋病患者肛肠区炎症病变时需要考虑的鉴别诊断之一。组织学表现通常类似于炎症性肠病，尤其是克罗恩病，在 HE 染色切片中并没有可靠的鉴别特征。一旦基于 PCR 的检测证实了诊断，就应该进一步寻找合并 HSV 和 CMV 感染的证据（图 27-6）。

3. 杜克雷嗜血杆菌与 HIV

杜克雷嗜血杆菌感染（软下疳）是一种罕见的性传播感染，主要发生在热带地区，引起

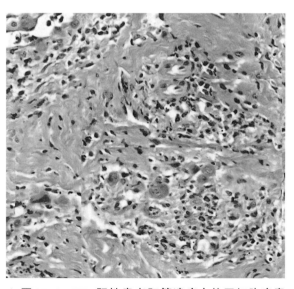

▲ 图 27-6　HIV 阳性患者肛管溃疡中的巨细胞病毒包涵体

肛门生殖器溃疡并伴有淋巴结肿大。组织学特征为非特异性深溃疡。革兰染色可有助于识别革兰阴性杆菌，其着色模式形似鱼群[17]。但在日常实践中确诊则需要基于 PCR 的检测。

4. 传染性软疣

传染性软疣是一种影响成人和儿童的痘病毒感染，虽然更常见于面部、躯干和四肢，但也可累及生殖器区域，包括肛周区域和肛管。在这些区域性传播是很有可能的，而自体接种是另一种可能的传播途径，尤其是在其他解剖部位有传染性软疣的患者。传染性软疣在免疫低下的个体中更常见，包括 HIV 阳性的患者[18]。病变通常表现为具有中央脐凹的丘疹，而典型的组织学表现为界限清楚的病变，可见由含有包涵体的角质细胞形成的软疣小体（图 27-7）。

八、肛门梅毒

梅毒的发病率近年来有所上升，尤其是在男性同性恋患者中，而这部分人群中同时感染梅毒和 HIV 的人也较多。因此，梅毒也是 HIV 阳性患者中出现肛门炎症性病变时鉴别诊断的一个重要组成部分。正如抗生素时代之前文献中广泛描述的那样，这种疾病经历三个阶段。尽管 HIV 患者的高活性抗反转录病毒治疗（highly active antiretroviral therapy，HAART）可能增加了梅毒的致病性，但多年来该病的自然病程似乎变化不大。

肛门的病变表现为溃疡（与原发性下疳相对应）、多发性溃疡性结节和丘疹，或所谓的扁平湿疣（提示二期梅毒的特征，见第 18 章）。继发性病变有时是疣状的，可类似于更常见的人乳头状瘤病毒相关的尖锐湿疣。组织学特征包括间质中带状的富含浆细胞的炎症和鳞状上皮增生（图 18-14）。炎性改变延伸到肛管上部柱状上皮黏膜和直肠下段，当出现隐窝变形、隐窝炎和隐窝脓肿时，可与炎症性肠病相似，也可能出现形态不典型的肉芽肿。其确诊取决于是否检测到病原体，通常使用 Warthin-Starry 染色法，但梅毒螺旋体的免疫组化法则更敏感，且更容易判读。HIV 感染患者如果出现类似炎症性肠病样肛门直肠炎症，应排除梅毒（表单 27-6，要点 27-3）[19]。

九、肛门湿疹

湿疹是一种常见的皮肤病，偶尔出现在肛门部位。诱发因素包括脱垂、痔疮、肥胖和卫

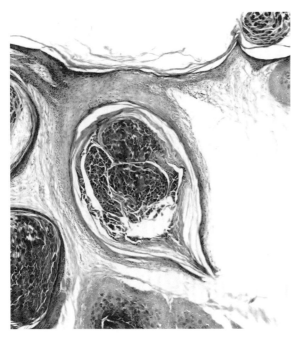

▲ 图 27-7　传染性软疣
含有包涵体的角质细胞形成软疣小体

要点 27-3　肛门梅毒

- HIV 阳性患者的肛门炎症：考虑梅毒
- HIV 阳性患者的炎症性肠病样肛门直肠炎症：考虑梅毒
- 不明原因的结直肠和（或）肛门炎症：鉴别诊断包括梅毒

生状况不佳。而接触性皮炎可由各种痔疮膏药和护肤霜所引起。

通常不需要活检，除非在治疗反应不佳后考虑其他诊断，在这种情况下，排除肿瘤性病变就变得很重要。鳞状细胞癌是肛门和肛周长

表单 27-6　肛门梅毒

发病率

- 逐渐增加
- 男性同性恋患病率更高，尤其是 HIV 阳性
- HAART 治疗 HIV 可增加其致病性

肛门病变

- 溃疡（相当于原发性下疳）
- 多发性溃疡性结节和丘疹
- 扁平湿疣（处于第二期）；可为疣状和类似于 HPV 感染所致的尖锐湿疣

组织学特征

- 富含浆细胞的带状间质炎性浸润
- 鳞状上皮增生
- 可与直肠炎症性肠病相似：隐窝变形、隐窝炎和隐窝脓肿
- 可出现结构不典型的肉芽肿

确诊

- 明确病原体
- 梅毒螺旋体免疫组化：比 Warthin-Starry 染色更敏感，更容易判读

期湿疹确认的并发症，而 Paget 病通常表现为湿疹样。组织学评估通常不具有挑战性，与其他部位一样，其特征包括棘层增厚、海绵状变性 / 细胞间水肿和血管周围淋巴细胞浸润，可能存在纤维化，如果存在中性粒细胞，特殊染色可协助病理医生排除白色念珠菌感染。

十、银屑病

在肛门区域，银屑病通常是斑块样或间擦性（皮肤皱褶处的反向型银屑病）。通常在其他部位有明确的银屑病表现，但也有在罕见情况下于肛周区域发生孤立的病变。少数情况下对这些病变进行活检时，需重点排除感染性致病因素（如念珠菌）和肿瘤。

十一、扁平苔藓

扁平苔藓可累及黏膜部位，但很少累及肛门。在此部位，扁平苔藓通常有以瘙痒为特征的慢性的临床过程，后期发展为狭窄。由于临床表现各异，所以活检往往是诊断所必要的。活检的组织学特征与其他部位相似，包括上皮和间质交界处淋巴细胞和组织细胞浸润和上皮基底细胞变性（图 27-8）[20]。肛门扁平苔藓也可表现为糜烂型和过度角化型。上皮基底细胞可表现出不典型的特征，重要的是不要作出异型增生的错误诊断。其他部位的黏膜扁平苔藓

◀ **图 27-8　扁平苔藓**
上皮脚锯齿状延伸，表皮真皮交界处炎症反应

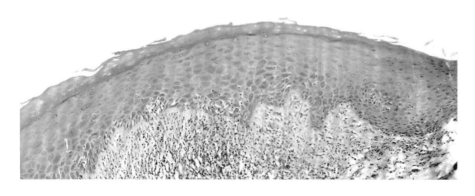

易发生恶性转化，但肛门扁平苔藓是否也是如此尚不明确[21]。

十二、硬化性苔藓

硬化性苔藓是一种以女性多发的生殖器区域慢性炎症性疾病，最常累及女性外阴和男性阴茎，肛门有时也会受累[22]。病变的组织学特征是上皮基底细胞变性、表面鳞状上皮萎缩和下层间质硬化。由于其很少发生在肛门区域，因此应仔细考虑其他诊断，如扁平苔藓、慢性感染和异型增生。

十三、黑棘皮病

黑棘皮病是一种相对常见的皮肤病，女性多见，其特征是皮肤色泽变暗、增厚、柔软光滑，主要发生在皮肤皱褶之间（间擦性）和黏膜区域，很少累及肛门区域。组织学表现有角化过度、乳头状增生和轻度棘层增厚。准确的诊断需要密切的临床病理联系。组织学特征与脂溢性角化病相似，但后者在肛门部位少见。由于解剖部位的原因，尖锐湿疣的诊断也需要考虑，但缺乏挖空细胞和黑棘皮病独特的大体表现通常足以区分两者。

十四、炎性泄殖腔息肉

关于结直肠黏膜脱垂病变的特征已有很多描述（见第 26 章），其可发生于孤立性直肠溃疡的情况下，也可与憩室病相关，亦有可能见于吻合口部位。内镜表现也是多种多样，包括糜烂、溃疡、息肉样突起，以及类似恶性肿瘤的溃疡性肿块。当其出现在肛门直肠交界处时，形成息肉样突起，有时称之为炎性泄殖腔息肉。

组织学特征就是黏膜脱垂中的相关表现，即隐窝伸长和变形，固有层中可见垂直于黏膜肌层的平滑肌束，亦可见表面糜烂（图 27-9）。在作出诊断时，需重点排除并存的腺瘤性息肉或增生性 / 锯齿状息肉。值得注意的是，所有类型的息肉都可能发生脱垂相关的改变，这会进一步混淆组织学的形态特征。隐窝上皮缺乏成熟现象是腺瘤形成的一个重要标志，这一特征有助于排除其他性质的病变。隐窝上皮锯齿状改变是黏膜脱垂的一个公认的特征，因此，区分黏膜脱垂和脱垂性无蒂锯齿状病变 / 无蒂锯齿状息肉或脱垂性增生性息肉是很困难的。在这种情况下，为了评估锯齿形态的范围，在多个切面上观察整个病变是很重要的。无蒂锯齿状病变 / 无蒂锯齿状息肉的典型特征包括 L 形隐窝、靴形隐窝、隐窝侧向分枝，以及扩张和锯齿状的隐窝延伸至隐窝底部，而这些变化在黏膜脱垂中非常罕见[23]。

十五、人乳头状瘤病毒

人乳头状瘤病毒（human papilloma virus, HPV）感染是西方最常见的性传播疾病，目前已经鉴定出 120 多种血清型。HPV 6 和 11

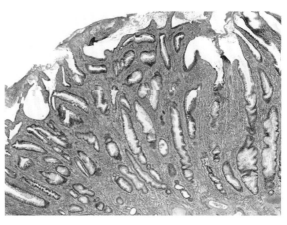

▲ 图 27-9　炎性泄殖腔息肉（黏膜脱垂）

其特点是隐窝伸长和变形，可见固有层中垂直于黏膜肌层的平滑肌束和表面糜烂，一些隐窝有明显的增生性改变，也可见一些明显的锯齿状隐窝

感染后发生肿瘤的风险低，而 HPV 16 和 18 感染则风险较高[24]。典型的肛门尖锐湿疣表现为肛周和肛管的软疣赘生物，组织学特征为棘层增厚和乳头状增生，伴挖空细胞核改变（图 27-10）。镜下观察时需重点排除异型增生（肛门上皮内瘤变或 AIN），其特征是细胞异型和鳞状上皮的成熟现象消失。含有异型增生的病变往往较大。提示高危型 HPV 感染的标志物 p16 免疫组化染色在鉴别中很有帮助，但需谨慎解读染色结果。在湿疣的鳞状上皮基底细胞中可以见到低水平的 p16 表达，而异型增生的病变则为弥漫强阳性的表达模式（见第 8 章）。

十六、大疱性病变

大疱性病变偶尔会出现在肛门区域，鉴别诊断与生殖器以外其他被覆鳞状上皮部位的病变相同。除非临床怀疑，否则不要轻易考虑自身免疫性大疱病的组织学诊断。在大疱性类天疱疮患者中，局限于肛门生殖器区域的病变极为罕见，典型的组织学表现为表皮下大疱形成伴嗜酸性粒细胞浸润（图 27-11A）。免疫荧光阳性结果是诊断所必需的。在缺乏免疫球蛋白沉积的情况下，鉴别诊断包括硬化性苔藓、刺激性皮炎和扁平苔藓。对于其他免疫性大疱性疾病，如寻常型天疱疮（图 27-11B）和获得性

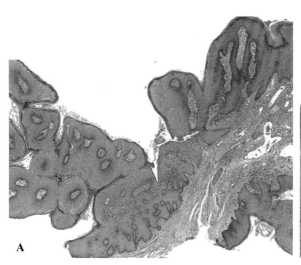
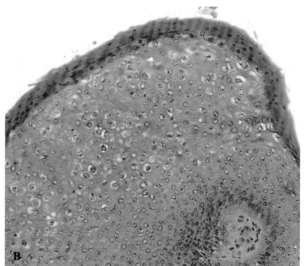

▲ 图 27-10 尖锐湿疣

A. 可见棘层增生和乳头状增生。B. 高倍镜下可见挖空样细胞改变

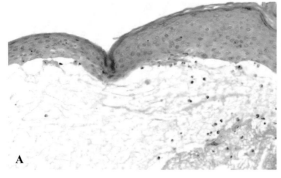
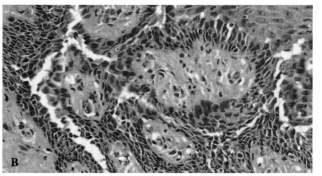

▲ 图 27-11　A. 大疱性类天疱疮。表皮与真皮分离，大疱内存在纤维蛋白和嗜酸性粒细胞。B. 天疱疮。可见基底棘层松解

大疱性表皮松解症，免疫球蛋白沉积的典型模式可提示正确的诊断。

十七、肛门重复

肛门重复罕见，其特点是在肛门后面有一个单独的通道并开口于会阴。尽管其可能在年幼时就存在，但通常直到成年后才被诊断出来 [25]。治疗采用手术切除的方式，对病理医生而言，鉴别诊断包括瘘管、脓肿、尾肠囊肿和骶尾部畸胎瘤。

在肛门重复的切除标本中可见肛侧衬覆鳞状上皮，近端为移行区上皮，然而有时黏膜衬覆上皮形态并不典型或有溃烂表现，因此，在这种情况下区分慢性瘘管的鳞状上皮化和肛门重复中固有的鳞状上皮黏膜可能是比较困难的，如果能看到完整的固有肌层结构（图 27-12）或肛门腺体，则是很好的支持性证据。如果管壁只有散在平滑肌束，诊断就不那么确定，进而结合影像学检查结果可能会有帮助，影像检查若提示病变与肛管并不相通，同样也可支持诊断的成立。此外，重复肛门在会阴部的开口通常紧靠肛门后方，因此，病变如果位于侧面，就需要质疑诊断的正确性了。

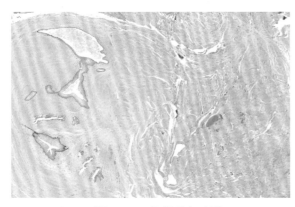

▲ 图 27-12　肛门重复畸形

可见复层鳞状上皮衬覆，管壁由环行和纵行两层平滑肌构成

十八、藏毛窦

骶尾部藏毛窦很常见，主要发生在男性，诱发因素不是很明确，可能包括肥胖、卫生状况不佳和久坐等。事实上，这种疾病之前被称为"吉普病"，因为它在第二次世界大战期间在乘坐吉普车的军队人员中高发。该病的特点是在骶尾部中线位置毛发发生的炎症反应，可并发脓肿的形成和窦道形成，确切的病因和发病机制仍需进一步阐明。既往有观点认为是先天性起源，即患者存在先天异常的中线凹陷或囊肿，之后继发感染并有毛发卷入。也有另一种后天病因学假说认为多种因素易导致病变的形成，包括毛发和其他皮肤附件发生损伤后的继发性改变。本病的治疗基本上是通过外科手术，并且方法各异。

切除的标本需常规进行组织学检查，病理医生应通过识别窦道和（或）脓肿，以及毛干的存在来确定诊断。其他鉴别诊断包括肛瘘、克罗恩病和化脓性汗腺炎，因此，密切的临床病理联系十分重要，而组织学上明显的先天性异常（如皮样囊肿）则十分容易识别。藏毛脓肿是典型的多种细菌感染，常规的革兰染色通常没有提示意义，偶尔可并发放线菌和结核感染，但在诊断层面上没有任何困难。

藏毛窦的复发率很高，因此提示需要在病理诊断中关注是否完整切除的问题。但事实上手术切除不足对复发率几乎没有影响，所以一些作者也提出常规组织病理学评估似乎是不必要的 [26]，而且意外发现肿瘤性病变的概率很低，但目前这一观点并未得到普遍性的支持（表单 27-7）。

十九、医源性肛门疾病

1. 储袋术

瘘管形成是公认的储袋手术后并发症，特

别是在克罗恩病的情况下，但也可发生于其他情况，如溃疡性结肠炎。事实上，也存在将储袋术后肛门炎症性病变过度诊断为克罗恩病的风险，尤其是存在肉芽肿和（或）瘘管时。术后炎症和伴有纤维化的修复本身可导致非特异

表单 27-7　藏毛窦

发病机制不明，无明确的组织学特征

- 通过识别窦和（或）脓肿及毛干来确认
- 不需要革兰染色
- 在藏毛脓肿中偶见放线菌和结核感染

鉴别诊断

- 瘘管
- 克罗恩病
- 化脓性汗腺炎
- 先天性异常（如皮样囊肿）

复发

- 常见
- 可能与手术切除是否充分无关

性炎症表现，因此在储袋活检或切除标本中，如果要考虑克罗恩病的可能性，储袋术前标本的评估对于确认或否定诊断至关重要。

2. 放疗

放疗是治疗盆腔恶性肿瘤的常用方法，急性放射损伤主要累及肛门直肠黏膜，导致出血和糜烂。慢性放射损伤的特点是结缔组织改变，尤其是可导致慢性缺血的纤维化和血管闭塞性改变。临床实践中很少能见到活检标本，因为在这种特定临床背景下根据直肠镜的特征性表现即可作出明确的诊断。此外，外科活检可能导致溃疡不愈合和瘘管的形成。在少数情况下，如果对肛管的放射性损伤病变进行活检，在这种特定临床背景下提示诊断的特征包括纤维化、奇异的纤维母细胞、弹力纤维变性、表面糜烂/溃疡和血管硬化。

3. 油性肉芽肿

油性肉芽肿是局部注射石蜡油的并发症，该制剂通常用于治疗痔疮。临床表现为息肉或肿块，可类似肿瘤性病变。组织学特征为被泡沫细胞围绕的囊性结构，可见多核细胞（图 27-13）。

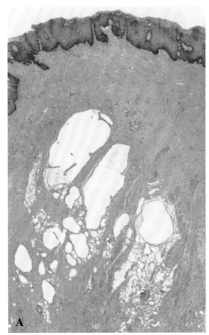
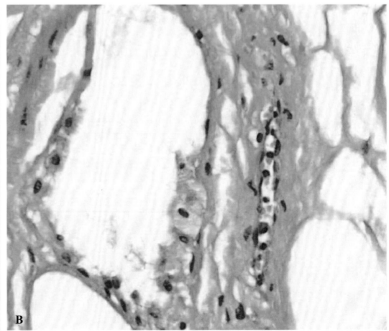

▲ 图 27-13　油性肉芽肿

A. 间质内可见一些囊腔结构。B. 囊腔衬覆组织细胞，有些细胞呈泡沫状